Kompendium der traumatologischen Röntgendiagnostik

Springer

*Berlin
Heidelberg
New York
Barcelona
Hongkong
London
Mailand
Paris
Singapur
Tokio*

M. Galanski
B. Wippermann

Kompendium der traumatologischen Röntgendiagnostik

**Mit CD-ROM-Bildatlas
zur traumatologischen Röntgendiagnostik**

Unter Mitarbeit von
N. Bazak · A. Chavan · D. Högemann · H. Kausche
A. Koehler · A. Leppert · J. Lotz · H. Milbradt
M. Prokop · H. Rosenthal · B. Schneider · G. Stamm
A. Wefer · G. Zimmermann

Mit 206 Abbildungen in 599 Einzeldarstellungen

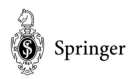

Professor Dr. M. Galanski
Abteilung Diagnostische Radiologie
Medizinische Hochschule Hannover
Carl-Neuberg-Str. 1
D-30625 Hannover

Professor Dr. B. Wippermann
Abteilung Unfallchirurgie
Medizinische Hochschule Hannover
Carl-Neuberg-Str. 1
D-30625 Hannover

ISBN 3-540-65742-8 Springer-Verlag Berlin Heidelberg New York

Die Deutsche Bibliothek – CIP-Einheitsaufnahme

Kompendium der traumatologischen Röntgendiagnostik [Medienkombination]/M. Galanski ; B. Wippermann. – Berlin ; Heidelberg ; New York ; Barcelona ; Hongkong ; London ; Mailand ; Paris ; Singapur ; Tokio : Springer.
ISBN 3-540-65742-8. Buch. – 1999, CD-ROM. – 1999

Dieses Werk ist urheberrechtlich geschützt. Die dadurch begründeten Rechte, insbesondere die der Übersetzung, des Nachdrucks, des Vortrags, der Entnahme von Abbildungen und Tabellen, der Funksendung, der Mikroverfilmung oder der Vervielfältigung auf anderen Wegen und der Speicherung in Datenverarbeitungsanlagen, bleiben, auch bei nur auszugsweiser Verwertung, vorbehalten. Eine Vervielfältigung dieses Werkes oder von Teilen dieses Werkes ist auch im Einzelfall nur in den Grenzen der gesetzlichen Bestimmungen des Urheberrechtsgesetzes der Bundesrepublik Deutschland vom 9. September 1965 in der jeweils geltenden Fassung zulässig. Sie ist grundsätzlich vergütungspflichtig. Zuwiderhandlungen unterliegen den Strafbestimmungen des Urheberrechtsgesetzes.

© Springer-Verlag Berlin Heidelberg 1999
Printed in Germany

Produkthaftung: Für Angaben über Dosierungsanweisungen und Applikationsformen kann vom Verlag keine Gewähr übernommen werden. Derartige Angaben müssen vom jeweiligen Anwender im Einzelfall anhand anderer Literaturstellen auf ihre Richtigkeit überprüft werden.

Satz: Fotosatz-Service Köhler GmbH, Würzburg
Einbandgestaltung: de'blik, 10435 Berlin

SPIN: 10133350   22/3135 – 5 4 3 2 1 0 – Gedruckt auf säurefreiem Papier

Inhaltsverzeichnis

Allgemeiner Teil

1 Terminologie 3
   B. Wippermann, M. Galanski

2 Frakturklassifikation 7
   H. Kausche, M. Galanski

3 Prinzipien der Frakturversorgung 15
   G. Zimmermann, M. Galanski

4 Osteosynthesematerialien/Implantate 27
   G. Zimmermann, M. Galanski, B. Wippermann

5 Frakturheilung 49
   A. Koehler, M. Galanski

6 Frakturkomplikationen 57
   A. Koehler

7 Allgemeine Anmerkungen zur Röntgendiagnostik   63
   M. Galanski, H. Rosenthal

Spezieller Teil

8 Hirnschädel 73
   M. Galanski, D. Högemann

9 Gesichtsschädel 87
   M. Galanski, D. Högemann

10 Halswirbelsäule 101
   D. Högemann, M. Galanski

11 Thorakolumbale Wirbelsäule 133
   M. Galanski

12 Thoraxskelett 147
    M. Galanski

13 Schultergürtel und Oberarm 153
    M. Galanski, H. Kausche

14 Ellbogengelenk und Unterarm 181
    A. Leppert, M. Galanski

15 Handgelenk und Hand 213
    A. Leppert, M. Galanski

16 Becken 249
    M. Galanski

17 Azetabulum 265
    M. Galanski

18 Hüftgelenk und Oberschenkel 277
    J. Lotz, B. Schneider

19 Kniegelenk und Unterschenkelschaft 305
    A. Koehler, M. Galanski

20 Distaler Unterschenkel und Sprunggelenk 343
    M. Galanski

21 Fuß 369
    A. Leppert, M. Galanski

22 Polytrauma 401
    J. Lotz, B. Wippermann

23 Thoraxorgane 409
    M. Galanski, A. Chavan

24 Abdominalorgane 427
    H. Milbradt, M. Galanski, M. Prokop

25 Sportverletzungen 447
    M. Galanski, A. Wefer

Literatur ─────────────────────── 471

Glossar ─────────────────────── 477

Sachverzeichnis ─────────────────── 485

CD-ROM-Bildatlas zur traumatologischen Röntgendiagnostik

Beitragsautoren

Dr. med. N. Bazak
   Abteilung Diagnostische Radiologie, Medizinische
   Hochschule Hannover, Carl-Neuberg-Straße 1,
   D-30625 Hannover

Dr. med. A. Chavan
   Abteilung Diagnostische Radiologie, Medizinische
   Hochschule Hannover, Carl-Neuberg-Straße 1,
   D-30625 Hannover

Prof. Dr. med. M. Galanski
   Abteilung Diagnostische Radiologie, Medizinische
   Hochschule Hannover, Carl-Neuberg-Straße 1,
   D-30625 Hannover

Dr. med. D. Högemann
   Abteilung Diagnostische Radiologie, Medizinische
   Hochschule Hannover, Carl-Neuberg-Straße 1,
   D-30625 Hannover

Dr. med. H. Kausche
   Hinter den Höfen 11, D-30938 Burgwedel

Dr. med. A. Koehler
   Radiologisch-nuklearmedizinische Gemeinschaftspraxis,
   Alte Torgasse 10, D-33098 Paderborn

Dr. med. A. Leppert
   Abteilung Diagnostische Radiologie, Medizinische
   Hochschule Hannover, Carl-Neuberg-Straße 1,
   D-30625 Hannover

Dr. med. J. Lotz
   Abteilung Diagnostische Radiologie, Medizinische
   Hochschule Hannover, Carl-Neuberg-Straße 1,
   D-30625 Hannover

Dr. med. H. Milbradt
Chefarzt Radiologie, Kreiskrankenhaus,
Lindenstraße 75, D-31535 Neustadt

Prof. Dr. med. M. Prokop
Abteilung Radiodiagnostische Konservativfächer,
Allgemeines Krankenhaus Wien, Währinger Gürtel 18–20,
A-1090 Wien

Dr. med. H. Rosenthal
Abteilung Diagnostische Radiologie, Medizinische
Hochschule Hannover, Carl-Neuberg-Straße 1,
D-30625 Hannover

Dr. med. B. Schneider
Institut für Röntgenologie, Zentralkrankenhaus,
St.-Jürgen-Straße, D-28203 Bremen

Dr. rer. nat. G. Stamm
Abteilung Experimentelle Radiologie, Medizinische
Hochschule Hannover, Carl-Neuberg-Straße 1,
D-30625 Hannover

Dr. med. A. Wefer
Abteilung Diagnostische Radiologie, Medizinische
Hochschule Hannover, Carl-Neuberg-Straße 1,
D-30625 Hannover

Prof. Dr. med. B. Wippermann
Abteilung für Unfallchirurgie, Medizinische Hochschule
Hannover, Carl-Neuberg-Straße 1, D-30625 Hannover

Dr. med. G. Zimmermann
Institut für Diagnostische Radiologie, Universitätsspital,
Rämistraße 100, CH-8091 Zürich

Allgemeiner Teil

1 Terminologie

B. Wippermann, M. Galanski

Frakturformen

Alle Frakturen des Extremitätenskeletts sind entweder einfache oder Mehrfragmentfrakturen. Die Bezeichnung der Frakturen lehnt sich eng an die AO-Klassifikation an.

◆ **Einfache Fraktur**

Kennzeichen der einfachen Fraktur ist die singuläre, durchgehende Unterbrechung der Dia- oder Metaphyse oder die singuläre Unterbrechung der Gelenkfläche. Einfache meta- oder diaphysäre Frakturen verlaufen in der Regel quer, schräg oder spiralförmig (Quer-, Schräg-, Spiralfraktur).

◆ **Mehrfragmentfraktur**

Als Mehrfragmentfraktur wird eine extraartikuläre oder artikuläre Fraktur mit einem oder mehreren vollständig voneinander getrennten (komplett dissoziierten) intermediären Fragmenten bezeichnet.

Zu den Mehrfragmentfrakturen zählen die dia-/metaphysäre Keilfraktur und die komplexe Fraktur. Die Begriffe *Keil* und *komplex* beziehen sich nur auf diaphysäre oder metaphysäre Frakturen.

■ **Keilfraktur.** Fraktur mit drittem Fragment, bei dem nach Reposition die Hauptfragmente zumindest teilweise direkten Kontakt haben.

■ **Komplexe Fraktur.** Komplexe Frakturen zeigen auch nach Reposition keinen direkten Kontakt zwischen den Hauptfragmenten. Bei Frakturen der proximalen oder distalen Abschnitte eines Röhrenknochens wird zusätzlich differenziert zwischen extra- und intraartikulären Frakturen.

◆ **Impaktierte Fraktur**

Stabile, meist einfache Fraktur der Meta- oder Epiphyse, bei der die Fragmente ineinander verkeilt sind

◆ **Besonderheiten bei proximalen und distalen Frakturen**

■ **Extraartikuläre Fraktur.** Extraartikuläre Frakturen sind Frakturen ohne Gelenkflächenbeteiligung. Sie liegen metaphysär oder apophysär. Ein intrakapsulärer Frakturverlauf ist möglich.

■ **Artikuläre Fraktur.** Artikuläre Frakturen sind Frakturen mit Gelenkflächenbeteiligung. Dabei wird zwischen partiellen und kompletten artikulären Frakturen unterschieden.

- Bei der *partiell artikulären Fraktur* ist nur ein Teil des Gelenks betroffen, während der andere Gelenkflächenteil an der Diaphyse verbleibt. Hier werden Spalt-, Impressions- und Impressionsspaltbrüche unterschieden.

- Bei der *komplett artikulären Fraktur* sind die Gelenkflächenfragmente vollständig von der Diaphyse getrennt.

◆ **Geschlossene Fraktur**

Die geschlossene Fraktur ist eine Fraktur ohne offene Verbindung zur Außenwelt.

◆ **Offene Fraktur**

Die offene Fraktur ist eine Fraktur mit offener Verbindung zur Außenwelt.

◆ **Defektfraktur**

Offene Fraktur mit Verlust größerer Fragmente.

Mit dieser Nomenklatur lassen sich prinzipiell alle möglichen Frakturformen beschreiben und mit der AO-Klassifikation auch klassifizieren.

Zusätzlich sind besonders für einige Gelenkfrakturen und Frakturen der proximalen und distalen Knochenabschnitte weitere Bezeichnungen gebräuchlich. So werden die extraartikuären distalen Humerus- und Femurfrakturen vom Typ A als suprakondyläre Frakturen bezeichnet. Die entsprechende vollständige Gelenkfraktur wird üblicherweise als supra- und diakondyläre Fraktur bezeichnet. Am distalen Humerus werden insbesondere die artikulären Frakturen im Kindesalter als transkondyläre Frakturen bezeichnet. In der Trochanterregion werden pertrochantäre (A1 und A2) sowie intertrochantäre (A3) Frakturen unterschieden. An der distalen Tibia werden die C-Frakturen auch als Pilon-Frakturen bezeichnet.

Sonstige Frakturbegriffe

◆ **Abrißfraktur**

Abriß von Knochenfortsätzen durch Muskel-/Sehnenansätze.

◆ **Biegungsfraktur**

Fraktur durch Biegungsmoment; konvexseitig tritt eine Zugbelastung auf, die zu einem Knocheneinriß führt, konkavseitig eine Druckbelastung, die zum Ausbruch des Biegungskeils führt.

◆ **Pathologische Fraktur**

Fraktur ohne adäquates Trauma durch umschriebene Schwächung der Knochenstruktur.

◆ **Refraktur**

Erneute Fraktur im solide überbrückten Frakturbereich durch ein inadäquates Trauma (Trauma, das von gesundem Knochen normalerweise ohne Fraktur toleriert wird).

◆ **Schleichende Fraktur (Ermüdungsfraktur, Streßfraktur)**

Fraktur durch immer wiederkehrende Mikrotraumen; dabei kommt es zu Mikrofrakturen, die zugleich reparative Vorgänge auslösen. Röntgenologisch ist die schleichende Fraktur durch diese Umbauzonen gekennzeichnet.

◆ **Spontanfraktur**

Fraktur ohne jegliche Gewalteinwirkung.

◆ **Torsionsfraktur**

Drehbruch; spiraliger Frakturlinienverlauf, kurz bei starkem, lang bei schwachem Drehmoment.

◆ **Fissur**

Knochenriß ohne Verschiebung der Bruchstücke; unvollständige (inkomplette) und unverschobene (nichtdislozierte) Fraktur.

Dislokationen

Als Dislokation bei Frakturen wird die Verschiebung der Fragmente gegeneinander bezeichnet. Maßgeblich für die Nomenklatur ist die Lageveränderung des peripheren Fragments:

- Seitenverschiebung: Dislocatio ad latus
- Verkürzung (Kontraktion): Dislocatio cum contractione
- Verlängerung (Distraktion, Diastase): Dislocatio cum distractione
- Achsenknickung: Dislocatio ad axim
  - Varusfehlstellung
  - Valgusfehlstellung
  - Antekurvation
  - Rekurvation
- Verdrehung (Rotation): Dislocatio ad peripheriam

> **Beachte:** Drehfehler sind klinisch meist besser zu sehen und zu beurteilen als radiologisch! Indirekte Hinweise auf einen Rotationsfehler im Röntgenbild sind am Oberschenkel der Kalibersprung und das Trochanter-minor-Zeichen, am Unterschenkel die Patellazentrierung in Relation zum oberen Sprunggelenk und am Oberarm der Rotationssporn.

Luxationsbegriffe

◆ **Luxation**

Als Luxation oder Verrenkung wird eine Gelenkverletzung bezeichnet, bei der die Gelenkflächen ihren Kontakt zueinander vollständig verloren haben.

◆ **Subluxation**

Als Subluxation oder unvollständige Verrenkung wird eine Gelenkverletzung bezeichnet, bei der die Gelenkflächen noch teilweise Kontakt miteinander haben.

◆ **Pseudoluxation**

Unter Pseudoluxation versteht eine nicht traumatisch bedingte Verschiebung von Gelenkflächen zueinander, beispielsweise durch mangelhaften Muskeltonus. Die Pseudoluxation kommt demzufolge nur bei Gelenken mit Muskelführung vor, am häufigsten beim Schultergelenk.

2 Frakturklassifikation

H. Kausche, M. Galanski

2.1 AO-Klassifikation 8
2.1.1 Kodierung der Frakturlokalisation 8
2.1.2 Kodierung des Frakturtyps 10
2.2 Klassifikation des Weichteilschadens 11
2.3 Klassifikation von Frakturen im Wachstumsalter 11
2.3.1 Diaphysäre und metadiaphysäre Verletzungen 11
2.3.2 Epiphysäre und epimetaphysäre Verletzungen 12

Die Aufstellung verbindlicher Therapierichtlinien und der Vergleich von Behandlungsergebnissen ist nur auf der Basis einer einheitlichen und allgemein gültigen Frakturklassifikation möglich. Sie hat die Aufgabe, das Verletzungsmuster exakt zu definieren, und soll zugleich therapeutische und prognostische Implikationen berücksichtigen (Berücksichtigung der biomechanischen Bedeutung und der Vitalität der Fragmente). Sie soll zugleich leicht und universell anwendbar sein.

Die Forderung nach einer auf alle Skelettabschnitte anwendbaren Fraktur- oder Verletzungsklassifikation ist allerdings schon aus anatomischen Gründen kaum zu realisieren. Für die Mehrzahl der Extremitätenfrakturen wird die von der Arbeitsgemeinschaft für Osteosynthesefragen erarbeitete AO-Klassifikation den genannten Anforderungen in hohem Maße gerecht. Dennoch haben sich für einzelne Skelettabschnitte andere Klassifikationen etabliert, deren Angleichung an die AO-Klassifikation mehr oder weniger erfolgreich gelungen ist (Tabelle 2.1). Zu diesen Skelettabschnitten zählen der Schädel, die Wirbelsäule, der proximale Humerus und der Kalkaneus.

In den einzelnen Kapiteln wird bei der Frakturklassifikation bevorzugt auf die AO-Klassifikation oder die am weitesten verbreitete und den Zielsetzungen einer Klassifikation am besten gerecht werdende Einteilung zurückgegriffen. Darüber hinaus werden wichtige konkurrierende Klassifikationen erwähnt.

> **Beachte:** Die Klassifikation bzw. Kodierung von Frakturen und Verletzungen ist zwangsläufig mit einer Informationsreduktion insbesondere bei komplexen Gelenkfrakturen verbunden, die sowohl die Vergleichbarkeit beeinträchtigt als auch die Rückübersetzung aus dem Code erschwert. Erfahrungsgemäß ist die Verschlüsselung von Frakturen mit einer erheblichen inter- und intraindividuellen Variabilität behaftet.

Tabelle 2.1. Empfohlene Frakturklassifikationen für bestimmte Skelettregionen

Frakturlokalisation Verletzungsort	AO-Klassifikation	Empfohlene/gebräuchliche Klassifikation	Alternative Klassifikation
Viszerokranium	–	Le Fort/Wassmund	–
Wirbelsäule			
HWS	+	–	Aebi u. Nazarian
BWS/LWS	+	Magerl	McAfee
Sakrum	+	Denis	–
Schultergürtel			
Klavikula	+	Jäger u. Breitner	–
Skapula	+	Anatomisch	–
AC-Gelenk	+	Rockwood	Tossi
Prox. Humerus	+	Neer	–
Ellbogengelenk	+	AO	–
Handgelenk	+	AO	–
Becken	+	Tile	Young u. Burgess
Azetabulum	+	Judet u. Letournel (vereinf.)	–
Hüftgelenk			
Hüftkopffrakturen	+	Pipkin	–
Schenkelhals	+	Pauwels	AO, Garden
Kniegelenk			
Distales Femur	+	AO	–
Tibiakopf	+	Tscherne/Moore	AO, Schatzker
Patella	+	Anatomisch	–
Fußgelenk			
OSG	+	Danis u. Weber	Lauge u. Hansen
Talus	–	Hawkins	Marti u. Weber
Kalkaneus	–	Zwipp u. Tscherne	Essex-Lopresti

2.1 AO-Klassifikation

Sie beinhaltet einen zweistelligen anatomischen Code zur Frakturlokalisation und einen dreistelligen morphologischen Code zur Frakturbeschreibung.

2.1.1
Kodierung der Frakturlokalisation (Abb. 2.1)

- Die Einteilung erfolgt nach Knochensegmenten, wobei jedem langen Röhrenknochen bzw. jeder Knochengruppe eine Ziffer von 1 bis 9 zugeordnet wird: 1: Humerus, 2: Radius/Ulna, 3: Femur, 4: Tibia/Fibula, 5: Wirbelsäule, 6: Becken, 7: Hand, 8: Fuß, 9: verbleibende Skelettanteile.
- Die zweite Ziffer des zweistelligen Lokalisationscodes definiert das jeweilige Knochensegment; bei den Röhrenknochen geschieht dies einheitlich nach 1: proximal, 2: diaphysär, 3: distal.

Das proximale und das distale Segment beinhalten jeweils Epi- und Metaphyse. Da anatomisch keine exakte, reproduzierbare Abgrenzung zwischen Meta- und Diaphyse existiert, werden die proximalen und distalen epimetaphysären Knochensegmente durch Quadrate definiert, deren Seitenlänge der größten Ausdehnung der jeweiligen Epiphyse entspricht. Das dazwischenliegende Segment entspricht dann der Diaphyse. Am distalen Unterschenkel werden die Malleolen mit „44" gesondert bezeichnet.

An der *Wirbelsäule* gilt folgende Kodierung:

1: zervikal, 2: thorakal, 3: lumbal.

Am Hand- und Fußskelett sowie an den verbleibenden Skelettabschnitten (z. B. Kla-

2 Frakturklassifikation

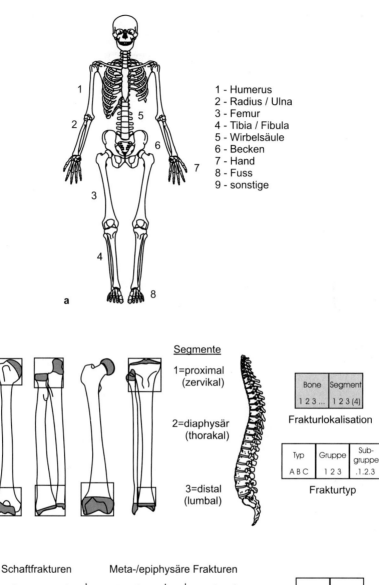

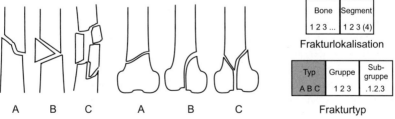

Abb. 2.1. a Kodierung der Frakturlokalisation und der Frakturform nach AO-Kriterien

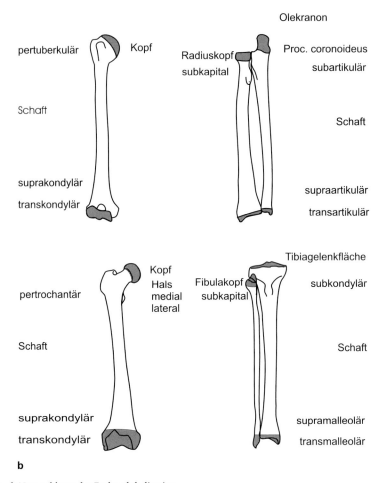

Abb. 2.1. b Nomenklatur der Frakturlokalisation

vikula, Skapula, Patella), die unter der Ziffer 9 zusammengefaßt sind, gilt eine andere Einteilung.

Um die Fraktur einem Segment zuordnen zu können, muß das Zentrum der Fraktur bestimmt werden. Es entspricht bei einfachen Frakturen der Mitte der Frakturlinie. Bei Keilfrakturen liegt es in Höhe der breitesten Abmessung des Keils. Bei komplexen Frakturen lokalisiert es sich in die Mitte der Frakturzone, die sich nach Reposition ergibt. Beinhaltet eine Fraktur mit Zentrum in der Diaphyse eine Gelenkkomponente, so wird sie entweder dem artikulären Segment zugeordnet, sofern das artikuläre Fragment disloziert ist, oder als diaphysär klassifiziert, wenn die artikulären Frakturen nicht disloziert sind. Mehrere separate Frakturen an einem Knochen werden gesondert kodiert.

2.1.2
Kodierung des Frakturtyps

Die Frakturklassifikation wird nach morphologischen Kriterien in 3 Typen vorgenommen, die den Schweregrad der Fraktur widerspiegeln. Jeder Frakturtyp wird darüber hinaus in 3 Gruppen, und jede Gruppe in 3 Untergruppen gegliedert.

Die Typenbezeichnung erfolgt mit den Buchstaben A, B und C, auf die dann je eine Ziffer für die Gruppe und die Untergruppe folgt. Für jedes Knochensegment existieren somit 27 Untergruppen, von der einfachsten Fraktur (A1.1) bis zur kompliziertesten (C3.3).

Für die *diaphysären Knochensegmente* läßt sich der Frakturtyp unabhängig von der Skelettregion relativ gut schematisieren.

Bei Typ-A-Frakturen handelt es sich um einfache Frakturen, bei Typ-B- oder Typ-C-Frakturen um Mehrfragmentfrakturen.

- Typ-A- oder einfache Frakturen sind dadurch gekennzeichnet, daß lediglich 2 Fragmente vorliegen mit einer Unterbrechung von wenigstens 90% der kortikalen Zirkumferenz. Die Gruppenkennzeichnung unterscheidet zwischen Spiralfrakturen (A1), Schrägfrakturen (A2) und Querfrakturen (A3).
- Typ-B-Frakturen sind Keilfrakturen, bei denen vor oder nach Reposition ein partieller Kontakt der Hauptfragmente erhalten geblieben ist. Die Gruppenkennzeichnung differenziert nach dem intermediären Fragment zwischen Spiralkeil (B1), Biegungskeil (B2) und fragmentiertem Keil (B3).
- Typ-C-Frakturen sind komplexe Frakturen ohne direkten Kontakt zwischen den Hauptfragmenten. Nach dem Frakturverlauf wird zwischen spiralförmigen (C1), segmentalen (C2) und irregulären Frakturen (C3) unterschieden.

Die weitere Unterteilung in die Untergruppen 1, 2, und 3 differiert von Knochen zu Knochen.

Für die *gelenkbildenden proximalen und distalen Knochensegmente* ist die Kodierung wegen der regional unterschiedlichen Anatomie komplizierter und nicht so einfach zu schematisieren wie bei den diaphysären Knochenabschnitten.

- Typ-A-Frakturen sind grundsätzlich extraartikuläre Frakturen.
- Typ-B-Frakturen stellen partielle Gelenkfrakturen dar, die dadurch gekennzeichnet sind, daß ein Teil des gelenkbildenden epimetaphysären Knochensegments in direktem Kontakt zur Diaphyse verbleibt. Im Fall des Ellbogengelenks werden Radius und Ulna als eine funktionelle Einheit betrachtet; die intraartikuläre Fraktur einer der beiden Knochen wird als partielle Gelenkfraktur gewertet.
- Typ-C-Frakturen sind komplette artikuläre Frakturen, bei denen die Gelenkfragmente vollständig von der Diaphyse getrennt sind.

2.2
Klassifikation des Weichteilschadens

Der Weichteilschaden bzw. die Weichteilverletzung bei offenen Frakturen wird üblicherweise nach Gustilo und Anderson, die Weichteilverletzungen bei geschlossenen Frakturen werden nach Tscherne klassifiziert (Tabelle 2.2).

2.3
Klassifikation von Frakturen im Wachstumsalter

Das wachsende Skelett unterscheidet sich von dem des Erwachsenen zum einen durch besondere biomechanische Eigenschaften, zum anderen durch die noch vorhandenen Wachstumszonen. Diese Unterschiede bedingen für das Kindesalter typische Verletzungsformen, die einer gesonderten Betrachtung bedürfen.

2.3.1
Diaphysäre und metadiaphysäre Verletzungen

Aufgrund des geringeren Mineralisationsgrades und der höheren Elastizität ist der kindliche Knochen plastisch verform-

Tabelle 2.2. Einteilung von offenen Frakturen und des Weichteilschadens bei geschlossenen Frakturen

Einteilung offener Frakturen (Gustilo u. Anderson)		Einteilung des Weichteilschadens bei geschlossenen Frakturen (Tscherne)	
		G0	Fraktur ohne Weichteilbeteiligung
O1	Durchspießung eines Fragments von innen nach außen mit minimaler Weichteilschürfung	G1	Oberflächliche Schürfung und Kompression der Haut mit einem Hämatom
O2	Durchspießung von innen nach außen mit ausgedehnter Weichteilverletzung; Verletzung von außen nach innen mit geringer Haut- oder Weichteilkompression und wenigen Fremdkörpereinsprengungen	G2	Tiefe, z. T. verschmutzte Schürfung mit umschriebener Hautkontusion bei massivem Hämatom
O3	Ausgedehnte Weichteilzerstörung mit starker Verschmutzung, oft mit zusätzlicher Gefäß- oder Nervenläsion	G3	Ausgedehnte Vollhautkontusion bei Quetschung oder Zerreißung der Muskulatur mit subkutanem Decollement und Kompressionssyndrom aufgrund eines massiven Hämatoms

bar. Daraus können folgende, nur im Kindesalter anzutreffende Verletzungsformen resultieren:

- Plastische Deformierung („bending"): traumatische Verbiegung ohne Kontinuitätsunterbrechung.
- Grünholzfraktur: (metaphysärer) Biegungsbruch, bei dem der kräftige Periostschlauch erhalten bleibt und allenfalls auf der Konvexseite der Biegung einreißt. Die Kortikalis ist konvexseitig oder durchgehend frakturiert.
- Wulstbruch: subperiostale Stauchungsfraktur der noch weichen Spongiosa und Kortikalis mit Aufwulstung der Kortikalis.

2.3.2
Epiphysäre und epimetaphysäre Verletzungen

Anders als bei den Frakturen des Erwachsenen sind die traumatischen Läsionen des kindlichen Skeletts vorzugsweise im Bereich der Epiphysenfugen lokalisiert, die die Wachstumszonen der enchondralen Ossifikation darstellen. In Abhängigkeit vom Frakturlinienverlauf durch oder parallel zur Germinalzone (epiphysärer Teil der Wachstumsfuge) ist mit Wachstumsstörungen zu rechnen. Diesem prognoserelevanten Umstand tragen die Einteilung nach Aitken und die Klassifikation nach Salter u. Harris Rechnung (Abb. 2.2 und Tabelle 2.3).

Tabelle 2.3. Klassifikation der epimetaphysären Verletzungen im Wachstumsalter nach Aitken und Salter u. Harris

Aitken	Salter u. Harris	Frakturform	Frakturverlauf
–	1	Epiphyseolyse	Metaphysär parallel der Germinalzone
1	2	Epiphyseolyse	Metaphysär parallel der Germinalzone mit Absprengung eines metaphysären Fragments
2	3	Epiphysenfraktur	Epiphysenfraktur, die Germinalzone kreuzend und in die Epiphysenfuge auslaufend
3	4	Epiphysenfraktur	Epimetaphysäre Fraktur, Geminalzone betroffen
	5	Crush-Verletzung	Stauchung mit partieller Zerstörung der Germinalzone

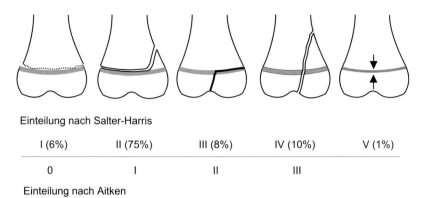

Abb. 2.2. Klassifikation von Epiphysenverletzungen nach Salter-Harris und Aitken

Die Typen Salter/Harris 1 und 2 (Aitken 1) verlaufen durch den mechanisch schwächsten Teil der Epiphysenfuge, die Knorpelabbauzone, und stellen den weitaus größten Teil der epiphysären Verletzungen dar. In der Regel heilen sie komplikationslos.

Die Frakturtypen Salter/Harris 3, 4, 5 (Aitken 2, 3) kreuzen das Stratum germinativum, den für das Längenwachstum entscheidenden Abschnitt der Epiphysenfuge. Sie sind deswegen mit einem höheren Risiko posttraumatischer Wachstumsstörungen verbunden. Durch die Ossifikation einsprossenden Bindegewebes bildet sich eine Knochenbrücke zwischen Meta- und Epiphyse aus, die einer partiellen Epiphyseodese gleichkommt. Diese hat eine asymmetrische Wachstumshemmung mit Fehlstellung und Gelenkinkongruenz zur Folge. Die exakte radiologische Diagnose ist deswegen immens wichtig, was manchmal nur im Vergleich mit der Gegenseite möglich ist. Diagnostisch besonders problematisch ist die Crush-Verletzung, die sich häufig erst retrospektiv durch die konsekutive Wachstumsstörung zu erkennen gibt.

3 Prinzipien der Frakturversorgung

G. Zimmermann, M. Galanski

3.1	Konservative und funktionelle Frakturbehandlung	16
3.2	Operative Frakturversorgung/Prinzipien der Osteosynthese	17
3.2.1	Statische interfragmentäre Kompression	19
3.2.2	Dynamische interfragmentäre Kompression	20
3.2.3	Abstützung	21
3.2.4	Spickdrahtosteosynthese	21
3.3	Versorgung pathologischer Frakturen	21
3.3.1	Verbundosteosynthese	22
3.4	Arthrodesen	22
3.5	Knochenersatz	23
3.5.1	Klassische Verfahren des Knochenersatzes	23
3.5.2	Alternative Verfahren des Knochenersatzes	24

ABKÜRZUNGEN

DC	dynamische Kompression
DHS	dynamische Hüftschraube
K-Draht	Kirschner-Draht
MN	Marknagel

Hauptziel der Frakturbehandlung ist die vollständige Wiederherstellung von Anatomie und Funktion des verletzten Skelettabschnitts bzw. der verletzten Extremität. Die korrekte Frakturbehandlung beinhaltet Reposition, Retention und Rehabilitation. Die Reposition soll die Fragmente in eine funktionsgerechte Stellung bringen, in der sich die Heilung vollziehen soll. Die Retention soll das Repositionsergebnis für die Dauer der Heilung sichern und eine schmerzfreie funktionelle Nachbehandlung zur Vermeidung von Immobilisierungsschäden ermöglichen. Die Rehabilitation soll Funktionsverluste verhindern.

Für den Radiologen sind die beiden ersten Behandlungsschritte von Interesse, da er einerseits das Repositionsergebnis, andererseits den Erfolg der Retentionsmaßnahmen beurteilen muß. Die Stabilität kann auf zwei Wegen erreicht werden: konservativ durch Behandlung mittels Retention oder operativ durch Osteosynthese.

Ob eine Fraktur primär konservativ oder operativ versorgt wird, hängt vom Frakturtyp, von der Frakturlokalisation, der Weichteilbeteiligung sowie vom Alter und Allgemeinzustand des Patienten ab. Klassische Indikationen für eine konservative Frakturbehandlung sind die Frakturen

Tabelle 3.1. Indikationen zur operativen und nichtoperativen Frakturbehandlung

Konservative Frakturbehandlung	Osteosynthese

Frakturen, die ohne Operation funktionell gut ausheilen
  Stabile WS-Fraktur
  Stabile Beckenfraktur
  Extraartikuläre Skapulafraktur
  Stabile proximale Humerusfraktur
  Humerusschaftfraktur
  Ulnafraktur
  Klavikulafraktur
  Unverschobene Radiusfraktur (<2 mm)
  Unverschobene Skaphoidfraktur (<1 mm)
	Frakturen, die ohne Operation selten knöchern ausheilen
	  Dislozierte Olekranonfraktur
	  Dislozierte Patellafraktur
	  Femurhalsfraktur
	  Luxations-/Gelenkfrakturen,
	  deren geschlossene Reposition nicht gelingt
	  Oberschenkelfraktur
	  Instabile Unterschenkelfraktur
	Frakturen, die operativ rascher/sicherer ausheilen

Tabelle 3.2. Vor- und Nachteile der nichtoperativen Frakturbehandlung

Vorteile	Nachteile
Kein Operations-/Narkoserisiko Geringe Infektionsgefahr Keine Implantatentfernung erforderlich Keine Narbenheilung	Nur annähernde Fragmentreposition möglich Lange Immobilisation Inaktivitätsschäden am Bewegungsapparat „Frakturkrankheit" (Osteoporose, Ödem, Schmerzen)

des Humerusschafts und die einfachen und wenig dislozierten Frakturen des Unterschenkels insbesondere bei jüngeren Patienten sowie die meisten Frakturen im Wachstumsalter. Beim älteren Menschen sind Frakturen der unteren Extremität wegen der langen Immobilisierungszeiten und den daraus erwachsenden Komplikationen fast immer eine Indikation zur Osteosynthese (Tabellen 3.1 und 3.2).

3.1
Konservative und funktionelle Frakturbehandlung

Sie ist das Standardverfahren bei Frakturen der oberen Extremität (Humerusfraktur, isolierte Ulnafraktur); an der unteren Extremität kommt sie nur für unverschobene Unterschenkelfrakturen in Betracht.

Im Vordergrund der konservativen Behandlung steht in Abhängigkeit von der anatomischen Region und der Art der Behandlung zunächst die manuelle Einrichtung der Fragmente (Reposition). Kontraindiziert ist die Reposition bei primär eingestauchten und verkeilten Frakturen am Oberarmkopf und am Schenkelhals. Die Sicherung (Retention) des Repositionsergebnisses erfolgt durch einen Gipsverband in Funktionsstellung, der die benachbarten Gelenke mit einbezieht. Bei frischen Traumen ist auf eine vollständige Spaltung des Gipsverbandes zur Vermeidung von Durchblutungsstörungen und Drucknekrosen zu achten. Nach initialer Ruhigstellung im Gips erfolgt die funktionelle Ausbehandlung im Sarmiento-Brace.

Eine Extensionsbehandlung über einen Streckverband kommt heute nur noch ausnahmsweise bei Verkürzung der Fragmente oder möglicher sekundärer Dislokation in Betracht. Die Extension soll den Muskelzug aufheben, der zur Dislokation führen würde. Die Stabilisierung erfolgt durch das Zug-Gegenzug-Prinzip zwischen angelegtem Extensionsgewicht und Körpergewicht (das Extensionsgewicht beträgt 5–10% des Körpergewichtes). Die Extension wird über in den Knochen eingebrachte Kirschner-Drähte oder Steinmann-Nägel vorgenommen.

3.2
Operative Frakturversorgung/ Prinzipien der Osteosynthese

Die Indikation zur Osteosynthese wird heute aufgrund der Tatsache, daß die Operationsverfahren immer schonender werden und die Phase der Immobilisierung abgekürzt wird, zunehmend großzügiger gestellt. Generelle Indikationen zur Operation sind repositionsbedürftige instabile Frakturen, offene Verletzungen und Frakturen mit Kompartmentsyndrom. Begleitverletzungen spielen bei der Indikationsstellung eine entscheidende Rolle.

Die Frakturversorgung durch Osteosynthese (Abb. 3.1) ermöglicht eine anatomisch korrekte Wiederherstellung mit stabiler Fixation der Fragmente, die eine frühzeitige funktionelle Nachbehandlung erlaubt. Abgesehen von Gelenkfrakturen, die eine sorgfältige Rekonstruktion erfordern, wird heute zugunsten einer „biologischen" Osteosynthese in zunehmendem Maße auf eine streng anatomische Reposition und Adaptation der Fragmente verzichtet.

Bei der „biologischen" Osteosynthese wird der operative Eingriff im Hinblick auf eine gute Durchblutung der Frakturzone so klein wie möglich gehalten. Dadurch wird die Heilung verbessert und verkürzt.

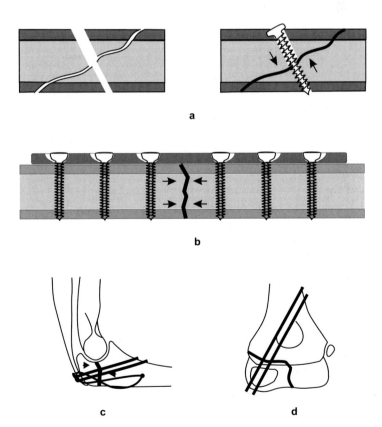

Abb. 3.1 a–d. Typische Osteosyntheseverfahren. **a** Zugschraubenosteosynthese, **b** dynamische interfragmentäre Kompression, **c** Zuggurtungsosteosynthese, **d** Spickdrahtosteosynthese

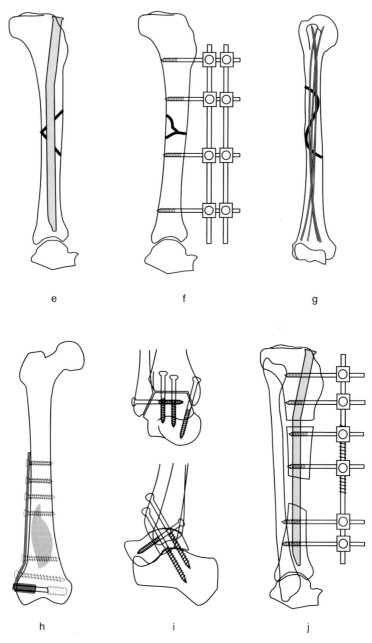

Abb. 3.1 e–j. e Marknagelung, **f** Fixateur externe, **g** Markdrahtung, **h** Verbundosteosynthese, **i** Arthrodese oberes bzw. oberes und unteres Sprunggelenk, **j** Kallusdistraktion

3 Prinzipien der Frakturversorgung

Tabelle 3.3. Prinzipien und Formen der Osteosynthese nach der AO

Prinzip	Osteosyntheseform
Kompression	*Statisch:* Zugschraubenosteosynthese, Plattenosteosynthese *Dynamisch:* Zuggurtung, DC-Platte
Schienung	Innere Schienung: Marknagelung Äußere Schienung: Fixateur externe
Abstützung	Plattenosteosynthese
Neutralisation	Plattenosteosynthese
Kombinationen	Kompression + Neutralisation Kompression + Schienung

Die grundsätzlichen Osteosynthesetechniken nach der Schweizer Arbeitsgemeinschaft Osteosynthese (AO) sind in Tabelle 3.3 zusammengestellt.

Hauptbeurteilungskriterium im Röntgenbild ist die anatomisch korrekte Stellung durch komprimierende oder schienende Implantate.

3.2.1
Statische interfragmentäre Kompression

Zugschraubenosteosynthese

- **Prinzip**
  Interfragmentäre Kompression.

- **Indikation/Anwendung**
  Großflächige metaepiphysäre Frakturen (Spongiosazugschrauben). An der Diaphyse kommt sie nur in Kombination mit einer Plattenosteosynthese, nicht aber als alleinige Maßnahme in Betracht.

- **Formen**
  Es können sowohl (kleine/große) Kortikalis- als auch Spongiosaschrauben zum Einsatz kommen. Entscheidend ist nur die Anwendungsform, nicht der Schraubentyp (Abb. 3.1a).

> **Beachte:** Eine Schraube wirkt als Zugschraube, wenn nur die im entfernten Fragment liegenden Windungen Halt bekommen. Dies ist bei Schrauben mit Teilgewinde (Spongiosaschrauben) der Fall; bei Schrauben mit durchgehendem Gewinde (Kortikalisschrauben) nur dann, wenn das schraubenkopfnahe Fragment auf den Außendurchmesser des Gewindes aufgebohrt wird.

- **Röntgendiagnostik**
  Ziel ist eine gleichmäßige Kompression der Bruchflächen. Da diese praktisch nie planparallel verlaufen, dürfen die Schrauben bei mehrfacher Verschraubung folglich auch nicht parallel liegen. Idealerweise wird die Zugschraube senkrecht zur Frakturebene eingebracht (Grenzwert für Frakturwinkel 60°). Bei Spongiosazugschrauben muß der Frakturspalt vom Gewinde vollständig überquert werden, da andernfalls eine Sperrwirkung resultiert.

- Spongiosaschraube: partielles Gewinde,
- Kortikalisschraube: Vollgewinde.

Plattenosteosynthese

- **Prinzip**
  Interfragmentäre Kompression durch Vorbiegung der Platte in der Mitte über der Fraktur. Die Vorbiegung führt zu einer gleichmäßigen Kompression der Fragmente über die ganze Frakturebene (Abb. 3.1b).

- **Indikation/Anwendung**
  Quer- oder kurze Schrägfrakturen der oberen Extremität.

- **Formen**
  Breite oder schmale DC-Platten (die Plattenlöcher sind bei der breiten Platte zwecks besserer Stabilität gegeneinander versetzt).

- **Röntgendiagnostik**
  Die Platte soll über der Fraktur zentriert sein.

3.2.2
Dynamische interfragmentäre Kompression

- Zuggurtungsosteosynthese
- Innere Schienung durch Kraftträger
- Äußere Schienung durch Kraftträger

Bei der dynamischen Kompression üben nicht nur die vorgespannten Implantate Druck auf die Bruchflächen aus, sondern zusätzlich unterstützen die Kräfte, die bei der Mobilisierung des betroffenen Skelettabschnitts freiwerden, die Fragmentstabilisierung.

Zuggurtungsosteosynthese

- **Prinzip**
  Dynamische Kompression; das Implantat nimmt die Zugkräfte von außen auf, der Knochen die Druckkräfte (Abb. 3.1c).

- **Indikation/Anwendung**
  Frakturen, die durch Muskel-/Sehnenzug exzentrisch belastet werden (Zugbelastung auf der Außen-, Druckbelastung auf der Innenseite); z. B. Abrißfrakturen der oberen/unteren Extremität, Malleolarfrakturen, Metatarsale-V-Basisfraktur, Patellafraktur.

- **Formen**
  Zuggurtungsdrähte isoliert oder in Kombination mit Spickdrähten (Kirschner-Drähte) („tension band wiring"); Zuggurtungsplatten.

- **Röntgendiagnostik**
  Der Zuggurtungsdraht wird durch Bohrkanäle geführt und an der Außenseite verlegt. Die Fraktur wird häufig durch zwei K-Drähte geschient; diese müssen parallel liegen, da sonst eine Sperrwirkung auftritt. Die gebogenen Drahtenden können dabei als Drahtaufhängung dienen. Bei der dynamischen Kompression ist immer auch auf die korrekte Lokalisation des Implantates auf der Zugseite des betroffenen Knochens zu achten.

Innere Schienung durch Kraftträger

Im Gegensatz zur interfragmentären Kompression führt die Schienung zu keiner absoluten Stabilität. Dadurch resultiert eine sekundäre Knochenheilung mit Kallusbildung.

Nach der Lokalisation des Implantats – intra- oder extramedullär – unterscheidet man zwischen innerer und äußerer Schienung.

Marknagelung

- **Prinzip**
  Schienung durch elastische Verklemmung eines nicht sperrenden intramedullären Kraftträgers, der bei Belastung interfragmentäre Kompressionskräfte zuläßt.

- **Indikation/Anwendung**
  - Einfacher Marknagel: einfache Schaftfrakturen (Pseudarthrosen) der unteren Extremität im mittleren Diaphysendrittel (Abb. 3.1e);
  - Verriegelungsmarknagel: diaphysäre Mehrfragment-/Spiralfrakturen, metaphysennahe Frakturen, bei denen der Nagel den Frakturspalt nur wenig überragt und der Markraum für eine Rotationsstabilität zu weit ist;
  - heute auch Frakturen der oberen Extremität, z. B. Humerusschaftfrakturen (Schraub- oder Krallennägel, Bündelnagelung).

- **Formen**
  - Gedeckte Marknagelung: Reposition unter Röntgenkontrolle mit Eröffnung

nur an der Einschlagstelle (Gefahr eines Rotationsfehlers);
- Verriegelung: statisch durch Fixation mit Schrauben am proximalen/distalen Nagelende oder dynamisch durch exzentrische Lage der Schrauben in einem Gleitloch;
- Bündelnagelung: mindestens zwei achsengerecht verlaufende Rundnägel, Indikationen: Frakturen im Kindesalter, Humerusfraktur, pathologische Fraktur.

Äußere Schienung durch Kraftträger

■ **Prinzip**

Externe Fixationsvorrichtung, bei der perkutan eingebrachte Nägel mit Stangen untereinander fixiert werden, was eine Stabilisierung über große Strecken ermöglicht (Abb. 3.1f).

■ **Indikation/Anwendung**

Klassische Indikationen sind 2. und 3. gradig offene Frakturen, Infektsituationen (infizierte Pseudarthrosen), Verlängerungsosteotomien, Arthrodesen des Knie-/oberen Sprunggelenks. Erweiterte Indikationen sind das instabile Becken, die Pilon-tibial-Fraktur, die Oberschenkelfraktur im Kindesalter und Korrektureingriffe.

■ **Formen**

Rahmen-, Mono-, Klammer-, V-Fixateur; heute meist dynamisch-axiale Fixation mittels Monofixateur (z. B. „Orthofix"), bestehend aus einem Zentralkörper mit Teleskop (short/standard/long), der über Kugelgelenke mit 2 Klemmbacken zur Aufnahme der Pins (Kortikalis- oder Spongiosapins) verbunden ist.

■ **Röntgendiagnostik**

Die korrekte Rotationsstellung wird mittels am distalen und proximalen Ende des Frakturknochens eingebrachter Steinmann-Nägel erreicht. Achsenabweichungen sind nachträglich mit schwenkbaren Backen und Scharnierstücken korrigierbar.

3.2.3
Abstützung

■ **Prinzip**

Die Abstützung von Frakturen mit Platten kann eine dünne Kortikalis bei Trümmerfrakturen oder eine Spongiosaplastik vor dem Zusammensintern schützen. Durch Abwinkelung der Platte erfolgt die Anpassung an das Frakturgebiet.

■ **Indikation/Anwendung**

Tibiakopfimpression, distale Tibiaschafttrümmerfraktur, proximale Humerusfraktur.

■ **Formen**

Die Abstützung kann durch Rohrplatten, DC-Platten, abgewinkelte Spezialplatten (T-, L-Platten) sowie Löffel- oder Kleeblattplatten erfolgen.

■ **Röntgendiagnostik**

Die Plattenschrauben sind in Abstützstellung zur Fraktur hin eingebracht.

3.2.4
Spickdrahtosteosynthese

■ **Prinzip**

Nach geschlossener Einrichtung verhindert die perkutane Osteosynthese mit dem Spickdraht die Redislokation der Fraktur.

■ **Indikationen**

Distaler Radius, kleine Röhrenknochen, suprakondyläre Humerusfraktur beim Kind, gelenknahe Frakturen im Kindesalter (nicht im Schaftbereich!), Zusatzosteosynthese bei komplexen Gelenkverletzungen.

3.3
Versorgung pathologischer Frakturen

Als pathologisch wird eine Fraktur bezeichnet, die sich an einem pathologisch veränderten, vermindert belastbaren Knochen abspielt und durch ein inadäquates, geringes Trauma oder eine chronische Belastung ausgelöst wird. Die häufigsten Ursachen bzw. prädisponierenden Faktoren sind:

- generalisierte Knochenerkrankungen, wie die Osteoporose;
- Knochentumoren, insbesondere Metastasen;
- entzündliche Knochenveränderungen, wie die Osteomyelitis.

Für die Versorgung pathologischer Frakturen ist die Standardosteosynthese meist nicht geeignet, da Schrauben und Nägel in dem pathologisch veränderten Knochen nur ungenügend Halt finden. Methoden der Wahl bei tumorbedingten pathologischen Frakturen sind entweder der prothetische Ersatz oder die Verbundosteosynthese.

3.3.1
Verbundosteosynthese

■ **Prinzip**

Bei der Verbundosteosynthese handelt es sich um eine Kombination von Knochenzement mit metallischem Implantat.

Nach großzügiger Entfernung des pathologischen Gewebes und Frakturreposition wird zur Defektauffüllung, Abstützung und Schrauben- bzw. Implantatverankerung Knochenzement (Acrylharz) eingebracht. Je nach Größe des Defekts kann intramedullär eine Platte positioniert werden. Die Stabilisierung erfolgt durch eine seitlich angebrachte DC-Platte oder Marknagel.

■ **Röntgendiagnostik**

Röntgenologisch stellt sich der eingebrachte Zement als intramedulläre Verdichtung dar. Die Schrauben sollen den Zement vollständig durchqueren.

3.4
Arthrodesen

■ **Prinzip**

Entknorpelung und Dekortikation der Gelenkflächen zwecks ausreichender spongiöser Kontaktfläche. Das eigentliche Gelenk wird dadurch aufgehoben. Anschließend Osteosynthese in funktionsgerechter Stellung mittels DC-Platten oder anderer geeigneter Implantate.

■ **Indikation/Anwendung**

Arthrodesen finden nur Anwendung an Gelenken, bei denen kein befriedigender Gelenkersatz durch Prothesen möglich ist; dies sind insbesondere das Sprunggelenk, ggf. auch das Kniegelenk. Indikationen sind:

- Gelenkdestruktion,
- schmerzhafte Arthrose/Instabilität,
- insuffizienter Gelenkersatz,
- Gelenkinfekt.

Vorzugsweise wird eine interne Fixierung vorgenommen; eine externe Fixierung bietet sich nur beim Infekt an.

> **Beachte:** Wenn eine Arthrodese erforderlich wird, ist es wichtig, sie früh- bzw. rechtzeitig durchzuführen, d.h. vor Ausbildung degenerativer Veränderungen in den benachbarten Gelenken. Nur dann ist bei korrekt durchgeführter Arthrodese Beschwerdefreiheit garantiert.

■ **Formen**

- Plattenarthrodese (Kniegelenk),
- Schraubenarthrodese (Sprunggelenk),
- Gewindespindel-/Rahmenfixateur: Kranial und kaudal des Gelenks eingebrachte Nägel üben über Verbindungsstangen eine Kompression auf die ehemaligen Gelenkflächen aus.

■ Röntgendiagnostik

Auf folgende Punkte ist besonders zu achten:

- ausreichende Resektion der Gelenkflächen;
- ausreichende Kontaktfläche;
- funktionsgerechte Stellung;
- Sprunggelenk: 5–10° Außenrotation, Neutral-o-Stellung beim Mann, 5–10° Spitzfußstellung bei der Frau;
- Kniegelenk: Flexion, Valgus und Außenrotation von jeweils 10°;
- beim Rahmenfixateur ist zwecks gleichmäßiger Kompression die Parallellage der Nägel erforderlich.

3.5 Knochenersatz (Transplantation/bone grafting)

■ Indikationen

Ausgedehnte posttraumatische oder postoperative (tumorbedingte) Knochendefekte.

■ Transplantatanforderungen:

Sie sind in Übersicht 3.1 zusammengestellt. Unter Biokompatibilität versteht man die Verträglichkeit des Materials zum körpereigenen Gewebe, unter Osteokonduktion die Leitschienenfunktion des Transplantats für die Revaskularisierung und Osteogenese, unter Osteoinduktion die Fähigkeit, die Bildung von Osteoblasten aus mesenchymalen Zellen zu induzieren.

3.5.1 Klassische Verfahren des Knochenersatzes

Autologe Knochentransplantation

Autogene Knochensubstanz gilt als ideales Knochenersatzmaterial. Nachteile sind die begrenzte Verfügbarkeit und der notwendige zusätzliche operative Eingriff zur Entnahme. Die Stabilität hängt von der Entnahmetechnik ab: mono-, bi-, trikortikaler Block. Wichtigste Spongiosaentnahmestellen: Beckenkamm, Rippen, Fibula.

Allogene Knochentransplantation

Bei allogenen Transplantaten wird die Forderung nach der Biokompatibilität, der osteoinduktiven Potenz und der Sterilisierbarkeit nur unzureichend erfüllt. Neben der eingeschränkten Transplantatleistung steht heute die potentielle Gefahr der Infektionsübertragung im Vordergrund.

Anorganische Knochenimplantate

■ Material

Bevorzugt werden bioaktive Materialien verwendet, wie Biokeramiken oder Biogläser, bei denen das Implantat ohne Bindegewebsinterposition eine direkte Bindung mit dem Knochen eingeht.

■ Vorteile

- Biokompatibilität,
- Sterilität,
- prinzipiell unbegrenzt verfügbar.

■ Nachteile

- Geringe Stabilität,
- langdauernder Einbauprozeß,
- hohe Kosten.

ÜBERSICHT 3.1

Anforderungen an die Transplantateigenschaften

Biokompatibilität
Osteokonduktion
Osteoinduktion
Stabilität
Sterilisierbarkeit
Verfügbarkeit

3.5.2
Alternative Verfahren des Knochenersatzes

Distraktionstechniken

■ **Zielsetzung**

Langstreckige Knochenneubildung (bei statischer und dynamischer Fixation können diaphysäre Knochendefekte >20 mm nicht suffizient überbrückt werden).

■ **Indikationen**
- Überbrückung ausgedehnter posttraumatischer/-operativer diaphysärer Knochendefekte;
- Korrektur angeborener Deformitäten.

■ **Prinzip**

Induktion einer langstreckigen Knochenneubildung unter konstanter Zugwirkung; unter dem dosierten Zug (kontinuierlich oder hoch fraktioniert) kommt es zu einem Wachstum aller Gewebe, auch der Weichteile.

■ **Morphologie**

Nach der Osteotomie kommt es zunächst zu einer Resorption und Organisation des Hämatoms im Distraktionsspalt. Unter der axialen Distraktion kommt es zu einer longitudinalen Polarisierung des interfragmentären Gewebes (longitudinal ausgerichtetes kollagenes Gewebe) mit nachfolgender Strukturierung in der Ossifikationsphase. In der abschließenden Konsolidierungsphase wird die normale Mikrostruktur des Knochens wieder aufgebaut.

■ **Vorteile**
- Simultane Behandlung von Knochen- und Weichteildefekten möglich;
- Infektsituationen stellen keine Kontraindikation dar;
- Verzicht auf freien Gewebetransfer.

■ **Nachteil**

Lange Behandlungsdauer von 1–2 Monaten pro Defektzentimeter.

■ **Behandlungsindex**

Je Verlängerungszentimeter muß mit einer Prozedurdauer von 30–45 Tagen gerechnet werden.

Technische Modifikationen der Kallusdistraktion

◆ **Ilisarov-Technik**

Diaphysäre Kortikotomie von 3 Vierteln der Zirkumferenz und Fraktur des restlichen Viertels zum Erhalt der periostalen und der Markraumdurchblutung; Distraktionsbeginn nach 5–7 Tagen mit einer Distraktion von 1 mm/Tag. Zur Beschleunigung der Verlängerungsprozedur können simultan mehrere Kortikotomien in unterschiedlichen Höhen an derselben Diaphyse vorgenommen werden.

◆ **Wagner-Osteotomie**

Mehrstufiges Vorgehen:
1. diaphysäre Querosteotomie und Bildung einer initialen Diastase von 0,5–1 cm und nachfolgende tägliche Distraktion von 1–2 mm,
2. Einbringen von autologer Spongiosa in den Distraktionsdefekt und Plattenosteosynthese,
3. Enfernung der Markraumabdeckung.

◆ **Distraktionsepiphyseolyse**

Durchführung der Distraktion (1 mm/Tag) im Bereich der Epiphysenfuge kurz vor dem zu erwartenden Epiphysenschluß, da nach der Prozedur mit dem Epiphyenschluß zu rechnen ist.

◆ **Chondrodiastase**

Modifikation der Distraktionsepiphyseolyse (Distraktion 0,5 mm/Tag).

Beurteilung/Komplikationen (bei Segmenttransport)

■ Röntgendiagnostik

Beurteilung der Kallusdistration: Die röntgenologisch sichtbare Kallusbildung beginnt ca. 3-4 Wochen nach Prozedurbeginn mit longitudinal orientierten band- bzw. schlauchförmigen, transparenten endostalen und periostalen Kallusformationen an den Osteotomieenden, zwischen denen über die gesamte Distraktionszeit zentral eine bandförmige kallusfreie Zone von einigen Millimetern verbleibt. Nach Abschluß der Distraktion kommt es zur kontinuierlichen Ossifikation und Fusionierung der Osteotomieenden. Die Remodellierung zu einer normalen Knochenmakrostruktur benötigt >1 Jahr.

■ Komplikationen

- Fehlstellungen (Winkel- und Rotationsfehlstellungen), insbesondere bei unilateraler Fixation;
- Infektion über die Pins (Infektionsgefahr bei der Ilisarov-Prozedur wegen der dünnen Drähte geringer).

> **Beachte:** Die Differenzierung zwischen reaktiven und infektionsbedingten Veränderungen kann schwierig oder unmöglich sein!

- Pseudarthrosenbildung an der Docking-Stelle.
- Kontrakturen.
- Nervenschaden.
- Gelenkluxation.

4 Osteosynthesematerialien/Implantate

G. Zimmermann, M. Galanski, B. Wippermann

4.1	Extramedulläres Fixationsinstrumentarium	27
4.1.1	Schrauben	28
4.1.2	Platten	29
4.1.3	Fixateure	35
4.1.4	Spickdrähte (Kirschner-Drähte)	37
4.2	Intramedulläres Fixationsinstrumentarium	38
4.2.1	Marknägel	38
4.2.2	Sonderformen/Sonderindikationen	41
4.3	Systeme zur Kallusdistraktion und Segmentverschiebung	42
4.4	Zusatzinstrumentarium	42
4.4.1	Schanz-Schraube	43
4.4.2	Steinmann-Nagel	43
4.4.3	Interferenzschraube	44
4.4.4	Unterlegscheiben	44
4.4.5	Klammern	44
4.5	Prothesen	44
4.5.1	Hüftgelenkprothese	44
4.5.2	Schultergelenkprothese	46
4.6	Röntgenkontrollen nach Osteosynthese	46
4.7	Implantatentfernung	47

ABKÜRZUNGEN

DCS	dynamische Kondylenschraube
DHS	dynamische Hüftschraube
IE	Implantatentfernung
LCDC	low contact dynamic compression
OSG	oberes Sprunggelenk
TEP	Totalendoprothese
UFN	unreamed femur nail
UTN	unreamed tibia nail

4.1
Extramedulläres Fixationsinstrumentarium

Prinzip der extramedullären Fixation ist die Stabilisierung der Fraktur durch von außen an den Knochen angebrachte Implantate, sowie u. U. die Anwendung interfragmentärer Kompressionskräfte durch zusätzliche Materialien.

4.1.1
Schrauben (Abb. 4.1)

Standardschrauben

- **Funktion**
- Interfragmentäre Kompression,
- Plattenfixation in Kortikalis oder fester Spongiosa.

- **Formen**

In der Unfallchirurgie wird das Kleinfragmentsystem mit einem Außendurchmesser der Kortikalisschrauben von 3,5 mm und das Großfragmentsystem mit einem Außendurchmesser der Kortikalisschrauben von 4,5 mm am häufigsten angewendet. In beiden Systemen wird zwischen Kortikalis- und Spongiosaschrauben unterschieden, wobei die Spongiosaschrauben einen größeren Außendurchmesser und eine größere Steigung des Gewindes aufweisen. Weiterhin wird unterschieden zwischen selbstschneidenden und nicht selbstschneidenden Schrauben sowie zwischen Schrauben mit unterschiedlich langem Gewinde.

Die Schraubenköpfe sind heute generell mit einem Innensechskant versehen, der bessere Anzugmomente gewährleistet als konventionelle Schlitz- oder Kreuzschlitzschrauben.

Kortikalisschrauben

- **Kennzeichen**
Durchgehendes schmales Gewinde mit relativ dickem Kern und enger Steigung.

- **Indikation/Anwendung**
Plattenfixation in Kortikalis und fester Spongiosa.

- **Röntgendiagnostik**
Beurteilungskriterien: Die Schraubenspitze soll die Gegenkortikalis um 1–2 mm überragen (1/2 Gewindegang), um sicheren Halt zu gewährleisten. Wenn sich der Bohrkanal über die Spitze der Schraube hinaus projiziert, ist die Schraube zu kurz gewählt.

Spongiosaschrauben

- **Kennzeichen**
Tiefes Gewinde mit dünnem Kern und weiter Steigung; in der Regel partielles, aber auch Vollgewinde.

- **Indikation/Anwendung**
Plattenfixation in lockerer Spongiosa, spongiöse Verschraubungen; Vollgewindeschrauben dienen der reinen Plattenfixation, Schrauben mit Teilgewinde als Zugschrauben.

- **Röntgendiagnostik**
Beurteilungkriterien: Bei Teilgewindeschrauben muß der Gewindeteil jenseits des Frakturspalts liegen.

> **Beachte:** Die Unterscheidung zwischen einer Spongiosa- oder Kortikalisschraube ist insbesondere beim Kleinfragmentsystem röntgenologisch nicht möglich und auch ohne Bedeutung.

Spezialschrauben/Sonderformen

Herbert-Schraube

- **Kennzeichen**
Die Gewinde an den Schraubenenden weisen eine unterschiedliche Steigung auf und bewirken somit eine axiale Kompression; die Schraube verschwindet vollständig im Knochen; der Schraubenkopf ist im größeren Gewindeteil enthalten.

- **Anwendung**
Fixation intraartikulärer Frakturen und kleiner Fragmente (HWS, Hand-/Fußwurzelknochen, insbesondere Kahnbein der Hand).

4 Osteosynthesematerialien/Implantate

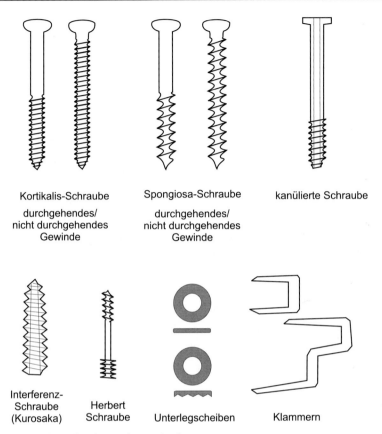

Abb. 4.1. Osteosyntheseschrauben und Zusatzimplantate

■ Röntgendiagnostik

Beurteilungkriterien: Das distale Gewinde liegt jenseits des Frakturspalts; die Schraube ist vollständig im Knochen versenkt.

Kanülierte Schraube

Sonderform der Spongiosaschraube, die über einen Zieldraht eingebracht wird; sie hat den Vorteil, daß vor der Bohrung des endgültigen Schraubenlochs die zu fassenden Fragmente bereits provisorisch stabilisiert sind. Dies erlaubt eine Röntgenkontrolle von Fragmentlage und Schraubenlänge, bevor die Schraube eingebracht wird.

4.1.2
Platten (Abb. 4.2)

Zum Groß- und Kleinfragmentsystem gehören die entsprechenden Platten (bei den geraden Platten sind dies die schmale und die breite DC-Platte für die Kortikalisschraube 4,5 mm und die kleine DC- und 1/3-Rohrplatte für die Kortikalisschraube 3,5 mm. Entsprechend den verschiedenen Osteosynthesetechniken unterscheidet man nach der Funktion zwischen Neutralisationsplatten, Abstützplatten, Kompressions- und Zuggurtungsplatten.

Neutralisationsplatten dienen der Neutralisation von Biege-, Torsions- und Scherkräften. Kompressionsplatten dienen der interfragmentären Kompression. Die Kompression kann durch die Ausnutzung des Gleitlochs nach dem DC-Prinzip (dynamic compression) erzeugt werden. Alternativ kann man einen Plattenspanner benutzen, welcher vorübergehend durch ein zusätzliches Loch proximal oder distal der Platte am Knochen fixiert wird.

- **Formen**

Um die gewünschte Funktion zu erfüllen, haben die Platten unterschiedliche Formen, von einfachen geraden Platten bis hin zu anatomisch angepaßten Formplatten. Prinzipiell unterschieden werden gerade Platten, Spezialplatten (Gelenkkopfplatten), Winkelplatten (Abb. 4.2).

Gerade Platten

- **Kennzeichen**

Mehrlochplatten mit runden oder ovalären Löchern in linearer oder versetzter Anordnung.

- **Funktion**

- Neutralisation/Abstützung: Stabilisierung einer Mehrfragmentfraktur, die primär mit Zugschrauben versorgt ist.
- Kompression/Zugwirkung durch exzentrische Schraubenlage in geometrisch angeordneten Schraubenlöchern.

- **Röntgendiagnostik**

Beurteilungskriterien sind:

- am Femur immer lateralseitige Plattenlage, an der oberen Extremität ist keine eindeutige Zuggurtungsseite definiert;
- die Platte muß eine ausreichende Länge haben: auf jeder Seite der Fraktur soll die Kortikalis mindestens 6mal sicher von Schrauben gefaßt sein.

- **Formen**

- DC-Platten,
- LCDC-Platten,
- Rohrplatten,
- Rekonstruktionsplatten.

DC-Platten (dynamic compression)

- **Kennzeichen**

Mittelsegment (Mittelsteg) ohne Bohrungen (vgl. Abb. 4.2a).

- **Funktion**

Die spezielle Schraubenlochgeometrie mit sphärischen Gleitprinzip führt zu einer axialen Fragmentkompression ohne Vorspannung. Die DC-Platte übernimmt alle wesentlichen Plattenfunktionen (Neutralisation, Kompression und Abstützung).

- **Nachteile**

Da das mittlere Plattensegment lochfrei ist, kann die Platte nachträglich nicht umgesetzt bzw. verschoben werden. Die breite Kontaktfläche zum Knochen beeinträchtigt die periostale Blutzufuhr mit konsekutiver Osteoporose.

- **Indikation/Anwendung**

Standardplatte für Schaftfrakturen.

Rohrplatten

- **Kennzeichen**

Eine Reihe von Rundlöchern.

- **Formen**

Nach dem Biegungsgrad im Querschnitt werden Halb-, Drittel- und Viertelrohrplatten unterschieden, gebräuchlich sind vor allem die Drittelrohrplatten.

- **Indikation/Anwendung**

Drittelrohrplatten: Fibula.

LCDC-Platten (low contact/dynamic compression)

- **Kennzeichen**

Strukturierte Plattenunterseite mit Aussparungen und trapezförmigem Plattenquerschnitt (vgl. Abb. 4.2a).

4 Osteosynthesematerialien/Implantate

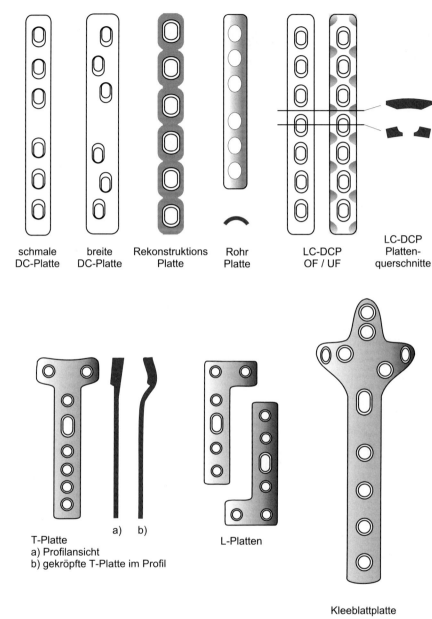

schmale DC-Platte | breite DC-Platte | Rekonstruktions Platte | Rohr Platte | LC-DCP OF / UF | LC-DCP Plattenquerschnitte

T-Platte
a) Profilansicht
b) gekröpfte T-Platte im Profil

L-Platten

Kleeblattplatte

Abb. 4.2. a Osteosyntheseplatten (*s. Fortsetzung*)

■ **Funktion**

Dynamisches Kompressionsprinzip wie bei der DC-Platte; die exzentrische Lochgeometrie ist an beiden Lochenden ausgebildet.

■ **Vorteile**

- Die Verkleinerung der Kontaktfläche zwischen Platte und Knochen gewährleistet eine bessere Durchblutung und

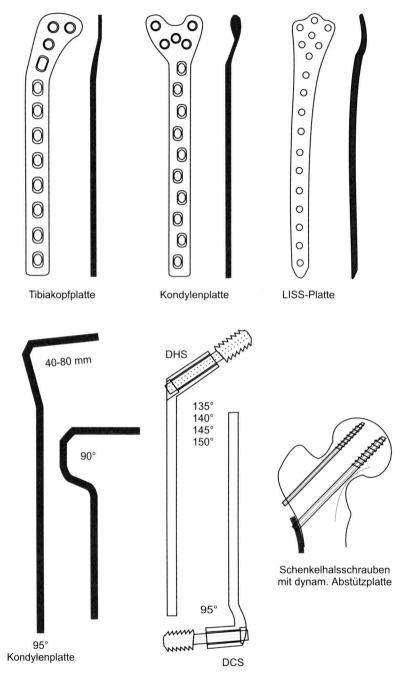

Abb. 4.2a *(Fortsetzung)*

4 Osteosynthesematerialien/Implantate

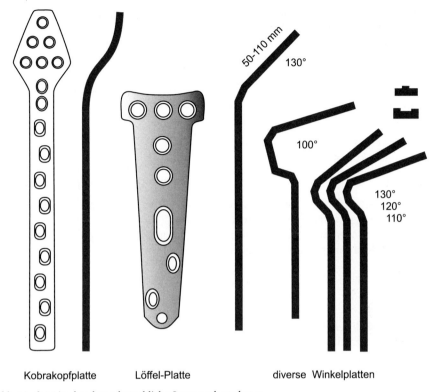

Kobrakopfplatte   Löffel-Platte   diverse Winkelplatten

Abb. 4.2. b Weitgehend ungebräuchliche Osteosyntheseplatten

vermindert die Devitalisierung der Kortikalis unter der Platte.
- Die regelmäßige und durchgehende Anordnung der Schraubenlöcher erlaubt ein Umsetzen bzw. Verschieben der Platte nach dem Einbringen der Bohrlöcher.

■ **Nachteile**
Hoher Preis.

■ **Indikation/Anwendung**
Überbrückung von Trümmerzonen und Defekten; Anwendungsbereich wie DC-Platte.

Rekonstruktionsplatten

■ **Kennzeichen**
Gliederartiger Aspekt durch seitliche Einschnürungen zwischen den Plattenlöchern (vgl. Abb. 4.2 a).

■ **Funktion**
Sie lassen eine zusätzliche Biegung in der Querachse zu und ermöglichen dadurch eine Anpassung der Platte an komplizierte anatomische Situationen.

■ **Indikation/Anwendung**
Becken, distaler Humerus, Mandibula.

Formplatten/Abstützplatten

■ **Kennzeichen**
Anpassung an die anatomischen Gegebenheiten der Frakturregion.

■ **Funktion**
Vermeidung axialer Deformierungen und Abstützung.

■ **Formen**

Formplatten kommen bei der Osteosynthese gelenknaher Frakturen zum Einsatz; die Wahl der jeweiligen Platte richtet sich nach den anatomischen Gegebenheiten. Die Nomenklatur richtet sich entweder nach der Plattenform oder der speziellen Anwendung: T-/L-/Y-Platten (vgl. Abb. 4.2).

- Tibiakopfplatte mit Doppelkrümmung: Tibiakopffrakturen;
- Kondylenabstützplatte: distale Femurfrakturen;
- Kleeblattplatte: distale Tibiafrakturen (medialseitig), proximale Humerusfrakturen, durch Abtrennen der einzelnen Blätter auch für andere Skelettregionen geeignet;
- Löffelplatte: distale Tibiafrakturen (ventrale Abstützung), distale Humerusfrakturen;
- T/L-Platten: distale Radiusfrakturen – Kleinfragmentinstrumentarium, Tibiakopffrakturen – Großfragmentinstrumentarium;
- H-Platte: HWS-Frakturen;
- Sanders-Platte: Kalkaneusfrakturen;
- Less Invasive Stabilization System (LISS): neuartiges Implantat mit winkelstabil fixierten Schrauben für die Versorgung von Frakturen des distalen Femurs und der proximalen Tibia.

■ **Röntgendiagnostik**

Beurteilungkriterien: Lokalisation an der Seite der Kortexfraktur; eine optimale Konturanpassung ist erforderlich; bei ovalen Schraublöchern müssen die Schrauben im jeweils frakturnahen Teil des Schraubenlochs liegen.

> **Beachte:** Bei der LISS-Platte ist bedingt durch die Winkelstabilität ein flächenhafter Kontakt zwischen Implantat und darunterliegendem Knochen nicht erforderlich.

Winkelplatten

■ **Kennzeichen**

Einteilig mit festem Winkel zwischen Klinge und Platte; sie weisen meist ein U- oder T-förmiges Profil auf (Erwachsene/Kinder) (s. Abb. 4.2).

■ **Formen**

95° oder 130° abgewinkelte Klinge.

■ **Indikation/Anwendung**

- 130°-Platte: inter-/(sub-)trochantäre Frakturen,
- 95°-Kondylenplatte: proximales und distales Femur.

In der Frakturbehandlung sind die Winkelplatten heute weitgehend durch die DHS bzw. DCS ersetzt; Anwendung finden sie noch in der rekonstruktiven Chirurgie und bei Osteotomien.

■ **Röntgendiagnostik**

Beurteilungkriterien:

- Bei der 130°-Platte zur Versorgung von Schenkelhalsfrakturen soll die Klinge 6–8 mm über dem Kalkar liegen.
- Bei der 95°-Platte am proximalen Femur soll die Klinge unterhalb der kranialen Femurhalskortikalis, die Klingenspitze in der unteren Hälfte des Femurkopfes liegen. Die erste Kortikalisschraube soll das Kalkar fassen. Am distalen Femur soll die Klinge parallel zum Gelenkspalt, mittig in der vorderen Hälfte der Femurkondylen und in einem Abstand von 10–15 mm zur Kondylengelenkfläche liegen.

Dynamische Hüftschraube (DHS)

■ **Kennzeichen**

Zwei-/dreiteilig; kaliberstarke Schraube, die in festem Winkel von 135° (bis 150°) über eine Hülse mit der Platte verbunden ist; die kanülierte Schraube weist einen glatten

Schaft und ein endständiges, spitz zulaufendes Außengewinde auf (zusätzliches, nicht sichtbares Innengewinde für die Kompressionsschraube). Die Schraube kann in der Hülse gleiten, eine Rotation ist durch Abflachungen des runden Querschnitts im Schaftbereich unterbunden (Abb. 4.2).

- **Funktion**

Gleitnagelprinzip; das Innengewinde steht über die Kompressionsschraube mit der um 135°–150° abgewinkelten Hülse in Verbindung, wodurch eine axiale Kompression erzielt wird.

- **Indikation/Anwendung**

Intertrochantäre Femurfrakturen, laterale Schenkelhalsfrakturen.

- **Röntgendiagnostik**

Beurteilungskriterien: Die Schraube muß mit ihrem Außengewinde jenseits der Frakturzone liegen; Lage unterhalb des Zentrums des Schenkelhalses: Spitze unmittelbar subchondral.

Dynamische Kondylenschraube (DCS)

- **Kennzeichen**

Aufbau wie DHS; aber fester Winkel von 95° (Abb. 4.2).

- **Funktion**

Gleitnagelprinzip wie bei der DHS.

- **Indikation/Anwendung**

Distale und interkondyläre Femurfrakturen, proximale subtrochantäre und tiefe intertrochantäre Femurfrakturen; Alternative zur Kondylenplatte.

- **Röntgendiagnostik**

Beurteilungskriterien: Im distalen Femur muß die Schraube parallel zum Kniegelenk und in der seitlichen Aufnahme in Verlängerung der Femurschaftachse liegen, andernfalls kommt es zu Fehlstellungen.

4.1.3
Fixateure (Abb. 4.3)

Fixateure sind universell anwendbar, einfach applizierbar und verursachen einen nur geringen Weichteilschaden. Nachteilig ist die perkutane Schraubeneintrittspforte.

Fixateur externe (äußerer Festhalter)

- **Kennzeichen**

Äußeres, außerhalb der Weichteile gelegenes Fixationssystem aus Schanz-Schrauben oder Steinmann-Nägeln (proximal und distal der Fraktur perkutan eingebracht), die über schwenkbare Backen untereinander mit einem Stahl- oder Kohlefaserrohr verbunden und verspannt sind.

- **Funktion**

Stabilisierung der Fraktur außerhalb des Verletzungsbereichs zur schnellen Ruhigstellung; Dynamisierung möglich.

- **Formen**

- Üblicherweise werden für die Frakturversorgung nur unilaterale Systeme verwendet.
- Modularfixateur: Verbindung zweier Hauptrohrbestandteile über ein drittes Rohr; dadurch ist auf einfache Weise eine nachträgliche Reposition möglich (sog. Tube-to-tube-Montage).

- **Indikation/Anwendung**

Fixateure finden heute meist temporär als Überbrückungsmaßnahme mit nachfolgendem Verfahrenswechsel Anwendung. Indikationen sind offene Frakturen 2. bis 3. Grades (primäre Ruhigstellung bei schweren Weichteilverletzungen), komplizierte Trümmer- und Defektfrakturen, infizierte Pseudarthrosen, rekonstruktive Eingriffe, Korrekturosteotomien, bestimmte Arthrodesen (externe Arthrodese des Knie-/Sprunggelenks).

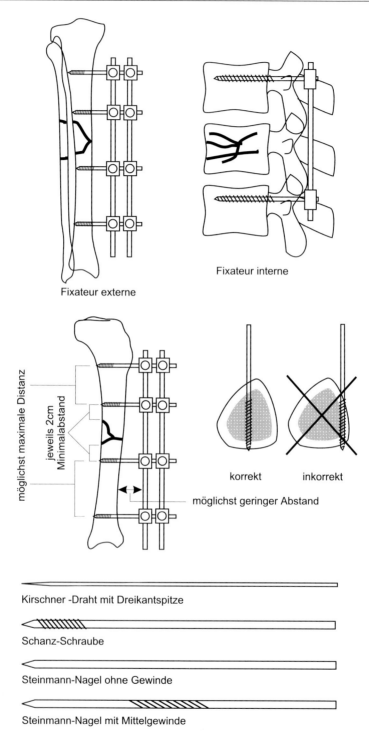

Abb. 4.3. Fixateure und Zusatzinstrumentarium

Als definitive Versorgung kommen sie u. U. noch bei kindlichen OS-Frakturen in Betracht.

- **Röntgendiagnostik**

Beurteilungskriterien: Pro Hauptfragment sind 2 Schanzschrauben (jeweils eine gelenknahe und eine frakturnahe) erforderlich; die Schanz-Schrauben bzw. Steinmann-Nägel sollen zentral durch den Röhrenknochen verlaufen und die Kortikalis nicht tangential penetrieren (Fraktur-, Ausbruchgefahr); sie sollen leicht verspannt sein, um einer Lockerung vorzubeugen. Biomechanisch günstig sind weite Pin-Abstände und ein geringer Rohr-Schaft-Abstand (Abb. 4.3).

- **Komplikationen**

„Pin tract infection" über die Nagel-/Schraubeneintrittsstellen, insbesondere bei Lockerung. Eine Lockerung wird durch das Verspannen und eine der Festigkeit der Fraktur angepaßte Belastung vermieden.

Hybridfixateur

- **Kennzeichen**

Sonderform des Fixateur externe. Kombination eines einzelnen Ilisarov-Rings im Metaphysenbereich mit einer konventionellen Fixateurmontage im Schaftbereich.

- **Indikation/Anwendung**

Geeignet für Schienbeinkopf- und Pilonfrakturen, aber auch für Frakturen mit Weichteilschaden und Osteoporose, bei denen konventionelle Osteosynthesen mit hohem Infektrisiko einhergehen. Ideale Indikation ist der wenig verschobene Gelenkbruch mit metaphysärer Trümmerzone (C2). Nach vorheriger, meist geschlossener Reposition und ggf. Verschraubung der Gelenkfraktur wird ein einzelner Ilisarov-Ring mit 2–3 Drähten in der proximalen oder distalen Tibiametaphyse fixiert. Der Ring wird mit einer konventionellen Fixateur-Montage im Schaftbereich kombiniert.

Fixateur interne (innerer Festhalter)

- **Kennzeichen**

System aus Schanz-Schrauben und Gewindestäben, das eine Reposition und Stabilisierung ohne externes Instrumentarium erlaubt; im Prinzip dem Fixateur externe vergleichbar, die tragenden Bestandteile sind jedoch unter die Weichteile verlagert.

- **Funktion**

Prinzip der Zuggurtung mit Abstützung und Neutralisation.

- **Indikation/Anwendung**

Frakturen der unteren BWS und der LWS; weniger im oberen BWS-Bereich, da hier die Pedikel schmal sind.

- **Röntgendiagnostik**

Eine anatomisch korrekte transpedikuläre Lage der Schanz-Schrauben ist gegeben, wenn sie im Seitbild gleich lang sind, annähernd deckplattenparallel verlaufen und im Sagittalbild entsprechend der Ausrichtung der Bogenwurzeln leicht konvergieren. Eine zweifelsfreie Beurteilung der Schraubenlage ist nur computertomographisch möglich.

4.1.4
Spickdrähte (Kirschner-Drähte) (Abb. 4.3)

- **Funktion**

Adaptationsosteosynthese; abgesehen von kleinen oder unbelasteten Fragmenten ist eine zusätzliche Fixation durch Gipsanlage oder weitere Implantate erforderlich.

- **Indikation/Anwendung**

Fixierung kleiner Fragmente, Schienung von Frakturen kurzer Röhrenknochen, epi-/metaphysäre Frakturen, Metakarpal-/Metatarsalfrakturen, Kombination mit Zuggurtung.

- **Röntgendiagnostik**

Die K-Drähte sollen zwecks eines besseren Halts in die gegenüberliegende Kortikalis geführt sein, um ein Herauswandern zu vermeiden. Bei der Zuggurtung dürfen die Spickdrähte nicht gekreuzt sein, sondern müssen parallel liegen, da sie nur die seitliche Dislokation unterbinden sollen, nicht aber die Adaptation der Fragmente behindern dürfen.

4.2 Intramedulläres Fixationsinstrumentarium (intramedulläre Kraftträger)

Das Prinzip der konventionellen Marknagelung nach Küntscher besteht in der Rohr-in-Rohr-Schienung mit großer Kontaktfläche zwischen Knochen und Nagel zur inneren Stabilität. Der intramedulläre Nagel übernimmt einen Teil der Last, was eine frühe Mobilisierung erlaubt und zusätzlich axiale Kompressionskräfte produziert.

Bei der Marknagelung mit Verriegelung werden die axialen Kräfte durch die Verriegelungsbolzen übernommen. Die Stabilisierung der Fraktur ist deshalb nicht auf einen langstreckigen Kontakt zwischen Marknagel und innerer Kortikalis angewiesen. Es können somit Frakturen bis in den metaphysären Bereich und axial instabile Frakturen versorgt werden.

Unterschieden werden eine offene Nagelung mit Reposition der Fragmente unter Sicht und eine gedeckte Nagelung mit geschlossener Reposition.

4.2.1 Marknägel (Abb. 4.4)

■ **Formen**

■ **Konventioneller Marknagel.** In ganzer Länge geschlitztes Rohr mit kleeblattförmigem Querschnitt; elastisch verformbar, paßt sich entsprechend seiner Form den anatomischen Gegebenheiten von Femur bzw. Tibia an.

- *Femuruniversalnagel* mit anatomisch vorgegebener Krümmung und Verriegelungslöchern an den Enden;
- *Tibiauniversalnagel* mit leichter proximaler Abwinkelung (11° nach ventral) am Übergang vom proximalen zum mittleren Drittel, wodurch sich der Nagel dem Winkel zwischen Einschlagkanal und Markraumachse anpaßt; distal, zwei quere und ein sagittales Verriegelungsloch.

■ **Solidnagel.** Massiver, nicht aufgebohrter Stahl- oder Aluminiumnagel mit dreieckigem Querschnitt und abgerundeter Basis. Wegen des dünnen Nageldurchmessers ist eine Markraumaufbohrung nicht erforderlich (die Markraumdurchblutung wird dadurch geschont). Wegen der fehlenden Verklemmung ist zur Vermeidung der Rotation immer die Verriegelung erforderlich.

- AO-UTN (unreamed tibia nail)
- AO-UFN (unreamed femur nail)

■ **Verriegelung.** Die Verriegelung von Marknägeln wird durch proximal und distal eingebrachte Bolzen erzielt, die eine Rotationsstabilität gewährleisten. Unterschieden werden

- statische Verriegelung (jede Rotation und Kompression wird verhindert) und
- dynamische Verriegelung: Verriegelungsbolzen nur proximal oder distal bzw. proximale Verriegelung durch die Schlitzbohrung, wodurch eine axiale Kompression unter der Belastung möglich, eine Rotation aber unmöglich ist. Die Dynamisierung kann primär (inital) oder sekundär (nach 6 Wochen) erfolgen.

■ **Vorteile**
Marknägel besitzen eine hohe mechanische Festigkeit, die eine frühe Belastung erlaubt. Das zusätzliche Weichteiltrauma ist gering.

■ **Nachteile**
Konventioneller Marknagel: Beeinträchtigung der medullären Blutversorgung

4 Osteosynthesematerialien/Implantate

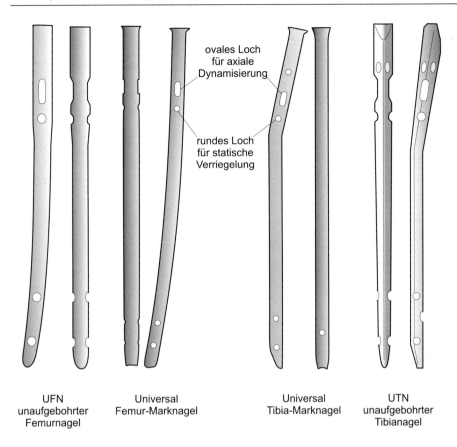

UFN
unaufgebohrter
Femurnagel

Universal
Femur-Marknagel

Universal
Tibia-Marknagel

UTN
unaufgebohrter
Tibianagel

ovales Loch
für axiale
Dynamisierung

rundes Loch
für statische
Verriegelung

Indikationsbereiche (* Einschlagstelle)

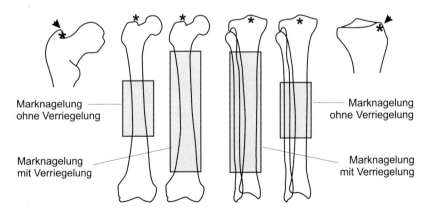

Marknagelung
ohne Verriegelung

Marknagelung
mit Verriegelung

Marknagelung
ohne Verriegelung

Marknagelung
mit Verriegelung

Abb. 4.4. Intramedulläre Kraftträger mit Indikationsbereichen. Indikationen zur konventionellen Marknagelung sind einfache Frakturen im mittleren Schaftdrittel mit knöcherner Abstützung (Querfrakturen, kurze Schrägfrakturen) (*s. Fortsetzung*)

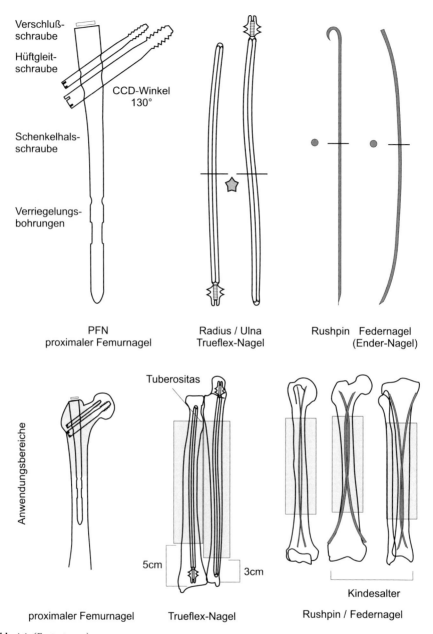

Abb. 4.4 *(Fortsetzung)*

durch die Aufbohrung des Markraums (zur Verbesserung der Fixation und zur Verwendung eines größeren Nageldurchmessers) und durch die Verkeilung des Marknagels. Infektionsrisiko durch den Totraum im hohlen Marknagel.
Diese Nachteile haben Solidnägel nicht.

- **Indikation/Anwendung**
- **Konventioneller Marknagel.** Querfrakturen und kurze Schrägfrakturen im mittleren Schaftdrittel von Femur und Tibia (für die obere Extremität wegen der besonderen Markraumanatomie nicht geeignet).

- **Solidnagel.** Solidnägel existieren für Tibia, Femur und Humerus. Sie kommen nur in Verriegelungstechnik zur Anwendung.

- **Verriegelung.** Verriegelungsindikationen sind:

- Frakturen, die zur Dislokation neigen (Einstauchung, Rotation wie Schräg- oder Spiralfraktur, nicht dagegen der Querbruch);
- proximale/distale Frakturen, bei denen der Nagel die Frakturebene nur wenig überragt;
- statische Verriegelung bei Frakturen mit ausgesprengten Fragmenten, Trümmerzonen und Defekten zur Retention (keine inhärente axiale Stabilität der Fraktur).

- **Röntgendiagnostik**
Zu den Beurteilungskriterien vgl. auch „Anwendungen/Indikationen".
Konventionelle Marknägel:

- Die Marknagelspitze soll dicht an die Gelenklinie reichen (an der Tibia soll sie die Epiphysenfugennarbe überschreiten).
- Ideale Einschlagstelle des Femurnagels: Fossa piriformis im Übergangsbereich Schenkelhals/Trochanter maior.
- Ideale Einschlagstelle des Tibiamarknagels: Übergang vom Tibiaplateau zur vorderen Tibiakante.

- Bei der Dynamisierung des Verriegelungsmarknagels gleitet der Nagel nach proximal bis zum Ende der Schlitzbohrung.

4.2.2
Sonderformen/Sonderindikationen

Proximaler Femurnagel (AO)

- **Kennzeichen**
Kurzer Marknagel in Kombination mit 130° abgewinkelter Y-förmiger Schenkelhalsschraube (Abb. 4.4).

- **Funktion**
Kombination von intramedullärer Schienung und Abstützung mit Kompression.
Vorteile sind die dynamische Kompression bei sofortiger Belastungsstabilität und der im Vergleich zur DHS oder DCS weiter medial gelegene intramedulläre Kraftträger.

- **Indikation/Anwendung**
Per- und subtrochantäre OS-Fraktur.

- **Röntgendiagnostik**
Beurteilungskriterien: Die Klinge muß wie bei der DHS zentral im Schenkelhals liegen.

Retrograder Femurnagel
(IMSC-Nagel, intramedullary supracondylar nail)

- **Indikation**
Sehr weit distal gelegene Femurfrakturen, für die die Fixationsstrecke des Femurmarknagels zu kurz ist, sowie C1-Frakturen. Der Nagel wird unter Eröffnung des Gelenks vor und medial des hinteren Kreuzbandansatzes eingebracht.

Marknagelung der oberen Extremität

Am Oberarm stehen verschiedene Verriegelungsmarknagelsysteme zur Verfügung. Diese befinden sich derzeit in der klinischen Erprobung.

Die diversen Verfahren der Markraumschienung haben den Vorteil der schnellen und technisch einfachen Durchführbarkeit; der Markraum wird nicht aufgebohrt, die Fraktur wird durch mehrere in den Markraum eingebrachte Stahlstifte geschient, die Fragmente werden verklemmt.

■ **Formen** (Abb. 4.4)

- *Rushpins*: elastische Stahlstifte mit abgeschrägter Spitze und hakenförmig gekrümmtem Ende.
- *Ender-Nägel* (Federnägel): dünne federnde Nägel, die durch Auffächerung für Stabilität sorgen.
- *Bündel-Nägel*: Die Bündelnagelung erfolgt in der Regel mit 3 annähernd parallel laufenden Nägeln; sie findet heute nur noch selten Anwendung (z. B. Frakturen langer Röhrenknochen im Kindesalter).
- *Trueflex-Nägel*: anatomisch geformte Marknägel für Radius und Ulna zur Versorgung von Unterarmschaftfrakturen, insbesondere bei begleitendem Weichteilschaden.

4.3
Systeme zur Kallusdistraktion und Segmentverschiebung

■ **Funktion**

Nach dem Wirkungsmechanismus werden exzentrische und zentrale Zugsysteme unterschieden. Bei den zentralen Zugsystemen sind die erforderlichen Funktionen Fixation und Verschiebung streng getrennt; Verklemmungen und Energieverluste sind dadurch minimiert. Bei den exzentrischen Zugsystemen übernimmt der stabilisierende (fixierende) Anteil auch die Verschiebungsfunktion, wodurch es zu unerwünschten Biegekräften kommt.

■ **Formen**

Externe Systeme (Monofixateur, Ringfixateur, Seilzugsysteme) (Abb. 4.5) haben als Vorteil die flexible Anwendung (auch bei Infektsituationen), die einfachere Handhabung und die nachträgliche Achsenkorrekturmöglichkeit, als Nachteil die „Pintract"-Infektion, die Narbenbildung und verstärkte Schmerzen.

Das Prinzip des Ringfixateurs nach Ilisarov besteht in einer Fixation des Knochens in mehreren Ebenen durch gegeneinander versetzte Spanndrähte; die Spanndrähte werden an Metallringen befestigt, die über starre oder gelenkige Längsträger miteinander verbunden sind.

Implantierbare Systeme auf Marknagelbasis, z. B. Kallusdistraktion im Monorailverfahren mit unaufgebohrtem Tibianagel und Regazoni-Apparat (Distraktionssystem basierend auf dem AO-Fixateur), haben den Vorteil, auf aufwendige Fixateurmontagen verzichten zu können (Patientenkomfort). Die äußere Fixation ist nur für die Dauer des Segmenttransports erforderlich; die Gefahr von Pin-tract-Infektionen ist reduziert.

■ **Röntgendiagnostik**

Beim Ringfixateur nach Ilisarov ist auf folgende Punkte besonders zu achten:

- rechtwinklige Positionierung der Ringe zur Körperlängsachse,
- jeweils zentrale Position der Diaphyse im Ring,
- mittlere Ringe fraktur- bzw. defektnah,
- äußere Ringe mit möglichst großem Abstand.
- Halbringe oder Bügel sollen nur an solchen Stellen Verwendung finden, wo aufgrund anatomischer Gegebenheiten Vollringe nicht zu montieren sind oder die Beweglichkeit einschränken.
- Längsträger sollen so angebracht sein, daß sie die Röntgenkontrollen nicht behindern.

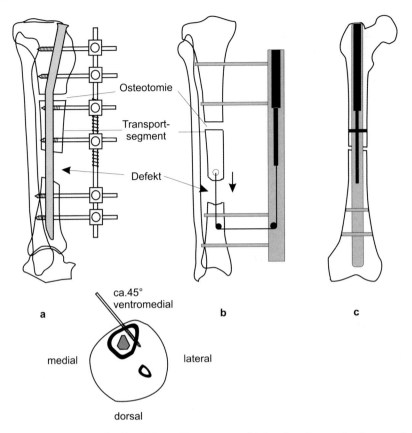

Abb. 4.5a–c. Systeme zur Kallusdistraktion. **a** Monorailverfahren (Regazzoni-System), **b** Seilzugsystem zur Segmentverschiebung (Fragmenttransport), **c** implantierbares Verlängerungssystem nach Baumgart et al. exzentrische Systeme zur Verlängerung und Achsenkorrektur an der oberen und unteren Extremität (*hellgrau:* stabilisierender Anteil, *dunkelgrau:* dynamisierender Anteil). (Aus Neumann et al. 1991)

4.4
Zusatzimplantate

4.4.1
Schanz-Schraube (Abb. 4.3)

■ **Kennzeichen**
Runder Stahlstift mit selbstschneidendem Gewinde an einem Ende.

■ **Indikation/Anwendung**
Bestandteil des Fixateur externe.

4.4.2
Steinmann-Nagel (Abb. 4.3)

■ **Kennzeichen**
Runder Stahlstift mit Trokarspitze, glatt oder mit Mittelgewinde.

■ **Indikation/Anwendung**
Zum Durchbohren eines Knochens beim Rahmenfixateur oder für Extensionen.

4.4.3
Interferenzschraube (Kurosaka-Schraube)
(Abb. 4.1)

■ **Kennzeichen**
Kurze, leicht kegelförmige Schraube ohne Schraubenkopf mit breitem Gewinde.

■ **Funktion**
Verklemmen des Knochenblocks im Bohrkanal.

■ **Indikation/Anwendung**
Verankerung von Knochen oder anderem Gewebe im Knochen, z. B. beim Kreuzbandersatz (Interferenzschraubenprinzip).

4.4.4
Unterlegscheiben (Abb. 4.1)

■ **Indikation/Anwendung**
Metallunterlegscheiben werden bei dünner Kortikalis oder schmalen Fragmenten verwendet, um das Einsinken des Schraubenkopfes in die Spongiosa bzw. die Sprengung des Fragmentes zu vermeiden.

Zur Fixation von Weichteilen (abgerissene Bandansätze) finden zwecks Vermeidung von Drucknekrosen gezahnte Metall- oder Kunststoffunterlegscheiben (mit feinem Metallring zur Markierung) Verwendung.

4.4.5
Klammern (Abb. 4.1)

■ **Kennzeichen**
Doppelrechtwinklige Klammern verschiedener Größe.

■ **Funktion**
Verankerung von Weichteilen am Knochen, Fixierung körpereigener oder künstlicher Materialien.

■ **Indikation/Anwendung**
Selten. Bandplastiken am Kniegelenk oder OSG gelegentlich auch zur Fixation von proximalen Tibiaosteotomien.

■ **Röntgendiagnostik**
Beurteilungskriterien: Klammern müssen entgegen der Zugrichtung oder quer zur Zugrichtung des Bandapparats eingebracht sein.

4.5
Prothesen

Einsatzbereiche für einen prothetischen Gelenkersatz im Rahmen der Traumatologie sind das Hüftgelenk und das Schultergelenk. Alle anderen Lokalisationen stellen die Ausnahme dar (Abb. 4.6).

4.5.1
Hüftgelenkprothese

■ **Indikation/Anwendung**
- Hauptindikation: Luxationsfraktur beim alten Menschen (Garden IV, Pauwels III);
- (nicht ganz frische Schenkelhalsfraktur des älteren Menschen);
- pathologische Fraktur;
- Schenkelhalsfraktur bei Arthrose;
- posttraumatische Arthrose;
- posttraumatische Nekrose gelenkbildender Knochenabschnitte;
- veraltete Luxationen.

■ **Formen**
Für den endoprothetischen Ersatz medialer Schenkelhalsfrakturen älterer Patienten findet heute üblicherweise die *Duokopfprothese* Verwendung.

■ **Kennzeichen**
Die Duokopfprothese besteht aus einer äußeren Kopfschale mit Metallrücken und Polyäthylenauskleidung. Der Durchmesser dieser Kopfschale richtet sich nach der Weite des Azetabulums. Die Innendurchmesser der Polyäthylenauskleidung zur Aufnahme des eigentlichen Prothesenkopfs sind genormt. Der Prothesenschaft wird nach Schenkelhalsresektion mittels Zement implantiert (vgl. Abb. 4.6a).

4 Osteosynthesematerialien/Implantate

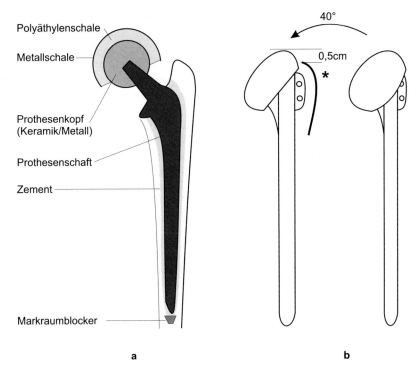

Abb. 4.6a, b. Prothesen. **a** Duokopfprothese zur Versorgung von Schenkelhalsfrakturen. **b** Neer-Prothese zur Versorgung proximaler Humerustrümmerfrakturen. Der Prothesenkopf darf das Tub. maius (*) nicht überragen. Die Retroversion des Prothesenkopfs wird durch Außenrotation des Oberarms um 40° überprüft; dabei soll sich der Prothesenkopf im Profil darstellen

■ Röntgendiagnostik

Die präoperative Beckenübersichtsaufnahme dient der Operationsplanung, die postoperative Kontrolle der Überprüfung des Prothesensitzes.

Zeichen des korrekten Prothesensitzes:

- Der Schaft der Femurkopfprothese soll korrekt (axial oder in leichter Valgusstellung) im Femurschaft zentriert sein, die Schaftspitze soll gegen die mediale Kortikalis gerichtet sein;
- der Trochanter minor soll in Höhe des Unterrandes der Sitzbeinhöcker stehen;
- das Drehzentrum soll in Höhe des Trochanter major liegen.

Lockerungszeichen sind in der Reihenfolge der Signifikanz:

- Migration der Prothese,
- Zementfragmentation,
- Aufhellungssaum zwischen Metall und Zement,
- Aufhellungssaum >2 mm zwischen Zement und Knochen (eine Aufhellungslinie von 1–2 mm ohne Progredienz ist physiologisch und entsteht durch Retraktion des Zements; der daraus resultierende Spalt wird mit Bindegewebe gefüllt; der physiologische Aufhellungssaum wird meist von einer zarten Neokortikalis begleitet),
- Atrophie/Hypertrophie des Kalkars.

▪ Komplikationen

- Fraktur (2–4%); meist im Bereich des proximalen Femurs oder der Schaftspitze, oft lediglich Fissuren oder Frakturen mit minimaler Dislokation; wird die Fraktur intraoperativ bemerkt, so wird sie mit einer Drahtzerklage versorgt;
- Prothesenluxation (1%, häufiger bei TEP für Schenkelhalsfraktur); meist Folge einer Muskelschwäche, seltener Folge einer zu starken Ante- oder Retroversion der Pfanne oder des Schafts;
- Lockerung;
- heterotope Ossifikation (prädisponierend sind Enthesiopathien: hypertrophische Osteoarthropathie, diffuse idiopathische Skeletthyperostose – DISH, ankylosierende Spondylitis u. ä.);
- tumorförmige Osteolysen durch histiozytäre Riesenzellreaktion auf Abriebpartikel (insbesondere Polyäthylen);
- Infektion (1–2%).

4.5.2
Schultergelenkprothese

▪ Indikation/Anwendung

- 4teilige proximale Humerusfraktur,
- pathologische Fraktur,
- posttraumatische Nekrose gelenkbildender Knochenabschnitte,
- veraltete Luxationen.

▪ Formen

Der in der Traumatologie am häufigsten verwendete Prothesentyp ist die Neer-Prothese mit variablen Kopfgrößen und Schaftlängen als Kopfprothese. Eine Pfannenprothese findet in der Frakturversorgung in der Regel keine Anwendung.

▪ Röntgendiagnostik (postoperative Lagekontrolle)

- In der a.-p.- und in der axialen Projektion korrekte Zentrierung des Prothesenkopfes in der Pfanne;
- achsengerechte Lage des Prothesenschafts in der Humerusdiaphyse; der Inklinationswinkel von 135° ist durch die Prothesenkonfiguration vorgegeben;
- physiologische Retroversion des Prothesenkopfs von 35–40° (zur Überprüfung vgl. Abb. 4.6b);
- ausreichend tiefe Verankerung der Prothese (ausreichende Schaftlänge, sonst höheres Lockerungsrisiko);
- Oberrand des Prothesenkopfes 0,5 cm über dem Tuberculum majus.

▪ Komplikationen

- Abriß der Tuberkula,
- Infektion,
- Prothesenlockerung (außerordentlich selten, <5%).

4.6
Röntgenkontrollen nach Osteosynthese

Osteosynthesen an den unteren Extremitäten müssen bewegungs- und belastungsstabil sein. Sie werden in der Regel nach 6 und 12 Wochen kontrolliert. Nach 12 Wochen ist die Knochenheilung normalerweise so weit fortgeschritten, daß eine Vollbelastung möglich ist; andererseits geben sich etwaige drohende Komplikationen zu diesem Zeitpunkt klinisch und röntgenologisch zu erkennen. Bei Osteosynthesen am proximalen Femur ist eine Röntgenkontrolle nach Mobilisation erforderlich.

An den oberen Extremitäten werden praktisch alle Frakturen ungeachtet der Stabilität der Osteosynthese frühzeitig mobilisiert. Die Röntgenkontrolle ist mit Ausnahme von Osteosynthesen am proximalen Oberarm von nachrangiger Bedeutung.

▪ Beurteilung der Stabilität der Osteosynthese.
Bei idealer, stabiler Osteosynthese sind die Frakturspalten postoperativ kaum sichtbar, und sie verschwinden im Verlauf von 8–12 Wochen praktisch vollständig. Wird bei einer Osteosynthese der

Frakturspalt deutlicher, so spricht dies für eine Instabilität, und die Fraktur muß ruhiggestellt bzw. die Belastung muß reduziert werden (die Knochenresorption bildet sich dann binnen weniger Wochen zurück).

Dasselbe gilt für das Auftreten eines Reizkallus (wolkiger, wenig dichter und scharf begrenzter, nicht überbrückender Kallus). Wird in diesen Fällen weiter belastet, so droht die Implantatlockerung oder Materialermüdung (Implantatbruch).

Fixations- oder Brückenkallus spricht zwar ebenfalls für eine Instabilität, die jedoch durch die Knochenheilung kontrolliert und kompensiert wird.

4.7
Implantatentfernung

An den oberen Extremitäten kann in der Regel auf die Entfernung von reizlos liegenden, beschwerdefrei eingeheilten Implantaten verzichtet werden, insbesondere dann, wenn deren Entfernung mit größerem Aufwand oder sogar mit einem Risiko verbunden ist. Im Falle von Komplikationen (Entzündung, Druck, Volumen u. ä.) ist sie allerdings indiziert.

An der unteren Extremität ist die Materialentfernung vom Implantattyp, dem Material und dem Alter des Patienten abhängig. Titanimplantate können belassen, Stahlimplantate sollten entfernt werden. Der für die Implantatentfernung geeignete Zeitraum ist in Tabelle 4.1 angegeben.

Tabelle 4.1. Empfohlener Zeitpunkt zur Implantatentfernung (*IE*) nach Osteosynthese

Skelettabschnitt	Zeitpunkt der IE	Anmerkungen
Obere Extremität	Fakultativ nach 12 Monaten	
Humeruskopf	12 Monate	
Humerusschaft	Fakultativ	Bei IE Gefahr des Radialisschadens
Ellbogen	12 Monate	
Unterarm	24–36 Monate	
Distaler Radius	12 Monate	
Stammskelett		
HWS	i. d. R. keine IE	
BWS/LWS	6 Monate	Bei Belassen Bruch der Pedikelschrauben
Becken	Fakultativ nach 12 Monaten; gelenküberbrückende Fixation nach 6 Monaten	
Untere Extremität		
Proximales Femur	12–18 Monate	DHS sollte belassen werden (Refrakturrisiko)
Femurschaft	24–36 Monate	
Femurkondylen	12–24 Monate	
Tibiakopf	12–18 Monate	
Tibiaschaft	12–24 Monate	
Pilon tibial	12–18 Monate	
OSG	8–12 Monate	
Kalkaneus	8–12 Monate	

5 Frakturheilung

A. Koehler, M. Galanski

5.1 Normale Frakturheilung 49
5.2 Gestörte Frakturheilung 52
5.3 Frakturfolgen 54
5.4 Besonderheiten im Wachstumsalter 55

5.1 Normale Frakturheilung

Unter Heilung ganz allgemein versteht man die Wiederherstellung der originären Integrität. Theoretisch benötigt dies mehrere Jahre. Üblicherweise wird aber in Hinblick auf die praktischen Belange die Heilung dann als abgeschlossen betrachtet, wenn der Knochen seine normale Festigkeit und Belastbarkeit wieder erreicht hat.

Im Gegensatz zu vielen anderen Reparationsvorgängen im Körper führt die ungestörte Heilung nach einer Fraktur nicht zur Ausbildung eines schlecht differenzierten Ersatzgewebes, sondern zur weitgehenden Restitutio ad integrum. Der Heilungsprozeß wird dabei von mehreren Faktoren beeinflußt:

- Lebensalter des Patienten,
- Art und Lokalisation der Fraktur,
- Blutversorgung der Fragmente,
- Adaptation der Fragmentenden,
- Stabilität der Fraktur.

■ Indirekte Frakturheilung

Unter indirekter Frakturheilung versteht man die Knochenheilung mit Kallusformation, d.h. mit Ausbildung von Binde- und Knorpelgewebe als Zwischenschritt. Diese indirekte (sekundäre) Knochenneubildung ist die häufigere Form der Knochenbruchheilung.

Im Frakturspalt entsteht zunächst ein Hämatom, in dessen Umgebung nach kurzer Zeit reaktiv entzündliche Vorgänge mit Vasodilatation, Plasmaaustritt und Leukozytenemigration nachweisbar sind. Die Resorption und Organisation des Hämatoms beginnt innerhalb weniger Tage durch eine von den Randbereichen ausgehende Kapillareinsprossung mit begleitender Makrophagen-, Fibroblasten- und Osteoblasteninvasion. Dieses Granulationsgewebe ist zur Bildung extrazellulärer kollagener Fasern fähig.

Der Phagozytose und dem Abtransport der Gewebetrümmer und des Hämatoms durch die eingewanderten Makrophagen folgt der Wiederaufbau des Knochens.

Dabei stellen die im Granulationsgewebe gebildeten Kollagenfasern die Matrix für den neu zu bildenden Knochen dar, bei dem es sich zunächst um quer zum Frakturspalt ausgerichteten interfragmentären Geflechtknochen handelt. Dieser wird später in den stabileren, axial ausgerichteten Lamellenknochen umgewandelt.

Sehr variabel ist die Bildung von bradytrophem hyalinen Knorpelgewebe, das später ossifiziert. Die Reparationsvorgänge weisen hier eine große Ähnlichkeit mit den Vorgängen während des Knochenwachstums auf (Abb. 5.1).

■ **Direkte Frakturheilung**

Obwohl die Fragmentenden in den Randbezirken histologisch immer avital sind, kann unter besonderen Bedingungen auch eine direkte (primäre) Knochenneubildung erfolgen. Voraussetzung dafür ist, daß die Fraktur über einen ausreichend langen Zeitraum anatomisch absolut stabil ist, beispielsweise durch eine stabile Fixation mittels Druckplattenosteosynthese. Die direkte Frakturheilung ist charakterisiert durch eine fehlende Knochenresorption, eine fehlende Kallusbildung und die direkte Knochenneubildung ohne den Schritt über Zwischengewebe. Die avitalen Fragmentenden werden im Gegensatz zur indirekten Frakturheilung nicht resorbiert, sondern durch Havers-Systeme direkt überbrückt.

Die direkte Frakturheilung tritt in 2 Formen auf, als Kontaktheilung oder Spaltheilung (Abb. 5.2).

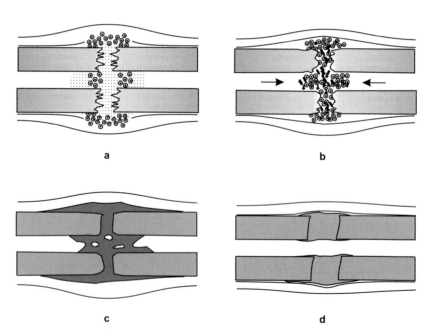

Abb. 5.1 a–d. Indirekte (sekundäre) Frakturheilung. Sie verläuft über mehrere Stufen. Zunächst kommt es in der Resorptionsphase über eine Entzündungsreaktion zum Abbau des Hämatoms und von Nekrosen. Begleitet wird diese Phase von einer Kapillareinsprossung und Zellinvasion. Es kommt zur Ausbildung von Geflechtknochen mit wechselndem knorpligem Anteil und nachfolgend zum Umbau des Geflechtknochens in Lamellen- oder Osteonenknochen. Abschließend findet die Remodellierung statt. **a** Frakturhämatom mit Entzündungsreaktion, **b** Zellproliferation, Abbau von nekrotischem Knochen, enchondrale und periostale Ossifikation, **c** Frakturkallus aus Faserknochen und Umbau in Osteonenknochen, **d** Remodellierung

5 Frakturheilung

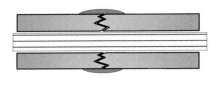 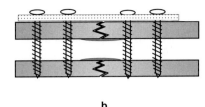

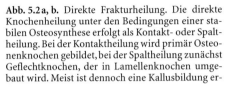

a b

Abb. 5.2a, b. Direkte Frakturheilung. Die direkte Knochenheilung unter den Bedingungen einer stabilen Osteosynthese erfolgt als Kontakt- oder Spaltheilung. Bei der Kontaktheilung wird primär Osteonenknochen gebildet, bei der Spaltheilung zunächst Geflechtknochen, der in Lamellenknochen umgebaut wird. Meist ist dennoch eine Kallusbildung erkennbar, bei der Marknagelosteosynthese ausgeprägter und vorzugsweise periostal, bei der Plattenosteosynthese geringfügig und endostal. **a** Spaltheilung mit periostalem Geflechtknochen bei Marknagelosteosynthese, **b** Kontakt-/Spaltheilung mit allenfalls endostalem Geflechtknochen bei stabiler DCP-Osteosynthese

Kontaktheilung. Als Kontaktheilung wird eine gerichtete lamelläre Knochenneubildung (interne Remodellierung) bei direktem, bewegungsfreiem Kontakt der Frakturflächen bezeichnet. Der Frakturspalt darf dabei nur wenige Mikrometer betragen.

Spaltheilung. Die Spaltheilung ist eine zweiphasige Knochenheilung. Bei stabiler Fraktur mit bewegungsfreiem Kontakt der Frakturflächen und minimalem Frakturspalt kommt es zunächst zur Auffüllung des Spalts mit ungerichtetem lamellärem Knochen. Anschließend wird der ungerichtete lamelläre Knochen remodelliert, d. h. in gerichteten Osteonenknochen umgewandelt.

Eine ausschließlich direkte Frakturheilung ist selten und verhältnismäßig langwierig. Bei osteosynthetisch versorgten Frakturen verlaufen primäre und sekundäre Knochenheilungsvorgänge meist parallel.

■ **Kallus**

Man unterscheidet 2 Arten des Frakturkallus:

1. den externen, vom Periost oder vom Weichgewebe induzierten Kallus,
2. den endostalen (medullären) Kallus.

Der periostale Kallus geht von den mesenchymalen Zellen der inneren Schicht des Periosts, den sog. Kambiumzellen aus. Bei intaktem Periost überbrückt er stabil die Knochenfragmente. Bei defektem Periost kann die Brückenbildung durch dazwischengeschalteten Kallus erfolgen, der aus Mesenchymzellen des Weichteilgewebes hervorgeht.

Die externe Kallusbildung läuft relativ schnell ab und wird bei suffizienter Ruhigstellung der Fraktur inhibiert. Der später auftretende endostale Kallus füllt den Frakturspalt aus und ebnet so den Weg für einsprossende Osteone. Seine Entstehung ist von mechanischen Einflüssen weitgehend unabhängig.

■ **Röntgendiagnostik**

Die direkte Knochenheilung vollzieht sich röntgenologisch nahezu unbemerkt, da eine nennenswerte externe Kallusbildung fehlt (Abb. 5.2). Bei der indirekten Knochenheilung (Abb. 5.1) sind die Reparationsvorgänge erst dann erkennbar, wenn die Ossifikation des Kallus einsetzt. So kann eine klinisch bereits stabile Fraktur röntgenologisch durchaus noch einen breiten, nicht durchbauten Frakturspalt aufweisen.

Beachte:
- Die Frakturheilung gelenknaher, intrakapsulär gelegener und damit periostfreier Knochenabschnitte zeigt keine externe Kallusbildung. Dies darf nicht als verzögerte Knochenheilung fehlinterpretiert werden.
- Bei der direkten Knochenheilung ist die röntgenologische Beurteilung der Frakturdurchbauung problematischer als bei der indirekten Knochenheilung. Fehlinterpretierte Ausheilungen und eine zu frühzeitige Materialentfernung prädisponieren für eine Refraktur, zumal eine implantatbedingte Strukturveränderung (Schwächung) im Sinne eines sog. Stress-protection-Effekts vorliegen kann.
- In allen Fällen mit klinisch zweifelhafter Frakturkonsolidierung ist die Tomographie indiziert.

Tabelle 5.1. Richtwerte für die Heilungsdauer von Frakturen

Lokalisation	Dauer (Wochen)
Schultergürtel und obere Extremität	
Schlüsselbein	4
Proximaler Humerus	4–5
Humerusschaft	6–8
Humerus suprakondylär	4–6
Olekranon	3–4
Radiusköpfchen	3–4
Unterarmschaft	12
Distaler Radius	3–4
Skaphoid	6–16
Metakarpale	4
Finger	3–4
Becken/untere Extremität	
Becken	4–10
Schenkelhals	12–20
Femurschaft	12–16
Patella	4
Unterschenkelschaft	12–16
Tibiaschaft	8–14
Fibula	4–6
Sprunggelenk	6–12
Mittelfuß	4–6
Zehen	2–3
Wirbelsäule	12–16

Richtwerte für die Dauer der normalen ungestörten Frakturheilung bei typischen Verletzungen sind in Tabelle 5.1 angegeben (vgl. auch Abb. 5.3).

5.2
Gestörte Frakturheilung

■ **Verzögerte Heilung (Delayed union).** Unter Delayed union versteht man eine verzögerte Frakturheilung, d.h., die Frakturheilung wird nicht in dem zu erwartenden Zeitraum abgeschlossen. Bei verzögerter Bruchheilung können im Gegensatz zur Pseudarthrose konservative Maßnahmen zum Ziel führen.

■ **Pseudarthrose (Non-union).** Man spricht von einer Pseudarthrose (auch „Falschgelenk" oder „Non-union"), wenn die reparativen Vorgänge nach einer Fraktur zum Abschluß gekommen sind (üblicherweise nach 5–6 Monaten), ohne daß die Frakturenden knöchern miteinander verbunden sind. Bei der Pseudarthrose führen im Gegensatz zur verzögerten Heilung konservative Behandlungsmaßnahmen nicht mehr zum Ziel.

■ **Ursache**
Die Ursachen für eine ausbleibende knöcherne Frakturheilung können frakturbedingt, therapiebedingt oder allgemeiner Art sein (Tabelle 5.2).

■ **Lokalisation**
Für eine gestörte Frakturheilung sind insbesondere das Os scaphoideum, die Tibia und der Schenkelhals gefährdet.

■ **Röntgendiagnostik**
Röntgenmorphologisch und in Hinblick auf die Therapie werden mehrere Formen

5 Frakturheilung

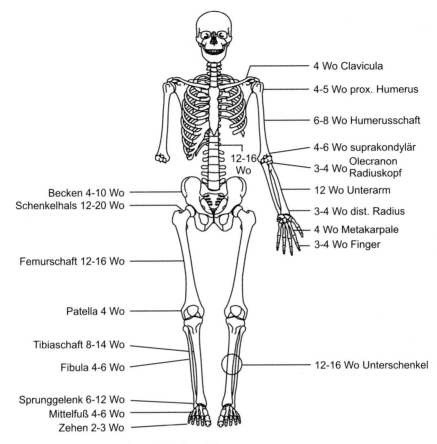

Abb. 5.3. Heilungsdauer typischer und häufiger Frakturen

Tabelle 5.2. Ursachen der Pseudarthrose

Frakturbedingt	Therapiebedingt	Allgemein
Ungünstiger Frakturverlauf	Unzureichende Ruhigstellung (instabile Osteosynthese)	Steroidtherapie
Weichteilinterposition	Fragmentdistraktion	Innervationsstörungen
Knochendefekte	Ungünstige Fragmentstellung	Antikoagulation
Knochensequester	Fehlerhafte Osteosynthese	
Infektion	Periost-Stripping	
	Infektion	

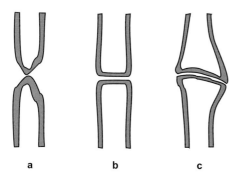

Abb. 5.4a–c. Formen der Pseudarthrose. **a** Atrophische Pseudarthrose, **b** oligotrophische Pseudarthrose, **c** hypertrophische Pseudarthrose

der verzögerten oder ausbleibenden Heilung unterschieden (Abb. 5.4):

- atrophe oder areaktive Pseudarthrose (Nichtheilung),
- hypertrophe oder reaktive Pseudarthrose (Nichtheilung),
- Infektpseudarthrose (infizierte Nichtheilung),
- Defektpseudarthrose mit oder ohne Infekt.

Bei der *atrophen Pseudarthrose* liegen meist minderdurchblutete Fragmente vor. Kallusreaktionen sind im Röntgenbild nicht erkennbar. Die Knochenenden erscheinen aufgrund resorptiver Vorgänge abgerundet oder zugespitzt. Neben einer stabilen Osteosynthese muß oftmals eine ausgiebige Dekortikation und Spongiosaplastik erfolgen.

Die *hypertrophe Pseudarthrose* ist durch gut vaskularisierte, verbreiterte und sklerosierte Fragmentenden gekennzeichnet, die noch ein erhebliches osteogenetisches Potential aufweisen (röntgenologisch Pferdehuf- oder Elefantenfußform). Die Stabilisierung kann in diesen Fällen oftmals allein durch eine Nagelung oder Kompressionsplatte erfolgen, ggf. unter Resektion des überschüssigen Knochengewebes. Die Heilungsaussichten dieser Pseudarthrosenform sind gut.

Die *Infektpseudarthrose* ist in der Regel durch einen exogenen Infekt bedingt (traumatisch oder iatrogen). Man unterscheidet eine aktive Form, die röntgenologisch mit periostalen Reaktionen, Osteolysen und Sequestern einhergeht, und eine inaktive Form mit einer soliden Periostreaktion, Kortikalisverbreiterung und Markraumsklerose. Die Therapie einer infizierten Pseudarthrose ist schwierig und hängt von der Aktivität der Entzündung ab.

5.3
Frakturfolgen

Eine anatomisch korrekt und vollständig verheilte extraartikuläre Fraktur hinterläßt keine funktionellen Störungen oder Beeinträchtigungen. Hingegen führen fehlverheilte Frakturen zu Fehlstellungen und Fehlbelastungen. Sie können dadurch die Ausbildung von Sekundärarthrosen in den benachbarten Gelenken bedingen. Spontane Korrekturen einer in Fehlstellung verheilenden Fraktur sind in nennenswertem Umfang nur im Wachstumsalter möglich.

Intraartikuläre Frakturen, die in Fehlstellung verheilen, verursachen neben dem initialen nichtreparablen Knorpeltrauma eine Stufenbildung in der Gelenkfläche und können so ebenfalls eine Sekundärarthrose auslösen.

Die fehlerhafte Nachbehandlung einer Fraktur kann zu Muskelatrophien, Gelenkversteifungen und Kontrakturen führen. Wachstumsstörungen werden nach Frakturen mit Beteiligung der Wachstumsfuge (Salter-Harris Typ IV und V) beobachtet. Refrakturen können im Bereich knöchern unvollständig durchbauter Frakturspalten auftreten. Prädisponierend ist eine vorzeitige Implantatentfernung. Selbst bei zeitgerechter Implantatentfernung kann es im Bereich des ehemaligen Implantatlagers zu Ermüdungsfrakturen infolge knöcherner Strukturveränderungen durch den Stress-protection-Effekt kommen.

5.4
Besonderheiten im Wachstumsalter

Auch im Wachstumsalter sind die Korrekturmöglichkeiten bei posttraumatischen Fragmentfehlstellungen begrenzt. Am größten ist die Potenz, Achsenfehlstellungen, Verkürzungen und Seitverschiebungen auszugleichen, noch im Kleinkindalter. Ziel der Frakturbehandlung muß es deswegen auch im Wachstumsalter sein, Achse und Länge weitgehend zu korrigieren. Folgende Aspekte sind zu berücksichtigen:

- das Alter des Kindes in Relation zum Zeitpunkt des Epiphysenfugenschlusses;
- das unterschiedliche Längenwachstum der Epiphysenfugen bzw. ihr Anteil am Längenwachstum des einzelnen Knochens und der Extremität insgesamt (Abb. 5.5);
- Valgus- und Antekurvationsfehlstellungen im Diaphysenbereich der langen Röhrenknochen werden im Gegensatz zu Varusfehlstellungen kaum ausgeglichen;
- Rotationsfehlstellungen werden nicht oder nur unzureichend spontan korrigiert;
- ein überschießendes Längenwachstum tritt insbesondere bei der Alteration von Epiphysenfugen mit starker Wachstumspotenz auf;
- die Stimulation des Längenwachstums ist um so ausgeprägter, je länger eine Instabilität der Frakturzone besteht, sei es durch eine verzögerte Versorgung oder eine insuffiziente Ruhigstellung; die de-

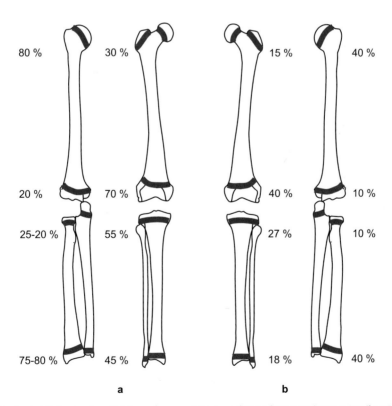

Abb. 5.5a, b. Anteil der einzelnen Epiphysenfugen am Längenwachstum der Extremitäten. **a** Anteil am Längenwachstum des einzelnen Röhrenknochens, **b** Anteil am Längenwachstum der gesamten Extremität

finitive Reposition und Versorgung sollte innerhalb weniger Tage nach dem Trauma erfolgen;
- gravierende Fehlstellungen resultieren am ehesten aus einer inkompletten und/oder verzögerten Heilung metaphysärer Frakturen;
- Wachstumskontrollen sind bis zum Abschluß der Knochenumbauphase (etwa 2 Jahre) erforderlich.

6 Frakturkomplikationen

A. Koehler

6.1 Frühkomplikationen 57
6.1.1 Thrombose 57
6.1.2 Nervenschädigungen 57
6.1.3 Kompartmentsyndrom 57
6.2 Spätkomplikationen 58
6.2.1 Inaktivitätsosteoporose 58
6.2.2 Sudeck-Dystrophie 58
6.2.3 Osteonekrose 60
6.2.4 Myositis ossificans 60
6.2.5 Sonstige Spätkomplikationen 61

6.1 Frühkomplikationen

6.1.2 Thrombose

Thrombembolische (Früh-)Komplikationen können vor allem nach Frakturen des Beckens und der unteren Extremitäten auftreten und werden durch die Immobilisation und das Fehlen der Muskelpumpe begünstigt. Eine Thromboseprophylaxe ist bei Frakturen der unteren Extremität obligat.
Die Prophylaxe beinhaltet physikalische und medikamentöse Maßnahmen. Physikalische Maßnahmen (Kompressionsstrümpfe, Hochlagerung, Frühmobilisation) dienen der Beschleunigung des Blutflusses in der unteren Extremität. Die medikamentöse Prophylaxe wird heute üblicherweise mit niedermolekularem Heparin durchgeführt.

6.1.2 Nervenschädigungen

Nervenschädigungen als Frühkomplikationen können Folge direkter Verletzungen (Radialisparese nach Humerusschaftfraktur), von Lagerungsschäden oder falsch angelegter Gipsverbände (Peronäusparese beim Unterschenkelgips) sein.

6.1.3 Kompartmentsyndrom

Das Kompartmentsyndrom (Synonym: Faszienlogensyndrom) entsteht nur in geschlossenen Muskelkompartmenten (Faszienlogen) wenige Stunden bis Tage nach der Verletzung. Ihm liegt eine Druckerhöhung im Gewebe zugrunde, die durch eine Volumenzunahme im Kompartment (Hämatom, Ödem) oder durch eine Kompression des Kompartments von außen (zu enger Gipsverband, Fasziennaht) bedingt sein kann.

Voraussetzung für die Entstehung eines Kompartmentsyndroms ist also einmal ein umschlossenes, nicht beliebig dehnungsfähiges Kompartment (osteofibröser Köcher, Muskelfaszie, aber auch konstringierender Verband), zum anderen eine Ursache für die Drucksteigerung in diesem Raum (Ödem, Blutung).

■ **Lokalisation**

Bevorzugt betroffen sind die Faszienlogen am Unterarm und Unterschenkel (am häufigsten die Tibialis-anterior-Loge), seltener am Oberarm oder Oberschenkel (Abb. 6.1).

■ **Leitsymptome**

Leitsymptome sind der Verletzung nicht adäquate Schmerzen, eine harte druckdolente Schwellung, ein Funktionsverlust der Muskulatur und als Spätmanifestation neurologische Defizite.

Merkhilfe: 6 P = pain – paresthesia – paresis – pain with stretch – pulses intact – pink skin colour.

■ **Terminologie**

- Drohendes Kompartmentsyndrom: vermehrter Gewebstonus, Spannungsgefühl, keine oder nur dezente neurologische Störung.
- Manifestes Kompartmentsyndrom: neurologisches Defizit in Abhängigkeit von der Lokalisation.
- Funktionelles Kompartmentsyndrom: funktionell bedingte Muskelischämie nach starker Muskelbeanspruchung, z.B. anstrengende Märsche (funktionelles Tibialis-anterior-Syndrom).

■ **Diagnosesicherung**

Die Sicherung der Diagnose erfolgt durch eine intrafasziale Druckmessung. Entscheidend ist die Druckdifferenz zwischen diastolischem Druck und Kompartmentdruck; sie darf den kritischen Wert von 20 mmHg nicht unterschreiten.

■ **Differentialdiagnose**

Die wichtigsten Differentialdiagnosen des Kompartmentsyndroms der Skelettmuskulatur sind die Phlebothrombose, Nervenläsionen und Infektionen, seltene Differentialdiagnosen die Streßfraktur, der Muskelkater und Tumoren.

■ **Therapie**

Therapie der Wahl ist die notfallmäßige Druckentlastung durch Faszienspaltung und Hautinzision (Dermatofasziotomie).

■ **Spätfolgen**

Bei nicht adäquat behandeltem Kompartmentsyndrom drohen Muskelnekrosen mit nachfolgenden Kontrakturen und Nervenschädigungen.

6.2
Spätkomplikationen

6.2.1
Inaktivitätsosteoporose

Sie stellt keine Komplikation im eigentlichen Sinn dar. Bei normaler Frakturheilung ist die durch die Ruhigstellung bedingte Osteopenie mit Kortikalisverdünnung und Rarefizierung der Knochenbälkchen ohne Krankheitswert. Am Fußskelett kann sie allerdings deutliche Beschwerden verursachen.

Röntgenologisch manifestiert sich die Inaktivitätsosteoporose erst nach Wochen oder Monaten.

6.2.2
Sudeck-Dystrophie

■ **Definition**

Unter der Sudeck-Dystrophie versteht man eine neurogene Durchblutungs- und Stoffwechselstörung mit Entzündungscharakter, die sich an Knochen und Weichteilen abspielt und zur Chronizität neigt.

6 Frakturkomplikationen

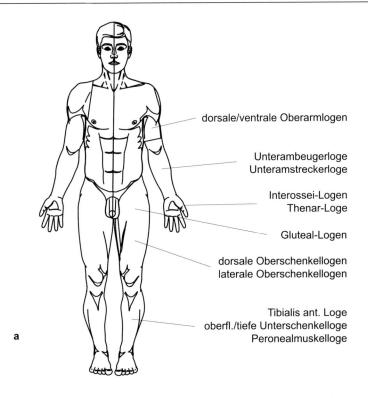

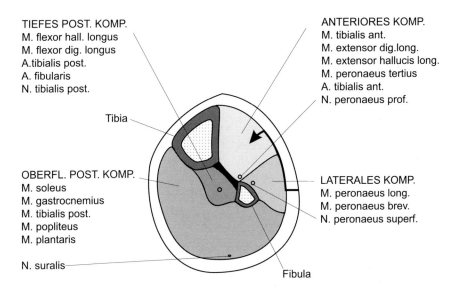

Abb. 6.1 a, b. Kompartmentsyndrom. **a** Lokalisation möglicher Kompartmentsyndrome, **b** Faszienkompartmente des Unterschenkels

■ **Ursache**
Die wichtigste Ursache ist eine traumatisch bedingte Nervenirritation mit konsekutiven vegetativen Durchblutungsstörungen. Eine Fraktur ist nicht obligat.

■ **Klinik**
Klinisch geht die Sudeck-Dystrophie mit einer Weichteilschwellung, Schmerzen und Aktivitätsverlust des betroffenen Extremitätenabschnitts einher. Der Verlauf ist oft stadienartig.
Stadium I ist gekennzeichnet durch eine entzündungsähnliche schmerzhafte Schwellung und Rötung des betroffenen Extremitätenabschnitts, Stadium II durch progrediente trophische Störungen und Stadium III durch eine Muskelatrophie/-fibrose und Gelenkeinsteifung.

■ **Röntgendiagnostik**
Röntgenologisch ist die Sudeck-Dystrophie gekennzeichnet durch eine schwere progrediente, temporär oft inhomogen fleckige Entkalkung bis hin zum Bild des Glasknochens im Endstadium. Die Diagnose ist an übereinstimmende klinische, radiologische und ggf. auch nuklearmedizinische Befunde gebunden, da die Übergänge zwischen unkomplizierten posttraumatischen Veränderungen und der Sudeck-Dystrophie fließend sind.

■ **Therapie**
Eine erfolgreiche Therapie ist nur in den ersten beiden Stadien möglich (Ruhigstellung im Stadium I, physikalische Therapie im Stadium II).

6.2.3
Osteonekrose

Osteonekrosen sind Folge einer unterbrochenen Blutzufuhr für ein Fragment.

■ **Lokalisation**
Prädisponiert sind aufgrund der Gefäßanatomie und Blutversorgung der Humeruskopf, der Femurkopf, der Talus und das Os scaphoideum.

■ **Röntgendiagnostik**
Die Veränderungen zeigen sich im Röntgenbild frühestens nach 4 Wochen. Am Humerus- oder Femurkopf kommt es zu einer bandförmigen subchondralen Entkalkung, der eine Verdichtung und Deformierung des nekrotischen Fragments (Mikrofrakturen und Sinterung) folgt. Am Skaphoid oder Talus manifestiert sich die Osteonekrose durch ein Ausbleiben der frakturtypischen Fragmententkalkung. Das avitale Fragment erscheint dadurch verdichtet. Später kommt es auch hier durch Sinterung zu Fragmentdeformierungen. Eine Frühdiagnose ist mittels MRT möglich.

! **Beachte:** Traumatische Osteonekrosen müssen gegen idiopathische (spontane) Osteonekrosen bzw. Osteochondrosen abgegrenzt werden (Abb. 6.2).

6.2.4
Myositis ossificans

■ **Pathogenese**
Die Myositis ossificans ist Folge von Muskelblutungen und Nekrosen mit anschließender regressiver Verkalkung.

■ **Vorkommen**
Schwere Weichteil-/Muskeltraumen (auch Operationstraumen).

■ **Lokalisation**
Bei der Myositis ossificans ist vorwiegend der Muskelbauch, weniger der Sehnenansatz betroffen.

■ **Röntgendiagnostik**
Die radiologische Manifestation der Myositis ossificans beginnt 3–4 Wochen nach dem Trauma und erreicht ihre maximale Ausprägung nach 2–3 Monaten. Das sog. Zonenphänomen mit einer dichten

6 Frakturkomplikationen

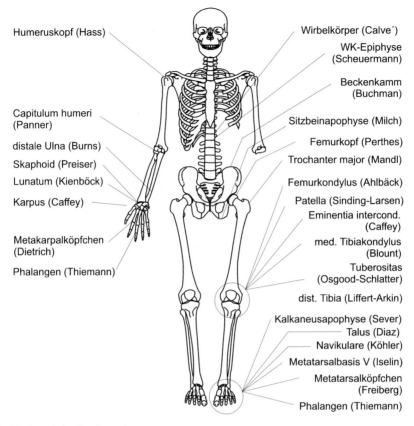

Abb. 6.2. Aseptische Knochennekrosen

Kompakta in den Randbereichen und transparentem Zentrum ist durch das Vorliegen unreifen Knochens im Zentrum der Myositis ossificans bedingt. Die reine Myositis ossificans ist immer durch einen schmalen transparenten Saum von der Kortikalis getrennt.

■ **Therapie**

Als Frühtherapie kommt die lokale Behandlung mit Hyaluronidase und Steroiden in Betracht. Eine forcierte Übungsbehandlung ist auf jeden Fall zu vermeiden. Manifeste Veränderungen sind nur operativ angehbar.

6.2.5
Sonstige Spätkomplikationen

Fehlverheilte Frakturen führen zu Fehlbelastungen und neigen zur frühzeitigen Ausbildung einer Sekundärarthrose. Spontane Korrekturen einer in Fehlstellung verheilenden Fraktur sind in nennenswertem Umfang nur im Wachstumsalter möglich. Intraartikuläre Frakturen prädisponieren ebenfalls zu Sekundärarthrosen. Refrakturen können bei vorzeitiger Implantatentfernung auftreten. Selbst bei zeitgerechter Implantatentfernung kann es im Bereich des Implantatlagers zu Ermüdungsfrakturen kommen. Wachstumsstörungen sind im Wachstumsalter bei Frakturen mit Beteiligung der Wachstumsfuge möglich.

7 Allgemeine Anmerkungen zur Röntgendiagnostik

M. Galanski, H. Rosenthal

7.1	Bildanalyse, Befunderhebung und Befundbericht	63
7.2	Untersuchungsmethoden	64
7.2.1	Projektionsradiographie	64
7.2.2	Computertomographie	65
7.2.3	Magnetresonanztomographie	66
7.2.4	Skelettszintigraphie	67
7.2.5	Sonographie	68
7.3	Rotationsfehlerbestimmung	69

Die traumatologische Röntgendiagnostik hat die korrekte Diagnosestellung unter Vermeidung von Irrtümern zum Ziel. Voraussetzungen dafür sind:

- eine exakte und geeignete Aufnahme-/Untersuchungstechnik,
- eine sorgfältige Bildanalyse,
- eine genaue Kenntnis der Röntgenanatomie einschließlich der Varianten und der Skelettentwicklung,
- die Kenntnis der häufigsten Verletzungsformen an den einzelnen Skelettabschnitten,
- die Kenntnis der am häufigsten übersehenen Verletzungsfolgen in den verschiedenen Skelettregionen,
- Kenntnis der typischen Osteosyntheseformen,
- Kenntnis des Frakturheilungsverlaufs in Abhängigkeit von der Frakturversorgung,
- Kenntnis der typischen Komplikationen.

! **Beachte:**
- Ungewöhnliche Frakturlokalisationen müssen immer an eine pathologische Fraktur denken lassen.
- Zur Beurteilung der Frakturheilung: sie ist bei direkter Frakturheilung im Rahmen einer Kompressionsosteosynthese weitaus problematischer als bei der indirekten Heilung, bei der die Konsolidierung am Kallus abgeschätzt werden kann.

7.1
Bildanalyse, Befunderhebung und Befundbericht

Bildanalyse und Befunderhebung haben folgende Punkte zu berücksichtigen (vgl. auch Übersicht 7.1):

- Seitenlokalisation,
- betroffener Skelettabschnitt,

> **ÜBERSICHT 7.1**
>
> *Report/Inhalt und Gliederung des Befundberichts*
>
> - Patientenidentifikation
> - Datum und Uhrzeit der Untersuchung/Aufnahme
> - Datum des Berichts
> - Frakturlokalisation am Skelett
> - Frakturlokalisation am betroffenen Knochen
> - Frakturtyp/Frakturkonfiguration (Frakturklassifikation)
> - Dislokation (Art und Ausmaß)
> - Weichteilbefund
> - Gegebenenfalls zusätzlich:
>   - Versorgungsart
>   - Repositionsergebnis
>   - Vergleich mit Voraufnahmen
>   - Frakturheilung
>   - Komplikationen

- Fraktur-/Verletzungslokalisation am betroffenen Knochen,
- Fraktur-/Verletzungsform,
- Art und Ausmaß der Dislokation,
- Besonderheiten.

Bei Verlaufskontrollen zusätzlich:

- Repositionsergebnis,
- Frakturheilung,
- Komplikationen.

Für die Beschreibung im Befundbericht werden die langen Röhrenknochen in ein proximales, mediales und distales Drittel eingeteilt. Die Gelenkbeteiligung/-beziehung muß gesondert erwähnt und ggf. beurteilt werden. Die Frakturtyp wird nach der Konfiguration beschrieben (Quer-, Schräg-, Spiralfraktur).

Bei der Beurteilung der Fragmentstellung wird die Position des distalen Fragments in Relation zum proximalen beschrieben. Die Beschreibung der Achsenfehlstellung erfolgt nicht einheitlich. Gebräuchlich ist folgende Nomenklatur:

- *Varus:* Medialangulation des distalen Fragments in koronarer Ebene,
- *Valgus:* Lateralangulation des distalen Fragments in koronarer Ebene,
- *Antekurvation:* Angulation des distalen Fragments in der Sagittalebene nach anterior/ventral,
- *Rekurvation:* Angulation des distalen Fragments in der Sagittalebene nach posterior/dorsal.

Alternativ kann die Achsenfehlstellung durch die Richtung der Spitze des Angulationswinkels, der durch die Fragmente gebildet wird, oder durch die Richtung der Angulation des distalen Fragments beschrieben werden; sie muß aber in jedem Fall eindeutig und nachvollziehbar sein, z. B.:

- posteriore Angulation des Frakturwinkels ≈ anteriore Angulation des distalen Fragments;
- Achsenknickung in dorsal offenem Winkel ≈ Achsenknickung in ventral geschlossenem Winkel.

> **!** **Beachte:** Die Rotationsfehlstellung ist röntgenologisch schwer zu erkennen und zu quantifizieren. Häufig kann deswegen nur der Verdacht geäußert werden. Hinweiszeichen sind eine unterschiedliche Breite der Fragmentenden oder der Kompakta.

7.2 Untersuchungsmethoden

7.2.1 Projektionsradiographie

Minimalanforderung ist die typische Darstellung des betroffenen bzw. interessierenden Skelettabschnitts in 2 Ebenen. Die typische Darstellung beinhaltet bei Extremitätenaufnahmen die Einbeziehung eines Gelenkabschnitts, bei der Wirbelsäule die Abbildung zumindest eines Übergangsbereichs, damit eine eindeutige Orientierung möglich ist. Gehaltene Aufnahmen und Funktionsaufnahmen sind speziellen Fragestellungen in der Traumatologie vorbehalten.

Alternativ zur klassischen Folien-Film-Radiographie (FFR) können heute digitale Aufnahmetechniken eingesetzt werden. Sie haben aufgrund der Nachbearbeitungsmöglichkeit eindeutige Vorteile bei Aufnahmen, die unter erschwerten Bedingungen (ohne Belichtungsautomatik) angefertigt werden müssen. Das im Vergleich zur FFR etwas geringere räumliche Auflösungsvermögen spielt in der traumatologischen Röntgendiagnostik keine Rolle.

7.2.2
Computertomographie

Die Computertomographie des Skelettsystems hat durch die Einführung der Spiral-Computertomographie eine neue Qualität erfahren und ist heute durchaus in der Lage, die konventionelle Verwischungstomographie zu ersetzen. Diese Option gewinnt besonders dadurch an Bedeutung, daß die Durchführung einer qualitativ hochwertigen Verwischungstomographie mangels geeigneter neuer Geräte zunehmend schwieriger wird.

■ **Untersuchungstechnik**

Die Scanparameter müssen der Untersuchungsregion und der Fragestellung angepaßt werden. Die Schichtdicke (SD) richtet sich nach den Anforderungen an die Auflösung in Richtung der Körperlängsachse bzw. des Tischvorschubs. Geeignete Scanparameter sind in Tabelle 7.1 zusammengestellt.

Generell werden ein Pitch-Faktor von 2 (Pitch-Faktor = Tischvorschub/Schichtdicke), eine niedrige Dosis (<150 mAs) und ein hochauflösender Filterkern für die axialen Schnittbilder bzw. der Standard-Filterkern für die Erstellung von 3D-Rekonstruktionen verwendet.

Das Rekonstruktionsintervall (RI) richtet sich nach der gewünschten Nachbearbeitung. Sind Sekundärreformationen und/oder 3D-Darstellungen erwünscht, empfiehlt sich ein möglichst enges Rekonstruktionsintervall von 1 mm; andernfalls wird es der Untersuchungsregion angepaßt.

■ **Indikationen**

Die derzeitigen Standardindikationen für eine CT-Untersuchung sind in Tabelle 7.2 zusammengefaßt.

Weitere Indikationen ergeben sich aus postoperativen Fragestellungen wie Implantatlage, Fragmentstellung (Drehfehler), Komplikationen, Heilungsvorgang.

Tabelle 7.1. Geeignete Scanparameter für die CT des Skeletts bei traumatologische Fragestellungen (*SD* Schichtdicke, *RI* Rekonstruktionsintervall)

Skelettregion	Scanparameter (mm) SD/Vorschub/RI	Anmerkungen
Schädelbasis, Gesichtsschädel	1–2–1	Orbita ggf. primär koronar; bei FK-Suche höhere Schichtdicke u. höhere Dosis
HWS	1–2–1	
BWS/LWS	2–4–2	Bei längerem Scanbereich ggf. modifizieren
Becken, Azetabulum	2–4–2	
Gelenkabschnitte	1–2–1	

Tabelle 7.2. CT-Indikationen in der Traumatologie des Skelettsystems

Schädel	Schädelbasisfrakturen, Impressionsfrakturen
	Orbita- und Mittelgesichtsfrakturen
Wirbelsäule	Verletzungen der oberen HWS
	Luxationen/Luxationsfrakturen der HWS
	WS-Frakturen mit Beteiligung des Spinalkanals
	WS-Verletzungen mit Neurologie
Schultergürtel/Oberarm	Gelenkverletzungen (Labrum glenoidale)
	Humeruskopffrakturen
Ellbogen und Unterarm	Gelenkfrakturen
Handgelenk und Hand	Distale radioulnare Dissoziation
	Frakturen/Frakturverdacht der Karpalia
Becken	Komplexe Beckenfrakturen
Hüftgelenk	Azetabulumfrakturen
	Hüftkopffrakturen, Hüftluxationen
Oberschenkel und Kniegelenk	Tibiakopffrakturen
Unterschenkel und OSG	Pilonfrakturen
	Übergangsfrakturen
Fußgelenk und Fuß	Talus- und Kalkaneusfrakturen
	Fußwurzelfrakturen und Luxation

7.2.3
Magnetresonanztomographie

■ **Untersuchungstechnik**

Für die MRT-Untersuchung des Bewegungsapparats mit traumatologischen Fragestellungen haben sich neben T1-Sequenzen zur Darstellung der Anatomie insbesondere T2-Sequenzen mit Fettsuppression bzw. STIR-Sequenzen am besten bewährt. Die bevorzugte Darstellungsebene richtet sich nach der Untersuchungsregion.

■ **Indikationen**

Als MRT-Indikationen müssen heute auch der Verdacht auf eine okkulte Fraktur, eine Streßfraktur oder eine Insuffizienzfraktur gelten, da die Nativdiagnostik wenig sensitiv und nicht in allen Fällen konklusiv, die Szintigraphie zwar sensitiv, aber wenig spezifisch ist. Darüber hinaus ist die MRT bildgebendes Verfahren der Wahl zur Diagnostik von Knorpelläsionen und, neben der Sonographie, von Band- und Muskelverletzungen. Die Standardindikationen für eine MRT-Untersuchung sind in Tabelle 7.3 zusammengefaßt.

■ **Diagnostik**

Streß- und Insuffizienzfrakturen zeigen im MRT bei T1-Gewichtung im Markraum typischerweise eine lineare Signalminderung mit Kortikalisbeziehung, bei T2-Gewichtung eine ähnliche signalarme lineare Struktur mit signalreicher Umgebungsreaktion. Diese Veränderungen entsprechen trabekulären Mikrofrakturen mit begleitenden Hämorrhagien und einem kollateralen Markraumödem. Zusätzliches Leitsymptom ist die Prädilektionslokalisation für Streßfrakturen.

Bei Knochenkontusionen zeigen die ödembedingten Signalveränderungen (T1: Signalminderung, T2: Signalanhebung) eine mehr fleckige oder flächenhafte Verteilung.

Zur anatomisch exakten Darstellung hyalinen Gelenkknorpels sind T1-gewichtete 3D-GRE-Sequenzen mit Fettsuppression am besten geeignet, zur Detektion struktureller Veränderungen T2-gewichtete Sequenzen und zum Nachweis von Oberflächendefekten und Binnenläsionen die Magnetization-Transfertechnik.

Intakte Sehnen stellen sich in allen Sequenzen signalarm dar. Sie zeigen einen

Tabelle 7.3. MRT-Indikationen in der Traumatologie des Bewegungsapparats

Allgemeine Indikationen	Weichteilverletzungen (Muskeln, Bänder, Knorpel)
	Knochenkontusionen
	Nachweis röntgenologisch okkulter Frakturen
	Nachweis assoziierter Osteonekrosen
	(DD: fibröse Heilung vs. Non-union)
Spezielle Indikationen	
Wirbelsäule	WS-Frakturen mit Beteiligung des Spinalkanals
	WS-Verletzungen mit Neurologie
	Persist. Schmerzen nach HWS-Schleudertrauma
Schultergelenk	Verletzungen des Labrum glenoidale
	Rotatorenmanschettenläsion
Ellbogen und Unteram	Bizepssehnenruptur
	Läsionen des ulnaren Kollateralbandes
Handgelenk und Hand	Verdacht auf Navikularefraktur
	Sehnenrupturen/-verletzungen
	Vitalitätsbeurteilung von Fragmenten der Karpalia
Kniegelenk	Meniskusverletzungen
	Kollateral-/Kreuzbandverletzungen
	(Osteo)chondrale Verletzungen
Fußgelenk und Fuß	(Osteo)chondrale Verletzungen
	Bandverletzungen (Achillessehne)

kontinuierlichen Verlauf, eine glatte Konturierung und eine gleichmäßige Stärke. Distorsionen und Teilrupturen gehen aufgrund der Einblutung und des Ödems mit Signalanhebungen im T2-gewichteten Bild einher. Bei kompletten Rupturen kommt es zu einem Kontinuitätsverlust mit mehr oder weniger starker Retraktion der Sehnenstümpfe.

7.2.4
Skelettszintigraphie

Die 3-Phasen-Skelettszintigraphie zeigt sehr sensitiv Knochenumbauprozesse an. Der sichere Frakturnachweis gelingt bei entsprechendem klinischen Verdacht und unauffälligem Röntgenbefund bereits wenige Tage nach dem Trauma. Dies gilt in jedem Fall für gelenknahe Extremitätenfrakturen. Bei Frakturen des Schädels und Stammskeletts ist die Methode weniger sensitiv, da an diesen Skelettabschnitten die Neigung zur Kallusbildung geringer ist. Die Sensitivität des Verfahrens ist also abhängig von der Verletzungsregion.

> **Beachte:**
> - In der Frühphase ist der szintigraphische Befund nicht unbedingt spezifisch. Die posttraumatische Hyperämie führt bereits wenige Stunden nach dem Trauma zu einer verstärkten Perfusion, die nach einigen Tagen wieder abklingt. Aus diesem Grund ist u. U. eine Kontrolle nach einem Intervall von 1 Woche indiziert; die hyperämische Reaktion ist dann abgeklungen, und eine persistierende bzw. zunehmende Nuklidspeicherung spricht für eine Fraktur.
> - Bei Immobilisierung der verletzten Extremität kommt es durch den vermehrten Knochenumbau (Abbau infolge der Inaktivität) zu einer diffusen Nuklidmehrbelegung, die eine Frakturdiagnostik unmöglich macht.

7.2.5
Sonographie

■ **Untersuchungstechnik**

Eine Standardfrequenz für alle Fragestellungen am Stütz- und Bewegungsapparat existiert nicht. Es kommen Schallköpfe mit Frequenzen zwischen 3,5 und 10 MHz zum Einsatz. Die Wahl des Schallkopfs und der Schallkopfkonfiguration spielt für die Untersuchung eine wichtige Rolle. Für die meisten Anwendungen ist der Linearschallkopf die praktikabelste Konfiguration.

Probleme bei der Ankopplung und der Nahfeldbeurteilung können durch Vorlaufstrecken gelöst werden. Für schwer zugängliche Bereiche mit Überlagerungen bietet sich der Sektorschallkopf an.

■ **Indikationen**

Die Sonographie besitzt einen festen Stellenwert in der Diagnostik des Stütz- und Bewegungsapparats und stellt eine Konkurrenzmethode zur MRT dar. Hauptindikationen in der traumatologischen Diagnostik sind die Untersuchung der Rotatorenmanschette, der Achillessehne, des Kniestreckapparats, Bandrupturen des oberen Sprunggelenks (gehaltene „Aufnahmen" unter Sonographie) sowie von Muskelverletzungen und Hämatomen (Tabelle 7.4).

■ **Diagnostik**

Sehnen zeigen ein typisches Echomuster mit straff ausgerichteten, längs verlaufenden Echobändern. Diese Binnenstruktur ist allerdings stark abhängig vom Anschallwinkel und findet sich nur bei senkrechtem Auftreffen der Schallwellen. Pathologische Veränderungen können die Struktur oder Kontur betreffen. Strukturstörungen sind der Verlust der typischen gerichteten Binnenstruktur einerseits, umschriebene oder diffuse Änderungen der Echogenität andererseits. Konturstörungen sind Verschmälerungen, Kontureinziehungen und -unregelmäßigkeiten sowie Defektbildungen.

Muskulatur ist bei optimaler Anschallrichtung mäßig echoreich und zeigt im Längsschnitt eine typische Fiederung, die durch fibroadipöse Septen bedingt ist. Frische Hämatome sind oft echoreich und inhomogen. Ältere Hämatome werden echoärmer und schließlich echofrei und homogen. Kleine frische intramuskuläre und subfasziale Blutungen stellen sich primär häufig als echoarme bis echofreie Bezirke dar. Muskelrupturen manifestieren sich durch größere intra- und paramuskuläre Hämatome. Bei Bewegung sind Diskontinuitäten und Retraktionen der Rupturenden nachweisbar.

Tabelle 7.4. Sonographie-Indikationen in der Traumatologie des Bewegungsapparats

Schultergelenk	Rotatorenmanschettenläsion Bizepssehnenläsion/-luxation Hill-Sachs-Läsion AC-Gelenkverletzung
Ellbogengelenk	Bizepz-, Trizepssehnenverletzung
Kniegelenk	Quadrizeps-/Patellarsehnenruptur Kollateralbandverletzungen
Fußgelenk	Achillessehnenruptur Bandrupturen am OSG
Weichteile	Muskelfaserriß, Hämatome Abdominalverletzungen
Rippen und Sternum	Okkulte Frakturen

7 Allgemeine Anmerkungen zur Röntgendiagnostik

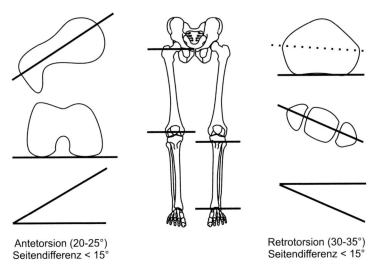

Abb. 7.1. Referenzpunkte und Richtwerte für die Drehfehlerbestimmung an der unteren und oberen Extremität

7.3 Rotationsfehlerbestimmung

Drehfehlerbestimmungen kommen hauptsächlich an der unteren Extremität, nur ausnahmsweise an der oberen Extremität zum Tragen. Sie können sehr elegant und zuverlässig mit der Computertomographie vorgenommen werden. Die Messung erfolgt aufgrund der erheblichen individuellen Schwankungsbreite immer im Seitenvergleich.

Bei der Untersuchung ist auf eine exakte Lagerung mit möglichst paralleler Ausrichtung der Extremitäten zu achten. Die Referenzschnitte werden bei großer Schichtdicke (8–10 mm) mit minimaler Dosis angefertigt. Die anatomischen Referenzpunkte zur Festlegung der Geraden für die Winkelbestimmung sind am proximalen Femurende die Schenkelhalsachse, am distalen Femurende die dorsale Tangente an die Femurkondylen oder die Verbindungslinie zwischen den Epikondylen, am proximalen Unterschenkel die Tangente an die dorsale Tibiakondylenkontur, am distalen Unterschenkelende die Verbindunglinie zwischen dem Malleolen, am Oberarm einerseits die Verbindungslinie zwischen dem Mittelpunkt des Oberarmkopfes und dem Bizepssulkus, andererseits die Verbindungslinie zwischen den Epikondylen (vgl. Abb. 7.1).

Spezieller Teil

8 Hirnschädel

M. Galanski, D. Högemann

8.1	Allgemeine Grundlagen	73
8.1.1	Untersuchungsstrategie	74
8.1.2	Radiologische Untersuchungstechnik	75
8.2	Schädelfrakturen	76
8.2.1	Frakturen der Schädelkalotte	76
8.2.2	Frakturen der Schädelbasis	78
8.3	Intrakranielle Traumafolgen	83
8.3.1	Subarachnoidalblutung/Ventrikelblutung	83
8.3.2	Epiduralhämatom	83
8.3.3	Subduralhämatom	85
8.3.4	Hirnkontusion/traumatisches intrazerebrales Hämatom	85
8.3.5	Axonale Scherverletzungen	86
8.3.6	Traumatische Hirnschwellung	86

ABKÜRZUNGEN

EDH	Epiduralhämatom
HWS	Halswirbelsäule
KM	Kontrastmittel
LCT	Liquorraum-CT
LSZ	Liquorraum-Szintigraphie
ML	Mittellinie
NNH	Nasennebenhöhlen
RF	Raumforderung
SAB	Subarachnoidalblutung
SAR	Subarachnoidalraum
SDH	Subduralhämatom
SHT	Schädel-Hirn-Trauma

8.1
Allgemeine Grundlagen

Bei den Schädelhirntraumen handelt es sich oftmals um kombinierte Verletzungen sowohl des Schädelskeletts wie der intrakraniellen Strukturen. Dabei stehen die intrakraniellen, intra- oder extrazerebralen Traumafolgen klinisch und prognostisch ganz im Vordergrund. Die in Übersicht 8.1 vorgenommene Aufteilung der Hirnschädelverletzungen in Kalottenfrakturen, Basisfrakturen und intrakranielle Traumafolgen orientiert sich an der Anatomie. Wenngleich diese Einteilung etwas formaltheoretisch ist, dient sie der Übersichtlichkeit und soll aus diesem Grund beibehalten werden.

ÜBERSICHT 8.1

Verletzungen des Hirnschädels und der intrakraniellen Strukturen

- Kalottenfrakturen
  - Einfache/lineare Frakturen
  - Splitter-/Stückfrakturen
  - Impressionsfrakturen
  - Sonderformen im Kindesalter: Nahtsprengung, Zelluloidballimpression
- Basisfrakturen
  - Frakturen der Frontobasis
  - Frakturen der mittleren Schädelbasis
  - Laterobasale Frakturen (Felsenbein)
  - Frakturen der hinteren Schädelbasis
- Intrakranielle Traumafolgen
  - Traumatische SA-Blutung
  - Epiduralhämatom
  - Subduralhämatom
  - Kontusionsblutung
  - Ventrikelblutung
  - Posttraumatische Hirnschwellung
  - Axonales Trauma

8.1.1
Untersuchungsstrategie

Die diagnostische Strategie beim SHT (Schädel-Hirn-Trauma) hängt in erster Linie vom Unfallhergang (Anamnese) und vom klinischen Befund, d.h. letztlich vom Schweregrad der Verletzung ab (Tabelle 8.1). Bagatellverletzungen bedürfen keiner radiologischen Diagnostik. Bei Risikopatienten dagegen ist die CT-Untersuchung in jedem Fall indiziert und dringlich. Da einerseits die intrakranielle Verletzungsfolge bzw. Komplikation entscheidend ist, diese andererseits nicht streng mit einer Fraktur korreliert ist, spielen die Schädelübersichtsaufnahmen nur eine untergeordnete Rolle. Dennoch wird man in der Regel nicht auf sie verzichten, da sich Frakturen/Fissuren im Computertomogramm dem Nachweis entziehen können.

Zusatzaufnahmen müssen heute mit Ausnahme der NNH-Aufnahme als überflüssig angesehen werden, da sich spezielle Fragestellungen (Schädelbasis-, Orbita-, Gesichtsschädelbeteiligung) weitaus besser und leichter mit der Computertomographie klären lassen als durch Spezialprojektionen, die zeitaufwendig, für den Patienten belastend und wenig aussagekräftig sind.

Tabelle 8.1. Diagnostische Strategie beim Schädel-Hirn-Trauma. (Nach Masters et al. 1987)

Risiko	Kriterien	Empfehlung
Gering	Keine Symptome Kopfschmerz, Benommenheit Äußere Weichteilverletzung	Keine bildgebende Diagnostik
Mittel	Bewußtseinsstörung Erbrechen Progredienter Kopfschmerz Retrograde Amnesie Posttraumatischer Krampfanfall Schweres Gesichtstrauma Zeichen einer Basisfraktur Polytrauma Alter <2 J. (ausg. Bagatelltrauma)	Strenge Überwachung, Schädelübersichtsaufnahmen, neurologisch-neurochirurgisches Konsil, ggf. CT
Hoch	Neurologisches Defizit Unklare Bewußtseinstrübung Progrediente Bewußtseinstrübung Penetrierendes Trauma Zeichen der Impressionsfraktur	CT, ggf. MRT

ÜBERSICHT 8.2.

Kriterien zur Röntgendiagnostik beim Schädelhirntrauma im Kindesalter

Klinische Kriterien	Anamnestische Kriterien
Bewußtseinsstörung	Alter < 1 Jahr
Neurologische Störung	Bewußtlosigkeit > 5 min
Liquoraustritt	Perforierende Verletzung
Hämatotympanon	Zustand nach Kraniotomie/Shuntanlage
Tastbare Impression	
Subgaleales Hämatom	
Brillenhämatom	
Retroaurikuläres Hämatom	

Ähnliches gilt für die pädiatrische Radiologie. Nur bei ca. 2 % der aus traumatologischer Indikation angeforderten Schädelübersichtsaufnahmen finden sich Frakturen. Die Nativdiagnostik ist deswegen zu Recht umstritten, zumal nicht der Nachweis einer Schädelfraktur von klinischer Bedeutung ist, sondern die intrakranielle Traumafolge.

Die Leitkriterien zur radiologischen Diagnostik beim SHT im Kindesalter sind in Übersicht 8.2 zusammengestellt.

8.1.2
Radiologische Untersuchungstechnik

Schädelübersichtsaufnahmen

■ **Indikationen**

Indikationen für eine konventionelle Röntgenaufnahmetechnik sind lediglich offene Schädelverletzungen und der Verdacht auf eine Impressionsfraktur.

■ **Aufnahmetechnik**

Generell sind Schädelübersichtsaufnahmen mit traumatologischer Fragestellung in Rückenlage des Patienten mit ausreichendem Kassettenformat anzufertigen. Die seitliche Aufnahme ist dabei in horizontalem Strahlengang mit angestellter Kassette anzufertigen. Diese Aufnahmetechnik hat nicht nur den Vorteil der geringsten Belastung für den Verletzten, sondern erlaubt den Nachweis von Flüssigkeitsspiegeln in den NNH sowie eine optimale Beurteilung des kraniozervikalen Übergangs und der oberen HWS.

■ **Bildanalyse**

Folgende Fragen müssen bei Übersichtsaufnahmen beantwortet werden:

- Sind Frakturen nachweisbar?
- Liegt eine Pinealsverlagerung vor?
- Sind intrakranielle Lufteinschlüsse nachweisbar (minimal nachweisbare Menge 2 ml, im Gegensatz dazu bei der Computertomographie 0,5 ml)?
- Ist ein Hämatosinus nachweisbar?
- Liegen Begleitverletzungen an der HWS vor?

Computertomographie

Die Computertomographie kann heute als radiologisches Standard- und Basisuntersuchungsverfahren bei adäquatem SHT mit Indikation zur bildgebenden Diagnostik gelten. Die ganz überwiegende Zahl der Traumafolgen läßt sich damit zuverlässig nachweisen und in ihrem Ausmaß abschätzen.

Magnetresonanztomographie

■ **Indikationen**
Indikationen zur MRT sind aufgrund der höheren Sensitivität:

- Nachweis von Traumafolgen in der subakuten Phase nach einem SHT,
- axonale Verletzungen,
- Hirnstammläsionen,
- nichthämorrhagische Läsionen,
- unklare oder widersprüchliche bzw. zur Klinik diskrepante computertomographische Befunde.

8.2
Schädelfrakturen

8.2.1
Frakturen der Schädelkalotte

■ **Klassifikation/Einteilung**
Kalottenfrakturen können rein deskriptiv in folgende Formen gegliedert werden:

- Einfache oder lineare Frakturen können als Fissuren oder klaffende Frakturen vorliegen. Sie sind am häufigsten temporoparietal lokalisiert und resultieren aus einem Berstungsmechanismus. (Berstungsfrakturen sind Folge einer mehr flächenhaften Gewalteinwirkung. Sie verlaufen gerade oder leicht gebogen in einem oder mehreren Meridianen des Bruchpols. Direkte Berstungsfrakturen gehen vom Zentrum der Gewalteinwirkung aus, indirekte, z. B. Basisfrakturen, in einiger Entfernung davon.)
- Splitter- oder Stückfrakturen („mosaic fracture, eggshell fracture") gehen häufiger mit Fragmentdislokationen einher und sind Folge schwerer Gewalteinwirkungen. Es handelt sich dabei um Biegungsfrakturen, die am Ort der lokalen Gewalteinwirkung entstehen.
- Impressionsfrakturen können sich infolge des Biegungstraumas mit einen sternförmigen Frakturverlauf oder als Stückfrakturen mit entsprechender Dislokation manifestieren. Eine Sonderform stellt der Lochbruch dar, beispielsweise bei Schußverletzungen.

Sonderformen des *Kindesalters*:

- Traumatische Nahtsprengung: Sie ist im Erwachsenenalter sehr selten, kommt jenseits des 30. Lebensjahres praktisch nicht mehr vor und betrifft am ehesten die Lambdanaht, die sich erst im späteren Lebensalter schließt.
- „Zelluloidballimpression" („ping-pong fracture"): Dabei handelt es sich um eine „elastische" Kalottenimpression ohne röntgenologisch sichtbare Fraktur.

■ **Röntgendiagnostik (Abb. 8.1)**
Die frische Fraktur stellt sich als scharfbegrenzte intensive Aufhellungslinie dar. Überlappende Fragmente können Verdichtungslinien/-bänder hervorrufen (insbesondere bei Impressionsfrakturen).

Hinweiszeichen für eine Schädelbasisfraktur können auf den Übersichtsaufnahmen neben einer basiswärts ziehenden Kalottenfraktur/-fissur die Spiegelbildung/Verschattung des Sinus sphenoidalis (Hämatosinus), die Verschattung der Mastoidzellen/Paukenhöhle und Luft im SA-Raum sein.

> ❗ **Beachte:** Bei Frakturen ist insbesondere dann an intrakranielle Traumafolgen/Blutungen zu denken, wenn sie die Temporalschuppe betreffen (Verlauf der A. meningea media) oder über die großen venösen Blutleiter ziehen, sowie bei Frakturen über dem Motorkortex und bei Impressionsfrakturen von >1 cm Tiefe.

■ **Täuschungsmöglichkeiten**
Täuschungsmöglichkeiten sind durch normale und variante Kalottenstrukturen (Gefäßfurchen, Suturen, Synchondrosen) und durch Artefakte gegeben (vgl. Übersicht 8.3 und Abb. 8.2).

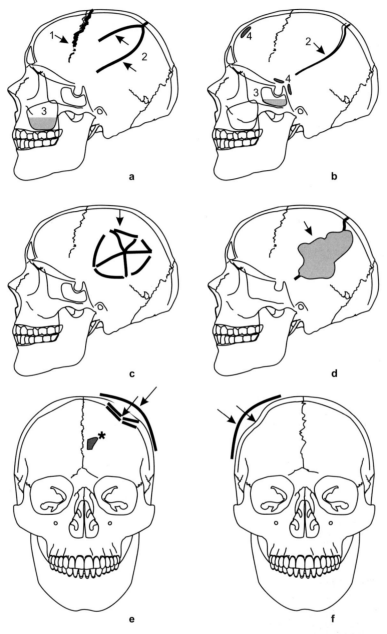

Abb. 8.1 a–f. Synopsis der Röntgenbefunde bei Kalottenfrakturen. **a** Nahtsprengung (*1*), Fissur/Fraktur (*2*), Hämatosinus (*3*). **b** Klaffender Frakturspalt (*2*), bei überlappenden Frakturrändern kann es statt der Aufhellungslinie zu einer Verdichtungslinie kommen; Hämatosinus (*3*); intrakranielle Luft in den basalen Zisternen bzw. in den peripheren SAR (*4*) als Zeichen der offenen Fraktur mit Durariß. **c** Biegungsfraktur mit Impression. **d** Wachsende Fraktur im Kindesalter. **e** Impressionsfraktur mit Weichteilhämatom (* = intraventrikuläre Luft als Zeichen der offenen Fraktur). **f** Zelluloidballimpression im Kindesalter

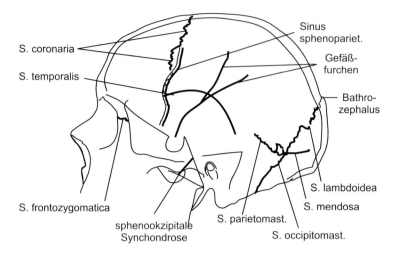

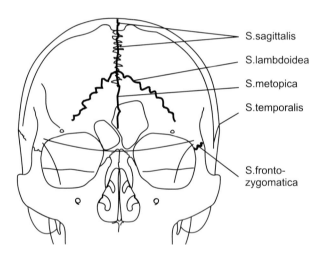

Abb. 8.2. Pseudofrakturen und Täuschungsmöglichkeiten

■ **Komplikationen**

Früh: Bei offenen Verletzungen Liquor-/ Hirnaustritt, Pneumozephalus, Infektion.

Spät: Wachsende Fraktur des Kindesalters – leptomeningeale Zyste (selten, in 9 von 10 Fällen bei Kindern unter 3 Jahren); Frakturosteomyelitis (vgl. Abb. 8.1).

8.2.2
Frakturen der Schädelbasis

Schädelbasisfrakturen sind oft mit Kalottenfrakturen kombiniert. In der Regel handelt es sich um Berstungsfrakturen. Eine quergerichtete Gewalteinwirkung auf die Basis verursacht Querbrüche, eine längsgerichtete Gewalteinwirkung Längsbrüche (Abb. 8.3). Die Richtung der Gewaltachse wird im allgemeinen auf die

ÜBERSICHT 8.3

Pseudofrakturen des Schädelskeletts

- Gefäßfurchen
  - A. meningea media
  - A. supraorbitalis
  - Sinus sphenoparietalis
- Suturen und Nahtvarianten
  - Sutura frontozygomatica
  - Sutura occipitomastoidea
  - Sutura parietomastoidea
  - Sutura mendosa
  - Sutura biinterparietalis
  - Sutura interparietalis lateralis
  - Sutura cerebellaris mediana
  - Sutura metopica
  - Sutura squamosa
  - Synchondrosis sphenooccipitalis
  - Synchondrose zwischen Exo- und Supraocciput
  - Sutura sagittalis (gestreckter Verlauf in der Tabula interna)
- Sonstige
  - Bathrozephalus
  - Pseudoimpressionen durch Unebenheiten der Tabula interna

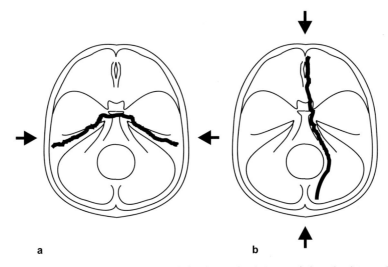

Abb. 8.3a, b. Schädelbasisfrakturen. **a** Querbruch durch Querdruck, **b** Längsfraktur durch Längsdruck

dünnen Knochenpartien abgelenkt. Die Frakturen verlaufen im Bereich der dünnen Partien. Kräftige Stellen werden wie Inseln isoliert und aufgesplittert. Direkte Impressionsfrakturen kommen insbesondere an der Frontobasis vor.

Frakturen der vorderen Schädelbasis

Wegen dem für die Frontobasis typischen Nebeneinander von kompaktem Knochen und dünnen Knochenlamellen folgen die frontobasalen Frakturen keinen einfachen Gesetzmäßigkeiten, sondern zeigen oft ungewöhnliche Frakturverläufe (Abb. 8.4). Von besonderer Bedeutung ist, daß die Dura dünn, unelastisch und fest mit dem Knochen verwachsen ist, was leicht zu Durazerreißungen führt.

Eine gebräuchliche Einteilung der frontobasalen Frakturen stammt von Escher (Tabelle 8.2).

Abb. 8.4 a, b. Frontobasale Frakturen. **a** Frakturlinien im Bereich der Frontobasis, **b** Prädilektionsstellen und Liquoraustrittstellen: Stirnhöhlenwandung, Siebbeindach, Dach der Keilbeinhöhle

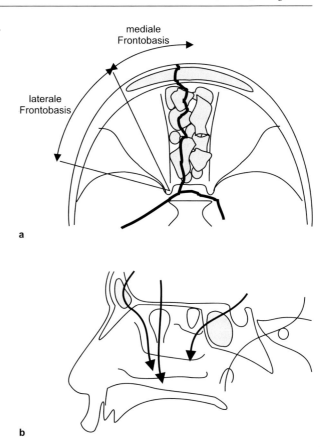

Tabelle 8.2. Einteilung der frontobasalen Frakturen nach Escher

Typ I	Ausgedehnte frontobasale Trümmerfraktur
Typ II	Lokalisierte frontobasale Frakturen (in diese Gruppe fallen indirekte fortgeleitete Berstungsfrakturen, Prädilektionsstellen: Lamina cribrosa, Siebbeindach, Orbita und Sinus sphenoidalis)
Typ III	Impression des Gesichtsschädels in Richtung auf die Frontobasis
Typ IV	Lateroorbitale Fraktur

Frakturen der mittleren Schädelbasis (Abb. 8.3)

Die Frakturen können völlig symptomlos verlaufen, schwere Komplikationen sind aber möglich (Karotisverletzung, Karotis-Sinus-cavernosus-Fistel, Rhinoliquorrhö, Hypophysenverletzung, Hirnnervenläsionen: N. opticus, N. oculomotorius).

Die Impressionsfraktur des Kieferköpfchens stellt eine Sonderform dar.

Frakturen der Otobasis (laterobasale Frakturen)

Bei den laterobasalen oder Felsenbeinfrakturen strahlen die Frakturlinien vorzugsweise aus 3 Richtungen ein, von temporolateral, von okzipitolateral entlang der Lambdanaht zum Warzenfortsatz und von okzipitomedial (Abb. 8.5). Für den recht stereotypen Frakturverlauf im Felsenbein sind weder die Intensität noch die Richtung

8 Hirnschädel

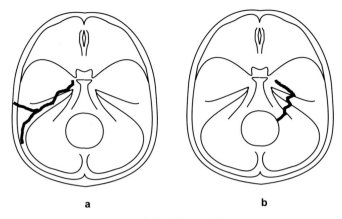

Abb. 8.5a, b. Laterobasale Frakturen. **a** Längsfraktur, **b** Querfraktur

der Gewalteinwirkung verantwortlich, sondern vielmehr der anatomische Bau.

■ **Frakturverlauf**

Die *Felsenbeinlängsfraktur* (70 %) strahlt von der posterolateralen Konvexität aus ein, zieht durch die obere hintere Gehörgangswand, verläuft durch das Dach des Mittelohrraums und endet in der Gegend des M. tensor tympani oder erstreckt sich weiter nach vorn zur Kante des Felsenbeins. Die Gegend des Ganglion geniculi ist oft betroffen.

Die *Felsenbeinquerfraktur* (20 %) beginnt in der Hinterfläche der Pyramide, kreuzt das Dach des inneren Gehörgangs, zieht in Richtung auf das Ganglion geniculi und endet im Canalis musculotubarius. In ihrem Verlauf tangiert oder penetriert sie Labyrinth und Cochlea. Die mediale Paukenhöhlenwand kann ebenfalls betroffen sein.

Frakturen der hinteren Schädelbasis

Frakturen der hinteren Schädelbasis sind meist fortgeleitete Kalottenfrakturen. Primäre Frakturen der hinteren Schädelbasis werden in der Klinik relativ selten beobachtet, da sie oft eine tödliche Mitverletzung des Hirnstamms bedingen.

Diagnostik/Komplikationen

■ **Röntgendiagnostik**

Die Diagnostik von Schädelbasisfrakturen ist heute eine Domäne der HRCT, die die konventionelle Verwischungstomographie abgelöst hat.

Die Nativdiagnostik spielt für die Diagnostik von Basisfrakturen keine Rolle mehr (Felsenbeinlängsfrakturen sieht man als vertikal verlaufende Frakturlinien in der Temporalschuppe und im Mastoid am besten auf Schüller-Aufnahmen; Querfrakturen verlaufen vertikal durch die Pyramide und sind am besten auf sagittalen Schädelaufnahmen, Stenvers- oder Hinterhauptaufnahmen zu erkennen).

Indirekte Zeichen einer Schädelbasisfraktur auf den Übersichtsaufnahmen sind neben einer nach basal auslaufenden Kalottenfraktur/-fissur die Spiegelbildung oder Verschattung des Sinus sphenoidalis (Hämatosinus), die Verschattung der Mastoidzellen oder der Paukenhöhle und Luft im SA-Raum.

Im HRCT lassen sich die meisten, aber nicht alle Basisfrakturen sicher nachweisen und in ihrer Ausdehnung lokalisieren. Die HRCT hat insbesondere für die Operationsplanung von Felsenbeinfrakturen und Liquorfisteln Bedeutung.

> **Beachte:** Fragmentdislokationen können unter dem Trauma wesentlich ausgeprägter gewesen sein, als dies posttraumatisch nach dem Röntgenbild oder dem Computertomogramm zu vermuten ist, da die Fragmente nach dem Trauma in ihre ursprüngliche Lage zurückfedern können.

ÜBERSICHT 8.4

Komplikationen bei Schädelbasisfrakturen

- Fazialisparese
- Schalleitungsschwerhörigkeit
- Sensoneurale Schwerhörigkeit
- Optikus-/Chiasmaläsion
- Liquorfistel
- Karotisaneurysma
- Karotis-Sinus-cavernosus-Fistel

■ **Lokalisationsdiagnostik von Liquorfisteln**

Die Lokalisation von Liquorfisteln kann problematisch sein. Verläßlichste Verfahren sind die Liquorraum-Szintigraphie (LSZ), die Liquorraum-Computertomographie (LCT) und die MRT.

Bei der LCT werden 5–7 ml eines Myelographikums lumbal injiziert. Der lumbale Liquordruck wird durch eine lumbale Kochsalzinfusion (600 ml H_2O) erhöht. Der Patient verbleibt 3 min in Bauchlage und Kopftieflage. Die CT-Zisternographie erfolgt 1 h später als Mehrebenenuntersuchung.

Eine LCT ist zur Fistellokalisation grundsätzlich auch erforderlich, wenn nach dem klinischen und szintigraphischen Befund die Seite des Liquoraustritts eindeutig ist, da bei komplexen Verletzungen mit Dislokation der Mittellinienstrukturen und paradoxen Befunden gerechnet werden muß.

■ **Komplikationen**

Generell besteht bei Schädelbasisfrakturen aufgrund der Tatsache, daß Nerven und Gefäße durch die Schädelbasis hindurchziehen, die Gefahr von Hirnnerven- und Gefäßläsionen sowie von Liquorfisteln (vgl. Übersicht 8.4).

Art und Häufigkeit der Komplikationen hängen von der Frakturlokalisation ab:

Fazialisparesen treten bei Felsenbeinlängsfrakturen mit einer Häufigkeit von 15–25%, bei Querfrakturen von 50% auf. In 60% der Fälle ist die labyrinthäre, in 40% die vertikale mastoidale Verlaufsstrecke betroffen. Die Prognose ist günstig, wenn die Parese verzögert (nach einem Intervall) auftritt oder partiell ist. 75% der sofortigen und 90% der verzögerten Fazialisparesen bessern sich auch unter konservativer Therapie zufriedenstellend.

Eine *Schalleitungsschwerhörigkeit* findet sich insbesondere bei Längsfrakturen, eine sensoneurale Schwerhörigkeit/Labyrinthausfall bei Querfrakturen.

N. opticus-/Chiasmaläsionen sind typische Komplikationen von Verletzungen der vorderen und mittleren Schädelbasis bzw. der Orbita selbst. Sie können Folge sein

- einer temporären Dislokation des Orbitainhalts während des Unfalls,
- einer direkten Optikusläsion durch Knochenfragmente (Orbitadach, Orbitaspitze/Frakturen des Optikuskanals, Frakturen des vorderen Klinoidfortsatzes) oder
- einer Torsion/Zerrung des Tractus/ N. opticus durch Massenverschiebungen beim Trauma.

Liquorfisteln sind am häufigsten im Bereich der Lamina cribrosa, seltener im Bereich des Sinus frontalis, der Ethmoidalzellen oder des Sinus sphenoidalis, sehr selten im Bereich des Klivus lokalisiert. Bei Felseinbeinlängsfrakturen ist die Gefahr der aszendierenden Infektion über den äußeren Gehörgang relativ hoch, bei Felsenbeinquerfrakturen über das Mittelohr vergleichsweise gering.

Typische *Gefäßkomplikationen* im Rahmen von Schädelbasisfrakturen sind das traumatische Karotisaneurysma und die traumatische Karotis-Sinus-cavernosus-Fistel.

8.3 Intrakranielle Traumafolgen (Abb. 8.6)

8.3.1 Subarachnoidalblutung/Ventrikelblutung

Die traumatische SAB ist die häufigste Form der intrakraniellen Blutung nach einem SHT. Sie ist meist kombiniert mit anderen intrakraniellen Verletzungsfolgen, die sowohl klinisch wie radiologisch im Vordergrund stehen. Sie ist deswegen oft nur ein Begleitbefund. Die Blutung kann aus Pia-Gefäßen, kontusioniertem Hirnparenchym oder von einer Ventrikeleinblutung herrühren.

Ventrikelblutungen können entweder direkt von den subependymalen Venen ausgehen oder aber indirekte Folge des Ventrikeleinbruchs eines intrazerebralen Hämatoms oder des Blutrückflusses aus dem SAR sein.

■ **Röntgendiagnostik**

Die Diagnose bereitet im Computertomogramm aufgrund der hyperdensen Darstellung der Liquorräume keine Schwierigkeiten, wenn es zu einer relevanten Blutbeimengung im Liquor gekommen ist (vgl. Abb. 8.6). Am deutlichsten und markantesten ist der Befund einer SAB meist über den Konvexitäten, im Bereich der Fissura Sylvii oder der Mittelhirnzisternen, während die Blutung in den basalen Zisternen wegen der Partialvolumeneffekte und der Artefakte oft schwieriger nachzuweisen ist. Im MR-Tomogramm gelingt der Blutungsnachweis am sensitivsten in der Flair-Sequenz.

Ventrikelblutungen zeigen lagerungsbedingt oft Spiegelbildungen in den Hinterhörnern (Rückenlage des Patienten).

> **Beachte:**
> - Blut in der Cisterna interpeduncularis ist immer verdächtig auf eine Hirnstammkontusion.
> - Mögliche Komplikation der SAB ist der aresorptive Hydrozephalus.
> - Mögliche Komplikation der Ventrikelblutung ist der Okklusionshydrozephalus.

8.3.2 Epiduralhämatom

■ **Häufigkeit**
1–5% der Schädelhirntraumen.

■ **Lokalisation**
Das EDH ist vergleichbar einem subperiostalen Hämatom zwischen dem periostalen Blatt der Dura mater und dem Knochen. Es findet sich meist auf der Seite der Gewalteinwirkung (coup). Die Suturen werden respektiert! Epidurale Hämatome kommen supra- und infratentoriell vor.

■ **Pathogenese**
Mögliche Blutungsquellen sind meningeale Arterien (meist vorderer Ast der A. meningea media), meningeale Venen, durale Sinus, Diploegefäße. Durch das expandierende Hämatom kommt es zur mechanischen Dissektion der Dura vom Schädelknochen.

■ **Röntgendiagnostik**
Typisches Erscheinungsbild im Computertomogramm ist die scharf konturierte, bikonvexe (linsenförmige) hyperdense Raumforderung zwischen Schädelkalotte und Gehirn mit konsekutiven Kompressions-/Verlagerungszeichen an den Hirnstrukturen (ML-Verschiebung, Ventrikel-

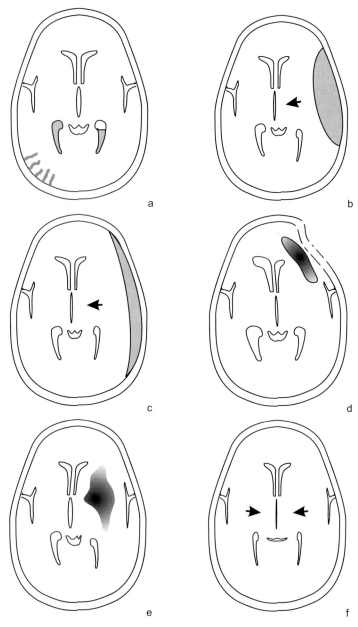

Abb. 8.6 a–f. Synopsis intrakranieller Traumafolgen im CT. **a** Traumatische Ventrikeleinblutung (Hinterhörner); traumatische Subarachnoidalblutung rechts okzipital. **b** Bikonvexes „linsenförmiges" epidurales Hämatom links mit Kompression des Ventrikelsystems und Mittellinienverschiebung. **c** Konkav-konvexes „sichelförmiges" subdurales Hämatom links mit Kompression des Ventrikelsystems und Mittellinienverschiebung. **d** Impressionsfraktur mit Kontusionsherd; konsekutive ipsilaterale Ventrikelkompression und Mittellinienverschiebung; die Aufweitung des kontralateralen Seitenventrikels weist auf eine Foramen-Monroi-Blockade hin. **e** Intrazerebrales traumatisches Hämatom links mit Kompression des Ventrikelsystems, Mittellinienverschiebung und Verformung der Mittelhirnzisternen. **f** Traumatische Hirnschwellung mit Kompression der inneren und äußeren Liquorräume; die Kompression der Mittelhirnzisternen zeigt die drohende Einklemmung an

kompression/-verformung, Zisternenkompression). Die Dichte liegt zwischen 60 und 90 HE. Häufigste Lokalisation ist die Temporalregion. Die Suturen werden nicht überschritten.

Epidurale Hämatome der hinteren Schädelgrube gehen meist von den duralen Sinus aus (Abb. 8.6).

> **Beachte:**
> - Das EDH ist in 90 % der Fälle mit einer Schädelfraktur kombiniert.
> - Es tritt in 10 % der Fälle verzögert auf, d. h., die Initialuntersuchung kann negativ ausfallen.
> - Formen bzw. Richtungen der intrakraniellen Herniierung sind: subfalzin, tonsillar, downward, upward, unkal, external (vgl. Abb. 8.6).

8.3.3
Subduralhämatom (SDH)

■ **Häufigkeit**
10–30 % der schweren Schädelhirntraumen gehen mit einem SDH einher. SDH sind im höheren Lebensalter wegen der kortikalen Hirnsubstanzminderung und des längeren freien Verlaufs der Brückenvenen häufiger.

■ **Formen**
Akut posttraumatisch oder subakut/chronisch.

■ **Lokalisation**
Das SDH ist anatomisch zwischen Dura und Arachnoidea lokalisiert. Die Suturen werden im Gegensatz zum EDH nicht respektiert, und das SDH findet sich häufiger auf der „Contre-coup"-Seite.

■ **Pathogenese**
Blutungsquelle sind die Brückenvenen, meist an ihrer Einmündung in die duralen Sinus. SDH sind im höheren Lebensalter wegen der kortikalen Hirnsubstanzminderung und des längeren freien Verlaufs der Brückenvenen häufiger.

■ **Röntgendiagnostik**
Typisches Erscheinungsbild im Computertomogramm ist die sichelförmige (konvex-konkave) Raumforderung zwischen Schädelkalotte und Hirnoberfläche, deren Dichte vom Alter der Blutung abhängt. Frische SDH sind hyperdens (60–90 HE), 1–2 Wochen alte SDH mehr oder weniger hirnisodens, alte SDH hypodens. Die Suturen werden nicht respektiert, wohl aber die Duraduplikaturen (Falx, Tentorium).

Das traumatische SDH ist selten isoliert, meist kombiniert mit einer Hirnkontusion. Die Zeichen der RF sind deswegen meist ausgeprägter, als nach dem SDH allein zu vermuten ist. Parasagittale und tentorielle SDH stellen sich als bandförmige Hyperdensitäten dar (Abb. 8.6).

> **Beachte:**
> - Subakut-chronische SDH geben sich aufgrund ihrer hirnisodensen Dichte u. U. nur durch raumfordernde Zeichen zu erkennen.
> - Bei bilateralen hirnisodensen SDH können selbst die Zeichen der RF diskret sein (Kompression der Seitenventrikel mit Aufrichtung der Vorderhörner, „Hasenohren"). In diesen Fällen kann die KM-Untersuchung durch die Markierung der Hirnoberfläche konklusiv sein. Das MR-Tomogramm ist in diesen Situationen dem Nativ-CT überlegen, ebenso in der Differenzierung zwischen einem SDH und einem subduralen Hygrom.

8.3.4
Hirnkontusion/traumatisches intrazerebrales Hämatom

■ **Lokalisation**
Kontusionsherde und intrazerebrale Hämatome finden sich am häufigsten fron-

tobasal und temporal, in der Nähe von Knochenvorsprüngen (Felsenbein, Keilbein, Orbitadach).

- **Röntgendiagnostik**

Im Computertomogramm finden sich die Zeichen der unscharf begrenzten, gemischt hyper-/hypodensen RF (das gemischte Bild resultiert aus dem Nebeneinander von Blutung, Ödem und Nekrose). Der Befund ist auf der Contre-coup-Seite meist ausgeprägter und eher hämorrhagisch als auf der Seite der Gewalteinwirkung. Das Maximum des RF (Ödem) bildet sich meist zwischen dem 3. und 5. Tag aus. Ventrikelblutungen finden sich bei etwa 5 % der schweren Schädelhirntraumen.

> **Beachte:**
> - Bei anämischen Patienten mit einem Hb < 11 mg/dl (Blutverlust bei Polytraumen) ist das akute Hämatom isodens.
> - Gering ausgeprägte und wenig ausgedehnte Blutungen sind im Computertomogramm schwer nachweisbar. Dies gilt insbesondere für traumatische Hirnstammblutungen. Das MR-Tomogramm ist sensitiver und die diagnostische Methode der Wahl.
> - Bei Gewalteinwirkung auf den fixierten Kopf fehlt die Contre-coup-Läsion.

8.3.5
Axonale Scherverletzungen

- **Pathogenese und Lokalisation**

Die Verletzungen treten bei Rasanztraumen auf und sind Folge von Scherkräften im Bereich gerichteter Axone, wobei ein zentripetales Verteilungsmuster besteht. Am häufigsten sind Läsionen der subkortikalen weißen Substanz, gefolgt von solchen des Corpus callosum (besonders Splenium), der Capsula interna (dorsaler Schenkel), des Hirnstamms (dorsolaterales Mesenzephalon) und der Basalganglien.

- **Röntgendiagnostik**

Weniger als 25 % der Läsionen sind hämorrhagisch. Im Computertomogramm sind allenfalls minimale diskrete punktuelle Blutungen in einer der genannten Regionen nachweisbar, am ehesten einige Tage nach dem Trauma. Nicht selten ist der computertomographische Befund negativ und steht im Kontrast zu dem schweren klinisch-neurologischen Bild. Diagnostische Methode der Wahl ist die MRT; Gradientenechosequenzen erlauben am zuverlässigsten den Nachweis abgelaufener petechialer Blutungen.

> **Beachte:** Axonale Scherverletzungen führen häufig zu einer progressiven diffusen zerebralen Atrophie.

8.3.6
Traumatische Hirnschwellung

- **Vorkommen**

Insbesondere beim SHT im Kindesalter durch Hyperämie (vermehrtes Blutvolumen) oder Ödem (vermehrter Wassergehalt).

- **Röntgendiagnostik**

Im Computertomogramm sind die Kompression der inneren und äußeren Liquorräume (Ventrikelkompression, Verstreichen der SAR und der perimesenzephalen Zisternen) und eine Dichteminderung der weißen Substanz (inkonstantes und unsicheres Zeichen) die dominierenden Befunde. Bei der hyperämischen Form ist die Dichtedifferenz zwischen grauer und weißer Substanz erhalten, bei der ödematösen Form vermindert oder aufgehoben.

Komplikation oder Folgezustand einer traumatischen Hirnschwellung kann eine fokale oder diffuse zerebralen Atrophie sein.

9 Gesichtsschädel

M. Galanski, D. Högemann

9.1	Allgemeine Grundlagen	87
9.1.1	Radiologische Untersuchungstechnik	87
9.1.2	Röntgenanatomie und Bildanalyse	89
9.2	Mittelgesichtsfrakturen	91
9.3	Orbitafrakturen	95
9.4	Unterkieferfrakturen	96
9.5	Behandlung von Gesichtsschädelfrakturen	98

ABKÜRZUNGEN

HWS Halswirbelsäule
MG Mittelgesicht
MGF Mittelgesichtsfraktur
ML Mittellinie
NNH Nasennebenhöhle(n)
OK Oberkiefer
OPG Orthopantomogramm
UK Unterkiefer
ZNS Zentralnervensystem

9.1
Allgemeine Grundlagen

Gesichtsschädelverletzungen kommen in erster Linie bei Verkehrsunfällen (70%; Auffahrunfälle, Zweiradunfälle) und Rohheitsdelikten (25%; Schlägereien), seltener beim Sturz auf das Gesicht (4%) oder aus anderem Anlaß vor.

Die Frakturen des Gesichtsschädels werden wegen unterschiedlicher diagnostischer und therapeutischer Belange zweckmäßigerweise eingeteilt in

- Mittelgesichtsfrakturen,
- Orbitafrakturen,
- Unterkieferfrakturen.

Die jeweils gebräuchliche Klassifikation wird an entsprechender Stelle dargestellt.

9.1.1
Radiologische Untersuchungstechnik

Standard- und Spezialprojektionen

Bei bewußtseinsklaren Patienten und bei fehlenden Begleitverletzungen (ZNS, HWS) ist die klassische Projektionsradiographie in vielen Fällen ausreichend. Bei Kieferfrakturen ist sie Methode der Wahl, da die Computertomographie nicht alle behandlungsrelevanten Informationen (Zahnwurzelfrakturen und Beziehung von Frakturlinien zu Zähnen, Zahnstatus, günstiger/ungüstiger Frakturlinienverlauf) liefern kann.

Tabelle 9.1. Aufnahmeprogramm bei Gesichtsschädelfrakturen

Frakturlokalisation	Übersicht sagittal	Übersicht lateral	NNH	Orbita	Übersicht halbaxial	OPG	CT
Infrazygomatikale Fraktur	+	+			+		
Zentrale MGF	+	+			+		+
Zentrolaterale MGF	+	+			+		+
Laterale MGF	+	+					
Orbitafraktur			+	+			+
Kraniofaziale Fraktur	+	+	+				+
Panfaziale Fraktur	+	+	+				+
Unterkieferfraktur					+	+	

Andererseits ist die Computertomographie bei begleitenden Schädel-Hirn-Traumen oder HWS-Verletzungen Methode der Wahl auch für die Beurteilung der Gesichtsschädelverletzungen, da keine Lagerungsprobleme auftreten (Tabelle 9.1).

Zum Standard-Röntgenaufnahmeprogramm bei der *MGF* gehören:

- NNH-Aufnahme,
- Vergleichsaufnahme beider Jochbögen,
- laterale Schädelaufnahme (evtl. zusätzliche Nasenbeinaufnahme),
- Orthopantomogramm (infrazygomatikale Frakturen),
- (Niedrigdosis-Spiral-CT in axialer Schnittebene mit multiplanarer Sekundärrekonstruktion).

Zum Standard-Röntgenaufnahmeprogramm bei *Orbitafrakturen* gehören:

- Orbitaaufnahme,
- NNH-Aufnahme,
- CT.

Zum Standard-Röntgenaufnahmeprogramm bei *UK-Frakturen* gehören:

- Orthopantomogramm (OPG),
- halbaxiale Gesichtsschädelaufnahme,
- (sagittale Schädelaufnahme).

Zusatzdiagnostik

Die Computertomographie wird heute bei Verletzungen des Gesichtsschädels aufgrund der übersichtlichen Darstellung großzügig eingesetzt. Vorteilhaft ist sie insbesondere zur Klärung folgender Situationen bzw. Fragestellungen:

- komplexe Mittelgesichtsfrakturen,
- Beurteilung des Sinus frontalis/Os frontale, insbesondere der Stirnhöhlenhinterwand,
- Beurteilung der Frontobasis (Orbitadach, Siebbeinplatte) (primär koronale Schichteinstellung),
- Orbitaverletzungen,
- Orbitafrakturen: präoperative Fragmentlokalisation wegen der Verletzungsgefahr durch Splitter bei der Versorgung,
- Retrobulbärhämatom/Verdacht auf Optikusverletzung,
- Fremdkörpernachweis und -lokalisation (Normaldosis-CT),
- Frakturnachweis am harten Gaumen.

◆ **CT-Untersuchungstechnik**

Methode der Wahl ist die Spiral-Computertomographie in Low-dose-Technik (≥ 120 kV, < 50 mAs). Geeignete Scanparameter sind:

- Schichtdicke: 1 mm;
- Schichtvorschub: 2 mm/s bzw./Rotation (entsprechend einem Pitch-Faktor 2);

- Rekonstruktionsintervall: 1 mm für 3D-Rekonstruktionen, 3 mm für die axiale Schnittbildserie;
- Filterkern: hochauflösend für die axialen Schnittbilder, glättend für die Sekundär- und 3D-Rekonstruktionen.

> **Beachte:** Für die Fremdkörpersuche in der Orbita sind eine höhere Dosis und eine größere Schichtdicke (3 mm) erforderlich.

9.1.2
Röntgenanatomie und Bildanalyse

Das Gesichtsschädelskelett ist auf den üblichen Schädelaufnahmen in 2 Ebenen nicht ausreichend zu beurteilen. Die wichtigsten Zusatzprojektionen mit den jeweils am besten dargestellten und am sichersten zu beurteilenden Strukturen sind nachfolgend aufgeführt.

◆ **Orbitaaufnahme (Caldwell-Projektion)**

Die Orbitaaufnahme gewährleistet die Darstellung des ganzen Orbitarandes, des Orbitabodens (dorsomedialer und ventrolateraler Anteil), der medialen Orbitawand (vorderer Abschnitt = vertikale Konturlinie, hinterer Abschnitt = schräge Konturlinie), des kleinen Keilbeinflügels, der Fissura orbitalis superior und der Linea temporalis mit ihrem infratemporalen Fortsatz.

> **Beachte:** Das Orbitadach ist nur auf der lateralen Aufnahme, die laterale Orbitawand nur auf der axialen Aufnahme konturbildend dargestellt.

◆ **NNH-Aufnahme (Waters-Projektion)**

Auf dieser Aufnahme werden Teile der medialen und lateralen (Crista zygomaticoalveolaris) Kieferhöhlenwand, des Infraorbitalrandes und des Jochbeins sowie des Sinus maxillaris mit Ausnahme des Recessus alveolaris regelmäßig abgebildet (Abb. 9.1, 9.2).

> **Beachte:** Die flächenhafte Darstellung des Orbitabodens erlaubt keine Beurteilung desselben.

◆ **Laterale Aufnahme des Gesichtsschädels**

Diese Aufnahme erlaubt die Beurteilung von Orbitadach, Jochbeinbasis (triangulärer Konturschatten mit Recessus zygomaticus), hartem Gaumen, Fossa pterygopalatina und dorsaler Kieferhöhlenwand (Abb. 9.1, 9.2).

> **Beachte:** Die Kieferhöhlenvorderwand und der Orbitaboden sind nicht abgrenzbar, die Überlagerung von Processus muscularis des Unterkiefers und unterer Nasenmuschel können einen Pseudotumor vortäuschen.

◆ **Halbaxiale Gesichtschädelaufnahme (Clementschitsch-Projektion)**

Die halbaxiale Aufnahme bietet eine gute Darstellung von Kollum und Kaput des Unterkiefers, des Jochbein-Jochbogen-Komplexes und der laterodorsalen Kieferhöhlenwand, die der Fissura orbitalis inferior einerseits, dem maxilloethmoidalen Winkel andererseits benachbart ist.

◆ **Axiale Gesichtsschädelaufnahme**

Die axiale Aufnahme des Gesichtsschädels eignet sich zur Darstellung des Jochbein-Jochbogen-Massivs, der Stirnhöhlenvorder- und Hinterwand, von Unterkiefer und Kieferköpfchen (vgl. Abb. 9.2).

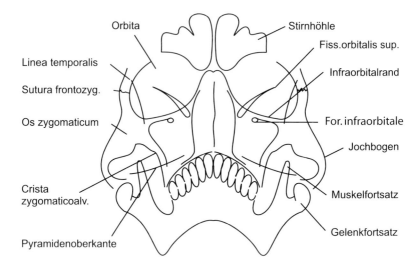

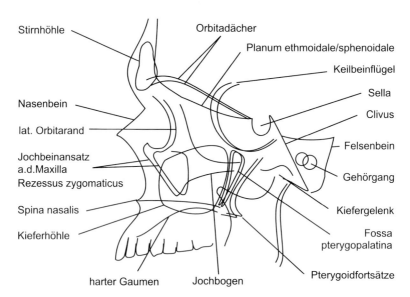

Abb. 9.1. Röntgenanatomie des Gesichtsschädels

◆ **Orthopantomogramm (OPG)**

Das OPG vermittelt einen Überblick über den OK-Alveolarfortsatz einschließlich der Recessus alveolares der Kieferhöhlen sowie des Unterkiefers (ausgenommen die Kinnregion) einschließlich des Processus muscularis, des Processus condylaris und des Kiefergelenks.

◆ **Checkliste**

Bei der Röntgenbildanalyse sollten auf jeder Aufnahme die typischen diagnose-

9 Gesichtsschädel

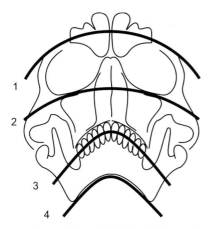

a Bogenlinien n. McGrigor & Campbell

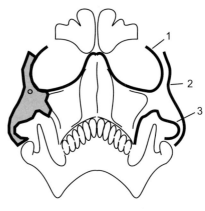

b Referenzlinien nach Dolan

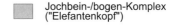

Jochbein-/bogen-Komplex ("Elefantenkopf")

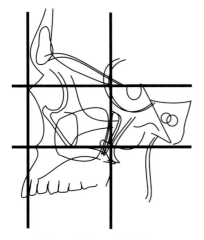

c Referenzlinien nach Dolan

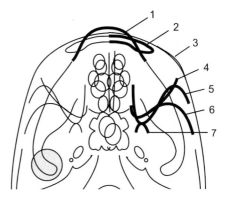

d Axiale Konturlinien

Abb. 9.2 a–d. Diagnostische Hilfslinien. **a** Bogenlinien nach McGrigor und Campbell (*1* Supraorbitallinie, *2* Infraorbitallinie, *3* Zahnbogen, *4* Unterkieferbogen). **b, c** Referenzlinien nach Dolan (*1* Orbitarandlinie, *2* Jochbein-Jochbogen-Linie, *3* Maxilla-Jochbein-Linie). **d** Axiale Konturlinien (*1* Unterkieferbogen, *2* Stirnhöhlenwand, *3* Jochbein-Jochbogen-Linie, *4* laterale Orbitawand, *5* laterale Kieferhöhlenwand, *6* Temporallinie, *7* Laminae pterygoideae)

relevanten Strukturen systematisch Anhand einer Checkliste abgesucht werden, um Frakturen nicht zu übersehen und eine korrekte Klassifikation vornehmen zu können (vgl. Übersicht 9.1 und Abb. 9.2, 9.3).

9.2
Mittelgesichtsfrakturen

■ **Klassifikation**

Das gebräuchlichste Klassifikationsschema ist das nach LeFort. Allerdings lassen sich nur etwa die Hälfte der Gesicht-

ÜBERSICHT 9.1

Traumatologie des Gesichtsschädels (Checkliste)

NNH-Aufnahme	Laterale Aufnahme	Axiale Aufnahme
Transparenz/Verschattung der NNH?	Stirnhöhlenvorder/-hinterwand	Überprüfung der vorderen Bogenlinie
Apertura piriformis (Konfiguration)	Orbitadachkonturen	(Stirnbein – Jochbein – Jochbogen)
Überprüfung der Konturlinien nach Dolan:	Proc. frontales der Jochbeine	Stirnhöhlenhinterwand
Orbitarandkonturen	Jochbeinkörper (Recessus zygomaticus)	Mediale Orbitawandungen
Jochbein/-bogenkontur u. Sutura frontozygomatica	Jochbögen	Überprüfung der 3 lateralen Bogenlinien nach Dodd
Crista zygomaticoalveolaris	Nasenbein und Spina nasalis anterior inferior	Laterale Kieferhöhlenwand
Bogenlinien nach McGrigor und Campbell	Kieferhöhlenhinterwand/Flügelgaumengrube	Laterale Orbitawand
Supraorbitalbogen	Überprüfung der Referenzlinien nach Dolan	Kontur der mittleren Schädelgrube
Infraorbitalbogen	Überprüfung der Okklusion	Flügelgaumenfortsätze
Zahnreihe/-bogen	Verschattung/Spiegelbildung der Keilbeinhöhle	Unterkieferbogen und Kieferköpfchen
UK-Bogen (Unterrand)		

schädelfrakturen in dieses Schema einordnen. Bewährt hat sich die Gliederung in infrazygomatikale, zentrale, zentrolaterale und laterale MGF, erweitert um kraniofaziale Trümmerfrakturen mit Beteiligung der Schädelkalotte (Stirnbein) und panfaziale Trümmerfrakturen mit Beteiligung der Kalotte und des UK (vgl. Übersicht 9.2 und Abb. 9.4).

Bei den zentralen MGF im engeren Sinn sind innerhalb des Gesichtsschädels lateral bzw. kraniolateral noch intakte Knochenteile als Fixierungspunkte für angreifende Haltevorrichtungen vorhanden, bei den zentrolateralen MGF ist dies nicht mehr der Fall.

■ **Röntgendiagnostik**

Die Diagnostik von MGF ist bei Kenntnis der typischen Frakturformen und der Röntgenanatomie unproblematisch. Die Frakturlinien sind auf den Projektionsradiogrammen aufgrund der komplexen Gesichtsschädelanatomie nie in ihrer ganzen Länge zu verfolgen, sondern geben sich nur an einigen markanten Stellen zu erkennen, die gezielt abgesucht werden müssen: Dies sind auf der NNH-Aufnahme die Interorbi-

9 Gesichtsschädel

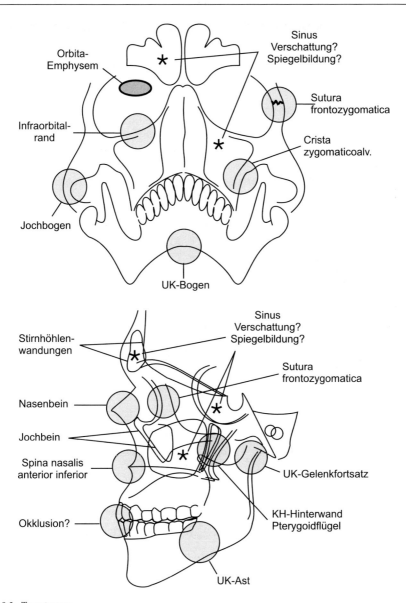

Abb. 9.3. Target areas

talregion, die Suturae frontozygomaticae, die Infraorbitalränder und die Cristae zygomaticoalveolares, im Seitbild die triangulären Jochbeinmassive und die Kieferhöhlenhinterwände, wo jeweils typische Konturunterbrechungen oder Versetzungen auftreten (vgl. Übersicht 9.1 und Abb. 9.3).

Tomographische Aufnahmen lassen zwar Frakturverlauf und -ausdehnung besser abschätzen, sind jedoch nicht therapieentscheidend. Besonderes Augenmerk ist auf mögliche Begleitverletzungen (Frontobasis, Orbita, Unterkiefer) zu richten. Eine Beteiligung der Frontobasis findet sich

ÜBERSICHT 9.2

Klassifikation der Mittelgesichtsfrakturen

- Infrazygomatikale Mittelgesichtsfrakturen
  - Sagittalfraktur
  - Alveolarfortsatzfraktur (5% aller MGF)
  - LeFort-I-Fraktur
- Zentrale Mittelgesichtsfrakturen
  - Nasenbeinfrakturen: i.d.R. keine Röntgendiagnostik erforderlich
  - Fraktur vom Typ Wassmund I
  - LeFort-II-Fraktur (Wassmund II)
- Zentrolaterale Mittelgesichtsfrakturen
  - Fraktur vom Typ Wassmund III
  - LeFort-III-Fraktur (Wassmund IV)
- Laterale Mittelgesichtsfrakturen
  - Jochbeinfraktur („tripoid/trimalar fracture"; 40% aller MGF)
  - Jochbogenfraktur (10% aller MGF)
  - (Orbitabodenfraktur)
- Kraniofaziale Trümmerfrakturen
- Panfaziale Trümmerfrakturen

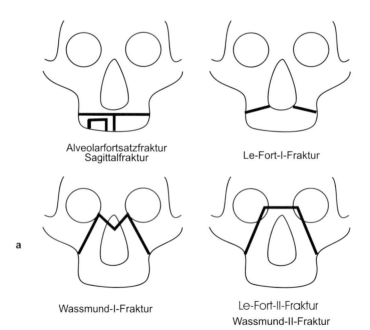

Abb. 9.4a–c. Klassifikation der Mittelgesichtsfrakturen nach LeFort und Wassmund. **a** Infrazygomatikale und zentrale Frakturen

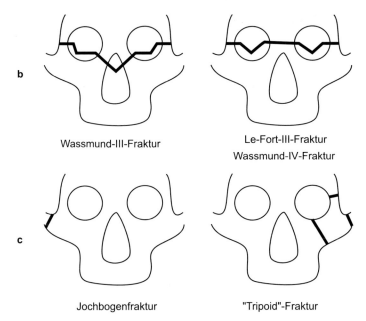

Abb. 9.4. b zentrolaterale Frakturen, c laterale Frakturen

bei etwa 50 % der LeFort-III-Frakturen und etwa 40 % der LeFort-II-Frakturen.

■ **Täuschungsmöglichkeiten**
Gefäß- und Nervenkanäle im Nasenbein und in der lateralen Kieferhöhlenwand sowie die nasomaxilläre und frontozygomatikale Sutur können Frakturen vortäuschen. Sprengungen der Sutura frontozygomatica sind am besten im Seitenvergleich zu erkennen.

■ **Komplikationen**
- Sensibilitätsstörungen insbesondere im Versorgungsgebiet des N. infraorbitalis;
- kosmetische Entstellungen, Sehstörungen oder Okklusionsstörungen durch nicht oder nur unzureichend reponierte Frakturen;
- posttraumatische Mukozelen der NNH.

9.3
Orbitafrakturen

■ **Klassifikation**
Die Orbitafrakturen werden in Orbitarand-, Orbitaboden (Orbitawandfrakturen) und kombinierte Frakturen eingeteilt (Übersicht 9.3). Die Orbitarand-/Orbitabodenbeteiligung im Rahmen der „tripoid fracture" ist die häufigste Orbitafraktur überhaupt (ca. 50 %).

Isolierte Orbitabodenfrakturen („blow-out fracture") machen nur etwa 10 % aus. Als Blow-out-Frakturen werden Depressionen des Orbitabodens bezeichnet, die durch eine Druckerhöhung im Orbitatrichter entstehen, beispielsweise bei einem Schlag auf das Auge.

Als „Blow-in"-Frakturen werden Orbitawandfrakturen mit Fragmentverlagerung in die Orbita bezeichnet (mit oder ohne Beteiligung des Orbitarandes), beispielsweise durch ein Trauma gegen die OK-Vorderwand oder gegen das Nasenbeinskelett.

ÜBERSICHT 9.3

Klassifikation der Orbitafrakturen

- Orbitarandfrakturen
- Orbitabodenfrakturen
- Kombinierte Frakturen
- Sonderformen:
  - Blow-out-Frakturen
  - Blow-in-Frakturen

■ **Röntgendiagnostik**

Typische Befunde auf der NNH- oder Orbitaaufnahme (Abb. 9.5, 9.6) sind:

- Konturunterbrechung/-versetzung am Infraorbitalrand (bei Beteiligung des Orbitarandes),
- Sprengung der Sutura frontozygomatica („trimalar fracture"),
- Absenkung des Orbitabodens,
- Fragmentaussprengung/-dislokation am Orbitaboden (Knochensplitter),
- Verschattung des Sinus maxillaris,
- „hängender Tropfen" am Kieferhöhlendach („blow-out fracture"),
- Orbitaemphysem (insbesondere bei medialen Orbitawandfrakturen).

Eine genaue Abschätzung der Fragmentdislokation in Hinblick auf die Operationsindikation ist oftmals nur mittels der Computertomographie möglich (Niedrigdosis-Spiral-CT mit einer Schichtdicke von 1 mm).

■ **Komplikationen**

Typische Komplikationen der Orbitafraktur sind Doppelbilder durch Motilitätsstörung (Schädigung der äußeren Augenmuskeln) oder durch Bulbusverlagerung (traumatischer Enophthalmus).

9.4 Unterkieferfrakturen

■ **Klassifikation**

Die Unterkieferfrakturen werden üblicherweise nach anatomischen Gesichtspunkten eingeteilt (vgl. Übersicht 9.4 und Abb. 9.7):

- Frakturen des Corpus mandibulae (ca. 30–40% aller UK-Frakturen) einschließlich des Processus alveolaris (Fraktur innerhalb der Zahnreihe oder hinter dem letzten vorhandenen Zahn),
- Frakturen des Angulus mandibulae (25–30%),

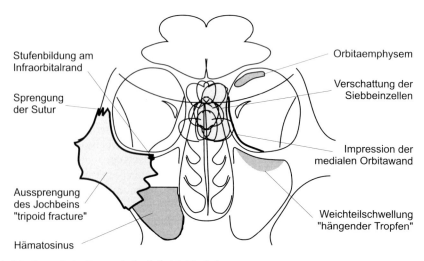

Abb. 9.5. Synopsis der Röntgenbefunde bei Orbitafrakturen

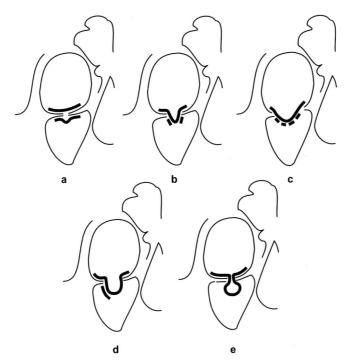

Abb. 9.6a–e. Verschiedene Typen von Blow-out-Frakturen (mod. nach Deutschberger et al. 1971, Ann Ophthal 3). **a** Fissur mit submukösem Hämatom; **b** umschriebene Impression mit/ohne Prolaps (häufigster Befund); **c** Trümmerfraktur mit Absenkung der Orbitabodens („Hängemattentyp"); **d** Aussprengung eines abgewinkelten Fragmentes mit Gewebeprolaps („Open-trap-door-Typ"); **e** Fraktur mit Einklemmung der Orbitalhernie durch Zurückfedern des Fragments („Spring-trap-door-Typ")

ÜBERSICHT 9.4

Einteilung der Unterkieferfrakturen

- Frakturen des Corpus mandibulae
- Frakturen des Angulus mandibulae
- Frakturen des Ramus ascendens
- Frakturen des Kiefergelenks

! Beachte:
- Frakturen der zahnlosen oder gering bezahnten Mandibula werden gesondert betrachtet.
- UK-Frakturen sind häufig Mehrfachfrakturen (50–60%).
- Frakturen, deren Bruchspalt durch eine zahntragende Alveole geht, gelten als offen.

- Frakturen des Ramus ascendens (3–9%) und des Processus muscularis (1–2%),
- Frakturen des Processus condylaris bzw. des Kiefergelenks (ca. 15%).

■ **Röntgendiagnostik**

Meist liegen sichere Frakturzeichen (Spalt, Verdichtungsband bei überlappenden Fragmenten, Konturunterbrechung, Dislokation) vor, so daß die Diagnose unproblematisch ist.

Schwierig kann der Frakturnachweis in den Problemregionen (Mentalregion, Kie-

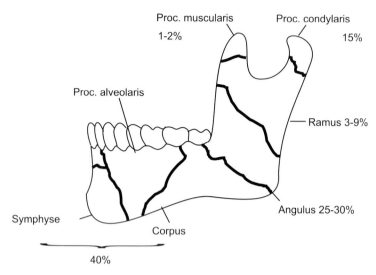

Abb. 9.7. Unterkieferfrakturen

fergelenkbereich) sein. Indirekte Frakturzeichen sind Okklusionstörungen, Zahndislokationen und das sog. Vergrößerungszeichen („magnification sign") bei UK-Dreifachfrakturen (der UK-Bogen ist zu weit und paßt nicht zum OK-Zahnbogen).

■ **Täuschungsmöglichkeiten**
Frakturen können vorgetäuscht werden:

- im Kieferwinkelbereich durch den Luftspalt des Pharynx (OPG, seitl. Schädelaufnahme),
- durch Kalzifikationen/Ossifikationen des Lig. stylohyoideum,
- durch die Wachstumsfuge der UK-Symphyse (nur 1.–2. Lebensjahr),
- im Kinnbereich durch die Aufhellungslinie eines horizontal verlaufenden Zwischenwirbelraumes (Vortäuschung einer Alveolarfortsatzfraktur).

Durch die Doppelkontur eines schräg von innen nach außen ziehenden Frakturspalts kann eine Stückfraktur vorgetäuscht werden.

9.5
Behandlung von Gesichtsschädelfrakturen

Bei schweren, ausgedehnten und dislozierten Frakturen steht heute die operative Versorgung in Form einer dreidimensionalen Stabilisierung des Gesichtsskeletts im Vordergrund. Die Versorgung erfolgt regelhaft von kranial nach kaudal. Ziel der funktionsstabilen Osteosynthese ist die Wiederherstellung einer sofortigen aktiven und schmerzfreien Funktion (Tabelle 9.2).

Therapeutisches Prinzip ist die anatomische Reposition und die Stabilität der Fragmente durch eine Plattenosteosynthese mit axialer Kompression im UK-Bereich und eine stabile Osteosynthese mit Miniplatten ohne Kompression im Mittelgesichtsbereich. Die Okklusion spielt dabei nicht mehr die Rolle, die ihr früher bei der ruhestabilen Osteosynthese mittels Drahtnähten und Drahtaufhängungen zukam. Diese Technik gewährleistete zwar ebenfalls eine weitgehend achsengerechte Adaptation der Bruchflächen, war jedoch an eine längerfristige zusätzliche Ruhigstellung der

Tabelle 9.2. Grundprinzipien der Frakturbehandlung

Behandlung	Maßnahme	Zielsetzung
Konservativ	Intermaxilläre oder extraorale Reposition und Fixation	Hauptgewicht auf Okklusion und Ruhigstellung
Operativ	Anatomische Reposition und Osteosynthese	Hauptgewicht auf sofortiger Mobilisation
Kombiniert	Offene oder geschlossene Reposition und innere oder intrafaziale Fixation	Hauptgewicht auf Reduzierung äußerer Fixationsmittel und frühzeitiger Mobilisation

Fragmente durch Schienung und intermaxilläre Fixation gebunden.

Die Miniplattenosteosynthese am UK hat den Vorteil des intraoralen Zugangs (keine äußeren Narben!) und der monokortikalen Fixation mit der geringeren Gefahr einer Nervenschädigung (N. alveolaris inferior, Ramus marginalis des N. facialis), aber den Nachteil der geringeren Stabilität (mögliche Komplikationen: Osteomyelitis, Pseudarthrose).

Als Implantate kommen zur Anwendung Miniplatten, Adaptationsplättchen, DC-Platten (Spann-/Gleitlochplatten für dynamische Kompression), Rekonstruktionsplatten (gerade oder abgewinkelt, mit oder ohne Gelenkkopf).

10 Halswirbelsäule

D. Högemann, M. Galanski

10.1 Allgemeine Grundlagen 102
10.1.1 Verletzungslokalisation und -mechanismus 102
10.1.2 Radiologische Untersuchungstechnik 103
10.1.3 Röntgenanatomie und Bildanalyse 106
10.1.4 Klassifikation der Verletzungen 112
10.2 Verletzungen der oberen HWS 113
10.2.1 Atlantookzipitale Dislokation 113
10.2.2 Atlantoaxiale Dislokation 115
10.2.3 Atlantoaxiale Rotationsdislokation 115
10.2.4 Atlasfrakturen 115
10.2.5 Densfrakturen 117
10.2.6 Axisfrakturen 118
10.2.7 C2/C3-Dislokation 118
10.3 Verletzungen der mittleren und unteren HWS 120
10.3.1 Flexionstraumen 120
10.3.2 Extensionstraumen 124
10.3.3 Vertikale Kompressionsfrakturen 128
10.4 Frakturversorgung 128
10.4.1 Obere HWS 129
10.4.2 Mittlere und untere HWS 131
10.5 Besonderheiten im Kindesalter 132
10.5.1 Obere HWS 132
10.5.2 Mittlere und untere HWS 132

ABKÜRZUNGEN

ADD	atlantodentale Distanz	HWS	Halswirbelsäule
BS	Bandscheibe	LWS	Lendenwirbelsäule
BWS	Brustwirbelsäule	WK	Wirbelkörper
C/Th/L	zervikales/thorakales/lumbales Wirbelsäulensegment	WS	Wirbelsäule
		QF	Querfortsatz
		RM	Rückenmark
DF	Dornfortsatz	ZW	Zwischenwirbel
FI	Fixateur interne	ZWR	Zwischenwirbelraum

10.1
Allgemeine Grundlagen

10.1.1
Verletzungslokalisation und -mechanismus

Verletzungen der Wirbelsäule treten in ungleichmäßiger Verteilung auf, gehäuft an bestimmten Wirbelsäulenabschnitten. Typische Verletzungsregionen sind Wirbelsäulenabschnitte mit hoher Beweglichkeit wie die obere HWS (C1–C2) und Übergangsregionen zwischen gut beweglichen und relativ starren Wirbelsäulenabschnitten, so der zervikothorakale (C5–C7/Th1) und der thorakolumbale Übergang (Th12–L2) (Abb. 10.1).

Frakturen benachbarter Wirbel sind relativ häufig, zusätzliche Verletzungen entfernter Wirbelsäulenabschnitte eher selten (ca. 20%). Kombinationsverletzungen der oberen und unteren HWS werden mit 15–25%, solche der HWS mit thorakolumbalen Frakturen mit 5–17% angegeben (Abb. 10.2).

Begleitende Rückenmarks-(RM-)Schädigungen kommen zu 10–15% vor. Sie zeigen

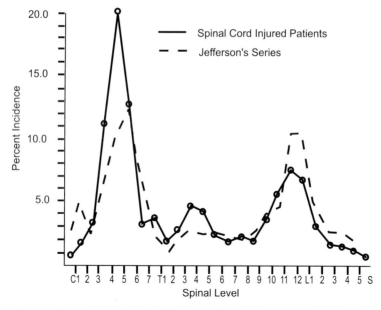

Abb. 10.1. Häufigste Verletzungsregionen der WS und des Rückenmarks (nach Rogers 1982)

10 Halswirbelsäule

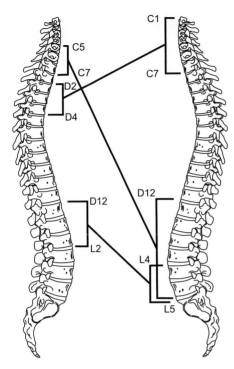

Abb. 10.2. Typische Kombinationsverletzungen der WS: untere HWS + thorakolumbale WS – obere BWS + HWS – thorakolumbale WS + untere LWS (nach Rogers 1982)

ein anderes Verteilungsmuster (Abb. 10.1). Prädisponiert für RM-Verletzungen sind die untere HWS (40%), die mittlere BWS (10%) und die thorakolumbale Übergangsregion (5%). Die Mehrzahl der neurologischen Defizite (85%) treten unmittelbar mit dem Unfall auf und sind auf eine direkte traumatische Schädigung des RM zurückzuführen. 5–10% der neurologischen Komplikationen manifestieren sich früh posttraumatisch. Etwa gleich häufig sind neurologische Spätkomplikationen. Polytraumen gehen in 30% der Fälle mit WS-Verletzungen einher.

Die HWS ist aufgrund der Beweglichkeit und der fehlenden Stabilisierung durch Umgebungsstrukturen, wie sie beispielsweise bei der BWS durch das Thoraxskelett und bei der LWS durch die kräftige Rückenmuskulatur gegeben ist, in besonderem Maße Luxationen und Verletzungen des diskoligamentären Apparats ausgesetzt.

Die typischen Verletzungsmechanismen an der Wirbelsäule sind Kompression, Flexion, Extension, Rotation, Translation und Distraktion. Oft treffen verschiedene Gewalteinwirkungen zusammen, so daß Kombinationsverletzungen häufig sind.

10.1.2 Radiologische Untersuchungstechnik

Das röntgendiagnostische Prozedere hängt wesentlich vom klinischen Befund ab. Es können 2 Situationen bzw. Patientengruppen unterschieden werden: einmal der weniger schwer verletzte, bewußtseinsklare und kooperationsfähige Patient, bei dem die Standardaufnahmen in sitzender Position angefertigt werden können, zum anderen der schwer verletzte, polytraumatisierte, bewußtlose Patient mit den klinischen Zeichen eines zervikospinalen Traumas, bei dem die Standardaufnahmen und alle Folgeuntersuchungen in Rückenlage angefertigt werden müssen.

Über die Art und Notwendigkeit von Zusatzuntersuchungen entscheidet der behandelnde Arzt nach dem Resultat der Primärdiagnostik (Tabelle 10.1).

Standardprojektionen

Standardprojektionen sind die Aufnahmen in 2 Ebenen, ergänzt durch die transorale Zielaufnahme des Dens.

◆ **A.-p.-Projektion**

Die Sagittalaufnahme wird mit 15–20° kranial gerichtetem Strahlengang zum Ausgleich der Lordose und zur besseren Beurteilung der WK und der ZWR durchgeführt. Die oberen Zervikalsegmente müssen in dieser Projektion wegen der Überlagerung durch den Gesichtsschädel gesondert dargestellt werden. Dies geschieht mit der transoralen Densaufnahme.

Tabelle 10.1. Indikationen zur radiologischen Zusatzdiagnostik

Untersuchungsverfahren	Indikation
HWS-Spezialprojektionen	
Schrägaufnahmen	Luxation/Luxationsfraktur
Pillar-view	Wirbelbogenfrakturen
Schwimmer-Aufnahme	Zervikothorakaler Übergang
HWS-Funktionsaufnahmen	Verdacht auf Instabilität
Tomographie	Problemregionen
	Luxation/Luxationsfraktur
Computertomographie	Atlasfrakturen
	WK-Berstungsfraktur
Magnetresonanztomographie	Neurologische Komplikation
	Persistierende Beschwerden

Bei geöffnetem Mund wird die Verbindungslinie zwischen der Kante der oberen Schneidezähne und dem Mastoid senkrecht zum Film ausgerichtet. Unter „a"-Phonation kann eine Überlagerung des interessierenden Bereiches durch die Zunge vermieden werden.

◆ **Laterale Projektion**

Bei der Seitaufnahme ist wegen ihrer diagnostischen Bedeutung in besonderem Maße auf eine exakte Projektion zu achten. Bei posttraumatischen Fehlhaltungen müssen u. U. 2 Aufnahmen mit schädel- und schulterparalleler Kassettenpositionierung angefertigt werden. Es sollen alle HW einschließlich des zervikothorakalen Übergangs abgebildet sein. Andernfalls sind Zusatzaufnahmen erforderlich.

Die Übersichtsaufnahmen geben einen guten Überblick über die Gesamtsituation und sind praktisch orts- und zeitunabhängig durchführbar. Sie liefern in 80–90% der Fälle bereits die entscheidenden Informationen (dies gilt insbesondere für die Seitaufnahme) und stehen deswegen zu Recht an erster Stelle der radiologischen Diagnostik.

Eine wesentliche Einschränkung ist, daß sie primär nur Auskunft über Verletzungen ossärer Elemente geben und daß die Beurteilung von Weichteilverletzungen nur indirekt anhand der Beurteilung der ZWR, der Fluchtlinien und des Abstandes knöcherner Elemente möglich ist.

Spezialprojektionen

◆ **Schrägaufnahmen**

HWS-Schrägaufnahmen können im Sitzen oder Stehen angefertigt werden, wobei der Patient um 45° aus der Sagittalebene herausgedreht wird. Die Aufnahmen können im a.-p.-Strahlengang mit um 15–20° kranial angulierter Röhre oder im p.-a.-Strahlengang mit kaudal angulierter Röhre angefertigt werden. Das Kinn sollte zur überlagerungsfreien Darstellung der oberen HWS etwas abgestreckt sein. Müssen die Aufnahmen bei Schwerverletzten in Rückenlage erstellt werden, so wird die Röhre um 45° lateromedial und 15–20° kranial anguliert. Bei gut eingestellter Aufnahme sind die Foramina (in a.-p.-Projektion die filmfernen, in p.-a.-Projektion die filmnahen) und die ZW-Räume einsehbar (Abb. 10.3 a).

◆ **Wirbelbogenprojektion (pillar view, lateral mass projection)**

Die Wirbelbogenaufnahme in a.-p.-Projektion bei 25° kaudal angulierter Röhre dient der Darstellung der Wirbelbögen der HWS und der oberen BWS. Die Wirbelkörper werden verzerrt projiziert und dadurch

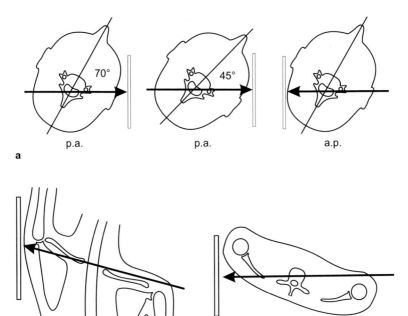

Abb. 10.3 a–c. Aufnahmetechnik. **a** Schrägprojektionen der HWS: 45°-Projektion zur Darstellung der Intervertebralforamina und 70°-Projektion zur Darstellung der Intervertebralgelenke. Je nachdem, ob die Aufnahme in a.-p.- oder in p.-a.-Projektion angefertigt wird, werden die filmfernen bzw. die filmnahen Foramina/Zwischenwirbelgelenke dargestellt. **b** Aufnahme der zervikothorakalen Übergangsregion (obere BWS) frontal halbschräg: der filmnahe Arm wird eleviert, der filmferne Arm nach unten gezogen; dadurch wird die Überlagerung der WS durch den Schultergürtel reduziert. **c** Aufnahme der zervikothorakalen Übergangsregion (obere BWS) frontal halbschräg. Bei dieser Variante wird die Überlagerung der WS durch die Drehung des Patienten um etwa 20° aus der Frontalebene reduziert: ein Schultergelenk projiziert sich ventral, das andere dorsal der WS

gleichsam aus dem Bild eliminiert. Zur Darstellung der oberen Zervikalsegmente ist die Reklination des Kopfes erforderlich. Falls dies nicht möglich ist, muß der Kopf jeweils zur Gegenseite gedreht werden.

◆ Schwimmer-Aufnahme

Die Schwimmer-Aufnahme und vergleichbare Einstellungen dienen der Beurteilung der einerseits schwer darstellbaren, andererseits diagnostisch wichtigen zervikothorakalen Übergangsregion. Eine Alternative stellen Schrägaufnahmen am liegenden Patienten mit lateromedial angulierter Röhre dar (Abb. 10.3 b und c).

Zusatzdiagnostik

◆ Funktionsaufnahmen

Funktionsaufnahmen spielen in der Diagnostik von HWS-Traumen wegen der häufigen diskoligamentären Verletzungen eine besondere Rolle (s. Tabelle 10.1). Sie liefern Informationen über die diskoligamentären Elemente, insbesondere über die Stabilitätsverhältnisse. Sie dürfen erst nach Begutachtung der Primäraufnahmen, bei Verdacht auf eine schwere Verletzung auch nur unter ärztlicher Kontrolle (Sichtkontrolle mit chirurgischem Bildverstärker) durchgeführt werden, um zusätzliche Schäden zu vermeiden. Indiziert sind sie dann, wenn trotz unauffälliger Primärdiagnostik aufgrund der Klinik der dringende Verdacht auf eine relevante Verletzung der HWS gegeben ist.

◆ **Verwischungstomographie**

Die Verwischungstomographie ist indiziert zur Beurteilung von Problemregionen (obere HWS, zervikothorakaler Übergang), bei Densfrakturen und bei Luxationen bzw. Luxationsfrakturen der HWS, wenn ein Spiral-CT nicht zur Verfügung steht.

◆ **Computertomographie**

Die Computertomographie in Form des Spiral-CT ist ideal zur Diagnostik von Verletzungen in den Problemregionen und zur Beurteilung der Lagebeziehung von Fragmenten zum Spinalkanal. Ein Vorteil der Computertomographie ist die gleichzeitige Darstellung der diskoligamentären Strukturen (traumatischer BS-Prolaps). Mit der Spiral-Computertomographie lassen sich qualitativ hochwertige Sekundärschnittbilder in beliebigen Ebenen erstellen. Die früheren Limitationen der Computertomographie (in der transaxialen Schichtebene verlaufende Frakturen, z. B. nicht dislozierte Densfraktur; Dislokationen in axialer Richtung = senkrecht zur Schichtebene) sind damit überwunden.

Feste CT-Indikationen sind Atlasfrakturen und WK-Berstungsfrakturen bzw. Kompressionsfrakturen zwecks Beurteilung des Wirbelkanals.

◆ **Magnetresonanztomographie**

Die Magnetresonanztomographie gibt besser noch als die Computertomographie Auskunft über die Weichteilverhältnisse, d.h. über die diskoligamentären Strukturen und den Inhalt des Wirbelkanals einschließlich des Rückenmarks. Sie hat darüber hinaus den Vorteil der variablen Schnittebenenwahl. Die knöchernen Strukturen dagegen kommen unzureichend zur Darstellung. Aus diesem Grund kommt die MRT nur als Komplementärverfahren in Betracht.

Indiziert ist sie bei posttraumatischen neurologischen Störungen ohne röntgenologisches Korrelat (klassische MRT-Indikation), bei progredienter Neurologie nach einem Trauma (BS-Prolaps, Hämatom), bei ausgeprägten Dislokationen und bei vermuteten diskoligamentären Verletzungen (relative Indikation). Die Kernspintomographie hat alle früheren Myelographie-Indikationen übernommen. Unmittelbar mit dem Trauma einsetzende neurologische Defizite sind immer Folge direkter RM-Läsionen (Ödem, Hämatomyelie, Transsektionen) und stellen primär keine MRT-Indikation dar.

MRT-Indikationen neben einem neurologischen Defizit sind:

- Klärung einer möglichen Bandscheibenläsion vor operativer Verblockung,
- Differenzierung zwischen einer traumatischen und pathologischen Fraktur.

10.1.3
Röntgenanatomie und Bildanalyse

Die für die Röntgenbildanalyse wichtigen Strukturen bzw. Konturen sind für die verschiedenen Projektionen in Abb. 10.4 zusammengestellt. Die Halswirbelsäule weist eine Reihe von anatomischen Besonderheiten auf, deren Kenntnis für die Differenzierung zwischen normalen und pathologischen Befunden von Bedeutung ist (Abb. 10.4 c):

- Die vordere obere WK-Kante ist oftmals etwas abgeschrägt.
- Der 5. HWK ist gelegentlich etwas niedriger als die benachbarten WK, was nicht mit einer Traumafolge verwechselt werden darf.
- Der 7. HWK kann im Sinne einer Übergangsvariante höher sein als die übrigen

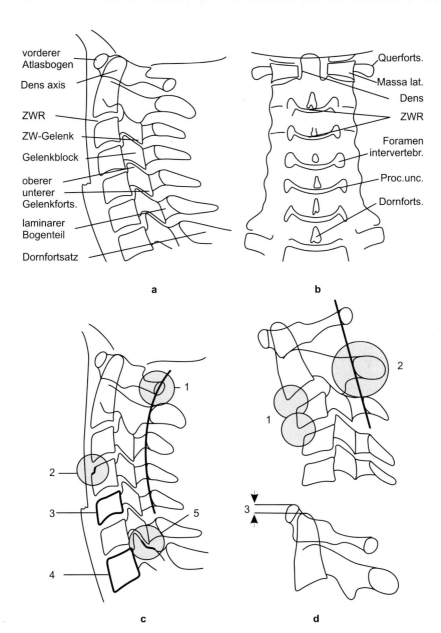

Abb. 10.4a–d. Röntgenanatomie der HWS (**a, b**) einschließlich Normvarianten (**c**) und Besonderheiten des Wachstumsalters (**d**). **c** Typische und relativ häufige Normvarianten, die zur Verwechslung mit Traumafolgen Anlaß geben können sind: *1* Pseudoluxation des Atlas: Der hintere Atlasbogen darf wenige mm vor der Spinolaminarlinie liegen; *2* Abschrägungen oder Einkerbungen an der Vorderkante (Randleistenregion); *3* anlagebedingt flache WK (meist C5); *4* anlagebedingt hoher WK im Bereich der zervikothorakalen Übergangsregion; *5* Einkerbungen am Wirbelbogen dorsal der oberen Gelenkfacette (im unteren HWS-Bereich, meist zervikothorakaler Übergang). **d** Physiologisches Treppenphänomen der kindlichen HWS (*1*); es kann eine Dislokation vortäuschen (Pseudoluxation). Häufigkeit bei Kindern unter 8 Jahren: C2/C3 24%, C3/C4 14%. Die Abgrenzung gegen eine Dislokation kann schwierig sein. Hilfreich ist in diesen Fällen die Relation der posterioren zervikalen Linie (PCL) zum Laminapunkt C2 (*2*); die PCL ist die Gerade durch die Laminapunkte von C1 und C3; bei einer Pseudoluxation tangiert der Laminapunkt von C2 die PCL oder liegt bis maximal 2 mm dorsal der Tangente; bei einer bilateralen Bogenfraktur von C2 liegt der Laminapunkt von C2 > 2 mm dorsal der PCL. *3* Bei Kindern kann der vordere Atlasbogen die Densspitze bei Reklination überragen (in ca. 20% der Fälle)

HWK und sich der Form eines BWK annähern.
- Im unteren HWS-Bereich finden sich gelegentlich Einkerbungen im Gelenkblock unmittelbar dorsal der oberen Gelenkfacette, was eine Impressionsfraktur vortäuschen kann.
- Der Dornfortsatzabstand zwischen C2/3 ist normalerweise größer als in den übrigen Segmenten.
- Der Dornfortsatz C2 ist kräftiger als die übrigen ausgebildet; der DF C3 ist klein, danach nehmen die DF kontinuierlich an Größe zu; der DF C7 verläuft fast horizontal.
- Bei Kindern (und Jugendlichen) ist ein Treppenphänomen der WK-Fluchtlinien bei flektierter HWS physiologisch. Es kann so ausgeprägt sein, daß eine Luxation vorgetäuscht wird (Abb. 10.4 d). Bei Kindern unter 8 Jahren findet sich eine derartige „Pseudoluxation" im Bewegungssegment C2/C3 in 24% der Fälle, im Bewegungssegment C3/C4 in 14% der Fälle. Der Drehpunkt für Flexion und Extension liegt bei Kindern in Bewegungssegment C2/C3 (Pseudoluxation), bei Erwachsenen im Bewegungssegment C5/C6.
- Ein Treppenphänomen gibt es auch beim Erwachsenen als Ausdruck eines lockeren Bandapparats; eine Kippung der WK tritt dabei nicht auf; die Gelenkfortsätze verschieben sich entsprechend

ÜBERSICHT 10.1

Traumatologie der HWS (Checkliste)

Laterale Aufnahme	Sagittale Aufnahme
Projektion korrekt?	Projektion korrekt?
Abbildung der ganzen HWS? C7?	
Fehlhaltung? Skoliose?	Fehlhaltung? Kyphose?
Kraniozervikaler Übergang	Atlantoaxialer Übergang
Relation Klivus–Densspitze	Distanz Dens–Massa lateralis C1
Opisthion–dorsaler Bogen C1	Offset C1–C2?
Überprüfung der Konturlinien	Überprüfung der Konturlinien
Vordere/hintere WK-Fluchtlinie	Laterale Konturlinie
Hintere Gelenkfortsatzkonturlinie	Dornfortsatzlinie
Parallelität der ZW-Gelenke	
(posteriorer Kortex des Gelenkblocks)	
Spinolaminare Linie	
Überprüfung der Distanzen	Überprüfung der Distanzen
Atlantodentale Distanz	Dornfortsatzabstand
Weite der ZW-Räume	
Interlaminare Distanz	
Interspinale Distanz	
Länge der Laminaabschnitte	
Weichteilzeichen	
Prävertebrales Weichteilband	
Retrotracheales Weichteilband	
Prävertebraler Fettstreifen	

dem Treppenphänomen der WK gegeneinander.
- Der normale prävertebrale Weichteilschatten zwischen dem 2. HWK und der Schädelbasis folgt den knöchernen Konturen.

Da auch gravierende HWS-Verletzungen u. U. nur mit einem minimalen Röntgenbefund einhergehen, muß die Analyse der primären Übersichtsaufnahmen mit größter Sorgfalt und nach einem festgelegten Schema erfolgen (vgl. Übersicht 10.1). Nur dann ist gewährleistet, daß Verletzungsfolgen nicht übersehen werden.

Der Nachweis und die korrekte Bewertung von Minimalbefunden ist an eine exakte Aufnahmetechnik gebunden. Fehlerhafte Projektionen müssen in die Befundbewertung einbezogen werden. Da die untere HWS und der zervikothorakale Übergang eine häufige Verletzungslokalisation darstellen, muß auf die vollständige Abbildung der HWS geachtet werden. Die für die Bildanalyse und Diagnostik relevanten Konturlinien und Zielstrukturen sind in Abb. 10.5 dargestellt.

Die markantesten Röntgenzeichen von HWS-Verletzungen sind in Abb. 10.6 und Übersicht 10.2 synoptisch zusammengefaßt. Daraus wird die überragende Bedeutung der Seitaufnahme deutlich.

Bei der Röntgenbildanalyse sind folgende Punkte bzw. Hinweise zu beachten (vgl. Übersicht 10.1):

- Die Klivusspitze (Basion) steht normalerweise über der vorderen Krümmung der Densspitze. Der Hinterrand des Foramen magnum (Opisthion) liegt im Verlauf der spinolaminaren Linie. Allerdings ist die hintere Begrenzung des Foramen magnum im Übersichtsbild oft nicht genau festzulegen.
- Die normale atlantodentale Distanz beträgt beim Erwachsenen 2–2,5 mm, beim Kind bis zu 4,5 mm (Abb. 10.7).

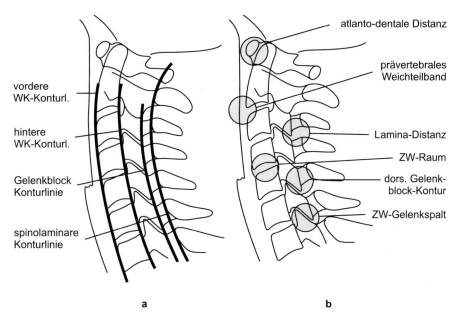

Abb. 10.5 a–d. Relevante Konturlinien und Zielregionen („target areas") für die Bildanalyse beim HWS-Trauma. a Konturlinien und b Target areas auf der Seitaufnahme (s. Fortsetzung)

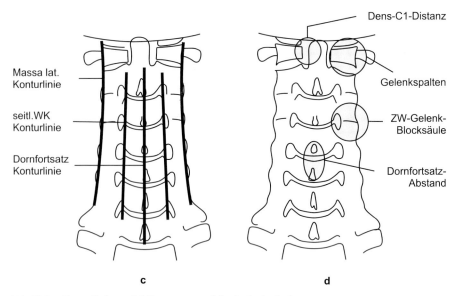

Abb. 10.5. c Konturlinien und d Target areas auf der Sagittalaufnahme

ÜBERSICHT 10.2

Elementare Röntgenzeichen bei HWS-Verletzungen.
(nach Wackenheim et al. 1987)

- Frakturlinie
- WK-Kompression
- Kantenabsprengung
- Spondylolisthese
- Unkovertebraldehiszenz
- Dehiszenz der DF („fanning")
- Zeichen der nackten Gelenkfacette
- Narrenkappenzeichen
  (vgl. Abb. 10.15, S. 123)
- Facettenzeichen-Zeichen
  (Abb. 10.6)
- Kerbenzeichen (Abb. 10.6)

- Bei Flexion und Extension kann es physiologischerweise zu Stufenbildungen in der dorsalen Wirbelkörperfluchtlinie kommen mit einem Offset der dorsalen Wirbelkörperkonturen von bis zu 2 mm.
- Der interlaminare Abstand ist ein empfindlicher Indikator für Verletzungen des hinteren Ligamentkomplexes. Die Beurteilung der interlaminaren Distanz im Seitbild ist verläßlicher als die der interspinalen Distanz, da die Höhe der Laminae konstanter als die der Dornfortsätze ist. Physiologisch sind Abweichungen bis zu 2 mm; im Bewegungssegment C2/3 können sie größer sein.
- Die Weichteilzeichen sind generell nicht sehr verläßlich. Oft fehlt auch bei schwerer Verletzung eine signifikante Verbreiterung des Weichteilschattens. Eine massive Weichteilschwellung sollte deswegen sogar eher an eine andere Ursache denken lassen, z. B. an einen Abszeß oder eine arterielle Blutung. Der prävertebrale Weichteilschatten in Höhe der Unterkante des 2. HWK sollte 7 mm, der retrotracheale Weichteilraum in Höhe des 6. HWK 22 mm beim Erwachsenen und 14 mm beim Kind nicht überschreiten.

Die Hauptaufgaben der Röntgendiagnostik bei Wirbelsäulenverletzungen sind:

- der Nachweis oder Ausschluß einer Fraktur, einer Luxation oder einer Verletzung des diskoligamentären Komplexes,

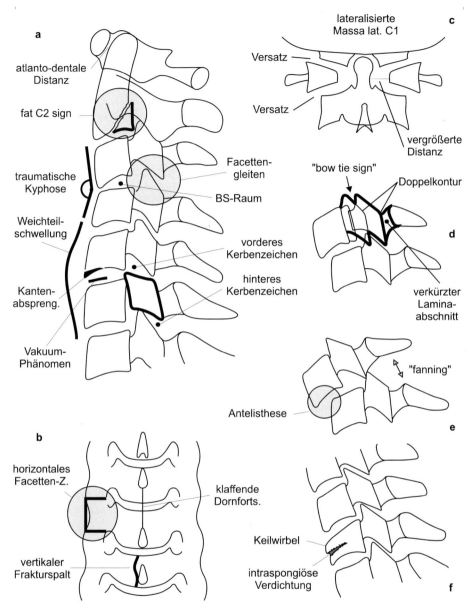

Abb. 10.6. Synopsis der Röntgenbefunde bei HWS-Verletzungen: **a** Die normale atlantodentale Distanz beträgt beim Erwachsenen 2–2,5 mm, beim Kind bis zu 4,5 mm; „Fat C2 sign" bei Axisfraktur (vgl. S. 119); vorderes und hinteres Kerbenzeichen bei klaffenden ZWG-Spalt; Die Weichteilzeichen sind (abgesehen von der MRT-Diagnostik) nicht sehr verläßlich. Oft fehlt auch bei schwerer Verletzung eine signifikante Verbreiterung des Weichteilschattens. **b** Horizontales Facettenzeichen bei Extensionstrauma und Gelenkblockfraktur (vgl. S. 126). **c** Atlantoaxialer Offset bei Atlasringfraktur (vgl. S. 116f). **d** „Bow tie sign" bei unilateraler Gelenkluxation (vgl. S. 121ff). **e** „Fanning" bei bilateraler Gelenkluxation; der interlaminare Abstand ist ein empfindlicher Parameter für Verletzungen des hinteren Ligamentkomplexes und verläßlicher als die interspinale Distanz. **f** Keilwirbelbildung mit intraspongiöser Verdichtung bei Flexionstrauma (vgl. S. 120ff)

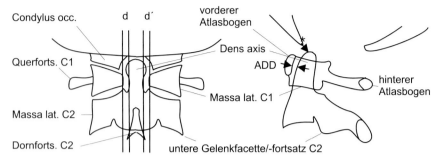

Abb. 10.7. Röntgenanatomie und Röntgenometrie der oberen HWS. Die normale atlantodentale Distanz beträgt beim Erwachsenen 2–2,5 mm, beim Kind bis zu 4,5 mm. Der Abstand des Dens zur Massa lateralis des Axis ist bei exakter sagittaler Projektion seitengleich; der Dens ist mittelständig. Die lateralen Gelenkflächenbegrenzungen von Atlas und Axis stehen exakt und ohne Versetzung übereinander

- die Beurteilung der Stabilität,
- die Abklärung von neurologischen Störungen,
- die Unterstützung der Operationsplanung.

Eine WS-Verletzung ist als instabil zu betrachten, wenn bei Bewegung eine Schädigung der benachbarten neurovaskulären Strukturen zu befürchten ist. Die Instabilität kann ossär, ligamentär oder osteoligamentär bedingt sein. Instabilitäten bei knöchernen WS-Verletzungen sind meist temporär, heilen unter konservativer Therapie aus und sind prognostisch günstig. Diskoligamentäre Instabilitäten hingegen bedingen bei inadäquater Behandlung oft eine permanente Instabilität mit chronischem Schmerzsyndrom, progredienter Fehlstellung und der Gefahr eines neurologischen Spätschadens.

Allgemeine Kriterien der Instabilität sind:

- ausgeprägte Dislokation (WK-Verschiebung um mehr als 25%),
- Wirbelkörperberstung mit Verbreiterung des Wirbelkörpers,
- Wirbelkörperkompression mit einer Höhenminderung über 50%,
- vergrößerter Bogenwurzelabstand,
- vergrößerter Dornfortsatzabstand,
- Fraktur der Wirbelkörperrückfläche und der Bogenteile,
- neurologische Komplikation.

ÜBERSICHT 10.3

Instabilitätszeichen bei HWS-Verletzungen

- WK-Kompression >50%
- Angulation im Bewegungssegment >11°
- Antelisthese >3,5/2 mm (oberhalb/unterhalb C4)
- Retrolisthese
- Dehiszenz der DF („fanning")
- Zeichen der nackten Gelenkfacette (Abgleiten der Gelenkflächen >50%)
- Erweiterung des ZWR
- Erweiterung des ZW-Gelenkspalts

Speziell auf die HWS bezogene Instabilitätskriterien finden sich in Übersicht 10.3.

Beachte: Eine normal erscheinende HWS muß nicht stabil sein (vgl. Übersicht 10.4).

10.1.4
Klassifikation der Verletzungen

Derzeit existiert keine einheitliche Klassifizierung der HWS-Verletzungen. Zwar

> **ÜBERSICHT 10.4**
>
> *„Okkulte" kraniozervikale Verletzungen*
>
> Bei fehlender Dislokation können folgende Verletzungen erfahrungsgemäß leicht übersehen werden:
>
> - Atlantookzipitale Luxation
> - Jefferson-Fraktur
> - Densfraktur
> - Traumatische Spondylolisthese
>
> In diesen Fällen kann die prävertebrale Weichteilschwellung Leitsymptom sein!

haben Aebi u. Nazarian (1987) eine Klassifikation der HWS-Verletzungen in Anlehnung an die AO vorgeschlagen, sie hat jedoch keine Verbreitung gefunden. Aufgrund der regionalen Unterschiede bezüglich Anatomie und Verletzungstyp ist neben der topographischen Gliederung eine Einteilung in Flexions-, Extensions- und Rotationstraumen am gebräuchlichsten. Dieser Einteilung wird im folgenden auch bei der Besprechung der einzelnen Verletzungsmuster Rechnung getragen.

Nach dem Unfallhergang sind Flexionstraumen am häufigsten (ca. 60%), gefolgt von Extensionstraumen (ca. 30%) und Flexions-Rotations-Traumen (ca. 10%). Rein axiale Gewalteinwirkungen und laterale Flexionstraumen sind ausgesprochen selten.

- *Flexionstraumen* führen zu Densfrakturen, WK-Kompressions- oder Berstungsfrakturen, Tear-drop-Frakturen, anterioren Luxationen und Subluxationen sowie Dornfortsatzfrakturen.
- *Extensionstraumen* verursachen Wirbelbogenfrakturen, Tear-drop- und Abrißfrakturen an der vorderen unteren Wirbelkörperkante und Subluxationen bei normalem oder vermindertem Dornfortsatzabstand.
- *Flexions-Rotations-Traumen* führen zu einseitigen Gelenkluxationen, laterale Beugungstraumen zu isolierten Frakturen der Massa lateralis oder des Proc. uncinatus mit oder ohne begleitende laterale Wirbelkörperkompression.

Leitbefunde eines Flexionstraumas sind eine WK-Kompressions- oder Berstungsfraktur, Tear-drop-Fragmente, eine Antelisthese, ein vergrößerter Dornfortsatzabstand, eine unterbrochene hintere WK-Fluchtlinie, Facettendislokationen und ein verschmälerter Bandscheibenraum oberhalb des betroffenen Wirbelkörpers.

Kennzeichen eines Extensionstraumas sind ein verbreiterter Zwischenwirbelraum, ein trianguläres Abrißfragment, eine Retrolisthese, eine Fraktur des Wirbelbogens und eine Antelisthese mit normaler interspinaler Distanz und normaler spinolaminarer Linie.

10.2
Verletzungen der oberen HWS
(Übersicht 10.5)

10.2.1
Atlantookzipitale Dislokation

Atlantookzipitale Dislokationen sind seltene Verletzungen, die in der Mehrzahl der Fälle tödlich ausgehen. Sie setzen ein schweres Trauma voraus, das zur Zerreißung der sehr festen antlantookzipitalen Ligamente führt.

■ **Röntgendiagnostik**

Komplette Dissoziationen sind aufgrund der Dislokation leicht zu erkennen, inkomplette schwieriger. Hilfreich sind hier die Methoden nach Powers und Lee (Abb. 10.8). Der Schädel ist gegenüber der HWS meist nach ventral disloziert.

ÜBERSICHT 10.5

Verletzungen der oberen HWS (C0–C2)

- Atlantookzipitale Dislokation
- Atlantoaxiale Dislokation
- Atlantoaxiale Rotationssubluxation
- Atlasfrakturen
- Dorsale Atlasbogenfraktur
- Abrißfraktur am vorderen Atlasbogen
- Jefferson-Fraktur
- Densfrakturen
- Axisfrakturen

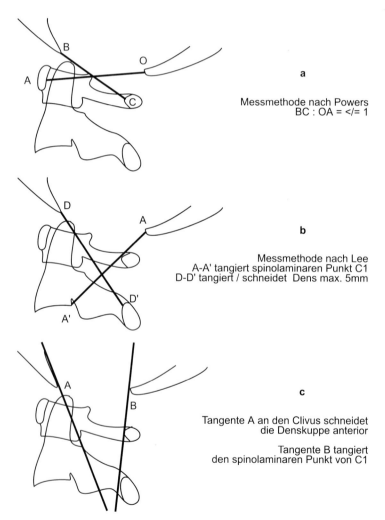

a

Meßmethode nach Powers
BC : OA = </= 1

b

Meßmethode nach Lee
A-A' tangiert spinolaminaren Punkt C1
D-D' tangiert / schneidet Dens max. 5mm

c

Tangente A an den Clivus schneidet
die Denskuppe anterior

Tangente B tangiert
den spinolaminaren Punkt von C1

Abb. 10.8 a–c. Meßmethoden und Hilfslinien zur Beurteilung der kraniozervikalen Relation und zum Nachweis einer atlantookzipitalen Dislokation. **a** Meßmethode nach Powers, **b** Meßmethode nach Lee, **c** Hilfslinien zur Abschätzung der kraniozervikalen Relation (abgebildet sind die normalen Verhältnisse)

10.2.2
Atlantoaxiale Dislokation

Die atlantoaxiale Dislokation ohne gleichzeitige Densfraktur durch eine Ruptur des Lig. transversum, u. U. auch der Ligg. alaria, ist sehr selten.

- Röntgendiagnostik

Die Dislokation des Atlas erfolgt nach ventral. Sie ist bei gleichzeitiger Ruptur der Ligg. alaria ausgeprägter als bei alleiniger Ruptur des Lig. transversum.

10.2.3
Atlantoaxiale Rotationsdislokation

Die Diagnose basiert auf dem klinischen Bild des akuten traumatischen Schiefhalses (der Kopf ist zur Seite geneigt und zur Gegenschulter gedreht; die gestreckte Seite ist schmerzhaft). Frakturen können nicht nachgewiesen werden. In der Regel kommt es zu einer spontanen Rückbildung der Fehlhaltung binnen weniger Tage.

- Lokalisation

C2/3 > C1/2.

- Röntgendiagnostik

Wegen der extremen Fehlhaltung können kaum exakt projizierte Aufnahmen angefertigt werden. Für die Seitprojektion empfehlen sich 2 Aufnahmen mit schädel- bzw. schulterparalleler Einstellung. Im Sagittalbild sind Offset-Phänomene die Regel. Liegt die Blockierung zwischen C1 und C2, so kann aus der Densstellung die Blockierung und deren Richtung festgestellt werden (Abb. 10.9). Im Computertomogramm zeigt sich bei Kopfdrehung nach beiden Seiten die Blockade des Atlantoaxialgelenks durch eine Mitbewegung des Axis mit dem Atlas (Abb. 10.9).

10.2.4
Atlasfrakturen

Frakturen des hinteren Atlasbogens

Es sind typische Extensionsverletzungen. Sie sind stabil und bedürfen keiner besonderen Therapie (Schanz-Krawatte).

- Röntgendiagnostik

Bei fehlender Fragmentdislokation und engem Frakturspalt kann der Verletzungsnachweis auf den Standardaufnahmen schwierig sein. Diagnoseverfahren der Wahl ist die Computertomographie, die durch die axiale Schnittführung eine übersichtliche Darstellung des gesamten Atlasringes erlaubt und darin der konventionellen Tomographie überlegen ist.

> **Beachte:** Durch die ausgedehnten ligamentären Verbindungen sind Fragmentdislokationen selten und in ihrem Ausmaß gering.

Abrißfrakturen des vorderen Atlasbogens

Sie sind selten. Es handelt sich i. d. R. um stabile Transversalfrakturen durch den vorderen Ring infolge Extensionstraumen.

- Röntgendiagnostik

Die laterale HWS-Aufnahme zeigt meist eine Querfraktur durch die Mitte oder die untere Hälfte des vorderen Atlasbogens mit begleitender Weichteilschwellung. Bei zweifelhaftem Befund gelingt der Frakturnachweis am besten mit der konventionellen Tomographie. Im Computertomogramm kann der Befund wegen des schichtparallelen Frakturverlaufs übersehen werden.

- Täuschungsmöglichkeiten

Differentialdiagnostisch muß die Fraktur von persistierenden Knochenkernen (Ossikeln) abgegrenzt werden, die abge-

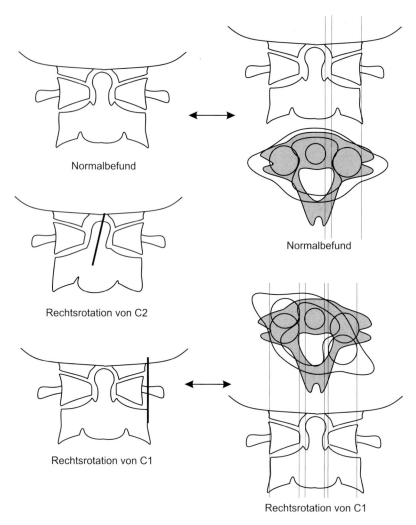

Abb. 10.9. Atlantoaxiale Rotationsdislokation (Rotationsblockierung). Auf der transoralen Densaufnahme kann aus der Stellung und Richtung des Dens sowie der Massae laterales des Atlas die Rotationsrichtung und die Lokalisation des blockierten Segments festgestellt werden

rundet sind und eine durchgehende Kortikalis aufweisen.

Kombinierte Atlasbogenfrakturen (Jefferson-Frakturen)

- **Verletzungsmechanismus**
  Vertikales Kompressionstrauma.

- **Röntgendiagnostik** (Abb. 10.10)
  Auf der Seitaufnahme ist u. U. nur eine vordere Weichteilschwellung zu sehen. Diagnostisch ist die Sagittalaufnahme mit der Dislokation der Massae laterales des Atlas, wodurch es zu einem Offset-Phänomen an den lateralen atlantoaxialen Gelenken kommt. Die Dislokation der Massae laterales ist gleichbedeutend mit einer Instabilität. Bei einer lateralen atlantodentalen Di-

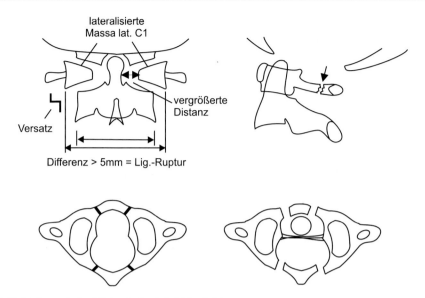

Abb. 10.10. Synopsis der Röntgenbefunde bei Atlasfrakturen

stanz von 3–5 mm muß von einer partiellen, bei einer Distanz vom >5 mm mit einer kompletten Ruptur des Lig. transversum ausgegangen werden.

Begleitende Vertikalfrakturen durch die Massa lateralis kommen vor. Dabei ist die Position des medialen Fragmentanteils für die Beurteilung der Stabilität (Lig. transversum) ausschlaggebend. Die beste Beurteilung des Verletzungsausmaßes ist mit der Computertomographie möglich.

> **Beachte:** Offset-Phänomene können auch durch Projektionsfehler oder durch Vergrößerungseffekte bei anterior disloziertem Atlas (z.B. im Rahmen von Densfrakturen) vorgetäuscht werden.

10.2.5
Densfrakturen

■ **Verletzungsmechanismus**

Densfrakturen werden sowohl durch Flexions- wie Extensionstraumen hervorgerufen.

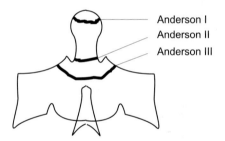

Abb. 10.11. Klassifikation der Densfrakturen nach Anderson

■ **Klassifikation**

Die Densfrakturen werden üblicherweise in hohe (Isthmusfrakturen) und tiefe Frakturen (Basisfrakturen) eingeteilt, die dem Typ II bzw. Typ III nach der Anderson-Klassifikation entsprechen (Abb. 10.11). Der Typ I nach Anderson, die Abrißfraktur der Densspitze, ist extrem selten; ihre Existenz wird von manchen Autoren bestritten oder als Variante der traumatischen atlantoaxialen Dislokation angesehen.

■ **Röntgendiagnostik**

Der Nachweis der Densfrakturen ist bei deutlicher Dislokation leicht, bei geringer oder fehlender Dislokation schwierig. Bei zweifelhaftem Befund ist die Tomographie erforderlich, wobei früher die konventionelle Verwischungstomographie der Computertomographie vorzuziehen war, da die Fraktur in der Transversalebene verläuft und damit für die Computertomographie schichtparallel gelegen ist. Im Computertomogramm können deswegen Horizontalfrakturen des Dens ebenso übersehen wie vorgetäuscht (durch bewegungsbedingte Versetzung benachbarter Schichten) werden. Diese Limitation der Computertomographie ist heute durch die Technik der Spiral-Computertomographie überwunden.

Die Fragmentposition und der Frakturverlauf können in typischen Fällen auf den Frakturmechanismus (Flexion oder Extension) hinweisen.

■ **Täuschungsmöglichkeiten**

Schwieriger als an allen anderen HWS-Abschnitten kann die Abgrenzung gegenüber Pseudofrakturen sein, da Varianten, Malformationen, Überlagerungsphänomene oder auch posttraumatische Residuen (Denspseudarthrose) häufig sind.

> **Beachte:** Densfrakturen sind immer instabil. Bei konservativer Therapie ist in etwa einem Drittel der Fälle mit instabiler pseudarthrotischer Ausheilung zu rechnen. Dies trifft insbesondere für die hohen, durch den Isthmusbereich verlaufenden Densfrakturen zu. Wegen der anatomisch vorgegebenen kleinen Knochenkontaktfläche mit hohem Kompakta- und geringem Spongiosaanteil ist die Heilungstendenz schlecht und die Neigung zur Pseudarthrosenbildung hoch. Die primäre operative Versorgung (Kompressionsschrauben-Osteosynthese) ist deswegen zu erwägen. Günstiger heilen die tiefen Basisfrakturen, die in den Axiskörper hereinreichen und somit eigentlich Frakturen des Axiskörpers sind. Hier sind der Flächenkontakt und der spongiöse Knochenanteil groß.

10.2.6
Axisfrakturen

Synonyme: „Hangman's fracture", traumatische Spondylolisthese, Isthmusfraktur.

■ **Verletzungsmechanismus**

Axisbogenfrakturen sind Folge von Hyperextensionstraumen. Typische Frakturlokalisation ist der Isthmusbereich des Wirbelbogens, weswegen diese Fraktur auch als traumatische Spondylolisthese bezeichnet wird.

■ **Klassifikation**

Nach der Beteiligung des diskoligamentären Komplexes C2/3 (häufig) werden 3 Schweregrade (Effendi I–III) unterschieden:

1. Bogenfrakturen ohne BS-Beteiligung,
2. Bogenfrakturen mit Beteiligung des Discus intervertebralis C2/3,
3. Verletzungen mit Flexionsdislokation von C2 und Luxation in den Zwischenwirbelgelenken C2/3 (Abb. 10.12).

■ **Röntgendiagnostik** (Abb. 10.12)

Die Bruchebene verläuft schräg von ventrokaudal nach dorsokranial und kann bis in die hinteren unteren Wirbelkörperabschnitte hineinreichen. Bei fehlender Dislokation und bei asymmetrischem Frakturverlauf durch die Bogenhälften können die Frakturen auf den Übersichtsaufnahmen leicht übersehen werden. Abrißfragmente an der vorderen unteren Kante von C2 oder der oberen vorderen Kante von C3 können auf die Verletzung hindeuten (diese Fragmente zeigen die Rißstelle des vorderen Längsbandes durch das Extensionstrauma an).

Abb. 10.12a–c. Klassifikation der Axisfrakturen nach Effendi. Die Einteilung erfolgt nach dem Grad der Dislokation bzw. Angulation des Axiskörpers in Relation zum Wirbelbogen und zu C3. **a** Typ I: Fraktur des Bogens im Isthmusbereich ohne Angulation und fehlende oder nur geringe Dislokation von C2 gegenüber C3 (<3 mm); die Bandscheibe ist intakt. **b** Typ II: Fraktur mit mäßiger Dislokation (>3 mm) und Angulation (>10°). **c** Typ III: Instabile Luxationsfraktur durch Beteiligung des diskoligamentären Komplexes, der dorsalen Bandstrukturen und der Wirbelbogengelenke. Starke Dislokation in Flexion, ausgeprägte Antelisthese und Luxationsfehlstellung der Intervertebralgelenke C2/3

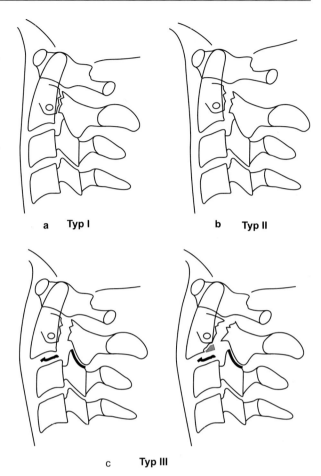

Dasselbe gilt für eine Dislokation des 2. HWK nach ventral gegenüber dem 3. HWK. Diese Antelisthese oder eine kyphotische Angulation im Bewegungssegment C2/3 können ein Flexionstrauma vortäuschen; sie sind aber lediglich Ausdruck der Instabilität infolge der Zerreißung der diskoligamentären Verbindung. Verbleibt beim Abrutschen des 2. HWK ein hinteres WK-Fragment am Bogen und damit an typischer Stelle, so resultiert eine scheinbare Verlängerung der Grundplatte des 2. HWK gegenüber der Deckplatte des 3. HWK, was als sog. „fat C2 sign" bezeichnet wird (vgl. Abb. 10.6). In allen Fällen ist der Frakturnachweis im Computertomogramm leicht zu führen.

> **Beachte:** Die Frakturen sind durch die Beteiligung des diskoligamentären Komplexes häufig instabil, heilen aber in der Regel knöchern fest aus, so daß keine Spätinstabilität resultiert.

10.2.7 C2/C3-Dislokation

■ **Verletzungsmechanismus**

C2/C3-Dislokationen treten im Rahmen von Extensions- und Flexionstraumen auf. Sie sind Ausdruck der Instabilität durch die Zerreißung des jeweils betroffenen Bandapparats mit oder ohne begleitende Fraktur.

■ **Röntgendiagnostik**

Interpretationsschwierigkeiten bestehen praktisch nur bei der Abgrenzung gegen das physiologische Treppenphänomen bei Kindern, das Ausdruck des Bewegungsmaximums in dem Segment C2/3 (und C3/4) ist und das eine Luxation oder Luxationsfraktur vortäuschen kann. Beim physiologischen Treppenphänomen bleibt der dorsale Axisbogenschlußpunkt (spinolaminarer Punkt) im Verlauf oder maximal 2 mm dorsal der spinolaminaren Linie (Verbindungslinie zwischen den spinolaminaren Punkten von C1 und C3), bei echter Luxation überschreitet er diese nach vorn, und bei einer Bogenfraktur bleibt er deutlich hinter dieser Linie (vgl. Abb. 10.4). Abweichungen von dieser Regel sind selten.

10.3
Verletzungen der mittleren und unteren HWS (Übersicht 10.6)

10.3.1
Flexionstraumen

Flexionstraumen führen zur Ruptur des hinteren Ligamentkomplexes, d. h. der supra- und interspinalen Ligamente, des hinteren Längsbandes, der Wirbelbogengelenkkapseln, der Ligg. flava und evtl. auch der hinteren Anteile des Anulus fibrosus.

Radiologische Leitsymptome des Flexionstraumas sind eine WK-Kompression oder Berstung, Tear-drop-Fragmente, eine Antelisthese, ein vergrößerter DF-Abstand, eine unterbrochene hintere WK-Fluchtlinie, Facettendislokationen und ein verschmälerter Bandscheibenraum oberhalb des traumatisierten WK (vgl. Abb. 10.6).

Typische Flexionstraumen mit Ruptur des hinteren Ligamentkomplexes sind:

- Flexionsdistorsion („anterior subluxation"),
- WK-Flexionsfraktur (Keilwirbel),
- uni- oder bilaterale Gelenkluxation,

ÜBERSICHT 10.6

Verletzungen der mittleren und unteren HWS (C3–C7)

- Flexionstraumen
  - Flexionsdistorsion („anterior subluxation")
  - WK-Flexionsfraktur (Keilwirbel)
  - Uni- oder bilaterale Gelenkluxation
  - Flexions-Luxations-Fraktur („flexion tear drop fracture")
  - Dornfortsatzabrißfraktur (keine Zerreißung des Ligamentkomplexes)
- Extensionstraumen
  - Extensionsdistorsion (-dislokation)
  - Fraktur der Massa lateralis („pillar fracture")
  - Extensions-tear-drop-Fraktur
  - Extensionsluxationsfraktur
  - Lamina-(Wirbelbogen-)Fraktur
- Vertikale Kompressionstraumen
  - WK-Berstungsfraktur

- Flexions-Luxations-Fraktur („flexion tear drop fracture"),
- Dornfortsatzabrißfraktur (keine Zerreißung des Ligamentkomplexes).

Flexionsdistorsion oder anteriore Subluxation

Die Flexionsdistorsion oder anteriore Subluxation ohne Fraktur wird in ihrem Verletzungsausmaß häufig falsch eingeschätzt. Durch die Zerreißung des hinteren Ligamentkomplexes kommt es bei nicht adäquater Behandlung in 20–50 % der Fälle zu einer Spätinstabilität mit allen ihren Folgen. Klinische Leitsymptome sind starke Schmerzen mit Einschränkung von Flexion und Extension sowie ein lokalisierter Druckschmerz über dem betroffenen Interspinalraum.

- **Röntgendiagnostik**

Die radiologische Diagnose ist wegen der oft geringen, bei Haltungs- oder Lagerungsfehlern auch schwer zu interpretierenden Befunde schwierig. Sichere Zeichen sind eine segmentale Hyperkyphose (abrupte Unterbrechung der zervikalen Lordose), ein vergrößerter interlaminärer (interspinaler) Abstand („fanning"), ein leichtes dorsales Klaffen der betroffenen ZW-Gelenkspalten, eine Verschmälerung des ZW-Raums ventral und ein leichtes Klaffen dorsal (Abb. 10.13). Hinzu kann eine minimale anteriore Dislokation des Wirbelkörpers kommen, die allenfalls 1–3 mm ausmacht und bei ungünstiger Patientenpositionierung von physiologischen Phänomenen kaum zu differenzieren ist.

Alle Befunde verstärken sich bei Flexion und verlieren sich bei Extension. Aus diesem Grund können sie bei Aufnahmen am liegenden Patienten mit angestellter Kassette fehlen. Bei entsprechendem Verdacht empfehlen sich deswegen Kontrollen in aufrechter Position; die Gewichtsbelastung der HWS durch den Schädel macht dann die genannten Befunde deutlich.

WK-Flexions-(Impressions-)Fraktur

- **Verletzungsmechanismus**

Bei der einfachen Kompressionsfraktur ist die Krafteinwirkung unter der Flexion größer als bei der anterioren Dislokation. Der dorsale Bandapparat bleibt häufig intakt; diese Frakturen sind deswegen als stabil anzusehen.

- **Röntgendiagnostik**

Da der Drehpunkt in Höhe der WK-Vorderkante liegt, kommt es zur anterioren Kompression und damit zur typischen Keilwirbelbildung (Flexionsfraktur, Abb. 10.14).

> **Beachte:** Finden sich neben der Keilwirbelbildung Zeichen einer Verletzung des posterioren Ligamentkomplexes („fanning"), so ist von einer Instabilität auszugehen.

Uni-/bilaterale Gelenkluxationen

- **Verletzungsmechanismus**

Ein reiner Flexionsmechanismus kann eine bilaterale ZW-Gelenkluxation, eine Hyperflexion mit begleitender Rotationskomponente eine unilaterale ZW-Gelenkluxation verursachen. Es handelt sich bei diesen Verletzungen um primäre Weichteil-

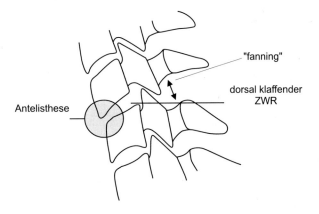

Abb. 10.13. Typische Röntgenbefunde bei Hyperflexionsdistorsion

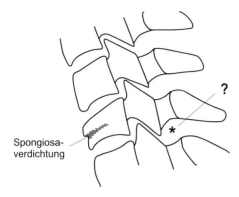

Abb. 10.14. Flexions-Impressions-Fraktur. Anteriore Kompression mit typischer Keilwirbelbildung und Spongiosaverdichtung. (* Bei vergrößerter interlaminärer Distanz ist eine Beteiligung des hinteren Ligamentkomplexes und damit eine Instabilität anzunehmen.)

verletzungen (Verletzungen des diskoligamentären Komplexes).

Bei der bilateralen ZW-Gelenkluxation sind der hintere Ligamentkomplex, die BS und das vordere Längsband betroffen; die Verletzung ist deswegen immer instabil, auch bei sog. Verhakung der Gelenkfortsätze.

Die unilaterale Gelenkluxation geht mit einer kompletten oder partiellen Ruptur des hinteren Ligamentkomplexes und des Anulus fibrosus einher. Begleitende Frakturen der Gelenkfortsätze sind häufig. Die einseitige Verhakung bei intaktem vorderen Längsband bedingt eine gewisse Stabilität.

■ Röntgendiagnostik

Die einseitige und die inkomplette doppelseitige ZW-Gelenkluxation sind im Seitbild durch eine Ventraldislokation des oberen WK um weniger als 50 % gegenüber dem unteren gekennzeichnet. Bei kompletter bilateraler Luxation besteht eine Verschiebung um 50 % oder mehr (Abb. 10.15, 10.16).

Bei reiner Luxation ohne begleitende Bogenfraktur sind alle Konturlinien versetzt, eine anguläre Kyphose und ein ver-

größerter interlaminärer bzw. interspinaler Abstand („fanning") sind obligat. Bei bilateraler Luxation überlagern sich die korrespondierenden Gelenkfortsätze beider Seiten, bei einseitiger Luxation sind die Gelenkfortsatzblöcke entweder nur ober- oder unterhalb des luxierten Segmentes deckungsgleich. Das Sagittalbild zeigt den vergrößerten DF-Abstand, bei unilateraler Luxation zusätzlich die Versetzung in der DF-Linie.

Schrägaufnahmen sind obligat, da sie genaue Auskunft über Art (uni-/bilateral) und Ausmaß der Luxation (reitender oder überreitender Gelenkfortsatz) geben.

Begleitende Gelenkfortsatzfrakturen sind häufig, allerdings auf den Übersichtsaufnahmen oft nicht hinreichend sicher zu diagnostizieren und zu beurteilen. Schichtaufnahmen in lateraler Projektion oder sekundär reformatierte computertomographische Schnittbilder geben hierüber genauer Auskunft.

Flexionsluxationsfraktur („flexion tear drop fracture")

■ Klinik

Die Flexions-tear-drop-Fraktur als Folge eines schweren Flexionstraumas ist gekennzeichnet durch eine akute Vorderstrangsymptomatik, durch eine Instabilität infolge Ruptur des vorderen und hinteren Längsbandes einschließlich der BS und einen typischen Röntgenbefund.

■ Röntgendiagnostik

Der typische Röntgenbefund im Seitbild ist das sog. Tear-drop-Fragment, ein trianguläres Fragment aus der vorderen unteren Kante des WK (Abb. 10.16). Die Ruptur des hinteren Ligamentkomplexes führt nahezu regelmäßig zu einer vergrößerten interlaminären und interspinalen Distanz, was als „fanning" bezeichnet wird.

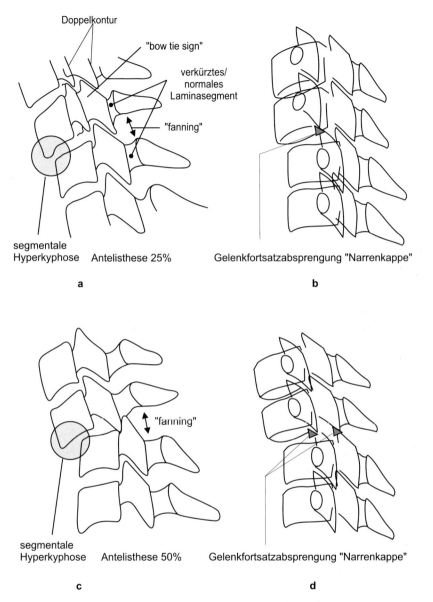

Abb. 10.15 a–d. Röntgensymptomatologie der HWS-Luxationen. **a, b** Unilaterale HWS-Luxation in Lateral- und Schrägprojektion. **c, d** Bilaterale HWS-Luxation in Lateral- und Schrägprojektion

Abb. 10.16. Typische Röntgenbefunde der Flexions-Luxations-Fraktur (Flexions-tear-drop-Fraktur)

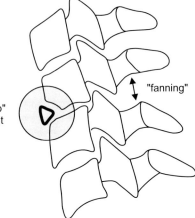

Dornfortsatzfrakturen

■ **Lokalisation**

Abrißfrakturen der Dornfortsätze betreffen in erster Linie den 6. und 7. HW oder den 1. BW.

■ **Röntgendiagnostik**

Die Frakturen verlaufen meist schräg durch den basisnahen Teil des DF, annähernd senkrecht zum Faserverlauf der Ligg. interspinalia.

10.3.2
Extensionstraumen

Extensionsverletzungen der HWS führen zu Zerreißungen des vorderen Längsbandes mit BS-Ruptur oder Abrißfraktur an der Grundplatte des betroffenen Bewegungssegments und im weiteren zur Fraktur der laminären Bogenabschnitte.

Kennzeichen eines Extensionstraumas sind ein verbreiterter Zwischenwirbelraum, ein trianguläres Abrißfragment, eine Retrolisthese, eine Fraktur des Wirbelbogens und eine Antelisthese mit normaler interspinaler Distanz und normaler spinolaminarer Linie.

Typische Extensionsverletzungen der HWS sind die

- vordere/hintere Atlasbogenfraktur, s. 10.2.4 (S. 115 ff);
- Axisbogenfraktur („hangman's fracture"), s. 10.2.6 (S. 118 f);
- Extensionsdistorsion (-dislokation);
- Fraktur der Massa lateralis („pillar fracture");
- Extensions-tear-drop-Fraktur;
- Extensionsluxationsfraktur;
- Lamina-(Wirbelbogen-)Fraktur.

Extensionsdistorsion (-dislokation)

Bei Extensionsmechanismen kommt es zur Ruptur des vorderen Längsbandes und der BS (Horizontalriß) oder anstelle der BS-Ruptur zu einer Abrißfraktur an der benachbarten Wirbelkörpergrundplatte. Das hintere Längsband kann im betroffenen Bewegungssegment von der Wirbelkörperrückfläche abgelöst sein. Häufige Begleitverletzungen sind Läsionen des Zervikalmarks, häufige Kombinationsverletzungen Mittelgesichtsfrakturen.

■ **Röntgendiagnostik**

Die HWS erscheint im Röntgenbild auf den ersten Blick oft unauffällig (Querschnittpatient mit „normaler" HWS). Eine auffällige Dislokation (Kontur-/Fluchtlinienversetzung) fehlt. Nahezu konstanter

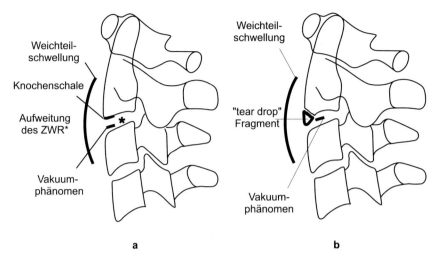

Abb. 10.17. Typische Röntgenbefunde der Hyperextensionsdistorsion (a) und Extensions-tear-drop-Fraktur (b)

Befund ist eine oft prävertebrale Weichteilschwellung.

Zeichen der BS-Verletzung sind im Nativbild selten und diskret: Eine Aufweitung des ZWR oder ein traumatisches Vakuumphänomen finden sich in jeweils 15 %, schalenartige Knochenabrisse vorn aus der Grundplatte des darüber gelegenen WK in 60 % der Fälle (Abb. 10.17). Im Gegensatz zu den Flexions-tear-drop-Frakturen ist das ausgerissene Knochenfragment flach, im horizontalen Durchmesser größer als im vertikalen.

Extensions-tear-drop-Frakturen

Sie sind ebenso wie die Extensionsdislokationen in Extension instabil, da der Halt durch das vordere Längsband fehlt, der hintere Ligamentkomplex hingegen intakt bleibt.

■ **Röntgendiagnostik**

Kennzeichnend ist ein trianguläres Fragment aus der vorderen unteren Ecke eines WK, das der Insertionsstelle des vorderen Längsbandes entspricht (Abb. 10.17). Am häufigsten findet man Extensions-tear-drop-Frakturen am 2. HWK und bei älteren Patienten mit einer Osteoprose.

Extensionsluxationsfrakturen

Es sind instabile Frakturen. Die Kenntnis dieses Frakturtyps ist wichtig, da er durch die vordere WK-Dislokation leicht mit einer Flexionsverletzung verwechselt werden kann und da eine Extension und Traktion nicht durchgeführt werden dürfen.

■ **Röntgendiagnostik**

Im Seitbild ist die WK-Versetzung am markantesten. Es findet sich eine Ventraldislokation des oberen WK um 3–6 mm, die größer ist als bei der anterioren Subluxation (Flexion), aber kleiner als bei der uni- oder bilateralen Facettendislokation (Abb. 10.18). Die WK-Verlagerung nach vorn täuscht ein Flexionstrauma vor.

Diagnostisch führend sind Frakturen der hinteren Wirbelabschnitte (Gelenkblock-, Laminafrakturen). Die Beteiligung des ZW-Gelenkblocks gibt sich in einer fehlenden Darstellung der Gelenkfacetten/Gelenkspalten oder einer horizontalen Orientierung zu erkennen.

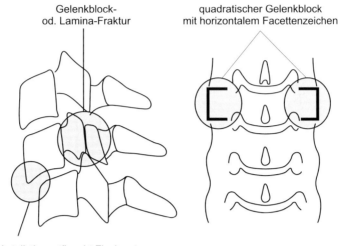

Abb. 10.18 a, b. Typische Röntgenbefunde der Hyperextensionsluxationsfraktur **a** Die Antelisthese täuscht ein Flexionstrauma vor; die Kombination mit einer Fraktur der hinteren Wirbelabschnitte (Gelenkblock- oder Laminafraktur) ist aber immer gleichbedeutend mit einer Extensionsfraktur. **b** Auf der a.-p.-Aufnahme gibt sich die Verletzung u. U. nur an einer quadratischen Gelenkblockkonfiguration bzw. einen horizontalen Facettenzeichen im betroffenen Segment zu erkennen

Im Sagittalbild ist die laterale Konturierung/Undulierung der Gelenkfortsatzsäule unterbrochen; der oder die Zwischenwirbelgelenkspalten des betroffenen Bewegungssegments werden durch die Rotation der Gelenkblockfragmente u. U. einsehbar, was normalerweise nicht der Fall ist (vgl. Abb. 10.19).

> **! Beachte:** Anteriore Dislokation plus Gelenkfortsatzfraktur sind gleichbedeutend mit einem instabilen Hyperextensionstrauma!

Fraktur der Massa lateralis („pillar fracture")

- **Verletzungsmechanismus**

Extension und Rotation können zu Gelenkblockfrakturen führen. Die maximale Gewalteinwirkung trifft bei diesem Mechanismus auf die Massa lateralis einer Seite. Es kommt dabei zu einer gewöhnlich vertikal oder schräg vertikal verlaufenden Fraktur durch einen Gelenkblock.

- **Röntgendiagnostik** (Abb. 10.19)

Die Fraktur ist leicht zu übersehen. Im Seitbild findet sich u. U. eine Frakturlinie im Gelenkblock oder eine Unterbrechung in der Gelenkfläche. An der dorsalen Gelenkblockkonturlinie kommt es im betroffenen Segment zu einer Doppelkontur, die durch die hintere Kortikalis des dislozierten Fragments hervorgerufen wird („double outline sign").

Im Sagittalbild ist die Konturlinie der Massa lateralis gestört. Bei Rotation des herausgebrochenen Gelenkmassivs stellt sich dieses quadratisch dar, und im betroffenen Segment ist der ZW-Gelenkspalt einsehbar, was normalerweise nicht der Fall ist („horizontal facet sign"). Die beste Darstellung der Verletzung gelingt mit der Pillarview-Aufnahme.

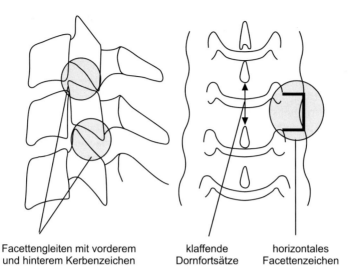

Facettengleiten mit vorderem und hinterem Kerbenzeichen klaffende Dornfortsätze horizontales Facettenzeichen

Abb. 10.19. Typische Röntgenbefunde bei Gelenkfortsatzfrakturen

Laminafrakturen

Sie verlaufen durch den dorsalen, hinter der Pars interarticularis und den Gelenkfazetten gelegenen Bogenabschnitt. Die Frakturen sind stabil und heilen knöchern fest aus.

- **Röntgendiagnostik**

In den Standardprojektionen ist die Laminafraktur nur auf der Seitaufnahme zu sehen. Bei fraglichem Befund kann die Diagnose durch das Computertomogramm, ein laterales Tomogramm oder die „Pillar"-Aufnahme gesichert werden.

HWS-Distorsion (Schleudertrauma)

Das Schleudertrauma der HWS ist i.d.R. Folge eines Auffahrunfalls (non-contact injury; Frontalaufprall, Heckaufprall). Je nach dem Ausmaß der Gewalteinwirkung kommt es zu Bandzerrungen oder Zwischenwirbelgelenkdistorsionen (mit oder ohne Blutungen) in leichteren Fällen oder zu Subluxationen, die mit einer Schädigung neurovaskulärer Strukturen (Nervenwurzeln, RM, A. carotis, A. vertebralis) einhergehen können. Traumatische Bandscheibenläsionen sind selten. Ein Beschleunigungstrauma ist auszuschließen, wenn die Geschwindigkeitsänderung unter 15 km/h liegt.

Das klinische Beschwerdebild reicht entsprechend dem Schweregrad des Traumas vom Schmerzsyndrom (Kopf-, Nacken-, Schulter-, Armschmerz) mit verspannter Muskulatur über vegetative Symptome (Übelkeit, Brechreiz) bis hin zu neurologischen Störungen (meist Parästhesien). Eine Kopf-Hals-Rotation zum Zeitpunkt des Traumas ist mitbestimmend für den Schweregrad der Verletzung und das Beschwerdebild, da sie mit einer Beteiligung der Kopfgelenke (Ligg. alaria) einhergehen kann.

- **Schweregrade**

Grad I: Schmerzsymptomatik < 96 h; keine diagnostisch faßbaren Läsionen;

Grad II: Symptome bis zu 3 Wochen; muskuläre Verspannung;

Grad III: radiologisch objektivierbare Fehlstellung (auch reversible Subluxation) mit oder ohne Neurologie;

Grad IV: Luxation oder Luxationsfraktur mit oder ohne Neurologie.

■ **Röntgendiagnostik**

Die radiologische Basisdiagnostik umfaßt Aufnahmen der HWS in 4 Ebenen einschließlich Funktionsaufnahmen in Flexion und Reklination. Die häufigsten und verläßlichsten röntgenologischen Zeichen eines Schleudertraumas sind eine Fehlhaltung der HWS im Sinne einer völlig aufgehobenen Lordose oder einer Kyphosierung bei eingeschränkter Beweglichkeit. Im Rahmen der Fehlhaltung können die Zwischenwirbelräume eine leichte Keilform annehmen.

Im MRT findet sich in etwa 20 % der Fälle ein prävertebrales Hämatom, das jedoch oft nicht mit dem klinischen Beschwerdebild korreliert. Die MRT gehört bei schweren Schleudertraumen mit neurologischen Störungen zur Basisdiagnostik. Eine komplementäre MRT-Diagnostik empfiehlt sich darüber hinaus auch bei persistierenden Beschwerden über einen Zeitraum von mehr als 4 Wochen zum Ausschluß anderer Begleitverletzungen.

10.3.3
Vertikale Kompressionsfrakturen

- Bilaterale Atlasringfraktur (Jefferson-Fraktur), s. unter 10.2.4 (S. 116 f);
- WK-Berstungsfraktur.

WK-Berstungsfrakturen
■ **Verletzungsmechanismus**

Die Frakturen entstehen durch eine WK-Stauchung, sei es durch eine rein axiale Kompression oder eine kombinierte Krafteinwirkungen. Die Frakturen sind i. d. R. stabil. Klinisches und röntgenologisches Erscheinungsbild sind in Abhängigkeit von der Intensität des Traumas variabel.

■ **Röntgendiagnostik**

Das Seitbild zeigt eine leichte Streckung oder allenfalls geringe Kyphose des traumatisierten Segments. Der WK ist in unterschiedlichem Ausmaß höhengemindert (vgl. Abb. 10.14). Charakteristisch ist eine Retropulsion des dorsalen WK-Fragments, das im Übersichtsbild nicht immer identifiziert und hinsichtlich seiner Lagebeziehung zum Wirbelkanal beurteilt werden kann. Distraktionszeichen im Sinne eines „fanning" oder einer Gelenkdislokation fehlen.

Im Sagittalbild ist die Verbreiterung des WK entscheidendes Differenzierungsmerkmal gegenüber der Keilwirbelbildung bei einer Flexions-Kompressions-Fraktur. Gelegentlich läßt sich ein medianer oder paramedianer vertikaler Frakturspalt abgrenzen.

Das Computertomogramm gibt wesentlich besser Aufschluß über den Frakturverlauf und insbesondere über das dorsale WK-Fragment in seiner Beziehung zum Wirbelkanal als Übersichtsaufnahmen. Indiziert ist die Computertomographie immer dann, wenn eine Diskrepanz zwischen dem Nativröntgenbild und der klinischen Symptomatik besteht.

10.4
Frakturversorgung

♦ **Funktionelle (konservative) Therapie**

■ **Indikationen**

Nichtdislozierte und stabile Frakturen/Verletzungen der HWS. Dislokationen erfordern die Reposition und ggf. die operative Sicherung des Operationsergebnisses.

■ **Formen**

- Halofixateur (Extension und Immobilisation),
- Schanz-Krawatte,
- Minerva-Gips,
- manuelle Reposition;

> **!** **Beachte:** eine notwendige Reposition erfordert in der Regel auch die operative Stabilisierung.

10 Halswirbelsäule

◆ Operative Therapie

■ Indikationen

- Verletzungen mit neurologischen Störungen,
- instabile Verletzungen (Frakturen und rein diskoligamentäre Verletzungen),
- Pflegeerleichterung,
- WS-Frakturen bei M. Bechterew (eine ausreichende Immobilisation des Frakturbereichs ist anders nicht möglich, da sich alle Bewegungen wegen der WS-Versteifung nur an der Frakturstelle auswirken).

■ Formen
Prinzipiell werden unterschieden:

- direkte Fragmentverschraubungen (Osteosynthesen),
- Fusionsoperationen (Spondylodesen).

Genauere Angaben zur Frakturversorgung finden sich nachfolgend bei den einzelnen Verletzungslokalisationen bzw. -formen.

10.4.1 Obere HWS

Atlasfrakturen

Die Mehrzahl der Atlasfrakturen kann konservativ mittels Extension und Immobilisation im Halofixateur behandelt werden. Bei der dorsalen Atlasbogenfraktur durch Extension ist i. d. R. die Schanz-Krawatte ausreichend.

Atlantoaxiale Instabilitäten

Atlantoaxiale Instabilitäten (atlantodentale Distanz >3 mm beim Erwachsenen; Abstand zwischen den lateralen Begrenzungen der unteren Atlasgelenkflächen >5 mm größer als der korrespondierende Abstand der oberen Axisgelenkflächen) und inkongruente Gelenkflächenfrakturen (Sekundärarthrose) werden durch eine transartikuläre Verschraubung von C1 und C2 nach Magerl fusioniert (Abb. 10.20 c).

Densfrakturen

Typ-III-Frakturen heilen in 90 % der Fälle knöchern aus und stellen deswegen primär keine Indikation zur Osteosynthese dar. Densfrakturen vom Typ Anderson II mit Dislokation oder Dislokationstendenz werden heute wegen des hohen Pseudarthroserisikos (65 %) primär verschraubt.

■ Technik

- Doppelgewindeschraube mit unterschiedlichem Gewinde an den beiden Enden und fehlendem Schraubenkopf (Knöringer-Schraube);
- 2 Kleinfragmentspongiosaschrauben;
- Galli-Fusion.

■ Röntgendiagnostik
Korrekte Schraubenlokalisation: Die Schrauben werden von der vorderen Unterkante von C2 aus eingebracht; Verankerung der Gewindespitze in der Kortikalis der Densspitze; Röntgenkontrolle nach 6–8 Wochen.

> ! Beachte: Die Schrauben dürfen nicht an der Dorsal- oder Seitenwand des Dens austreten.

C2-Frakturen

Eine Operationsindikation ist nur bei erheblicher Instabilität durch Mitverletzung der diskoligamentären Strukturen gegeben: C2-Isthmusfraktur („hangman's fracture"), Typ Effendi III (vgl. Abb.10.12).

■ Technik

- Direkte transpedikuläre Verschraubung von C2 nach Judet (Abb. 10.20 b);
- ventrale Verblockung C2/C3 (insbesondere bei Zerreißung des diskoligamentären Komplexes).

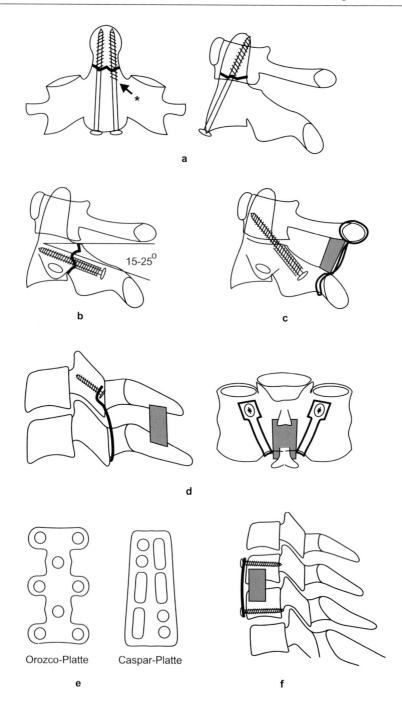

10.4.2
Mittlere und untere HWS

Standardverfahren ist heute die ventrale Verblockung. Nur bei erheblicher Instabilität und Gelenkzerreißung ist zusätzlich eine dorsale Spondylodese erforderlich.

Ventrale und kombinierte ventrodorsale Spondylodese

- **Indikation**

Operationspflichtig sind WK- und/oder BS-Verletzungen mit Spinalkanal-/RM-Kompression, Instabilität und Fehlstellung (insbesondere traumatische Kyphose). Sie stellen heute eine Indikation zur ventralen Spondylodese dar. Der vordere Zugang erlaubt eine Dekompression des Wirbelkanals bzw. des RM und eine Exzision von Fragmenten und Bandscheibenmaterial.

- **Technik**

Die Verblockung wird mit auto- oder homologem Knochenmaterial vorgenommen (Abb. 10.20). Rechteckige Knochenblöcke gewährleisten eine höhere Seitenstabilität und aufgrund der größeren Oberfläche eine bessere Druckübertragung als Runddübel. Durch überhöhte Knochenblöcke kann erforderlichenfalls eine leichte Distraktion zur Aufweitung der Intervertebralforamina ausgeübt werden.

Bei instabilen HWS-Verletzungen mit begleitender Läsion des dorsalen Bandapparats muß die ventrale Spondylodese mit einer Plattenosteosynthese gesichert werden; dazu werden Orozco-, Caspar-Platten oder die Verriegelungsplatte nach Morscher verwendet (s. Glossar).

Die dorsale Spondylodese wird üblicherweise in der von Magerl angegebenen Technik mit 2 Hakenplatten und zusätzlichem H-förmigem interspinösem Span (kortikospongiöser Block) durchgeführt (vgl. Abb. 10.20 d). Diese Technik besitzt Zuggurtungseffekt, ist flexions-, extensions- und rotationsstabil und ermöglicht durch den interspinösen Span eine Distraktion (gebräuchlich sind auch Halifax-Klammern: 2 Halbklammern, die oben und unten an die Laminae angelegt und durch eine Schraube zusammengezogen werden). Die herkömmliche dorsale Stabilisierung durch Drahtcerclagen ist wegen der häufigen Drahtbrüche und Knochendurchschneidungen obsolet.

Ziel der Spondylodese ist immer die Fusion des verletzten Segments, um Restinstabilitäten vorzubeugen.

- **Röntgendiagnostik**

Bei der Orozco- und Caspar-Platte müssen die Schrauben die dorsale Kortikalis des WK fassen, nicht aber bei der Verriegelungsplatte nach Morscher.

Abb. 10.20 a–f. Typische Formen der operativen Versorgung von HWS-Verletzungen. a Frakturverschraubung des Dens mittels zweier konvergierender Zugschrauben; beachte: die dorsale/apikale Kortikalis muß mitgefaßt sein, die Schraube soll aber dorsal nicht austreten; das Gewinde darf nur das distale Fragment fassen, da andernfalls die Schraube sperrt und keine Kompression erfolgt; dies ist bei der rechten Schraube (*) bei fehlender Aufbohrung fehlerhaft. b Direkte Verschraubung einer C2-Fraktur nach Judet. c Transartikuläre Verschraubung von C1–C2 mit zusätzlichem interspinösem Span und Cerclage (nach Magerl). d Dorsale Spondylodese mit 2 Hakenplatten (nach Magerl) und zusätzlichem H-förmigem interspinösem Span. e Gebräuchliche Platten für die ventrale Spondylodese an der HWS. f Ventrale Spondylodese durch Platte und Knochenblock: die Höhe des Segments soll wiederhergestellt sein; die Schrauben müssen bei den üblichen Platten die hintere Kortikalis fassen, dürfen aber das Längsband nicht perforieren. Dies ist bei der Verriegelungsplatte nach Morscher (Plattenfixateur) nicht erforderlich, da durch Aufspreizschrauben im Schraubenkopf eine winkelstabile Verbindung zwischen Schrauben und Platte erzielt wird

10.5
Besonderheiten im Kindesalter

10.5.1
Obere HWS

Ossäre und ligamentäre Verletzungen der HWS im Kindesalter sind außerordentlich selten. Mehr als 50% betreffen dabei die obere HWS (C1 und C2; im Erwachsenenalter nur 16%). Typische Verletzungen im Kindesalter sind:

- atlantookzipitale Dissoziation,
- Zerreißungen der Wachstumsfugen,
- WK-Serienfrakturen,
- RM-Läsionen bei normalem Röntgenbefund (SCIWORA: spinal cord injury without radiographic abnormality).

Densfrakturen

Bis zum 7. Lebensjahr handelt es sich i.d.R. um Epiphyseolysen der Synchondrose zwischen Dens und Axiskörper, nach dem 7. Lebensjahr zunehmend um Denshalsfrakturen vom Erwachsenentyp.

Rotationsblockierungen

Diese Besonderheit des Kindesalters ist in der Mehrzahl der Fälle keine Traumafolge. Rotationsblockierungen betreffen meist die obere HWS. Typischerweise manifestieren sie sich als schmerzhafter Schiefhals (Neigung des Kopfes zu einer Seite bei gleichzeitiger Rotation zur Gegenseite).
Bei fehlender Unfallanamnese ist keine Röntgendiagnostik erforderlich. Indiziert ist diese lediglich bei positiver Unfallanamnese, bei Rezidiven oder prolongiertem Verlauf; die Röntgendiagnostik hat dabei die Aufgabe, Frakturen, Luxationen oder ursächliche Fehlbildungen auszuschließen.

■ Röntgendiagnostik

Das Röntgenbild ist im Sagittalbild durch eine Rotationsskoliose, im Seitbild durch eine Streckhaltung, gelegentlich sogar durch eine anguläre Kyphose, die das blockierte Bewegungssegment markiert, gekennzeichnet.

■ Täuschungsmöglichkeiten

Anatomische Besonderheiten des wachsenden Skeletts können ein differentialdiagnostisches Problem darstellen. Anlaß zu Fehlinterpretationen geben insbesondere die Hypermobiliät der oberen HWS, die größere ADD, der Hochstand des vorderen Atlasbogens und die leichte Keilform der WK. Dies hat zur Folge, daß ebenso viele Kinder mit einer falsch-positiven Diagnose wie mit einem echten Befund behandelt werden.

10.5.2
Mittlere und untere HWS

Die mittlere und untere HWS ist bei den ohnehin seltenen ossären und ligamentären HWS-Verletzungen im Kindesalter weniger betroffen als die obere HWS. Unterhalb C3 kommt es dabei fast ausschließlich zu keilförmigen WK-Kompressionsfrakturen, wobei Serienfrakturen mehrerer WK möglich sind. Die Diagnose kann wegen der physiologischen Keilform der WK in diesem Lebensalter problematisch sein.

11 Thorakolumbale Wirbelsäule

M. Galanski

11.1	Allgemeine Grundlagen 133
11.1.1	Verletzungslokalisation und -mechanismus 133
11.1.2	Radiologische Untersuchungstechnik 134
11.1.3	Röntgenanatomie und Bildanalyse 135
11.2	Verletzungen der thorakolumbalen Wirbelsäule 138
11.2.1	Klassifikation 138
11.2.2	Kompressionsverletzungen 142
11.2.3	Distraktionsverletzungen 143
11.2.4	Torsionsverletzungen 143
11.3	Frakturversorgung 143
11.4	Besonderheiten im Kindesalter 146

ABKÜRZUNGEN

BS	Bandscheibe
BWS	Brustwirbelsäule
C/D/L	zervikales/thorakales/lumbales Wirbelsäulensegment
DF	Dornfortsatz
FI	Fixateur interne
HWS	Halswirbelsäule
LWS	Lendenwirbelsäule
PLL	Posterior longitudinal ligament
QF	Querfortsatz
RM	Rückenmark
USS	Universal spine system
WK	Wirbelkörper
WS	Wirbelsäule
ZW	Zwischenwirbel
ZWR	Zwischenwirbelraum

11.1
Allgemeine Grundlagen

11.1.1
Verletzungslokalisation und -mechanismus

Die Verletzungen der BWS und LWS werden im Zusammenhang behandelt, da sie viele Gemeinsamkeiten aufweisen und da der thorakolumbale Wirbelsäulenabschnitt als Übergangsregion zwischen einem relativ starren und einem beweglichen Wirbelsäulenabschnitt für Traumafolgen prädisponiert ist. 60 % der thorakolumbalen Frakturen sind zwischen Th12 und L2, 90 % zwischen Th11 und L4 lokalisiert. Im übrigen vergleiche hierzu die Ausführungen in Kap. 10.

Die typischen Verletzungsmechanismen an der Wirbelsäule sind die Kompression, Flexion, Extension, Rotation, Translation und Distraktion. Oftmals treffen verschiedene Gewalteinwirkungen zusammen, so daß Kombinationsverletzungen häufig sind.

11.1.2
Radiologische Untersuchungstechnik

Die Hauptaufgaben der Röntgendiagnostik bei Wirbelsäulenverletzungen sind:

- der Nachweis oder Ausschluß einer Fraktur, einer Luxation oder einer Verletzung des diskoligamentären Komplexes,
- die Beurteilung der Stabilität,
- die Abklärung von neurologischen Störungen,
- die Unterstützung der Operationsplanung.

Die Übersichtsaufnahmen stellen die Basisuntersuchung dar und sind durch die Computertomographie, bei der Distraktionsverletzungen übersehen oder unterschätzt werden können, nicht zu ersetzen. Bei einfachen Flexions-Kompressions-Frakturen (ohne Zeichen der Instabilität und ohne neurologische Komplikationen) ist eine über die Nativdiagnostik hinausgehende weiterführende Diagnostik nicht erforderlich. Bei komplizierteren Frakturen schließt sich zur besseren Abschätzung des Verletzungsausmaßes sowie zur Therapieentscheidung und Operationsplanung die Computertomographie an. Bei neurologischen Komplikationen ist zusätzlich die MRT indiziert.

Standard- und Spezialprojektionen

Standardprojektionen sind die Aufnahmen der BWS und der LWS in 2 Ebenen, die in der Regel am liegenden Patienten angefertigt werden. Bei ungünstigen Projektionsverhältnissen (exzentrische Projektion, Fehlstellung) oder zweifelhaftem Befund empfehlen sich auf den Verletzungsort zentrierte, eine etwaige Fehlstellung ausgleichende Zusatzaufnahmen.

Spezialprojektionen spielen in der Traumatologie der thorakolumbalen WS eine untergeordnete Rolle. Lassen sich klinisch relevante Fragestellungen mit den Standardaufnahmen nicht klären, sind Schnittbildverfahren indiziert.

Zusatzdiagnostik

◆ **Verwischungstomographie**

Wenn ein Computertomograph zur Verfügung steht, sollte er zur weiterführenden Diagnostik eingesetzt werden. Im Gegensatz zur HWS gibt es an der thorakolumbalen WS keine Situation, in der die Verwischungstomographie der Computertomographie äquivalent oder überlegen wäre und damit auch keine spezielle Indikation zur konventionellen Tomographie.

◆ **Computertomographie**

Die Computertomographie ist heute in Form des Spiral-CT fester Bestandteil der Basisdiagnostik bei komplizierten Verletzungen der thorakolumbalen WS. Sie erlaubt eine schonende Untersuchung des Verletzten ohne Umlagerung, und sie vermittelt durch die Möglichkeit der multiplanaren Sekundär- und 3D-Rekonstruktion einen guten Überblick über die Verletzungsfolgen und über die Beteiligung des Wirbelkanals. Vor operativen Eingriffen ist sie immer indiziert.

◆ **Magnetresonanztomographie**

Da die ossären Strukturen bei der Magnetresonanztomographie nicht vorrangig abgebildet werden, kommt die MRT nur als Komplementärverfahren zur Computertomographie in Betracht. Indiziert ist sie bei einer posttraumatischen Neurologie ohne röntgenologisches Korrelat (klassische MRT-Indikation), bei progredienter Neurologie nach einem Trauma (BS-Prolaps, Hämatom), bei ausgeprägten Dislokationen und bei vermuteten BS-Verletzungen (relative Indikation). Die MRT hat die Myelographie-Indikationen weitestgehend übernommen. Unmittelbar mit dem Trauma einsetzende neurologische Defizite sind praktisch immer Folge einer direkten RM-Läsion (Ödem, Hämatomyelie, Transsektion) und stellen primär keine Indikation zur MRT dar.

11.1.3
Röntgenanatomie und Bildanalyse

In der WS-Traumatologie hat sich für die Abschätzung des Schweregrades der Verletzung und der Reststabilität das Dreisäulenkonzept durchgesetzt (Abb. 11.1). Danach wird die thorakolumbale WS in eine vordere, mittlere und hintere osteoligamentäre Säule gegliedert. Die vordere Säule wird nach Allen durch die vorderen 2 Drittel der WK bzw. der BS und das vordere Längsband gebildet, die mittlere Säule durch das hintere WK/BS-Drittel mit dem hinteren Längsband und den Bogenwurzeln und die hintere Säule durch die Wirbelbögen mit ZW-Gelenken und den dorsalen Bandstrukturen. Frakturen/Verletzungen, die mittlere Säule betreffen, haben nach diesem Konzept als instabil zu gelten (Denis trennt vordere und mittlere Säule in der Mitte des WK).

Die für die Röntgenbildanalyse relevanten Strukturen sind in Abb. 11.2 zusammengestellt. Die WK der mittleren BWS weisen eine leichte Keilform auf, da sie mehr als die BS an der Ausformung der physiologischen Kyphose beteiligt sind. An der LWS sind die WK und die BS gleichermaßen an der Lordosierung beteiligt. Die stärkste Formvariabilität weisen der 5. LWK und die lumbosakrale Bandscheibe auf. Der 5. LWK kann dorsal deutlich erniedrigt sein und zudem eine verkürzte Grundplatte gegenüber der Sakrumbasis aufweisen, was eine Pseudolisthese vortäuschen kann. Die lumbosakrale BS ist oftmals deutlich flacher als die übrigen lumbalen BS. Variabel ist auch die Ausformung der WK-Abschlußplatten. Sie können plan oder auch flach konkav sein, wobei die maximale Konkavität oft dorsal exzentrisch liegt.

Zur Bildanalyse und Befunderhebung hat sich die in Übersicht 11.1 (s. S. 137) wiedergegebene Checkliste bewährt.

Die für die Beurteilung wichtigsten Zielregionen sind in Abb. 11.2 markiert. Von besonderer Bedeutung ist die Beurteilung der mittleren Säule. Eine leichte Protrusion

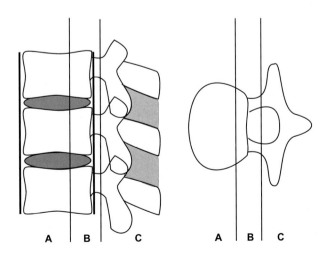

Abb. 11.1. Dreisäulenkonzept der thorakolumbalen Wirbelsäule. *A* Ventrale Säule mit vorderem Längsband, vorderem und mittleren Teil von Wirbelkörpern und Bandscheiben; *B* mittlere Säule mit hinterem Drittel von Wirbelkörpern und Bandscheiben, hinterem Längsband und Bogenwurzeln, *C* hintere Säule mit Wirbelbögen, Zwischenwirbelgelenken und dorsalem Bandapparat

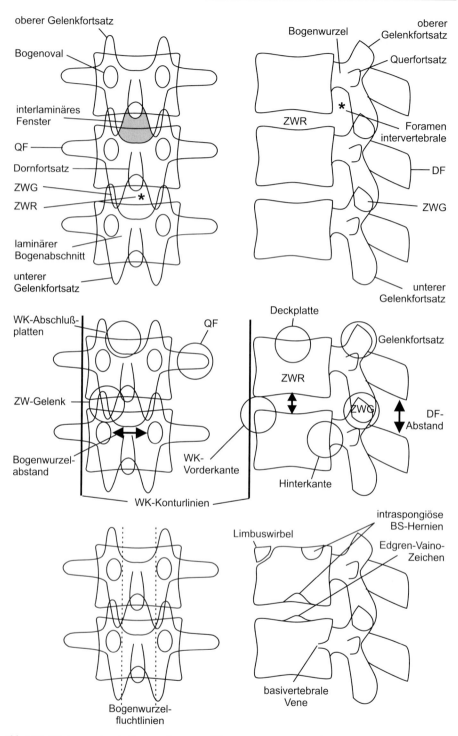

Abb. 11.2. Röntgenanatomie, Normvarianten und Target areas an BWS und LWS

ÜBERSICHT 11.1

Traumatologie der thorakolumbalen WS (Checkliste)

Laterale Projektion	Sagittale Projektion

Projektion korrekt?
Abbildung des relevanten WS-Abschnitts?
Fehlhaltung/Dislokation?
WK-Form und -Höhe
  WK-Verformung?
  Höhenminderung?
  Stufen i. d. WK-Vorderkante?
  Protrusion der WK-Hinterkante?
  Spongiosaverdichtungen?
  Deckplattenimpressionen?
  Höhenänderung des BS-Raumes?
  DF-Abstand?
 	
Überprüfung der Konturlinien
  Vordere/hintere WK-Fluchtlinie
  DF-/spinolaminäre Linie
 	
Weichteilzeichen
  Abdrängung der Aorta
	Projektion korrekt?
	
	Fehlhaltung/Dislokation?
	Wirbel mit Bogenteilen
	  WK-Verformung?
	  WK-Höhenminderung?
	  WK-Verbreiterung?
	  Bogenwurzeldeformierung?
	  Bogenwurzelabstand vergrößert?
	  DF-Abstand?
	  Querfortsatzfrakturen?
	
	Überprüfung der Konturlinien
	  Laterale WK-Fluchtlinien
	  DF-Linie
	
	Weichteilzeichen
	  Paravertebrale Weichteile (BWS)
	  (Psoasrandkontur)

der WK-Hinterkante ohne stärkergradige Höhenminderung derselben und ohne sonstige Verletzungszeichen an den hinteren Wirbelabschnitten ist bei Flexions-Kompressions-Frakturen ein relativ häufiger Befund, der nicht mit einer Instabilität einhergeht.

Rückschlüsse auf die Stabilität läßt die Lokalisation und Ausdehnung der Verletzungsfolgen bezogen auf das Bewegungssegment zu. Eine zentrale Stellung nimmt dabei wie bereits erwähnt der mittlere Pfeiler der WS nach dem Dreisäulenkonzept ein (vgl. Abb. 11.1). Die Beteiligung des mittleren Pfeilers, der aus dem hinteren Längsband, dem posterioren Drittel des WK (WK-Rückfläche) und dem posterioren Drittel der Bandscheibe (Anulus fibrosus) gebildet wird, ist gleichbedeutend mit einer Instabilität.

Instabilitäten können ganz generell ossär, ligamentär oder osteoligamentär bedingt sein. Ossäre Instabilitäten sind meist temporär, heilen unter konservativer Therapie aus. Diskoligamentäre Instabilitäten dagegen können bei inadäquater Behandlung in eine chronische Instabilität mit Schmerzsyndrom, progredienter Fehlstellung und der Gefahr eines neurologischen Spätschadens übergehen.

Allgemeine Kriterien der Instabilität sind:

- ausgeprägte Dislokation (WK-Verschiebung um mehr als 25%),
- Wirbelkörperberstung mit Verbreiterung des Wirbelkörpers,
- Wirbelkörperkompression mit einer Höhenminderung über 25%,
- vergrößerter Bogenwurzelabstand,

- vergrößerter Dornfortsatzabstand,
- Fraktur der Wirbelkörperrückfläche und der Bogenteile,
- neurologische Komplikation.

Die frakturtypischen Befunde bei Verletzungen der thorakolumbalen WS sind in Übersicht 11.2 und in Abb. 11.3 zusammengestellt.

Der Fraktur- bzw. Verletzungsnachweis kann auf direkten Frakturzeichen wie Frakturspalt/-linie, Konturunterbrechung/-versetzung oder Wirbelkörperverformung beruhen oder sich auf indirekte Zeichen wie eine Störung der Fluchtlinien, Offset-Phänomene oder Distanzänderungen stützen.

Die thorakale linksseitige Paravertebrallinie verläuft normalerweise etwa 6–8 mm parallel zum WS-Rand. Ein spindelförmiger Weichteilschatten in Höhe des thorakolumbalen Übergangs (durch Zwerchfell- und Psoasinsertion oder durch Spondylophyten bedingt) darf nicht als Hämatom fehlinterpretiert werden.

ÜBERSICHT 11.2

Elementare Röntgenzeichen bei Verletzungen der thorakolumbalen WS

- WK-Höhenminderung
- WK-Verformung (Keilwirbel)
- WK-Verbreiterung
- Verwerfung der Vorderkante
- Konvexität der Hinterkante
- Impression der Deckplatte
- Frakturlinie
- Spongiosaverdichtung
- Vergrößerter Bogenwurzelabstand
- Vergrößerter DF-Abstand
- Spaltung der GF, DF, Bogenwurzeln

11.2
Verletzungen der thorakolumbalen WS

11.2.1
Klassifikation

Verletzungen der thorakolumbalen WS lassen sich entsprechend der Krafteinwirkung in Kompressions-, Distraktions- und Torsionsverletzungen gliedern (Typ A-, B-, C-Verletzung). Basierend auf diesem Grundkonzept wurde von Magerl et al. (1994) in Anlehnung an die AO-Klassifikation eine Einteilung nach dem Dreiersystem (3 Typen mit jeweils 3 Gruppen und Untergruppen) erarbeitet, die dem zunehmenden Schweregrad einer Verletzung bezüglich Instabilität, neurologischer Komplikationen und Prognose Rechnung trägt und zugleich Leitlinie einer verletzungsspezifischen Therapie sein kann. Unter den 3 Verletzungstypen A, B und C sind einheitliche Grundmuster zusammengefaßt, die sich anhand der Röntgenübersichtsaufnahmen leicht differenzieren lassen (Abb. 11.4, Tabelle 11.1).

- *Typ-A-Verletzungen* sind WK-Kompressionen durch vorherrschend axiale Krafteinwirkung mit mehr oder weniger ausgeprägter Flexionskomponente. Die dorsalen Wirbelanteile sind weitgehend unbeteiligt.
- *Typ-B-Verletzungen* betreffen die vorderen und hinteren Elemente des vertebralen Bewegungssegments (WK und Bogenteile) und sind gekennzeichnet durch die Distraktion.
- *Typ-C-Verletzungen* betreffen immer alle 3 Säulen und sind charakterisiert durch eine Rotation (Translation).

Typ-A-Verletzungen sind weitaus am häufigsten. Reine Torsionsverletzungen (Typ C) sind selten. Bei höhergradigen Verletzungen handelt es sich meist um Kombinationsformen. Typ-B-Verletzungen sind häufig mit Typ-A-Verletzungen vergesellschaftet.

11 Thorakolumbale Wirbelsäule

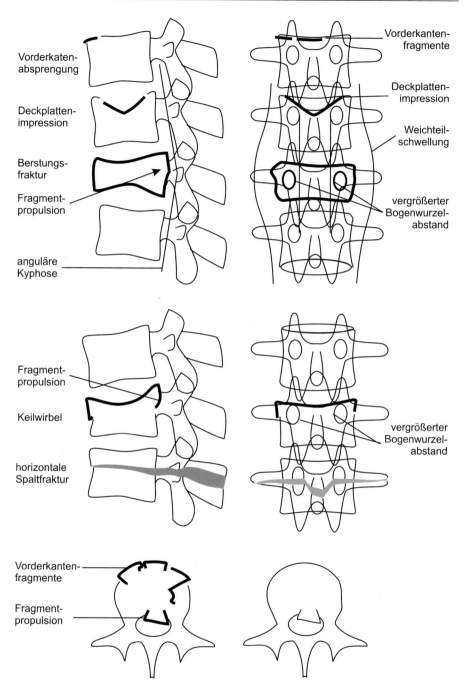

Abb. 11.3. Synopsis der Röntgenbefunde bei Verletzungen der thorakolumbalen WS. Die thorakale linksseitige Paravertebrallinie verläuft normalerweise etwa 6–8 mm parallel zum WS-Rand. Ein spindelförmiger Weichteilschatten in Höhe des thorakolumbalen Übergangs (durch Zwerchfell- und Psoasinsertion oder durch Spondylophyten bedingt) darf nicht als Hämatom fehlinterpretiert werden

Tabelle 11.1. Radiologische Merkmale von Typ-A-/B-/C-Verletzungen der thorakolumbalen WS

Typ A Verletzung
Kompressionsverletzung

- WK-Höhenminderung
- WK-Spaltung
- Vergrößerter Interpedunkularabstand
- Intraspinale Fragmente

Typ B Verletzung
Distraktionsverletzung
(Verletzung von WK und Bogenteilen mit Distraktion)

- Vergrößerter Dornfortsatzabstand
- Luxation/Subluxation der ZWG
- Überhöhung der WK-Hinterkante
- Querfrakturen
- Abrißfragmente dorsaler WK-Ecken

Typ C Verletzung
Torsionsverletzung (Verletzung von WK und Bogenteilen mit Rotation)

- Lateralversetzung der WK
- Pedikelasymmetrie
- Versetzung der DF
- Aus-/Abrißfrakturen der Querfortsätze
- Einseitige Luxation/Subluxation/Fraktur von hinteren Wirbelabschnitten
- Unilaterale Rippenfrakturen/Exartikulationen

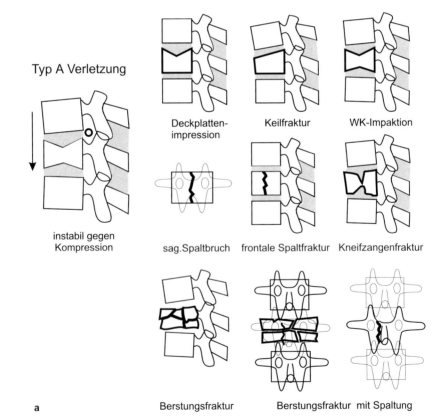

Abb. 11.4a–c. Merkmale der verschiedenen Verletzungstypen an der thorakolumbalen WS (Klassifikation nach Aebi und Nazarian). **a** Typ-A-Verletzungen (Kompressionsverletzungen): Sie sind gekennzeichnet durch eine WK-Kompression in Form einer Impressions-, Spalt- oder Berstungsfraktur (A1 bis A3). Die dorsale Säule ist unversehrt

11 Thorakolumbale Wirbelsäule

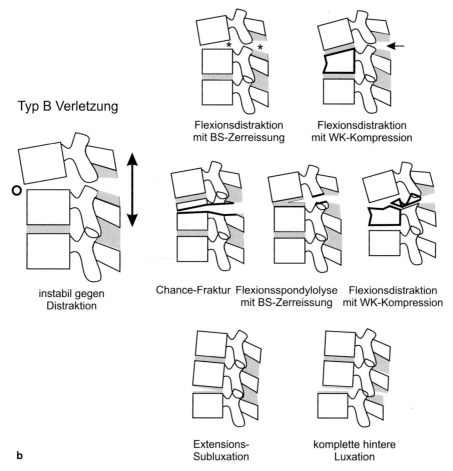

Abb. 11.4 b. Typ-B-Verletzungen (Distraktionsverletzungen) durch Flexions- oder seltener Extensionskräfte um eine vor bzw. hinter der WS gelegene Drehachse. Bei den häufigen Distraktions-Kompressions-Verletzungen liegt die Flexionsachse innerhalb des betroffenen Segments: ventral der Drehachse kommt es zur WK-Kompression, dorsal der Drehachse zur Distraktion. Kennzeichnend ist die horizontale Zerreißung einer oder beider Säulen. Unterschieden werden Flexions-Distraktions-Verletzungen mit dorsaler Zerreißung durch die ZWG (Typ B1), Flexions-Distraktions-Verletzungen mit dorsaler Zerreißung durch den Wirbelbogen (Typ B2) und Extensions-Scher-Verletzungen mit Zerreißung der BS (Typ B3) (*s. Fortsetzung*)

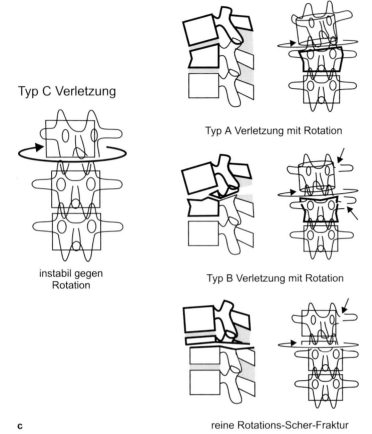

Abb. 11.4 c. Typ-C-Verletzungen (Rotationsverletzungen): Reine Rotationstraumen sind sehr selten. Meist sind die kombiniert mit anderen Kraftvektoren. Kennzeichen ist die Rotationsfehlstellung im verletzten Segment. Begleitende QF-Abbrüche und Rippenluxationen/-frakturen sind Hinweiszeichen

11.2.2
Kompressionsverletzungen

Kompressions-Flexions-Frakturen sind mit ca. 50 % die häufigsten thorakolumbalen WS-Frakturen. Sie sind instabil gegen Kompression.

Unterschieden werden (vgl. Abb. 11.4 a):

- Impaktionsfrakturen (Keilbruch, Deckplattenimpression, WK-Impaktion),
- Spaltfrakturen (sagittaler Spaltbruch, frontaler Spaltbruch, Kneifzangenfraktur),
- Berstungsfrakturen.

■ Röntgendiagnostik

Häufigster Befund ist die keilförmige Deformierung des WK mit ventraler, ggf. auch geringergradiger dorsaler WK-Höhenminderung und mehr oder weniger ausgeprägter Deckplattenimpression. Typischerweise findet sich eine Stufenbildung an der Vorderkante. Bei den Berstungsfrakturen ist die WK-Hinterkante inkomplett in ihrer oberen Hälfte (oberhalb des basivertebralen Venentrichters) oder komplett bogig vorgewölbt (abhängig davon ist der Grad der Instabilität).

11 Thorakolumbale Wirbelsäule

■ **Täuschungsmöglichkeiten**

Limbuswirbel: Er resultiert aus einer Wachstumsstörung mit ausbleibender Verschmelzung von Teilen der WK-Randleiste (Ringapophyse) an der ventralen WK-Oberkante. Der Limbuswirbel ist assoziiert mit einer lumbalen Manifestation des M. Scheuermann.

11.2.3
Distraktionsverletzungen

Die Distraktionsverletzungen sind gekennzeichnet durch die Zerreißung der hinteren Säule. Die Distraktion kann dabei mit einem Flexionsmechanismus (Distraktionsablauf von dorsal nach ventral) oder mit einem Hyperextensionsmechanismus kombiniert sein (Verletzungsablauf von ventral nach dorsal). Demzufolge unterscheidet man zwischen Flexionsdistraktionsfrakturen mit oder ohne WK-Kompression und Extensions-Scherverletzungen (vgl. Abb. 11.4b). Die Verletzungen sind instabil gegen Distraktion.

■ **Röntgendiagnostik**
Röntgenologisch am markantesten sind:

- Horizontalfrakturen durch den Wirbelbogen (DF, Laminae, Pedikel) und den oberen hinteren WK-Abschnitt oder ein horizontales Splitting des WK (Chance-Fraktur); Leitsymptom sind die „disappearing laminae";
- hintere Ligamentrupturen (PLL und BS) mit Facettendistraktion, Abrißfraktur der oberen Gelenkfortsätze oder Abrißfraktur der hinteren unteren WK-Kante (= Smith-Fraktur); Leitsymptom sind die „naked facets" und die Überhöhung der Intervertebralforamina.

> **Beachte:** Alle Distraktionsverletzungen können mit einer Kompression der vorderen Säule (WK) kombiniert sein. Eine Typ-A-Verletzung kann dadurch vorgetäuscht werden. Das Verletzungsbild der vorderen Säule läßt keine Differenzierung zu. Unterscheidungsrelevant sind die Befunde an der hinteren Säule, die anhand der Übersichtsaufnahmen leicht zu erheben sind.

11.2.4
Torsionsverletzungen

Sie weisen i. d. R. auch Merkmale der Kompression und Distraktion auf (vgl. Abb. 11.4c). Prinzipiell sind alle 3 Säulen betroffen. Ausgeprägte Dislokationen (Translationen) mit Versetzung der WS-Achse sind fast obligat. Die Frakturen sind hochgradig instabil und oft mit gravierenden inneren Verletzungen (Mesenterium, Aorta, Duralsack mit Inhalt) vergesellschaftet.

◆ **Röntgendiagnostik**
Im Vordergrund steht die Dislokation. Die Verletzungen betreffen häufig mehr als ein Segment und sind mit ausgedehnten QF- und Rippenfrakturen vergesellschaftet. Bekannteste Form ist die Slice-Fraktur.

11.3
Frakturversorgung

Ziel der Behandlung von WS-Verletzungen ist die Wiederherstellung einer schmerzfreien WS mit möglichst geringer Beeinträchtigung von Form und Funktion.

■ **Funktionelle (konservative) Therapie**

Für eine konservativ-funktionelle Therapie eignen sich in erster Linie die weitgehend stabilen Typ-A-Verletzungen. Sie besteht in einer kurzdauernden Bettruhe, an die sich nach Maßgabe der Schmerzen eine funktionelle Behandlung anschließt. Zwar kann die traumatische WK-Verformung durch eine Hyperextension teilweise reponiert werden (Propulsionen von Hinterkantenfragmenten werden dabei durch den Mechanismus der Ligamentotaxis bei intaktem hinteren Längsband zugleich beseitigt), das Ergebnis ist jedoch in der Regel dauerhaft nicht zu erhalten, so daß die primäre Fehlstellung akzeptiert wird.

■ Operative Therapie

Die Op.-Indikationen haben aufgrund der technischen Fortschritte eine zunehmende Ausweitung erfahren. Für die Operationsentscheidung sind 4 Kriterien ausschlaggebend:

- neurologisches Defizit mit nachgewiesener Einengung des Spinalkanals oder Instabilität,
- Einengung des Spinalkanals > 25 % oberhalb L1 bzw. > 50 % unterhalb L1,
- traumatische Kyphosen > 20° und traumatische Skoliosen > 10°,
- Grad und Art der Instabilität und zu erwartender Heilungsverlauf: Instabilitäten beinhalten immer die Gefahr einer neurologischen Sekundärkomplikation. Sie müssen deswegen beseitigt werden. Bei ossären (= temporären) Instabilitäten kann aufgrund der guten Heilungsaussichten eine konservative Behandlung ausreichen, diskoligamentäre (= permanente) Instabilitäten hingegen haben eine schlechte Heilungstendenz und erfordern die operative Behandlung.

Ziel der operativen Therapie sind die anatomisch korrekte Wiederherstellung des verletzten Bewegungssegments und die Dekompression neuraler Strukturen. Es stehen ventrale, dorsale und kombinierte Zugangswege zur Verfügung (Abb. 11.5).

> **Beachte:** WS-Frakturen bei M. Bechterew sind immer eine Indikation zur operativen Stabilisierung, da eine ausreichende Immobilisation des Frakturbereichs anders nicht möglich ist (alle Bewegungen fokussieren sich wegen der WS-Versteifung auf die Frakturstelle).

◆ Operationstechnik

Die Operation beginnt in der Regel mit der dorsalen Spondylodese. Die Stabilisierung beschränkt sich dabei möglichst auf das verletzte Segment. Standardimplantat ist heute der Fixateur interne (z. B. USS = universal spine system; Pedikelschraubensystem). Plattenosteosynthesen haben den Nachteil einer starren Fixation; Stabsysteme (Harrington-Stäbe) erfüllen nicht die Forderung nach einer auf das verletzte Segment begrenzten Fusion, müssen innerhalb des Spinalkanals verankert werden und bergen die Gefahr einer übermäßigen Distraktion.

Bei dem Fixateur interne erfolgt die Reposition mittels der transpedikulär eingebrachten Schrauben, über die Korrekturkräfte in allen Richtungen (Kompression, Distraktion, Neutralisation) möglich sind. Die Fixation erfolgt über Längsstäbe; bei Rotationsverletzungen sind zusätzliche Querstabilisatoren erforderlich.

Nachteile der alleinigen dorsalen Spondylodese sind die u. U. unvollständige Dekompression der Hinterkantenfragmente und das Risiko eines Korrekturverlustes. Bei Kompressionsfrakturen sollte deswegen der Eingriff mit einer Rekonstruktion der vorderen Säule kombiniert werden.

Der kombinierte dorsoventrale Zugang bietet die größte Stabilität. Er ist indiziert bei kompletten und inkopletten Berstungsfrakturen, erheblichen Deformitäten und bei allen Typ-C-Verletzungen. Vorteile sind die vollständige Entfernung der zerstörten BS, die vollständige Dekompression des Spinalkanals unter Sicht, die sichere Rekonstruktion der vorderen Säule und der geringe Korrekturverlust.

◆ Röntgendiagnostik

Die radiologische Beurteilung der Osteosynthese muß zum einen das Repositionsergebnis, d.h. die Stellung im verletzten Segment berücksichtigen, zum anderen die Lage der Pedikelschrauben (vgl. Abb. 11.5).

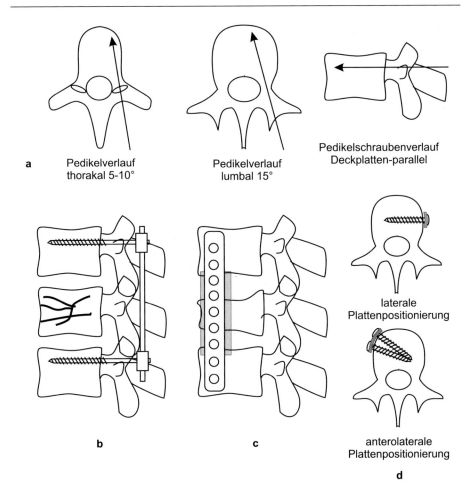

Abb. 11.5 a – d. Typische Formen der operativen Versorgung von BWS/LWS-Frakturen. **a** Korrekter Pedikelschraubenverlauf am Brust- bzw. Lendenwirbel für die Verankerung des Fixateur interne. **b** Frakturvesorgung mittels Fixateur interne mit transpedikulär eingebrachten Schanz-Schrauben, über die die Fraktur aufgerichtet wird. Nach der Aufrichtung werden die Pedikelschrauben über Verbindungsbacken an den beiden Längsträgern (Gewindeschrauben) winkelstabil festgezogen. **c** Ventrale Fusionstechnik mit kortikospongiösem Span und Verplattung. **d** Laterale bzw. anterolaterale Positionierung der Platte

Die Beurteilung der Segmentstellung ist unproblematisch.

Die Pedikelschrauben sollen im WK deckplattennah liegen, da sie hier die beste Abstützung erfahren, und sie sollen den WK ventral nicht perforieren (je nach Konvergenz und WK-Form müssen sie im Seitbild 1–1,5 cm vor der WK-Vorderkante enden). Die Lagebeurteilung der Schrauben in den Pedikeln selbst ist problematischer. Sie sollen axial durch die Pedikel verlaufen (Konvergenz thorakal 7°–10°, thorakolumbal 5°, lumbal von kranial 5° nach kaudal bis 15°) und deren Kortikalis nicht penetrieren.

Perforationen der medialen Bogenwurzelkortikalis sind nicht selten. Sie werden wenn überhaupt nur bei groben Schraubenfehlstellungen erkannt, zumal die Überlagerung von Platten oder Stäben die Beurteilung erschwert.

11.4
Besonderheiten im Kindesalter

Wirbelfrakturen sind im Wachstumsalter vergleichsweise selten. Bevorzugte Lokalisation ist die BWS; dabei handelt es sich oft um Serienfrakturen.

12 Thoraxskelett

M. Galanski

12.1 Allgemeine Grundlagen 147
12.1.1 Anatomie 147
12.1.2 Radiologische Untersuchungstechnik 149
12.2 Rippenfrakturen 149
12.3 Sternumfrakturen 151
12.3 Verletzungen des Sternoklavikulargelenks 151

ABKÜRZUNGEN

AC Akromioklavikular-
SC Sternoklavikular-
QF Querfortsatz
WK Wirbelkörper
WS Wirbelsäule

12.1
Allgemeine Grundlagen

12.1.1
Anatomie

Einer besonderen Erwähnung bedarf nur die 1. Rippe, da sie aufgrund anatomischer Besonderheiten neben dem direkten Trauma auch einem indirekten Verletzungsmechanismus durch die Skalenusmuskulatur ausgesetzt ist. Einem starken Muskelzug der Skaleni, die von der HWS entspringend an der 1. Rippe ansetzen, kann die Rippe aufgrund ihrer relativ straffen Fixierung dorsal an der WS sowie ventral an Klavikula und Sternum nämlich nicht folgen. Über die 1. Rippe ziehen jeweils in einem Knochensulkus die V. subclavia vor und die A. subclavia hinter dem Tuberkulum des M. scalenus anterior.

Die Rippen sind über das kostovertebrale Gelenk (zwischen Rippenköpfchen und der posterolateralen Wand zweier benachbarter WK) und über das kostotransversale Gelenk (zwischen dem Tuberkulum der Rippe und dem Ende des QF) mit der WS verbunden (Abb. 12.1). Die Kostovertebralgelenke werden durch die Gelenkkapsel, intraartikuläre Ligamente und radiale Ligamente stabilisiert, die Kostotransversalgelenke durch kräftige Bandzüge zwischen dem Rippentuberkulum und der QF-Spitze einerseits und zwischen dem Rippenhals und dem QF. Traumatische Dislokationen/Rupturen der Kostovertebralgelenke kommen insbesondere an der 1. Rippe vor.

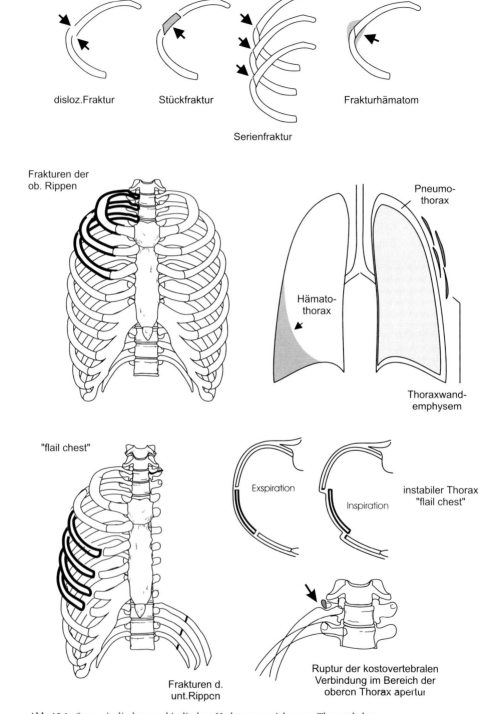

Abb. 12.1. Synopsis direkter und indirekter Verletzungszeichen am Thoraxskelett

12.1.2
Radiologische Untersuchungstechnik

Rippen

Die Standardaufnahmetechnik beinhaltet eine a.-p.- und eine Schrägaufnahme der betroffenen Seite (Hemithorax), ergänzt durch eine Oberbauchaufnahme zur Darstellung der unteren Rippen. Erfahrungsgemäß werden mit diesen Aufnahmen nicht mehr als 70 % der Frakturen nachgewiesen. Zusätzliche Projektionen erhöhen die Nachweisrate.

Die Thoraxübersichtsaufnahmen sind zum Nachweis von Rippenfrakturen nicht geeignet, da die lateralen Rippenabschnitte (verkürzte Darstellung und Überlagerung) und die unteren Rippen (Überlagerung durch das Abdomen) nicht hinreichend zu beurteilen sind. Bei gravierendem Thoraxtrauma allerdings stellt die Thoraxübersicht in Rückenlage die Basisaufnahme zum Nachweis von Frakturen und etwaiger Komplikationen dar.

> **!** **Beachte** die Indikationsstellung zur Röntgendiagnostik! Der Frakturnachweis hat vielfach keine therapeutische Konsequenz und sollte deswegen insbesondere bei Bagatellverletzungen mit eindeutigem Unfallzusammenhang nicht durch eine überzogene Röntgendiagnostik erzwungen werden; u. U. kann man sich auf Thoraxübersichtsaufnahmen zum Ausschluß von Komplikationen oder anderer Ursachen beschränken.

Sternoklavikulargelenke

Nativaufnahmen sind für die Diagnostik ungeeignet. In der a.-p.-Projektion ist keine hinreichend sichere Diagnose möglich. Die am besten geeignete Spezialprojektion ist die 35–40° nach kranial angulierte Vergleichsaufname der SC-Gelenke nach Rockwood. Bei entsprechender Fragestellung sollte primär das CT zur definitiven Beurteilung der Gelenkstellung eingesetzt werden.

12.2
Rippenfrakturen

■ **Häufigkeit**

Rippenfrakturen sind die häufigste Skelettverletzung überhaupt. Sie können sowohl Folge eines „banalen" Alltagstraumas als auch eines signifikanten Thoraxtraumas sein (Häufigkeit beim stumpfen Thoraxtrauma ca. 50 %). Prädisponierend sind eine Osteoporose und ein höheres Lebensalter, da die bei Kindern und Jugendlichen (bis etwa zum 30. Lebensjahr) noch verformbaren Rippen mit dem Alter zunehmend an Elastizität verlieren.

■ **Begleitverletzungen**

Sie kommen in Form eines Hämato-/ Pneumothorax oder eines Thoraxwandemphysems insbesondere bei Serienfrakturen und stark dislozierten Rippenfrakturen vor. Die Angaben zur Häufigkeit variieren stark in Abhängigkeit vom Krankengut. Beschränkt sich das Trauma auf die Thoraxwand dürfte die Häufigkeit bei < 5 % liegen; beim schweren Thoraxtrauma hingegen werden Begleitverletzungen weitaus häufiger angetroffen (Hämatothorax 70 %, Pneumothorax 25 %, Lungenkontusion 45 %, Herzkontusion 25 %).

■ **Lokalisation**

Betroffen sind am häufigsten die 4.–9. Rippe. Die oberen 3 Rippen sind durch den Schultergürtel (Klavikula, Skapula, Muskulatur) geschützt. Bei Fraktur dieser Rippen muß daher immer eine erhebliche Gewalteinwirkung unterstellt werden; deswegen und wegen der Nachbarschaft zu den brachiozephalen Gefäßen stellen Frakturen im Bereich der oberen Thoraxapertur ein erhöhtes Risiko für Gefäßverletzungen und

Plexusläsionen dar. Andererseits sind Frakturen der unteren Rippen (10–12) häufiger mit Verletzungen der Oberbauch-/Retroperitonealorgane (Leber, Nieren, Milz) vergesellschaftet.

Bezogen auf die einzelne Rippe können die Frakturen in jedem Abschnitt auftreten, bevorzugt sind jedoch das mittlere und hintere Drittel. Serienfrakturen verlaufen meist in einer Reihe.

■ **Formen**
Unterschieden werden nach der Anzahl (Abb. 12.1):

- Einzelfrakturen,
- Serienfrakturen (>2),
- Stückfrakturen.

■ **Röntgendiagnostik**
Rippenfrakturen sind eine klinische Diagnose. Da der röntgenologische Nachweis bei fehlender Dislokation schwierig ist und auch Serienfrakturen meist zahlreicher und ausgedehnter sind, als nach dem Röntgenbild zu vermuten, sollte die Röntgendiagnose nicht in jedem Fall erzwungen werden. Wichtiger ist der Nachweis möglicher Komplikationen.

- Direkte Frakturzeichen sind (vgl. Abb. 12.1):
  - Aufhellungs- oder Verdichtungslinien (Frakturspalt bzw. überlappende Fragmentenden), meist vertikal oder schräg verlaufend;
  - Konturunterbrechungen und Stufenbildungen, die an der Rippenoberkante am besten zu sehen sind.
- Indirekte Frakturzeichen sind (vgl. Abb. 12.1):
  - ein spindelförmiger Weichteilschatten im Rippenverlauf (Frakturhämatom),
  - ein Pneumo- oder Hämatothorax,
  - ein Thoraxwandemphysem (praktisch immer mit einer Rippenfraktur kombiniert).

Beachte: Neben dem eigentlichen Frakturnachweis ist auf folgende Komplikationen und Situationen besonders zu achten:

- Frakturen der oberen 3 Rippen gehen häufiger mit schweren inneren Verletzungen (Herzkontusion, Aortenruptur, Verletzung des Tracheobronchialsystems) einher.
- Serienfrakturen führen häufiger zu Komplikationen (Hämato- und/oder Pneumothorax) und finden sich beim stumpfen Thoraxtrauma bis zu 30 % bilateral.
- Stückfrakturen mit instabiler Thoraxwand („flail chest", „volet mobile") können infolge der paradoxen Bewegung des frakturierten Wandabschnitts mit einer Ateminsuffizienz einhergehen. Dies trifft insbesondere für Stückfrakturen des vorderen und lateralen Typs zu (Abb. 12.1). Dorsale Stückfrakturen sind durch die kräftige Rückenmuskulatur hinreichend stabilisiert und nicht gleichbedeutend mit einem instabilen Thorax.
- Hinter einer röntgenologisch einfachen Serienfraktur kann sich ein instabiler Thorax verbergen, wenn eine zweite Frakturserie entlang der kostochondralen oder chondrosternalen Verbindungen verläuft.
- An der Kostovertebralverbindung I kommen ohne oder mit paravertebraler Rippenfraktur traumatische Dislokationen der kostovertebralen bzw. kostotransversalen Gelenkverbindung vor, ein Befund, der leicht übersehen wird (Abb. 12.1).

■ **Therapie**
Einfache Rippenfrakturen bedürfen außer einer temporären Schmerzbehandlung keiner weiteren Therapie. Sie heilen binnen weniger Wochen stabil aus. Auch

ausgedehntere Rippenfrakturen und der instabile Thorax werden primär konservativ behandelt. Bei respiratorischer Insuffizienz ist die Respiratortherapie indiziert („innere Schienung"). Eine Indikation zur Osteosynthese besteht nur bei ausgedehnten pulmonalen Läsionen oder ausgeprägten Fragmentdislokationen.

12.3
Sternumfrakturen

- **Häufigkeit**

Sternumfrakturen sind im Gegensatz zu den Rippenfrakturen auch bei schweren Thoraxtraumen ein vergleichsweise seltener Befund (Häufigkeit <3%). Sie machen nicht mehr als 0,5% aller Frakturen aus.

- **Verletzungsmechanismus**

Ursache ist praktisch immer eine direkte Gewalteinwirkung auf das Sternum (Lenkradverletzung).

- **Lokalisation**

Bevorzugte Frakturlokalisationen sind die Synchondrose zwischen Manubrium und Korpus und der obere Korpusabschnitt.

- **Röntgendiagnostik**

In der Mehrzahl handelt es sich um Querfrakturen. Auf Übersichtsaufnahmen ist die Fraktur allenfalls im Seitbild anhand einer Konturversetzung zu erkennen; u. U. findet sich auch nur eine prä-/retrosternale Weichteilschwellung als indirektes Frakturzeichen (Frakturhämatom). In unklaren bzw. Verdachtsfällen sollte die diagnostische Abklärung heute zunächst mittels Sonographie versucht werden, bevor technisch aufwendige Verfahren (Tomographie, CT) zum Einsatz gelangen.

! **Beachte:** Bei Sternumfrakturen muß immer an die Möglichkeit einer Herzkontusion gedacht werden.

12.4
Verletzungen des Sternoklavikulargelenks

- **Häufigkeit und Vorkommen**

Verletzungen des SC-Gelenks sind selten; sie machen nur etwa 2% aller Dislokationen des Schultergürtels und nur 0,2% aller Verletzungen des Schultergürtels aus. Sie kommen meist vor dem 25. Lebensjahr und häufiger in Form von Epiphysenlösungen als in Form echter Gelenkluxationen vor.

- **Verletzungsmechanismus**

Der indirekte Verletzungsmechanismus bei Verkehrs- und Sportunfällen überwiegt (dorsokaudale oder ventrokaudale Krafteinwirkung auf die Schulter). Die häufigere, durch ein indirektes Trauma bedingte Luxation nach ventral verursacht keine Komplikationen. Luxationen nach dorsal hingegen können Trachea, Ösophagus und große Gefäße komprimieren und sind deswegen besonders zu beachten.

- **Frakturklassifikation**

Unterschieden werden die anteriore und posteriore Dislokation. Die anteriore Dislokation ist mit 90% weitaus häufiger (kräftigerer posteriorer Anteil des Lig. sternoclaviculare). Eine Graduierung der Verletzung analog dem AC-Gelenk kann vorgenommen werden, ist aber nicht allgemein üblich (I: Kapselverletzung ohne Bandruptur, II: Verletzung der Ligg. sternoclavicularia bei intaktem Lig. costoclavulare, III: Ruptur auch des Lig. costoclaviculare).

- **Röntgendiagnostik**

Verletzungen des SC-Gelenks werden wegen der Überlagerung durch die WS sehr leicht übersehen. Selbst bei auffälligem bzw. verdächtigen Befund ist von den Übersichtsaufnahmen her oftmals keine verläßliche Aussage möglich. Die anteriore Luxation geht mit einer Kranialdislokation, die posteriore mit einer Kaudaldislokation des medialen Klavikulaendes einher. Dieser Befund ist im a.-p.-Bild oft unsicher, in der Rockwood-Projektion diagnostisch.

- **Frakturversorgung**

Die Behandlung ist konservativ und besteht in einer geschlossenen Reposition mit Ruhigstellung (dies gelingt oft nur in den ersten 48 Stunden). Bei posteriorer Luxation kann in seltenen Fällen eine offene Reposition (mit Rekonstruktion des Kapsel-Band-Apparats) erforderlich sein.

Die Drahtfixation sollte wegen der Gefahr der Drahtfragmentation und Wanderung (30%) mit dem Risisko einer Verletzung mediastinaler Organe und Gefäße vermieden werden. Falls diese Versorgung unumgänglich ist, ist eine engmaschige Kontrolle zwingend erforderlich.

- **Komplikationen**

Sie treten nur bei posterioren Dislokationen in einer Häufigkeit von 25% auf (Gefäß-, Tracheal-, Ösophagus-Verletzungen oder Kompressionen, Rekurrensschädigungen).

13 Schultergürtel und Oberarm

M. Galanski, H. Kausche

13.1	Allgemeine Grundlagen	153
13.1.1	Anatomie	153
13.1.2	Radiologische Untersuchungstechnik	156
13.1.3	Röntgenanatomie und Bildanalyse	159
13.2	Klavikulafrakturen	161
13.3	Skapulafrakturen	164
13.4	Verletzungen des Schultereckgelenks	165
13.5	Verletzungen des Schultergelenks	167
13.5.1	Luxationen	167
13.5.2	Habituelle Luxation und Gelenkinstabilität	171
13.5.3	Rotatorenmanschettenruptur	172
13.6	Proximale Humerusfrakturen	173
13.7	Humerusschaftfrakturen	178

ABKÜRZUNGEN

AC Akromioklavikular-
DCP dynamische Kompressionsplatte
SC Sternoklavikular-
RM Rotatorenmanschette

13.1
Allgemeine Grundlagen

Verletzungen des Schultergürtels treten in jedem Lebensalter auf, wobei Art und Lokalisation der Verletzung mit dem Lebensalter variieren. Klavikulafrakturen sind das häufigste Geburtstrauma am Skelett und die häufigste Verletzungsform des Schultergürtels im Kindesalter. Beim Jugendlichen und jungen Erwachsenen dominieren Luxationen des Schultergelenks und Verletzungen des AC-Gelenks. Im höheren Lebensalter stehen die proximalen Humerusfrakturen im Vordergrund. Indirekte Verletzungsmechanismen sind häufiger als direkte Gewalteinwirkungen. Eine Ausnahme hiervon machen lediglich die Skapulafrakturen.

13.1.1
Anatomie (Abb. 13.1)

Der Schultergürtel besteht aus 3 Knochen, Skapula, Klavikula und Humerus, die 3 Gelenke bilden, das Glenohumeral-, das Akromioklavikular- und das Sternoklavikulargelenk.

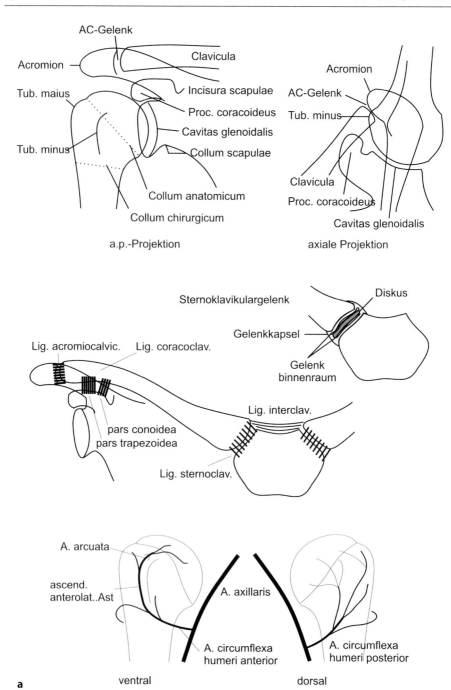

Abb. 13.1. a Anatomie und Röntgenanatomie des Schultergürtels.

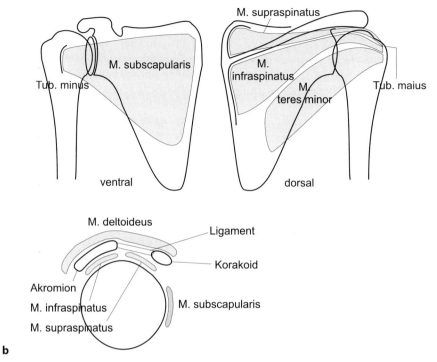

Abb. 13.1. b Muskeln der Rotatorenmanschette und Topographie des subakromialen Raums

Das Schulter- oder Glenohumeralgelenk ist dem Bau nach ein Kugelgelenk. Es zeichnet sich durch ein Höchstmaß an Bewegungsfreiheit aus, die allerdings auf Kosten der Stabilität geht. Für die Führung und Stabilität des Gelenks sind in erster Linie die Muskeln und Sehnen der Rotatorenmanschette (M. supraspinatus, M. infraspinatus, M. teres minor = überwiegend Außenrotatoren mit Ansatz am Tuberculum maius; M. subscapularis = Innenrotator mit Ansatz am Tuberculum minus) und der M. deltoideus verantwortlich. Knöcherne Strukturen tragen zur Stabilität kaum bei, da ein deutliches Mißverhältnis zwischen den Gelenkflächen von Humeruskopf und Gelenkpfanne besteht (Flächenverhältnis 3:1 bis 4:1). Die sehr weite Gelenkkapsel ist fest mit der Rotatorenmanschette verwachsen. Der N. subscapularis verläuft durch die Incisura superior scapulae unter dem Lig. transversum; er innerviert die Mm. supra- und infraspinatus der RM.

Die Blutversorgung des Humeruskopfes, die für therapeutisch-prognostische Überlegungen bei proximalen Humerusfrakturen von besonderem Interesse ist, erfolgt überwiegend von distal her über aufsteigende Äste der A. circumflexa humeri anterior und posterior. Dabei kommt dem anterolateralen Ast der A. circumflexa humeri anterior, der über den Sulcus intertubercularis in den Humeruskopf einzieht, die größte Bedeutung zu (Abb. 13.1a).

Die RM wird gebildet aus den Sehnen des M. infraspinatus, supraspinatus und subscapularis. Die Sehnenplatte wird durch das Akromion und durch das korakoakromiale Band überdacht. Über dem korakoakromialen Bogen liegt der M. deltoideus (Abb. 13.1b).

13.1.2
Radiologische Untersuchungstechnik

Standardprojektionen

Als Standardprojektionen gelten (Abb. 13.2):

- a.-p.-Projektion,
- glenoidtangentiale Projektion,
- axiale oder axilläre Projektion,
- transskapuläre („Y"-)Projektion,
- transthorakale Projektion.

Diese Aufnahmen werden unterschiedlich kombiniert. Bewährt hat sich die Kombination der glenoidtangentialen mit der axialen Projektion, ggf. ergänzt durch die transskapuläre Aufnahme (Tabelle 13.1).

◆ **A.-p.-Projektion**

Die Fossa glenoidalis wird nicht tangential getroffen, sondern stellt sich ovalär dar und wird partiell vom Humeruskopf überlagert. Der Gelenkspalt ist dadurch nicht einsehbar. Das AC-Gelenk ist gut einsehbar. Je nachdem, ob die Aufnahme in Innen- oder Außenrotation des Oberarms angefertigt wird, stellt sich das Tuberculum maius lateral oder das Tuberculum minus medial konturbildend dar (Abb. 13.2).

◆ **Glenoidtangentiale Projektion**

Durch Drehung des Patienten (um 20–40°) zur untersuchten Seite wird die Gelenkpfanne tangential projiziert und der Gelenkspalt frei einsehbar dargestellt. Die Aufnahme bietet Vorteile bei der Erkennung der hinteren Luxation und bei der Beurteilung des unteren Pfannenrandes (Bankart-Läsion). Nachteilig sind die schlechtere Darstellung des AC-Gelenks und der lateralen Klavikulaanteile. Durch Kippung der Röhre nach kaudal um 20° wird der subakromiale Raum frei projiziert.

◆ **Axiale (axilläre) Projektion**

Die axiale Aufnahme (kaudokranial oder kraniokaudal) mit angestellter (Sattel-)Kassette erfüllt die Anforderung der 2. Ebene am besten. Das Glenohumeralgelenk ist frei einsehbar, der Proc. coracoideus frei projiziert.

> **Beachte:** Bei frischen Frakturen und Luxationen sowie bei schmerzhaften Bewegungseinschränkungen muß auf die Aufnahme verzichtet und auf eine alternative Projektion (vorzugsweise transskapuläre Aufnahme) ausgewichen werden!

Tabelle 13.1. Geeignete Projektionen zur Darstellung bestimmter Strukturen und zur Klärung spezieller Fragen

Fragestellung/Indikation	Geeignete Projektion/Untersuchungstechnik
Proc. coracoideus	Axiale Projektion a.-p.-Projektion in Abduktion/Elevation
AC-Gelenk (2. Ebene)	a.-p.-Projektion in Abduktion/Elevation
Subakromialer Raum	Modifizierte glenoidtangentiale Projektion
Impingement	Apical-oblique-Projektion Sonographie
Hill-Sachs-Läsion	Apical-oblique-Projektion/CT (Stryker-Projektion)
Bankart-Läsion	Glenoidtangentiale Projektion Axiale Projektion
RM/Bizepssehne/Sulcus bicipitis	Sonographie/(MRT)

13 Schultergürtel und Oberarm

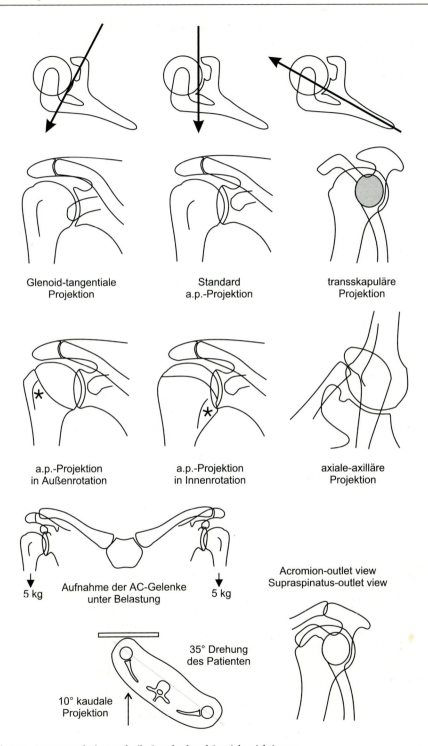

Abb. 13.2. Röntgenaufnahmetechnik: Standard und Spezialprojektionen

◆ **Transskapuläre („Y"-)Projektion**

Die Aufnahme verlangt keine Abduktion und ist dadurch auch bei Unfallverletzten problemlos anzufertigen. Die Skapula wird tangential projiziert und bildet sich als „Y"-Figur ab. Im Schnittpunkt der „Y"-Schenkel liegt die en face abgebildete Gelenkpfanne (senkrechter Strahlengang zur glenoidtangentialen Projektion). Bei korrekter Artikulation projiziert sich der Humeruskopf direkt auf die Gelenkpfanne.

◆ **Transthorakale Projektion**

Das Schultergelenk wird senkrecht zur a.-p.-Projektion transthorakal abgebildet und ist durch die Überlagerungen schwer zu beurteilen. Luxationen gehen mit einer Unterbrechung bzw. Deformierung der sog. Moloney-Linie einher (vgl. Abb. 13.7 c). Häufigste Indikation ist die Stellungskontrolle nach Reposition einer Luxation oder subkapitalen Humerusfraktur. Die bessere Alternative ist allerdings die transskapuläre Projektion.

Spezialprojektionen (Tabelle 13.1)

Die zahlreichen in der Literatur beschriebenen Spezialprojektionen haben durch die Schnittbildverfahren an Bedeutung verloren, zumal die Einstelltechnik schwierig ist. Eine gewisse Bedeutung haben lediglich noch:

- die a.-p.-Projektion in Abduktion oder Elevation und Außenrotation, vergleichbar der Projektion nach Stryker (Stryker's notch view);
- die Apical-oblique-Projektion;
- die gehaltenen („Streß"-)Aufnahmen;
- Supraspinatus-Tunnelaufnahme (Supraspinatus-outlet-Aufnahme).

Spezialprojektionen für die Klavikula und Skapula s. unter 13.2 und 13.3.

◆ **Stryker-Projektion**

Die Stryker-Projektion und die a.-p.-Projektion in Abduktion oder Elevation und Außenrotation sind weitgehend vergleichbar. Der sitzende oder liegende Patient hebt den Arm über den Kopf und legt die Hand auf oder hinter den Kopf. Die posterolaterale Humeruskopfkontur wird tangential projiziert; Hill-Sachs-Läsionen sind dadurch gut darstellbar. Die Abduktion des Humerus bedingt die Mitbewegung der Nebengelenke und führt so zu einer überlagerungsfreien Darstellung des AC-Gelenks und des Proc. coracoideus in einer zweiten Ebene.

◆ **Apical-oblique-Projektion**

Es handelt sich um eine modifizierte glenoidtangentiale Projektion mit einem um 30–40° nach kaudal anguliertem Strahlengang. Daraus resultiert eine halbkoronale Projektion des Schultergelenks. Hill-Sachs-Läsionen und Verbreiterungen bzw. ventrale Anbauten am Akromion beim Impingementsyndrom sind gut darstellbar.

◆ **Gehaltene („Streß"-)Aufnahmen**

Sie dienen dem Nachweis uni- oder multiderektionaler Instabilitäten. Da geeignete Halteapparate nicht zur Verfügung stehen, werden axiale Aufnahmen angefertigt, bei denen der Untersucher mit einer Hand den Ellbogen des Patienten fixiert und mit der anderen Hand den proximalen Oberarm nach ventral oder dorsal drückt. Bei provozierbarer Subluxation von mehr als 3 mm sind Vergleichsaufnahmen der Gegenseite erforderlich.

◆ **Supraspinatus-Tunnelaufnahme (Supraspinatus-outlet-Aufnahme)**

Die Aufnahme stellt eine modifizierte transskapulär-laterale Projektion dar. Der Patient ist ähnlich wie zur transskapulären

Aufnahme positioniert, die Röhre um 15° nach kaudal anguliert. Dargestellt werden das AC-Gelenk, der subakromiale Raum und insbesondere der Processus anterior des Akromions. Nachteilig ist die vergleichsweise schwierige Einstelltechnik.

Zusatzdiagnostik

◆ **Sonographie**

Indikationen zur Sonographie sind:

- Verdacht auf Rotatorenmanschettenruptur,
- Verdacht auf Bizepssehnenruptur,
- Schulterschmerz nach Prellung/Impingementsyndrom,
- Ergußnachweis.

◆ **Computertomographie**

Indikationen zur CT sind:

- Dislokationen/Verletzungen des SC-Gelenks,
- komplexe proximale Humerus(luxations)frakturen zur Operationsplanung,
- Glenoidfrakturen.

◆ **CT-Arthrographie**

Indikationen (relativ):

- rezidivierende und habituelle Schulterluxation,
- Beurteilung des kapsulolabralen Komplexes und anderer instabilitätsbedingender pathogenetischer Faktoren.

■ **Untersuchungstechnik.** Doppelkontrast (2–3 ml Kontrastmittel und 10–15 ccm Luft); Darstellung des Humeroglenoidalgelenks vom AC-Gelenk bis zum Pfannenunterrand in axialer Schnittführung bei einer Schichtdicke von <5 mm (hochauflösender Filterkern).

■ **Bildanalyse.** Von besonderer Bedeutung zur Abschätzung der Instabilitätsdisposition sind die anatomischen Gelenkverhältnisse, insbesondere die Pfannen-Kopf-Relation und die Pfannenkrümmung (hypoplastische Gelenkpfanne?). Normalerweise sind das vordere und hintere Labrum annähernd symmetrisch ausgebildet und in direkter Kontinuität zum Glenoidknorpel. Das hintere Labrum ist abgerundet, das vordere häufiger triangulär zugespitzt. Es besteht allerdings eine erhebliche Form- und Größenvariabilität.

◆ **Magnetresonanztomographie**

Indikationen zur MRT sind:

- Rotatorenmanschettenrupturen bei unklarem klinischen und Ultraschallbefund.

13.1.3
Röntgenanatomie und Bildanalyse

In a.-p.-Projektion stellt sich die Gelenkpfanne ovalär dar und überlagert die Humeruskopfkalotte, so daß der Gelenkspalt nicht frei einsehbar ist. Bei 45°-Drehung wird die Gelenkpfanne tangential projiziert, und der Gelenkspalt ist frei einsehbar. Bei Außenrotation des Humerus stellen sich der Humeruskopf und das Tuberculum maius im Profil dar, bei Innenrotation wird das Tuberculum minus medial randbildend. Die axiale Projektion bietet eine exzellente Darstellung des Glenohumeralgelenks (vgl. Abb. 13.1a, 13.2).

Auf der transthorakalen Aufnahme verdient der skapulohumerale Bogen (Moloney-Bogen) besondere Beachtung. Normalerweise beschreibt er eine Parabel, bei anteriorer Luxation zeigt er ventral eine Impression durch den nach unten luxierten Humeruskopf, bei posteriorer Luxation ist er spitzwinklig (vgl. Abb. 13.7c). Die Bildanalyse erfolgt am besten nach einem festen Schema (vgl. Übersicht 13.1).

Die normale Weite des AC-Gelenks beträgt 3–5 (8) mm (vgl. Abb. 13.6). Das akro-

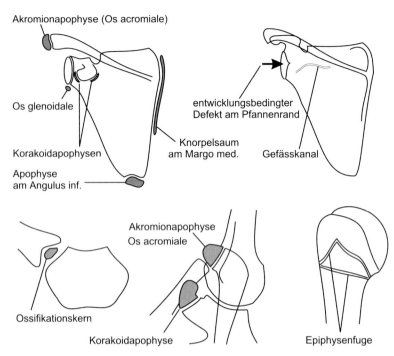

Abb. 13.3. Röntgenanatomie und Normvarianten des Schulter- und Schultereckgelenks

ÜBERSICHT 13.1

Traumatologie des Schultergelenks (Checkliste)

a.-p.-Aufnahme und Modifikationen	Axiale Aufnahme und Modifikationen	Transthorakale Aufnahme
Gelenkstellung	Gelenkstellung	Position Humeruskopf/Pfanne
Gelenkspalt	Gelenkspalt	Form des Moloney-Bogens
Humeruskopfkalotte	Humeruskopfkalotte	
Tuberculum maius	Tuberculum maius	
Gelenkpfanne/ Pfannenränder	Gelenkpfanne/ Pfannenränder	
AC-Gelenk und Akromion	AC-Gelenk und Akromion	
Subakromialer Raum	Processus corocoideus	
Laterale Klavikula		
Übersehbare Skapulakonturen		
Übersehbare Rippenabschnitte		

miale Klavikulaende kann das Akromion kranial physiologischerweise um bis zu 5 mm überragen, da es kräftiger als das Akromion ist. Für die Beurteilung der Gelenkstellung ist deswegen die kaudale Konturlinie zwischen Klavikula und Akromion entscheidend: eine Versetzung der kranialen Konturlinie ist nur bei Versetzung auch der unteren Konturlinie zu verwerten.

Wegen der großen intra- und interindividuellen Variabilität sind Vergleichsaufnahmen der Gegenseite sinnvoll. Seitendiffenzen in den Meßstrecken von 2–3 mm liegen im Normbereich. Der normale Abstand zwischen dem Processus coracoideus und dem Klavikulaunterrand beträgt 11–13 mm. Seitendifferenzen dürfen 4 mm nicht überschreiten.

13.2 Klavikulafrakturen

- **Häufigkeit**
Etwa 10 % aller Frakturen.

- **Prädilektionsalter**
50 % der Frakturen treten bei Kindern unter 10 Jahren auf, 70 % bis zum 40. Lebensjahr.

- **Verletzungsmechanismus**
In der Regel handelt es sich um indirekte Gewalteinwirkungen durch Sturz auf die Schulter oder den ausgestreckten Arm; direkte Traumen sind selten. Klavikulafrakturen sind häufig Folge von Sportverletzungen oder Zweiradunfällen.

- **Klassifikation**
80 % der Frakturen betreffen das mittlere Drittel (Schwachstelle, meist indirekter Frakturmechanismus), 15 % das akromiale und 5 % das sternale Drittel (meist Folge direkter Gewalteinwirkung). Bei den lateralen Frakturen werden solche ohne und mit Ligamentruptur/Fragmentdislokation unterschieden (Typ I bzw. II nach Neer).

Eine genauere Unterteilung der lateralen Frakturen erfolgt nach Jäger und Breitner (Abb. 13.4):

Typ I   Fraktur lateral des Lig. coracoclaviculare (stabil),

Typ II Fraktur im Bereich der korakoklavikulären Bandansatzes mit Ruptur der schwächeren medialen (Pars coronoidea) oder der stärkeren lateralen Portion (Pars trapezoidea) des Bandes,

Typ III Fraktur medial des Lig. coracoclaviculare (instabil, Fragmentdislokation),

Typ IV Pseudoluxation: Sonderform der lateralen Klavikulafraktur im Kindesalter. Durch einen Riß kranial im Periostschlauch der Klavikula kommt es zur Kranialdislokation des proximalen Fragmentendes; diese Verletzung entspricht der Tossy-3-Verletzung des AC-Gelenks im Erwachsenenalter.

- **Röntgendiagnostik**
- **Aufnahmetechnik.** Die a.-p.-Aufnahme der Klavikula wird mit um 15° nach kranial anguliertem Strahlengang angefertigt, um die Überlagerung durch die Skapula und die Rippen zu reduzieren. Zur Freiprojektion des sternalen Klavikuladrittels ist eine noch stärkere Angulation von etwa 40° erforderlich (Projektion nach Rockwood). Eine Aufnahme in der üblichen zweiten Ebene im Winkel von 90° ist bei der Klavikula aus anatomischen Gründen nicht möglich.

- **Röntgenbefunde.** Der Nachweis von Frakturen im mittleren Drittel ist i. d. R. unproblematisch. Die Frakturen zeigen häufig einen Biegungskeil und eine typische Dislokation des medialen Fragments nach kranial und dorsal (Zug des M. sternocleidomastoideus bzw. trapezius) und des lateralen Fragments nach kaudal, ventral und medial (Gewicht des Armes und Muskel-

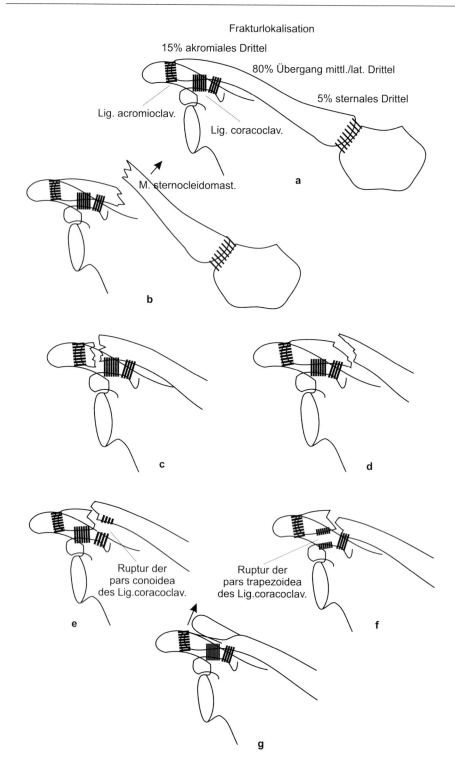

zug) (Abb. 13.4). Daraus resultiert eine Verkürzung und Verschiebung der Fragmente gegeneinander. Nichtdislozierte Frakturen des mittleren Drittels können in a.-p.-Projektion bei Überlagerung der Klavikula durch die 1. Rippe übersehen werden, kommen aber in der 15° kranial angulierten Aufnahme zur Darstellung.

Bei den interligamentären Frakturen des akromialen Drittels muß wegen der therapeutischen Konsequenzen die Beteiligung des Lig. coracoclaviculare geklärt werden. Der Abriß desselben prädisponiert zur Pseudarthrosenbildung. Erkenntlich ist er an einer Kranialdislokation des medialen Fragments. Im Zweifelsfall ist eine Belastungsaufnahme indiziert.

Frakturen des sternalen Drittels sind wegen der fehlenden oder geringen Dislokation (Lig. costoclaviculare) und der Überlagerung durch WS und Rippen schwer zu diagnostizieren. Sie können mit Verletzungen des SC-Gelenks verwechselt werden. Zum Nachweis ist die Spezialprojektion nach Rockwood, ggf. die Tomographie oder Computertomographie erforderlich.

■ **Täuschungsmöglichkeiten**

Sie sind durch nicht ossifizierte apophysäre Wachstumsfugen (Pseudofrakturen) akromial oder sternal gegeben, die nicht als Abrißfrakturen fehlgedeutet werden dürfen (vgl. Abb. 13.3).

■ **Frakturversorgung**

95% aller Klavikulafrakturen werden konservativ mit einem Rucksackverband behandelt. Instabile Frakturen des akromialen Klavikulaendes erfordern bei ausreichend großen Fragmenten die offene Reposition und Plattenosteosynthese, bei kurzem Fragment u.U. eine K-Draht-Osteosynthese. Im Falle einer Plattenosteosynthese müssen die beiden Hauptfragmente mit jeweils 3 Schrauben bikortikal gefaßt sein.

■ **Komplikationen**

- Neurovaskuläre Begleitverletzungen (Plexus brachialis, A. subclavia),
- neurovaskuläres Kompressionssyndrom durch überschießende Kallusbildung,
- Pseudarthrosenbildung.

■ **Besonderheiten im Kindesalter**

Grünholzfrakturen und traumatische Verbiegungen sind relativ häufig. Bei fehlender Kortikalisverwerfung oder Dislokation ist die Röntgendiagnose schwierig oder unmöglich. Entscheidend ist in diesen Fällen der klinische Untersuchungsbefund, ggf. ergänzt durch die Sonographie (Nachweis des subperiostalen Hämatoms). Die Szintigraphie als sensitivstes Verfahren ist wegen der fehlenden therapeutischen Konsequenzen nicht oder nur ausnahmsweise („Battered-child-Syndrom") indiziert.

Eine Besonderheit im Kindesalter ist die Pseudoluxation bei der lateralen Klavikulafraktur. Dabei handelt es sich meist um Epiphysenlösungen mit Dislokation des proximalen Fragmentendes durch den rupturierten Periostschlauch („banana peeling") (vgl. Typ IV der lateralen Klavikulafrakturen nach Jäger und Breitner, Abb. 13.4g).

Abb. 13.4 a–g. Klassifikation der Klavikulafrakturen. **a** Frakturlokalisationen, **b** Klavikulafraktur in häufigster Lokalisation mit typischer Dislokation des medialen Fragmentes nach kranial durch den Zug des M. sternocleidomastoideus, **c** Fraktur lateral des Lig. coracoclaviculare, **d** Fraktur der lateralen Klavikula medial des Lig. coracoclaviculare, **e** Fraktur im Bereich der Ansatzzone des Lig. coracoclaviculare mit Ruptur der Pars conoidea, **f** Fraktur im Bereich der Ansatzzone des Lig. coracoclaviculare mit Ruptur der Pars trapezoidea, **g** Pseudoluxation im Kindesalter: Das proximale Fragmentende tritt durch einen Riß kranial im Periostschlauch aus

13.3
Skapulafrakturen

- **Häufigkeit**
0,5% aller Frakturen.

- **Verletzungsmechanismus**
Skapulafrakturen entstehen meist durch direkte Gewalteinwirkungen. Dies trifft insbesondere für die komplexen Frakturen und Frakturen des Schulterblattflügels zu, der durch einen Muskelmantel geschützt ist. Isolierte Skapulafrakturen sind vergleichsweise selten.

- **Klassifikation**
Die Klassifikation erfolgt üblicherweise nach anatomischen Gesichtspunkten (Abb. 13.5):

- Korpusfrakturen,
- Randfrakturen,
- Korakoidfrakturen,
- Akromionfrakturen,
- Kollumfrakturen,
- Glenoidfrakturen.

- **Röntgendiagnostik**
Der Nachweis und die genaue Beurteilung von Skapulafrakturen anhand von Übersichtsaufnahmen ist wie bei praktisch allen platten Knochen problematisch, insbesondere beim polytraumatisierten Patienten, der im Liegen untersucht werden muß. Standardprojektionen sind die a.-p.-Aufnahme und die tangentiale Projektion, die allerdings nur am sitzenden oder stehenden Patienten in befriedigender Qualität angefertigt werden kann. Für die Beur-

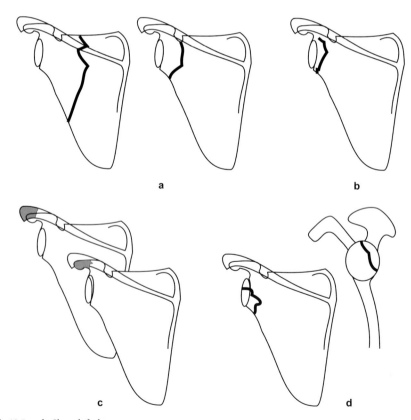

Abb. 13.5 a–d. Skapulafrakturen

teilung des Proc. coracoideus eignet sich eine um 30–45° nach kranial angulierte Aufnahme der Skapula. Im Fall therapeutischer Konsequenzen (Gelenk- und gelenknahe Frakturen) wird man heute frühzeitig die Computertomographie einsetzen, die eine exzellente Beurteilung der Glenoidpfanne und des Korakoidfortsatzes erlaubt.

■ **Täuschungsmöglichkeiten**
Ossifikationszentren am unteren Skapulawinkel, am Korakoid und am Akromion können Abrißfrakturen, Gefäßkanäle im Schulterblattkörper und -hals Frakturlinien vortäuschen (vgl. Abb. 13.3).

■ **Frakturversorgung**
Korpusfrakturen und stabile Halsfrakturen werden i. d. R. konservativ behandelt. Operationsindikationen sind dislozierte Glenoidfrakturen und instabile Glenoid-/Kollumfrakturen durch assoziierte Frakturen der Skapulafortsätze (Korakoid, Akromion). Die Versorgung der Glenoid- und Korakoidfrakturen erfolgt mittels Verschraubung, die der Halsfrakturen mittels Plattenosteosynthese.

13.4
Verletzungen des Schultereckgelenks

■ **Häufigkeit**
Etwa 12 % der Luxationen im Bereich des Schultergürtels und 6 % aller Luxationen; Prädilektionsalter: 15–40 Jahre.

■ **Verletzungsmechanismus**
Der direkte Verletzungsmechanismus durch Sturz oder Schlag auf die Schulter ist häufiger als der indirekte.

■ **Frakturklassifikation**
Mit zunehmender Gewalteinwirkung kommt es zunächst zur Kapselruptur, dann zur Läsion des Lig. acromioclaviculare und zuletzt zur Läsion bzw. Ruptur des Lig. coracoclaviculare (Pars trapezoidea und Pars coronoidea, vgl. Abb. 13.1 a). Die Verletzungen werden nach Tossy in 3 Schweregrade oder in einer erweiterten Klassifikation nach Rockwood in 6 Schweregrade eingeteilt (Tabelle 13.2, Abb. 13.6).

■ **Aufnahmetechnik**
Die am besten geeignete Aufnahme ist die a.-p.-Projektion mit 15° nach kranial angulierter Röhre. Dadurch wird das laterale Klavikulaende frei projiziert. Für die zuverlässige Beurteilung der Gelenkverhältnisse ist u. U. die Streßaufnahme mit einer Gewichtsbelastung von 5–10 kg erforderlich (vgl. Abb. 13.2).

> **Beachte:** Die Gewichte müssen um das Handgelenk geschlungen werden, um einen aktiven Muskelzug zu vermeiden, der das Verletzungsausmaß maskieren kann.

Tabelle 13.2. Klassifikation der AC-Gelenkverletzungen

Tossy	Rockwood	Ligamentruptur	Klavikuladislokation	AC-Spaltbreite	C–C Distanz
1	1	Kapseldehnung	Keine	Normal	Normal
2	2	Lig. acromioclav.	Subluxation	10–15 mm	+25–50%
3	3	Alle	Kranial	>15 mm	>+50–200%
3	4	Alle	Dorsal mit Trapeziusverletzung	Variabel	Variabel
3	5	Alle	Kranial mit Weichteilverletzung	Extrem verbreitert	>200%
3	6	Alle	Subakromial, subkorakoidal	Verbreitert	Inverse Verhältnisse

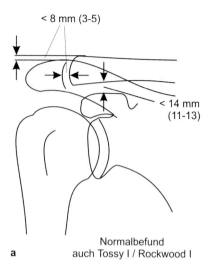
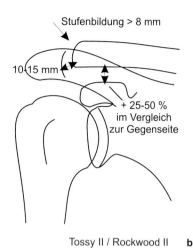
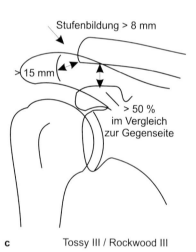
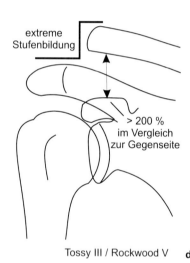

Abb. 13.6a–d. AC-Gelenkverletzungen. **a** Normalbefund: Der normale AC-Gelenkspalt ist <8 mm; die kraniale Akromion- und Klavikulakontur liegen in gleicher Höhe oder zeigen einen Versatz von <8 mm; der korakoklavikuläre Abstand ist <14 mm. Die Tossy-I-/Rockwood-I-Verletzung zeigt röntgenologisch einen „Normalbefund". **b** AC-Gelenksprengung Tossy II/Rockwood II: Es besteht eine leichte Verbreiterung des AC-Gelenkspalts auf 10–15 mm durch Ruptur des akromioklavikulären Bandapparats; die korakolavikulären Ligamente sind gedehnt, aber nicht rupturiert, so daß der Abstand zwischen Klavikula und Korakoid im Vergleich zur Gegenseite nur leicht vergrößert ist (25–50%). **c** AC-Gelenksprengung Tossy III/Rockwood III: Der AC-Gelenkspalt ist auf >15 mm verbreitert, die akromioklavikuläre Stufenbildung beträgt >8 mm, die korakoklavikuläre Distanz ist im Vergleich zur Gegenseite um >50% vergrößert (Ruptur des akromioklavikulären und des korakoklavikulären Bandapparats). **d** AC-Gelenksprengung Tossy III/Rockwood V: AC-Gelenkspalt und korakoklavikuläre Distanz sind stark vergrößert; es besteht eine ausgeprägte Stufenbildung zwischen lateralem Klavikulaende und Akromion

13 Schultergürtel und Oberarm

■ **Röntgendiagnostik**

Tossy-1-Verletzungen sind röntgenologisch stumm. Tossy-2-Verletzungen gehen mit einer Klavikuladislokation um etwa halbe Schaftbreite, Tossy-3-Verletzungen mit stärkergradigen Verschiebungen (Klavikulahochstand) und vor allem einer vergrößerten Distanz zwischen Klavikula und Proc. coracoideus einher. Eine definitive Aussage ist u. U. erst anhand der Belastungsaufnahmen möglich (Abb. 13.6, Tabelle 13.2).

Bei den röntgenologische Kontrollen ist auf die Konstanz des Repositionsergebnisses und die Stabilität der Osteosynthese (Lockerungszeichen?) zu achten.

■ **Täuschungsmöglichkeiten**

Sie sind durch durch die individuelle Variabilität in der Gelenkdarstellung und durch das Unterlassen von Belastungsaufnahmen gegeben.

> ! **Beachte:** Bei Abrißfrakturen des Proc. coracoideus (insbesondere bei Jugendlichen < 25 Jahren möglich) kann aufgrund des erhaltenen normalen Abstandes zwischen Klavikula und Korakoid das Ausmaß der Verletzung unterschätzt werden.

■ **Fraktur-/Verletzungsversorgung**

Bei AC-Gelenksverletzungen bis Grad 3 nach Rockwood sind die Ergebnisse der konservativ-funktionellen Therapie (symptomatisch/Schmerztherapie oder Desault- bzw. Gilchrist-Verband) denen einer operativen Versorgung vergleichbar. Höhergradige Verletzungen (Rockwood 4–6; Dislokationen um Klavikulaschaftbreite oder mehr) stellen eine Operationsindikation dar (vorzugsweise Bandnaht und -verstärkung mit PDS-Band oder Zuggurtungsosteosynthese; Implantate sind problematisch). Die Implantatentfernung erfolgt nach 8 Wochen.

■ **Radiologische Beurteilung der Frakturversorgung**

Die korrekte Zuggurtungsosteosynthese des AC-Gelenks ist gekennzeichnet durch zwei parallel verlaufende K-Drähte, die vom Akromion aus transartikulär in die Klavikula geführt und in der Gegenkortikalis der Klavikula verankert sind.

■ **Komplikationen**

Implantatlockerung, Implantatbruch oder Implantatwanderung.

■ **Besonderheiten im Kindesalter**

Verletzungen des AC-Gelenks im Kindesalter sind extrem selten. Die „Pseudoluxation im AC-Gelenk" entspricht einer lateralen Klavikulafraktur (meist Epiphyseolyse), bei der das proximale Klavikulafragmentende durch einen Riß des klavikulären Periostschlauches nach kranial luxiert, während der Periostschlauch durch die Bandfixation (Bandapparat stets intakt) in korrekter Position verbleibt („banana peeling", vgl. unter 13.2 Klassifikation der Klavikulafrakturen/Typ IV und Abb. 13.4g).

13.5
Verletzungen des Schultergelenks

13.5.1
Luxationen

■ **Häufigkeit**

Über 50% aller Luxationen betreffen den Schultergürtel, und zwar überwiegend das Glenohumeralgelenk (85%).

■ **Prädilektionsalter**

Jugendliche und jüngere Erwachsene sind bevorzugt betroffen. Im Kindesalter und im höheren Lebensalter sind Schulterluxationen selten; hier dominieren die Frakturen.

■ **Verletzungsmechanismus**

Die Schulterluxation ist meist Folge einer indirekten Gewalteinwirkung, die über den Arm als Hebel vermittelt wird. Die unterschiedliche Richtung der Krafteinwirkung führt dabei zu den verschiedenen Luxationsformen.

Anteriore Luxationen entstehen durch Abduktions- und Außenrotationsmechanismen, posteriore Luxationen durch Adduktions- und Innenrotationsmechanismen. Die insgesamt sehr seltenen posterioren Luxationen sind meist Folge ungewöhnlicher Traumen (Stromschlag, epileptischer Anfall – dabei sind bilaterale Luxationen möglich –, direkte Gewalteinwirkung durch Sturz auf die Schulter). Die Luxatio erecta ist meist Folge einer starken Krafteinwirkung auf den nach oben ausgestreckten Arm, z. B. beim Versuch, eine herabstürzende Last aufzuhalten.

- **Klassifikation**

Die Einteilung der Schulterluxationen erfolgt nach der Richtung der Dislokation (vgl. Übersicht 13.2 und Abb. 13.7, 13.8). Einer besonderen Erwähnung bedarf die posteriore Luxation, da sie häufig (>60%) primär übersehen wird und dadurch irreparable Folgeschäden resultieren. Es besteht zwar eine schmerzhafte Bewegungseinschränkung der Schulter, aber keine ausgeprägte federnde Fixation.

- **Aufnahmetechnik**

Die Diagnose der Luxation kann in aller Regel schon anhand der Standardaufnahme in a.-p.-Projektion gestellt werden. Eine Aufnahme in zweiter Ebene ist nicht in allen Fällen erforderlich. Die transaxilläre axiale Aufnahme ist insbesondere bei begleitenden Frakturen nicht immer durchführbar. In diesen Fällen hat sich die transskapuläre Projektion bewährt, die bei minimaler Belastung des Patienten Auskunft über die Luxationsstellung gibt.

Ist bei klinischem Luxationsverdacht auf der a.-p.-Aufnahme kein eindeutiger Befund zu erheben, so ist immer die glenoidtangentiale Projektion indiziert, mit der die Gelenkpfanne und der Gelenkspalt und damit die Gelenkstellung besser beurteilt werden können. Auf der Standard-a.-p.-Aufnahme kann eine posteriore Luxation leicht übersehen werden. Zum Nachweis und zur Beurteilung von Begleitverletzungen sind u. U. weitere Zusatzaufnahmen erforderlich, denen man heute die Computertomographie vorziehen wird.

- **Röntgendiagnostik**

Die radiologische Diagnostik der überwiegenden Zahl der Luxationen ist unproblematisch. Generell sind folgende Fragestellungen zu beantworten:

- Liegt eine Luxation vor?
- Welches ist die Dislokationsrichtung? (Klassifikation)
- Liegen Begleitverletzungen vor?
  - am Tuberculum maius (Häufigkeit 15%)?
  - am Pfannenrand?
  - am Humeruskopf (Impressionsfraktur = Hill-Sachs-Läsion, Häufigkeit 50%)?
  - am Korakoid?

ÜBERSICHT 13.2

Einteilung der Schulterluxationen nach Luxationsrichtung und Häufigkeit

- Anteriore Luxationen: 95%
  - Luxatio subcoracoidea
  - Luxatio subglenoidalis
  - Luxatio subclavicularis
  - Luxatio intrathoracica
- Posteriore Luxationen: 2–4%
  - Luxatio subacromialis
  - Luxatio infraspinata
  - Luxatio subglenoidalis
- Superiore Luxationen: sehr selten
  - Luxatio supracoracoidea
- Inferiore Luxationen: sehr selten
  - Luxatio axillaris erecta
  - Luxatio axillaris horizontalis

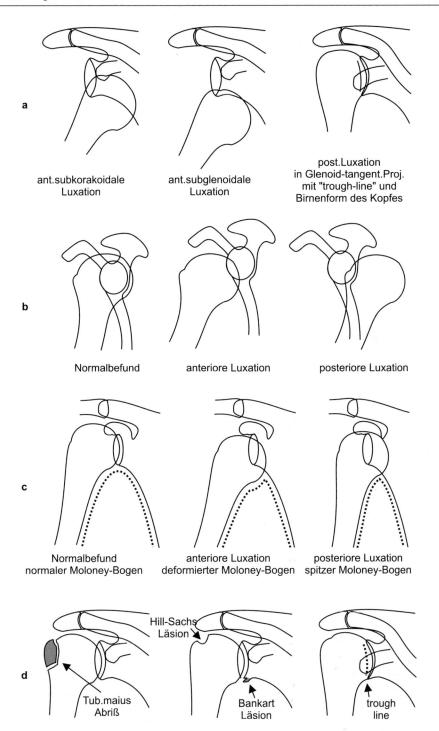

Abb. 13.7a–d. Schulterluxationen und Begleitverletzungen. **a** a.-p.-Projektion, **b** transskapuläre Projektion, **c** transthorakale Projektion, **d** Begleitverletzungen

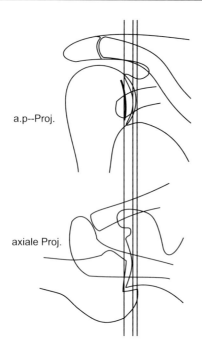

a.p.--Proj.

axiale Proj.

Abb. 13.8. Röntgensymptomatologie der posterioren Schulterluxation

! **Beachte** bei der posterioren Luxation (Abb. 13.8):

- fehlende Gelenkspaltdarstellung in der glenoidttangentialen Projektion (Überlappung von Humeruskopfkontur und Pfannenkontur),
- Hochstand des Humeruskopfes (leere kaudale Pfannenhälfte),
- fixierte Innenrotation des Humeruskopfes,
- dadurch atypische Projektion des Humeruskopfes: „drumstick or bulb appearance" (Birnenform),
- „rim sign",
- Muldenzeichen („trough line").

Bei der häufigsten anterioren Luxation steht der Humeruskopf nach medial und vorn unter das Korakoid disloziert. Seltener ist die Dislokation nach medial und kaudal an den unteren Pfannenrand (anteriore infraglenoidale Luxation). Alle anderen Luxationen sind selten und aufgrund der typischen Dislokation ebenfalls leicht zu klassifizieren. Diagnostische Probleme bereiten i. d. R. nur die posteriore Luxation und der Nachweis von Pfannenrandfrakturen.

Typische Röntgenbefunde (Abb. 13.7, 13.8) sind:

- fehlende elliptische Überlagerung von Humeruskopfkalotte und Gelenkpfanne in der a.-p.-Projektion bzw. fehlende Gelenkspaltdarstellung in der glenoidtangentialen Projektion,
- subkorakoidale oder subglenoidale Position des Humeruskopfes (oder andere Dislokation),
- Fraktur des Tuberculum maius oder Fragment am unteren Pfannenrand.

Luxationen können in seltenen Fällen mit einer nichtdislozierten proximalen Humerusfraktur einhergehen; die Reposition der Luxation ist dann schwierig oder unmöglich!

■ **Begleitverletzungen**

- Tuberculum-maius-Abriß: Mit 15 % häufigste Begleitverletzung; mit dem Einrenken kommt es meist auch zur Reposition des Tuberkulums.
- Bankart-Läsion: Begleitverletzung des vorderen unteren Pfannenrandes, der den knorpligen Limbus und/oder den köchernen Pfannenrand betreffen kann. Knorplige Läsionen lassen sich am besten im Arthro-CT darstellen, ossäre Läsionen in der glenoidtangentialen Projektion, der axialen Projektion oder im Computertomogramm. In der a.-p.-Projektion kommen sie kaum zur Darstellung.
- Hill-Sachs-Läsion: Bei der anterioren Luxation durch den Pfannenrand verursachter Defekt (Impressionsfraktur) dorsokranial am Humerus zwischen Tuberculum maius und Humeruskopfgelenkfläche; bei der subglenoidalen Luxation häufiger als bei der subkora-

koidalen. Darstellung i.d.R. auf der a.-p.-Aufnahme in Innenrotation, am besten geeignet ist jedoch die Projektion nach Stryker. Im Computertomogramm stellt sich die Hill-Sachs-Läsion in Höhe des Proc. coracoideus dar.

- Umgekehrte Hill-Sachs-Läsion: ventromedialer Humeruskopfdefekt nach posteriorer Luxation.

■ Täuschungsmöglichkeiten

- Eine kleine Hill-Sachs-Läsion kann durch das normale Collum anatomicum vorgetäuscht werden.
- Pseudoluxation: „hängende Schulter" durch Cast, Verlust des Muskeltonus.

! **Beachte:** eine Dislokation mit lateral gelegenem Humeruskopf gibt es nicht!

- Im MRT darf das „undercutting" des hyalinen Labrumgelenkknorpels nicht als Labrumläsion fehlgedeutet werden.

■ Therapie
Reposition und Röntgenkontrolle.

■ Besonderheiten im Kindesalter
Luxationen des Schultergelenks spielen im Kindesalter keine Rolle.

13.5.2
Habituelle Luxation und Gelenkinstabilität

Unterschieden werden die posttraumatisch-rezidivierende Luxation, die konstitutionell bedingte Instabilität und die „willkürliche" Luxation, welche der Patient vorführen kann. Rezidivluxationen nach einer traumatischen Schulterverrenkung sind häufig (ca. 40%). Sie sind um so wahrscheinlicher, je jünger der Patient ist (<20 Jahre ca. 80%; >40 Jahre ca. 15%). Von einer konstitutionell bedingten Instabilität spricht man bei einer unfallunabhängigen gewohnheitsmäßig auftretenden Luxation.

Die Schulterinstabilitäten werden nach der bevorzugten Instabilitätsrichtung in anteriore und multidirektionale Gelenkinstabilitäten eingeteilt. Posttraumatische Instabilitäten sind i.d.R. unidirektional (anterior), habituelle multidirektional.

! **Beachte:** Bei konstitutioneller Instabilität ist die klinische Untersuchung der Gegenseite von besonderer Bedeutung. Beim Zug am Arm bildet sich eine Delle unterhalb des Akromions aus (sog. Sulkuszeichen).

■ Röntgendiagnostik
Zeichen rezidivierender Luxationen im Röntgenbild sind:

- Beilform des Humeruskopfes (hatchet head deformity): Hill-Sachs-Läsion;
- Abrundung des unteren Pfannenrandes: Bankart-Läsion;
- metaplastische Weichteilverkalkungen;
- Arthrosezeichen;
- Desintegration des Gelenks (veraltete Luxation).

Radiologische Befunde der Schulterinstabilität im Computertomogramm bzw. im CT-Arthrogramm sind:

- anatomische Varianten mit Instabilitätsdisposition, insbesondere eine hypoplastische, flache oder zu kleine Gelenkpfanne;
- posttraumatische Veränderungen, insbesondere
  - ventrale, subperiostale Kapselablösungen: Typ I (Skapulahals), Typ II, Typ III (Lig. glenohumerale),
  - Labrumläsionen in Form von Einrissen, Abrissen oder Ausdünnungen im anteroinferioren Glenoidbereich;
- eine Knochenhypertrophie im hinteren Anteil des Glenoids infolge einer posterioren Instabilität.

Therapie

Therapie der Wahl bei jüngeren Patienten mit frischer Erstluxation ist die Arthroskopie, ggf. mit Refixation des Kapsel-Labrum-Komplexes.

Standardoperation bei rezidivierender Luxation bzw. multidirektionaler Instabilität ist die reine Weichteiloperation (Kapsel-Shift-Operation nach Jobe oder Rockwood) mit vorderer oder vorderer/unterer Kapselraffung.

13.5.3
Rotatorenmanschettenruptur

Pathogenese

Pathogenetisch sind eine biomechanische Prädisposition und lokale Durchblutungsstörungen der RM insbesondere in den insertionsnahen Abschnitten der Supraspinatussehne anzunehmen, d.h. die Ruptur ist meist Folge der mechanischen (traumatischen) Belastung einer degenerativ vorgeschädigten RM (Abb. 13.9).

Klassifizierung

Die Rupturausdehnung bzw. Defektgröße kann nach Bateman klassifiziert werden: I = <1 cm, II = 1–3 cm, III = 3–5 cm, IV = >5 cm.

Röntgendiagnostik

Auf den Nativaufnahmen deutet ein Hochstand des Humeruskopfes auf eine RM-Ruptur oder Degeneration hin. Eine Distanz von <10 mm zwischen Humeruskopf und Akromion ist verdächtig, eine solche <5 mm praktisch beweisend.

Diagnostische Methode der Wahl ist die Sonographie, die einen positiven Vorhersagewert von 96% und einen negativen Vorhersagewert von ca. 75% hat. Bei zweifelhaften Befunden ist die MRT als komplementäres Verfahren indiziert (Sensitivität bei kompletter Ruptur 80–100%, Spezifität >90%; Sensitivität bei inkompletter Ruptur 70–80%, Spezifität 85%).

Im Sonogramm stellt sich die normale RM als homogen feinstreifiges Echoband mit glatten Konturen dar. Die Dicke der normalen RM beträgt 2 cm kranial der Insertionsstelle am Tuberculum majus 4–6 mm, wobei die ventromedialen Abschnitte etwas breiter sind. Das Ausmaß der Ruptur wird sonographisch tendenziell unterschätzt. Eine Signalanhebung im MRT lediglich im T1-gewichteten Bild ist nicht

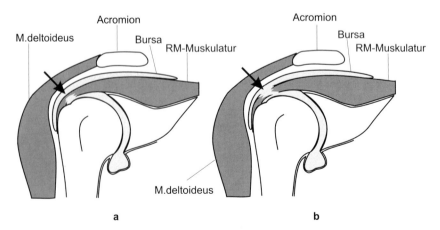

Abb. 13.9. Komplette (**a**) und inkomplette (**b**) Rotatorenmanschettenruptur. Nativdiagnostische Zeichen sind eine verringerte akromiohumerale Distanz (<6 mm), arthrographische Zeichen die Kontrastierung der RM, der Sehnendefekt und/oder die Füllung der Bursa subacromialis/subdeltoidea

Tabelle 13.3. Sono- und MR-Morphologie der Rotatorenmanschettenruptur

Sonographische Befunde	MR-tomographische Befunde
Sichere Rupturzeichen Fehlende Darstellbarkeit der RM Defekt in der RM Komb. Struktur- und Konturstörungen	Fehlende Darstellbarkeit der RM Defekt in der RM Signalerhöhung im T2-gew. Bild
Unsichere Rupturzeichen Alleinige echoarme Zone (Ödem) Alleiniger echogener Fokus (Narbe, Verkalkung)	Formänderung der RM Fehlendes subakromiales Fett

pathologisch zu bewerten. Die rupturtypischen US- und MRT-Befunde sind in Tabelle 13.3 zusammengestellt.

Die Arthrographie als invasives Verfahren kommt praktisch nicht mehr zum Einsatz; sie ist der Sonographie lediglich bei inkompletten synovialseitigen Teilrupturen überlegen.

> **Beachte:** Bei Sturz auf die Schulter mit nachfolgendem Schmerz ist immer die Sonographie zum Ausschluß einer RM-Ruptur indiziert.

■ **Therapie**

Eine operative Therapie ist bei nachgewiesener traumatischer RM-Ruptur indiziert. Sie besteht in einer Sehnennaht mit gleichzeitiger anteriorer Akromioplastik.

13.6
Proximale Humerusfrakturen

■ **Häufigkeit**

Proximale Humerusfrakturen machen etwa 4–5 % aller Frakturen aus. In der Mehrzahl (80 %) handelt es sich dabei um unkomplizierte, konservativ zu behandelnde Frakturen (1-Teil-Frakturen nach Neer); 10 % sind 2-Teile- und jeweils etwa 4 % 3- bzw. 4-Teile-Frakturen. Betroffen sind Personen im mittleren und höheren Lebensalter (Altersgipfel um 55 Jahre), Frauen häufiger als Männer (Osteoporose!).

■ **Verletzungsmechanismus**

Bei älteren Menschen typischerweise Sturz auf die Schulter oder den ausgestreckten Arm, bei jüngeren Menschen meist schwereres direktes Trauma (Verkehrs- oder Sportunfall, Reitunfall bei Mädchen).

■ **Frakturklassifikation**

Die gebräuchlichste Einteilung der proximalen Humerusfrakturen basiert auf der Neer-Klassifikation, die therapeutische und prognostische Aspekte berücksichtigt. Nach Neer werden am proximalen Humerus 4 anatomische Segmente unterschieden, der Humeruskopf (artikuläres Segment), der Humerusschaft (Humerusmetaphyse), das Tuberculum maius und das Tuberculum minus. Die Frakturklassifikation orientiert sich nicht an der Zahl der Hauptfragmente, sondern ausschließlich an der Zahl der dislozierten Hauptfragmente, die das jeweilige anatomische Segment repräsentieren (auch wenn ein anatomisches Segment mehrfach fragmentiert ist, wird es nur einmal gezählt). Als Dislokation werden nur Verschiebungen von >1 cm und Abwinklungen von >45° gewertet.

Frakturen ohne relevante Dislokation werden nach Neer unabhängig von der Zahl der Fragmente als 1-Teil-Frakturen (1-part fractures) bezeichnet. Sie machen etwa 80 % der proximalen Humerusfrakturen aus und können mit guter Prognose konservativ behandelt werden, da die Bindungsstrukturen Periost und Kapselbandapparat weitgehend erhalten sind.

Bei stärkergradiger Fragmentdislokation (>10 mm und/oder >45°) muß von einer Ruptur der Bindungsstrukturen ausgegangen werden. Die Klassifikation richtet sich dann nach der Zahl der dislozierten Hauptfragmente. Bei einer 4-Teile-Fraktur (4-part fracture) beispielsweise wären alle anatomischen Segmente um mindestens 10 mm oder 45° gegeneinander verschoben bzw. abgewinkelt (Abb. 13.10). Bei den 4-Teile-Frakturen ist die Durchblutung des Humeruskopfes immer unterbrochen (Gefahr der Humeruskopfnekrose). Das Muster der Weichteilverletzungen und der Fragmentdislokation ist dabei weitgehend uniform, da es im wesentlichen durch den Muskelzug bestimmt wird (vgl. Abb. 13.11).

Die Neer-Klassifikation berücksichtigt nicht alle therapeutisch-prognostischen Aspekte. Sie wird deswegen oft modifiziert angewendet, wobei insbesondere eine zusätzliche Differenzierung zwischen intra- und extrakapsulären Frakturen bzw. Frakturen im Bereich des Collum anatomicum und solchen des Collum chirurgicum erfolgt. Darüber hinaus werden Luxationsfrakturen gesondert beurteilt, da sie immer ein zusätzliches Weichteiltrauma beinhalten.

> **Beachte:**
> - Die Klassifizierung der proximalen Humerusfrakturen ist kompliziert, oft unsicher und ungenau. Erfahrungsgemäß wird nur etwa die Hälfte der Frakturen von verschiedenen Befundern, aber auch von ein und demselben Untersucher (bei einer Zweitbefundung) identisch klassifiziert. Die inter- und intraindividuelle Varianz ist beträchtlich.
> - Bei Luxationsfrakturen erfolgt die Klassifikation erst nach Reposition.

■ **Röntgendiagnostik**

Im Rahmen der Klassifikation nach Neer sind die betroffenen Segmente mit ihrer Dislokationsrichtung und eine etwaige begleitende Gelenkluxation (Luxationsfraktur) anzugeben. Von besonderer Bedeutung ist die Frakturebene Collum chirurgicum oder anatomicum, da bei den Frakturen im Bereich des Collum anatomicum die Vitalität des Kopffragments ausschließlich vom Erhalt der Blutversorgung über eines der beiden Tuberkula abhängt.

Darüber hinaus ist eine Aussage über vermutliche RM-Verletzungen (dislozierte Frakturen eines oder beider Tuberkulumsegmente gehen immer mit Einrissen der RM einher = Längsriß im Rotatorenintervall) und die Vitalität des Humeruskopfes zu treffen (4-Teile-Frakturen gehen immer mit einer Devaskulierung des Kopffragmentes einher). Für die genaue Beurteilung und Klassifikation der Fraktur sind Aufnahmen in mindestens 2, besser in 3 Ebenen erforderlich.

> **Beachte:**
> - Durch die u. U. erheblichen Rotationsfehlstellungen des Kalottenfragments können Luxationen vorgetäuscht werden: Beim Abriß des Tuberculum maius rotiert das Kopffragment durch den Zug des am Tuberculum minus ansetzenden M. subscapularis nach einwärts („Vollmondzeichen"), beim Abriß des Tuberculum minus durch den Zug der am Tuberculum maius ansetzenden Außenrotatoren nach ventral (Abb. 13.11).
> - Ein abgerissenes Tuberculum maius disloziert durch den Zug der Außenrotatoren nach kranial und dorsal (Abb. 13.11).
> - Ein abgerissenes Tuberculum minus disloziert durch den Zug des M. subscapularis nach ventromedial (Abb. 13.11).
> - Die seltenen Frakturen des Collum anatomicum können bei inadäquater Aufnahmetechnik (Aufnahme in Innenrotation) leicht übersehen werden; bei ihnen droht die Gefahr einer Humeruskopfnekrose!

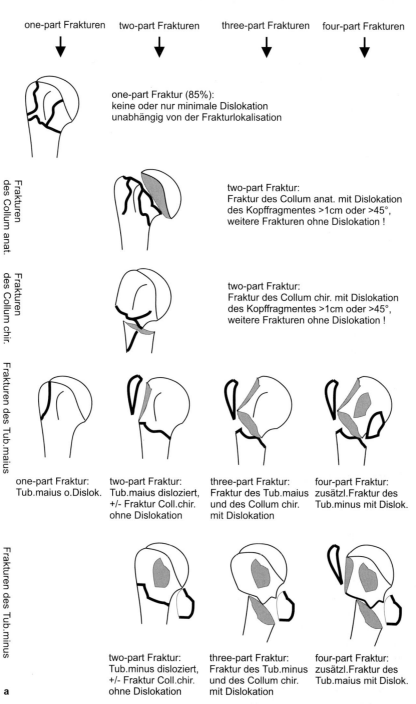

Abb. 13.10 a, b. Klassifikation der proximalen Humerusfrakturen sowie der Luxationsfrakturen nach Neer. **a** Die Neer-Klassifikation teilt die proximalen Humerusfrakturen nach der Zahl der dislozierten Hauptfragmente in 1-part-, 2-part-, 3-part- und 4-part-Frakturen ein (horizontale Reihe). Hauptfragmente sind das Kopffragment, das Schaftfragment, das Tuberculum maius und das Tuberculum minus. Als Dislokation gelten Verschiebungen um >1 cm oder >45°. Daneben erfolgt eine Einteilung nach Prognosegruppen I bis VI (Schlüsselfragment). Die Prognose verschlechtert sich mit steigender Gruppen- und Fragmentzahl. Dislozierte Frakturen des Tuberculum maius gehen immer mit RM-Rupturen einher (*s. Fortsetzung*)

Abb. 13.10 b. Luxationsfrakturen: Gruppe VI der Neer-Klassifikation beinhaltet die Luxationsfrakturen

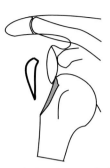
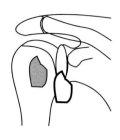

anteriore bzw. posteriore Luxation mit Abriss und Dislokation des Tuberculum maius bzw. minus (two-part Fraktur)

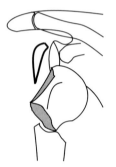
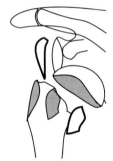

b   three-part Luxationsfraktur   four-part Luxationsfraktur

■ Täuschungsmöglichkeiten

Bei Ruptur der Bindungsstrukturen (Gelenkkapsel, RM, Periost) im Rahmen von 2- bis 4-Teile-Frakturen kommt es durch den Muskelzug auf das Kalottenfragment u. U. zu Rotationsdislokationen, die eine Gelenkluxation vortäuschen können. Humeruskopfluxationen nach kaudal können durch den Verlust des Muskeltonus im Rahmen der posttraumatischen Ruhigstellung vorgetäuscht werden.

■ Frakturversorgung

Nicht oder nur wenig dislozierte, stabile 1-Teil-Frakturen werden konservativ behandelt. Wichtig ist dabei die Überprüfung der Stabilität unter Bildwandlerkontrolle im Anschluß an die Aufnahmen in 2 Ebenen; dabei wird geprüft, ob der Humeruskopf bei der Bewegung des Armes mitgeht oder nicht. Bei Fragmentverschiebungen um >10 mm oder einer Abwinkelung >45° wird durch geeignete Manöver eine geschlossene Reposition durchgeführt. Die Ruhigstellung erfolgt für 7–14 Tage in Adduktions- und Innenrotationsstellung des Oberarms (Gilchrist-Verband), um eine Dislokation des Humerusschaftes nach medial und ventral (durch den Zug des M. pectoralis) zu vermeiden. Daran schließt sich die frühfunktionelle Behandlung an.

Indikationen zur operativen Therapie:

- Luxationsfrakturen,
- Mehrteilefrakturen,
- irreponible Frakturen,
- offene Frakturen,
- Frakturen mit Gefäß- und/oder Nervenläsionen,
- Pseudarthrosen.

Einfache Tuberkelabrißfrakturen werden mit einer Zuggurtung und/oder

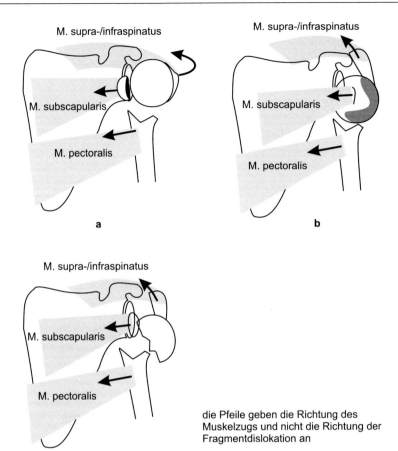

Abb. 13.11 a–c. Dislokation der Hauptfragmente bei proximalen Humerusfrakturen durch Muskelzug. **a** 3-Teile-Fraktur mit Abriß des Tuberculum minus: Beim Abriß des Tuberculum minus rotiert das Kopffragment durch den Muskelzug am Tuberculum maius (Außenrotatoren) nach ventral (Vollmondzeichen). Das abgerissene Tuberculum minus disloziert nach ventromedial. Das Schaftsegment wird durch den M. pectoralis nach ventral und medial gezogen. **b** 3-Teile-Fraktur mit Abriß des Tuberculum maius: Das Kopffragment rotiert durch den Muskelzug am Tuberculum minus (M. subscapularis) nach dorsal. Das abgerissene Tuberculum maius disloziert durch den Zug der Außenrotatoren nach kranial und dorsal. **c** 4-Teile-Fraktur: Die Fragmente werden unabhängig voneinander durch die jeweiligen Muskelansätze disloziert

Schraubenosteosynthese versorgt, Mehrteilefrakturen in erster Linie mit Zugschrauben.

Für die operative Versorgung von 2-Teile-Frakturen im Bereich des Collum chirurgicum eignen sich am besten intramedulläre Verfahren (Markdrähte, Bündelnagelung o. ä.). 3-Teile-Frakturen erfordern die offene Reposition möglichst mit Minimalosteosynthese (Schraubenosteosynthese und 8er-Cerclage zur Fixation des Tuberculum maius). Bei Trümmerfrakturen ist u. U. eine Plattenosteosynthese erforderlich.

Valgusimpaktierte Frakturen mit Hochstand des Tuberculum maius werden nach Unterfütterung mittels Plattenosteosynthese versorgt.

Im Fall von 4-Teile-Frakturen und Luxationsfrakturen ist bei jüngeren Patienten eine Osteosynthese gerechtfertigt, bei älteren Patienten und drohender oder manifester Humeruskopfnekrose eine primäre Prothesenimplantation indiziert.

■ **Implantatentfernung.** K-Drähte werden bei Auswandern (Zurücklaufen) entfernt, ansonsten spätestens nach 3–4 Wochen. Die Entfernung anderer Implantate erfolgt erfolgt nicht routinemäßig, ggf. aber bei knöcherner Konsolidierung nach 6 Monaten.

■ **Radiologische Beurteilung der Frakturversorgung**

Osteosyntheseplatten sind lateral der Bizepssehne angelegt mit Abstützung des Humeruskopfes. Die Plattenfixation erfolgt proximal mittels konvergierender Spongiosaschrauben im Kopffragment (subchondrale Lage der Schraubenspitzen), distal der Fakturzone mit mindestens 3 Schrauben. Gegebenenfalls ist eine zusätzliche Zuggurtungsfixation von Tuberkulumfragmenten an der Platte oder an Spongiosaschrauben erforderlich, wenn diese mit den Plattenschrauben nicht gefaßt sind.

> ! **Beachte:** Das Implantat soll den Humeruskopf nicht überragen (Impingementgefahr)!

Bei konvervativer Behandlung erfolgen Röntgenkontrollen nach 3 Tagen, 1, 2 und 3 Wochen sowie nach Behandlungsabschluß (üblicherweise nach 8–10 Wochen), bei operativer Versorgung postoperativ, sowie nach 1 und 6 Wochen.

■ **Komplikationen**

Mögliche Komplikationen der Verletzung oder des operativen Vorgehens:

- Kapselschrumpfung,
- Verlötung der periartikulären Gleitschichten,
- Schädigungen der Rotatorenmanschette,
- Pseudarthrose,
- Humeruskopfnekrose,
- Infektion,
- Schädigung des Plexus brachialis oder des N. axillaris.

■ **Besonderheiten im Kindesalter**

Frakturen im Kindesalter verlaufen fast ausnahmslos in der Epiphysenfuge zwischen Humeruskopf und -schaft, wobei der Humeruskopf etwa im 6. Lebensjahr aus der Verschmelzung des artikulären und der beiden tuberkulären Knochenkerne gebildet wird. In der Mehrzahl liegt eine Epiphysenverletzung vom Typ Salter I oder II vor, so daß die Wachstumszone nicht geschädigt wird. Etwaige Fehlstellungen werden im Rahmen des Wachstums weitgehend ausgeglichen. Die operative Reposition ist deswegen Frakturen mit Weichteilinterposition oder anderen Komplikationen vorbehalten.

13.7 Humerusschaftfrakturen

■ **Verletzungsmechanismus**

Indirekte Gewalteinwirkungen führen zu Spiralfrakturen, direkte zu Quer-, Biegungs- oder Stückfrakturen.

■ **Häufigkeit**

Humerusschaftfrakturen sind als isolierte Verletzung selten (ca. 1%).

■ **Begleitverletzungen**

Typische Begleitverletzungen sind:

- Radialisverletzungen, insbesondere bei Frakturen im mittleren Schaftdrittel (Häufigkeit ca. 10%),
- Gefäßverletzungen (A. brachialis; insgesamt selten: 1–2%).

■ **Klassifikation**

Die Klassifikation erfolgt nach den AO-Kriterien.

13 Schultergürtel und Oberarm

■ **Röntgendiagnostik**

Der Frakturnachweis ist wegen der nahezu regelmäßig vorhandenen Dislokation unproblematisch. Deskriptiv unterschieden werden Spiral- und Biegungsfrakturen mit oder ohne Dreh- bzw. Biegungskeil, Quer- und Stückfrakturen.

Bei der Beurteilung der Fragmentdislokation ist folgendes zu beachten (Abb. 13.12):

- Verschiebungen bis zur vollen Schaftbreite sind funktionell und kosmetisch ohne Bedeutung,
- Torsionen und gröbere Achsabweichungen sind relevant,
- eine Dehiszenz bzw. Distraktion der Fragmente ist ebenfalls relevant.

■ **Frakturversorgung**

■ **Nichtoperative Therapie.** Sie stellt die Standardbehandlung der unkomplizierten Oberarmschaftfraktur dar. Bei der Reposition werden nur stärkere Rotationsfehler und Achsabweichungen korrigiert. Eine leichte Einstauchung wird angestrebt. Die Ruhigstellung erfolgt zunächst im gipsverstärkten Gilchrist-Verband, anschließend (nach 2–3 Wochen) im Sarmiento-Brace. Die Gesamtfixationsdauer beträgt 8 Wochen.

■ **Operative Therapie.** Indikationen zur operativen Therapie sind:

- offene Frakturen,
- Frakturen mit Gelenkbeteiligung,
- Frakturen mit vaskulären Komplikationen,
- Frakturen mit sekundärer neurologischer Komplikation (die primären neurologischen Störungen zeigen eine Spontanremissionsrate),
- verzögerte Frakturheilung/Pseudarthrosenbildung,
- Polytrauma, wenn der Patient bei späterer Mobilisation davon profitiert.

Standardverfahren bei reinen Schaftfrakturen ist die übungsstabile DCP-Osteosynthese nach anatomischer Reposition der Fraktur. Alternativverfahren sind die Bündel- oder Marknagelung. Der Vorteil

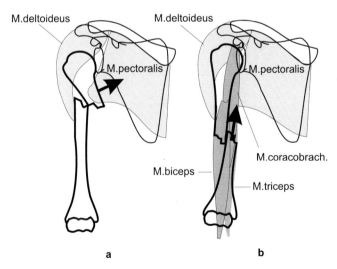

Abb. 13.12 a, b. Dislokation von Humerusschaftfrakturen. **a** Frakturen proximal des Deltoideusansatzes: Dislokation des proximalen Fragments nach medial (Pektoraliszug), des distalen Fragments nach lateral (Deltoideuszug). **b** Frakturen distal des Deltoideusansatzes: Dislokation des proximalen Fragments nach lateral (Zug des M. deltoideus und M. coracobrachialis), des distalen Fragments nach proximal (Zug des M. biceps und M. triceps)

der dynamischen intramedullären Nagelung gegenüber der Plattenosteosynthese ist die geschlossene Reposition und die risikoärmere Implantatentfernung.

Die Versorgung proximaler Schaftfrakturen mit Beteiligung des Humeruskopfes ist problematisch, da kein geeignetes Implantat zur Verfügung steht. Die konservative Therapie sollte deswegen Vorrang haben. Für die Versorgung distaler Schaftfrakturen mit Beteiligung der Trochlea humeri eignet sich die Doppelplattenosteosynthese.

■ **Implantatentfernung.** Komplikationsfreie Platten können belassen werden, zumal die Plattenentfernung mit dem Risiko einer Nervenläsion verbunden ist. Intramedulläre Implantate werden entfernt.

■ **Radiologische Beurteilung der Frakturversorgung**

Bei konservativer Therapie erfolgen Röntgenkontrollen wöchentlich, bei operativer Therapie unmittelbar im Anschluß an die Versorgung und 6 Wochen postoperativ, danach in 4wöchigen Abständen bis zum Behandlungsabschluß nach 10–12 Wochen.

■ **Komplikationen**

Wichtigste Komplikation ist die Pseudarthrose aufgrund einer Rotationsinstabilität bei der Marknagelung oder infolge ungenügender Fixation nach Plattenosteosynthese. Es handelt sich dabei in der Regel um eine hypertrophe Pseudarthrose mit u. U. erheblicher Kallusbildung.

■ **Besonderheiten im Kindesalter**

Humerusschaftfrakturen im Wachstumsalter sind außerordentlich selten. Wie im Erwachsenenalter können Verkürzungen bis zu 2 cm, Parallelverschiebungen um volle Schaftbreite und Achsabweichungen bis zu 10° belassen werden.

14 Ellbogengelenk und Unterarm

A. Leppert, M. Galanski

14.1 Allgemeine Grundlagen 181
14.1.1 Anatomie 181
14.1.2 Radiologische Untersuchungstechnik 183
14.1.3 Röntgenanatomie und Bildanalyse 186
14.2 Ellbogenluxation 190
14.2.1 Besonderheiten im Kindesalter 193
14.3 Distale Humerusfrakturen 193
14.3.1 Besonderheiten im Kindesalter 198
14.4 Proximale Unterarmfrakturen 201
14.4.1 Proximale Ulnafrakturen (Olekranon- und Koronoidfrakturen) 201
14.4.2 Proximale Radiusfrakturen 203
14.4.3 Besonderheiten im Kindesalter 205
14.5 Unterarmschaftfrakturen 208
14.5.1 Sonderformen 210
14.5.2 Besonderheiten im Kindesalter 211

ABKÜRZUNGEN

AO	Arbeitsgemeinschaft Osteosynthese
DC	dynamic compression
K-Draht	Kirschner-Draht
KM	Kontrastmittel
LCDC	low contact/dynamic compression
OA	Oberarm
RKA	Radius-Kapitulum-Achse
UA	Unterarm
VHL	Vordere Humeruslinie

14.1
Allgemeine Grundlagen

14.1.1
Anatomie

Das Ellbogengelenk setzt sich aus 3 Teilgelenken zusammen, dem Humeroulnargelenk, dem Humeroradialgelenk und dem proximalen Radioulnargelenk. Funktionell ist es ein Scharniergelenk mit Knochenführung. Das Humeroulnargelenk kann als Hauptgelenk gelten, das im wesentlichen für die Stabilität des Ellbogengelenks verantwortlich ist. Humeroradial- und Radioulnargelenk erlauben die Umwendbewegung des Unterarms (Pronation, Supination).

Die Gelenkkapsel umfaßt alle Teilgelenke. Sie setzt am Humerus etwa 2 cm proximal der überknorpelten Gelenkfläche an, wobei die Epikondylen extraartikulär verbleiben. Die Fossa coronoidea liegt vollständig, die Fossa olecrani zur Hälfte intraartikulär (Abb. 14.1). Am Unterarm setzt die Gelenkkapsel am Radius 1,5 cm distal der Gelenkfläche am Kollum, an der Ulna am Rand der überknorpelten Gelenkflä-

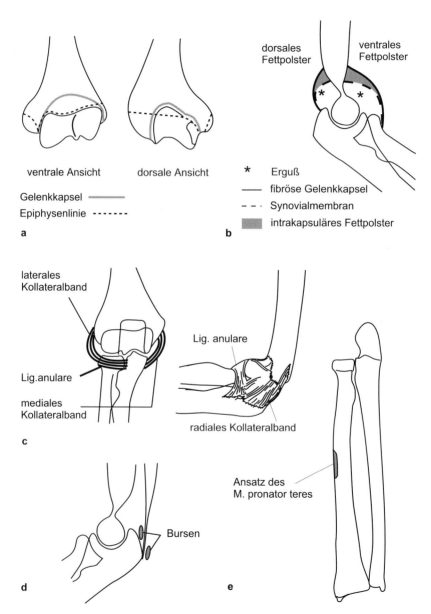

Abb. 14.1 a – e. Röntgendiagnostisch relevante Anatomie. **a** Verlauf des Kapselansatzes und der ehemaligen Epiphysenfuge am distalen Humerus; **b** Fettpolster, **c** Bandapparat, **d** Bursen, **e** Muskelansätze

che an. Die Kapsel besteht aus 2 Schichten (synoviale Gelenkmembran und fibröse Kapsel) und wird durch Bandzüge des Lig. anulare und der Kollateralbänder verstärkt. Ventral und dorsal zwischen den beiden Schichten der Gelenkkapsel liegen Fettpolster.

Muskeln inserieren am Olecranon ulnae (M. triceps), am Proc. coronoideus ulnae (M. brachialis) und an der Tuberositas radii (M. biceps). Am Condylus medialis des Humerus entspringen die Flexoren und Pronatoren des Unterarms, am Condylus lateralis die Extensoren. Ventral des Ellbogengelenks verlaufen die A. brachialis und der N. medianus und radialis. Die Arterie, weniger der Nerv ist bei Frakturen mit starker Dislokation gefährdet. Von den Nerven ist der dorsomedial in einer Knochenrinne verlaufende N. ulnaris besonders gefährdet. Von Bedeutung für die traumatologische Diagnostik ist die Kenntnis des Erscheinungszeitpunkts und der Lage der typischen Knochenkerne am Ellbogengelenk (Abb. 14.2).

Radius und Ulna weisen eine leichte Krümmung auf, die am Radius etwas ausgeprägter und mehr distal, an der Ulna weniger deutlich und mehr proximal ausgebildet ist. Der Radiusschaft weist eine leichte Krümmung nach lateral, der Ulnaschaft eine Krümmung nach lateral und dorsal auf. Die leichte Biegung der UA-Knochen und ihre Distanz sind Voraussetzung für die Drehbewegung des UA, die um eine Achse zwischen Fovea capitis radii proximal und Processus styloideus ulnae distal erfolgt. Die korrekte Artikulation in den beiden Radioulnargelenken ist Voraussetzung für eine uneingeschränkte und schmerzfreie Umwendbewegung des UA. Wichtig ist darüber hinaus die Kenntnis der Muskelansätze, da sie zu entsprechenden Dislokationen führen (insbesondere Pronator teres) (vgl. Abb. 14.1).

Im Röntgenbild liegen Radius und Ulna bei Supination in etwa parallel, bei Pronation überkreuzen sie sich.

14.1.2
Radiologische Untersuchungstechnik

Standard- und Spezialprojektionen

Bei Aufnahmen des Unterarms sollten möglichst beide Gelenke, das Ellbogen-

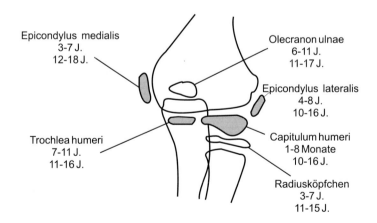

Epiphysenkerne des distalen Humerus, die am häugigsten Anlaß zu Fehldeutungen und Unsicherheiten geben

Abb. 14.2. Auftreten und Verschmelzung der Epiphysenkerne am Ellbogengelenk. Die obere Zahlenangabe bezeichnet jeweils den Zeitraum des Auftretens, die untere den Zeitraum der Verschmelzung

und das Handgelenk mit abgebildet werden. Ist dies auf einer Kassette nicht möglich, wird in Abhängigkeit vom klinischen Befund wahlweise das Ellbogengelenk oder das Handgelenk mit abgebildet. Gegebenenfalls sind Zusatzaufnahmen des anderen Gelenkabschnitts erforderlich.

Standardprojektionen des Ellbogengelenks und des Unterarms sind:

- a.-p.-Projektion,
- laterale Projektion.

Spezialprojektionen für das Ellbogengelenk sind:

- Schrägprojektionen zur Darstellung des Proc. coronoideus bzw. des Radiusköpfchens,
- Aufnahme des Sulcus nervi ulnaris.

◆ **a.-p.-Projektion**

Die Aufnahme erfolgt bei gestrecktem Ellbogengelenk und Supinationsstellung der Hand. Die Zentrierung richtet sich nach dem interessierenden Extremitätenabschnitt. Ist eine vollständige Streckung im Ellbogengelenk nicht möglich, so wird entweder eine Aufnahme in Mittelstellung angefertigt – bei der Ober- und Unterarm in etwa gleichem Winkel von der Kassette abstehen –, oder es werden 2 Aufnahmen angefertigt, wobei einmal der Oberarm, das andere Mal der Unterarm der Kassette aufliegt (Abb. 14.3).

◆ **Laterale Projektion**

Die seitliche Aufnahme des Ellbogengelenks erfolgt bei 90° Beugung. Ober- und Unterarm müssen in einer Ebene senkrecht zum Zentralstrahl gelagert sein, um Projektionsfehler zu vermeiden. Die ulnare Handkante liegt auf, der Daumen zeigt nach oben (Neutralposition). Die Zentrierung richtet sich nach dem interessierenden Extremitätenabschnitt.

◆ **Schrägprojektionen**

Sie kommen bei Verletzungen des Ellbogengelenks zur besseren Beurteilung des Radiusköpchens bzw. des Proc. coronoideus in Betracht. Der Arm wird wie zur a.-p.-Aufnahme des Ellbogengelenks gelagert; zur Darstellung des Radiusköpfchens wird der Zentralstrahl um 45° radialwärts („radial head capitellar view"), zur Freiprojektion des Proc. coronoideus um 45° ulnarwärts gerichtet (Abb. 14.3).

◆ **Sulkusaufnahme**

Diese Aufnahme ist heute nicht mehr indiziert, da mit US und/oder CT/MRT eine bessere Darstellung und Beurteilung des Sulcus nervi ulnaris gelingt.

Zusatzdiagnostik

◆ **CT/Tomographie**

Indikationen zur Tomographie bzw. CT sind:

- komplexe Verletzungen zur genaueren Beurteilung der Gelenkverhältnisse,
- Osteochondrosis dissecans, freie Gelenkkörper,
- Pseudarthrosen und fehlverheilte Frakturen,
- Darstellung des Sulcus nervi ulnaris.

Stehen beide Schichtverfahren zur Verfügung, wird man der CT in Spiralscantechnik den Vorzug geben, da sie bei komplexen Verletzungen durch die Möglichkeit einer dreidimensionalen Darstellung eine bessere räumliche Vorstellung vermittelt. Empfehlenswerte Scanparameter sind: Schichtdicke 1 mm, Schichtvorschub 2 mm/s, Rekonstruktionsintervall 1 mm. Die Lagerung für die CT-Untersuchung erfolgt bei eleviertem und über dem Kopf um 120° abgewinkeltem Arm.

Für die Verwischungstomographie erfolgt die Lagerung wie für die Standardpro-

14 Ellbogengelenk und Unterarm

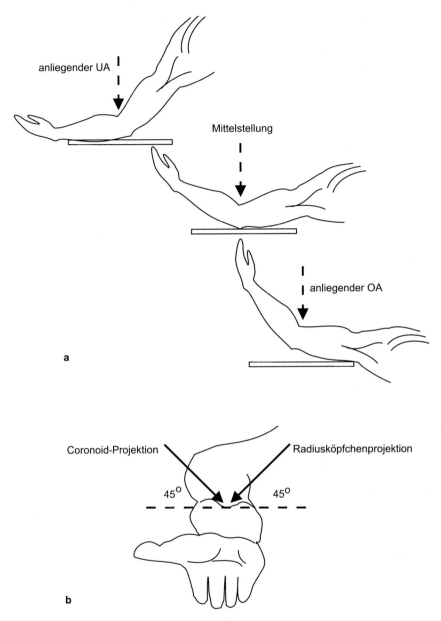

Abb. 14.3 a, b. Aufnahmetechnik. **a** Aufnahmetechnik bei Streckhemmung im Ellbogengelenk, **b** Schrägprojektionen zur Darstellung des Proc. coronoideus bzw. des Caput radii

jektionen, wobei die sagittale Projektion zweckmäßigerweise in Bauchlage bei eleviertem Arm (p.-a.-Strahlengang) durchgeführt wird.

◆ **MRT**

Indikationen zur MRT sind:

- Osteochondrosis dissecans, freie Gelenkkörper,
- Darstellung des Sulcus nervi ulnaris.

◆ **Arthrographie**

Die Arthrographie ist heute nur noch ausnahmsweise indiziert. Häufigste Fragestellung ist die Suche nach einem freien Gelenkkörper.

Die Punktion erfolgt unter Durchleuchtungskontrolle im lateralen Strahlengang bei gebeugtem Ellbogengelenk mit Zielrichtung auf den Gelenkspalt zwischen Capitulum humeri und Radiusköpfchen. Nach Injektion von 2–3 ml KM werden neben den Standardprojektionen am besten Schichtaufnahmen angefertigt, andernfalls zusätzliche Aufnahmen in sagittaler Projektion bei Pro- und Supination des Unterarms, in lateraler Projektion bei Beugung und Streckung sowie in den beiden Schrägprojektionen.

14.1.3
Röntgenanatomie und Bildanalyse
(Abb. 14.4, 14.5)

Die auf den Standardaufnahmen erkennbaren markanten Konturen bzw. Strukturen sind in Abb. 14.4 zusammengestellt. Auf der a.-p.-Aufnahme zeigt die Lage der Tuberositas radii die Stellung des Unterarms an: bei Supination ist die Tuberositas nach medial, bei Pronation nach lateral gerichtet (Abb. 14.4c). Abweichend von der klassischen Anatomie (die nur den Condylus humeri kennt) werden in der Radiologie und Traumatologie ein medialer und ein lateraler Kondylus unterschieden, die durch den kapitulotrochlearen Sulcus getrennt sind (Abb. 14.4a). Jeder Kondylus hat einen Gelenkanteil (Trochlea bzw. Kapitulum) und einen gelenkfreien Anteil. Diese Differenzierung ist für die Frakturnomenklatur von Bedeutung. Das normale Ellbogengelenk weist einen physiologischen Valgus von 10–15° auf. Dabei steht die Gelenkachse in einem lateral offenen Winkel von 70–75° zur Längsachse des Humerus.

Für die Traumatologie des Kindesalters sind 3 Hilfslinien für den Frakturnachweis und für die Beurteilung der Fragmentstellung relevant, die vordere Humeruslinie (VHL), die Radiushalsachse und der Baumann-Winkel (Abb. 14.6).

Die im Seitenbild nach distal verlängerte vordere Humeruskontur schneidet normalerweise das Capitulum humeri im mittleren Drittel; bei dislozierten suprakondylären Frakturen ist diese Relation aufgehoben. Die verlängerte Achse des proximalen Radius (Radiushals) verläuft in der Regel in jeder Projektion durch das mittlere Drittel des Kapitulums; Abweichungen des Kapitulums aus dieser Achse zeigen Dislokationen des Radiusköpfchens an.

> **Beachte:** Die genannten Orientierungslinien VHL bzw. RKA sind in vielen Fällen, aber nicht immer hilfreich, da auch hier eine gewisse individuelle Variationsbreite gegeben ist. Der Baumann-Winkel zwischen der Humeruslängsachse und einer Geraden durch die Epiphysenfuge des Capitulum humeri beträgt normalerweise 70–75° (physiologischer Valgus). Dieser Winkel läßt eine gute Beurteilung der Dislokation bzw. des Repositionsergebnisses distaler Humerusfrakturen zu.

Diagnostisch hilfreich im Erwachsenen- wie im Kindesalter ist das Fettpolsterzeichen (vgl. Abb. 14.1, 14.5, 14.10). Es ist ein verläß-

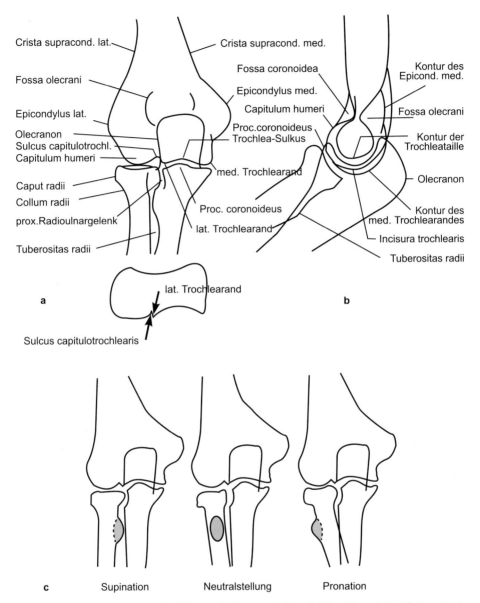

Abb. 14.4 a–c. Röntgenanatomie des Ellbogengelenks. a Sagittale Projektion, b laterale Projektion, c Position der Tuberositas radii in Abhängigkeit von der Unterarmdrehung

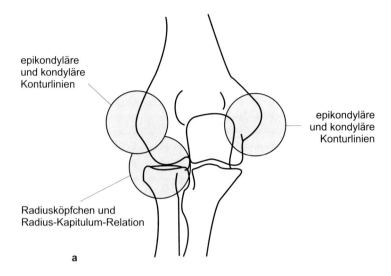
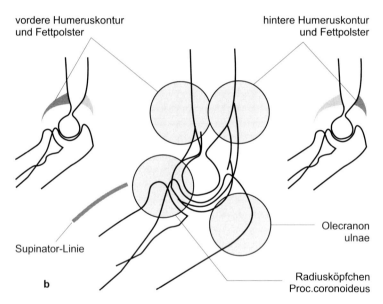

Abb. 14.5 a, b. Röntgendiagnostik des Ellbogengelenks (Target areas). **a** Sagittale Projektion, **b** laterale Projektion mit Weichteilzeichen: Fettpolsterzeichen, Supinatorstreifen (der Supinatorstreifen ist ein zarter Fettstreifen über dem M. supinator, der in etwa 1 cm Abstand parallel zur ventralen Kortikalis des proximalen Radius verläuft)

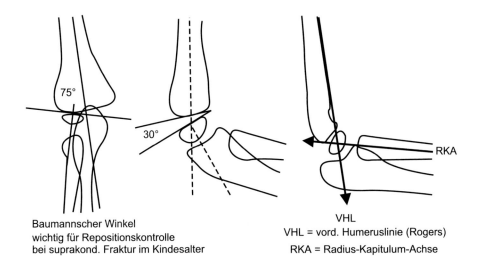

Baumannscher Winkel
wichtig für Repositionskontrolle
bei suprakond. Fraktur im Kindesalter

VHL
VHL = vord. Humeruslinie (Rogers)
RKA = Radius-Kapitulum-Achse

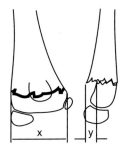

Rotationsfehler-Quotient (RFQ)
RFQ = y/x
RFQ < 0,1 = kein Korrekturbedarf
RFQ > 0,1 = Korrekturbedarf

Abb. 14.6. Diagnostisch wichtige Konturlinien und Winkel am Ellbogengelenk. Für die Traumatologie des Kindesalters sind 3 Hilfslinien für den Frakturnachweis und für die Beurteilung der Fragmentstellung relevant, die vordere Humeruslinie (VHL = Linie nach Rogers), die Radius-Kapitulum-Achse (RKA) und der Baumann-Winkel. Die im Seitenbild nach distal verlängerte vordere Humeruskontur schneidet normalerweise das Capitulum humeri im mittleren Drittel; bei dislozierten suprakondylären Frakturen ist diese Relation aufgehoben. Die verlängerte Achse des prox. Radius (Radiushals) verläuft in der Regel in jeder Projektion durch das mittlere Drittel des Kapitulums; Abweichungen des Kapitulums aus dieser Achse zeigen Dislokationen des Radiusköpfchens an (beachte: die genannten Achsenrelationen treffen nicht in allen Fällen in idealer Weise zu; sie erlauben jedoch eine gute Groborientierung). Der Baumann-Winkel zwischen der Humeruslängsachse und einer Geraden durch die Epiphysenfuge des Capitulum humeri beträgt normalerweise 70–75° (physiologischer Valgus). Die Kondylen-Kapitulum-Epiphysenfuge klafft normalerweise dorsal; dies darf nicht als traumatische Epiphysenlösung fehlgedeutet werden. Der *Rotationsfehlerquotient* (RFQ) erlaubt eine Grobabschätzung des Drehfehlers und kann hilfreich sein, wenn es um die Frage geht, ob der Drehfehler einer Korrektur bedarf; dies ist bei Werten über 1 sicher der Fall

licher Hinweis auf eine Gelenkverletzung (bei Kindern meist suprakondyläre Fraktur, beim Erwachsenen meist Radiusköpfchenfraktur). Das Zeichen ist allerdings an eine intakte Gelenkkapsel gebunden.

Die röntgendiagnostisch relevanten Normvarianten sowie persistierende bzw. akzessorische Knochenkerne, die u. U. zu Fehlinterpretationen Anlaß geben können, sind in Abb. 14.7 zusammengestellt.

Die Bildanalyse erfolgt zweckmäßigerweise anhand einer Checkliste, wie sie in Übersicht 14.1 vorgeschlagen ist (vgl. Abb. 14.5).

Die Verletzungen am Ellbogengelenk sind vielgestaltig. Dabei finden sich in Art und Häufigkeit deutliche Unterschiede

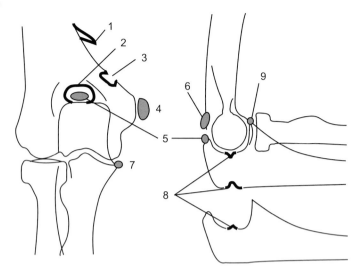

Abb. 14.7. Normvarianten und Täuschungsmöglichkeiten im Ellbogengelenkbereich: *1* Processus supracondylaris, *2* Foramen supratrochleare, *3* Sulkus oder Gefäßkanal an der medialen Metaphysenkontur, *4* persistierende Apophyse am Epicondylus medialis, *5* persistierende Apophyse an der Olekranonspitze, *6* Patella cubiti = Sesambeim in der Trizepssehne, *7* persistierende Apophyse am medialen Rand der Incisura trochlearis, *8* Residuen der Epiphysenfugen am Olecranon ulnae (Kerben in der Incisur und/oder der dorsalen Kortikalis; an der Incisura trochlearis ist auch eine Leistenbildung möglich), *9* persistierende Apophyse am Processus coronoideus oder Os cubiti anterius

ÜBERSICHT 14.1

Traumatologie des Ellbogengelenks (Checkliste)

- Gelenkstellung (physiol. Valgus)
- Knochenkonturen
- Gelenklinie des Humerus
- Ventrale Humeruslinie
- Fettpolsterzeichen
  - Radius-Kapitulum-Achse (Kindesalter)
  - Präsenz/Lage der Ossifikationskerne (Kindesalter)
- Suche nach häufigen Frakturen

Tabelle 14.1. Häufigste Verletzungsformen am Ellbogen bei Kindern und Erwachsenen

Erwachsene	
Radiusköpfchenfraktur	50%
Olekranonfraktur	20%
Luxationen/Luxationsfrakturen	15%
Suprakondyläre Frakturen	10%
Kinder	
Suprakondyläre Frakturen	60%
Frakturen des Kondylus radialis	15%
Mediale Epikondylusverletzung	10%

zwischen Erwachsenen und Kindern. Die Kenntnis der jeweils häufigen und damit typischen Verletzungsarten ist für die traumatologische Röntgendiagnostik wichtig, da sie bei der systematischen Bildanalyse Berücksichtigung finden muß (Tabelle 14.1).

14.2
Ellbogenluxation

■ **Häufigkeit**

Bei Erwachsenen ist das Ellbogengelenk nach dem Schultergelenk und den Fingergelenken der dritthäufigste Ort für Gelenkluxationen. Im Kindesalter nimmt das Ellbogengelenk die erste Stelle unter den Gelenkluxationen ein (insbesondere Radiusköpfchenluxation).

■ **Verletzungsmechanismus**
Auslösend sind Hyperextensionsmechanismen beim Sturz auf den ausgestreckten Arm.

■ **Klassifikation**
Die Ellbogenluxationen können wie folgt gegliedert werden (Tabelle 14.2):
- Komplette Luxationen
- Teilluxationen
  - Isolierte Radiusluxation
  - Isolierte Ulnaluxation
- Luxationsfrakturen
- Subluxationen
  - Chassaignac-Verletzung

■ **Röntgendiagnostik**
Die Diagnostik bereitet keine Schwierigkeiten. 90% der Luxationen erfolgen nach dorsal und dorsolateral (Abb. 14.8). Andere Luxationsrichtungen sind selten. In der Regel luxiert der Unterarm mit Radius und Ulna. Bei Luxation nur eines Unterarmknochens muß immer an eine Begleitfraktur des anderen Unterarmknochens gedacht werden (z.B. Monteggia-Verletzung)! Divergierende Luxationen von Radius und Ulna sind sehr selten.

In 30–50% der Fälle wird die Ellbogenluxation von Frakturen begleitet, wobei insbesondere der Condylus und Epicondylus medialis, das Caput radii und der Proc. coronoideus betroffen sind (vgl. Abb. 14.8b). Wegen der Häufigkeit von Begleitverletzungen am Knochen ist immer danach zu fahnden.

■ **Therapie**
Eine notfallmäßige Reposition ist zur Vermeidung von Folgeschäden (Gefäß-/Nervenläsionen, Myositis ossificans) erforderlich. Bei fehlenden Begleitverletzungen kann die weitere Behandlung konservativ im Oberarmgips für 3 Wochen erfolgen. Eine frühzeitige Übungsbehandlung ist zur Vermeidung einer Gelenkversteifung notwendig.

Operationsindikationen sind:
- offene Verletzungen,
- geschlossene irreponible Luxationen,
- ausgeprägte Instabilität durch Bandläsionen und Begleitfrakturen,
- Gefäß- und Nervenverletzungen,
- veraltete Luxationen.

■ **Komplikationen**
- Gefäß- und Nervenverletzungen infolge der Dislokation,
- persistierende Gelenkinstabilität infolge einer Zerreißung von Gelenkkapsel und Kollateralbändern,

Tabelle 14.2. Einteilung der Ellbogenluxationen

Verletzungsform	Befund	Anmerkungen
Subluxationen	Radiusköpfchenluxation „Chassaignac-Verletzung"	Kindesalter, 2–5 Jahre
Teilluxationen	Isolierte Radiusluxation Isolierte Ulnaluxation	Unterarmfraktur?
Komplette Luxationen	Nach dorsolateral Nach dorsomedial Nach lateral Nach ventral	Häufig (90%) Selten Selten Extrem selten
Luxationsfrakturen	Monteggia-Fraktur Luxation mit Abriß des Proc. coronoideus Luxation mit Abriß eines Epikondylus Luxation mit Radiusköpfchenfraktur Luxation mit Kondylenfraktur	80–90% Extensionstyp

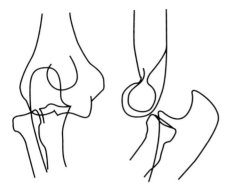
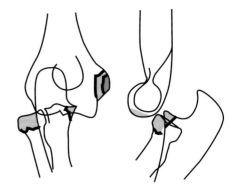

a Ellbogenluxation mit der häufigsten Luxationsrichtung nach dorsal und radial

b Häufigste Begleitverletzungen

Capitulum humeri, Radiusköpfchen, Epikondylen, Proc.coronoideus, Vorderrand der Incisura trochlearis

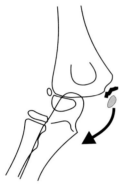
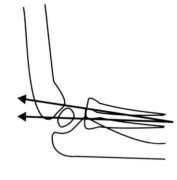

c Ellbogenluxation im Kindesalter mit Abriß des Epiphysenkerns des Epicondylus ulnaris; Gefahr der Interposition i.d.Gelenkspalt

d Radiusköpfchenluxation = fehlerhafte Achsenverhältnisse: die Radiuslängsachse zieht nicht durch das Zentrum desCapitulum humeri

Abb. 14.8 a – d. Luxationen des Ellbogengelenks im Erwachsenen- und im Kindesalter mit typischen knöchernen Begleitverletzungen. **a** Ellbogenluxation beim Erwachsenen mit der häufigsten Luxationsrichtung (90%) nach dorsolateral. **b** Häufigste knöcherne Begleitverletzungen bei Ellbogenluxationen. **c** Komplette Ellbogenluxation im Schulkindalter; dabei kann es zu Abrißfrakturen des Apophysenkerns des Epicondylus medialis humeri kommen, mit der Gefahr der Interposition des Apophysenkern in den Gelenkspalt; bei noch fehlendem Ossifikationskern der ulnaren Apophyse sind das schalenartige metaphysäre Abrißfragment und/oder die Weichteilschwellung u. U. die einzigen Röntgenbefunde. Diese Komplikation wird häufig übersehen, da der nach intraartikulär eingeschlagene Apophysenkern als Ossifikationskern der Trochlea fehlinterpretiert wird! Der Trochleaepiphysenkern erscheint jedoch niemals vor der Epicondylus medialis. Der fehlende Epiphysenkern am Condylus medialis ist in dieser Situation diagnostisch führend. **d** Radiusköpfchenluxation im Kleinkindalter mit der diagnostisch führenden Dezentrierung des Radiusköpfchens bezogen auf den Ossifikationskern des Capitulum humeri

- Weichteilverkalkungen/Myositis ossificans; besonders beugeseitig, 3–4 Wochen nach der Luxation auftretend.

14.2.1
Besonderheiten im Kindesalter

Komplette Ellbogenluxationen

Vor dem 7. Lebensjahr kommen praktisch keine kompletten Ellbogenluxationen vor; statt dessen kommt es zu einer Aitken-3-Verletzung des Condylus radialis (Röntgen: Verlagerung des Ossifikationskerns). Jenseits des 7. Lebensjahres wird die suprakondyläre Humerusfraktur zunehmend durch Luxationen abgelöst. Häufigste Begleitverletzung ist dabei die apophysäre Ausrißfraktur des Epicondylus medialis, der zur Interposition in den Gelenkspalt neigt und ein Repositionshindernis darstellen kann (Abb. 14.8 c, s. unter 14.3.1, „Fraktur des Epicondylus medialis").

Radiusköpfchenluxation

Die Radiusköpfchenluxation (Synonyme: Chassaignac-Verletzung, „nurse elbow") ist eine typische Verletzung des Kindesalters (1.–4. Lebensjahr). Sie entsteht bei Zug am ausgestreckten Arm („pulled elbow"), um das stürzende Kind zu halten. Dabei kommt es zu einer Einklemmung des Lig. anulare zwischen Radiusköpfchen und Kapitulum. Ursache ist die in diesem Lebensalter noch lockere Anheftung des Lig. anulare am Radiushals.

■ Röntgendiagnostik

Diagnostisch ist die fehlende Zentrierung der Kapitulumepiphyse zur Radiushalsachse (s. Abb. 14.8).

> **Beachte:**
> - Die Röntgendiagnostik ist in klinisch eindeutigen Fällen strenggenommen nicht indiziert.

> - Bei der Lagerung für die Röntgenaufnahme (Supination des Unterarms) kommt es oft zur Spontanreposition, und der Röntgenbefund ist negativ!

14.3
Distale Humerusfrakturen

■ Häufigkeit

Im Erwachsenenalter ist bei distalen Humerusfrakturen eine Gelenkbeteiligung die Regel (95 %). In 50 % der Fälle handelt es sich um bikondyläre oder supra-/diakondyläre Frakturen, in jeweils 5 % um monokondyläre bzw. tiefe suprakondyläre und in 30 % um Trümmerfrakturen.

■ Verletzungsmechanismus

Extraartikulär verlaufende suprakondyläre Biegungsbrüche werden meist durch einen Sturz auf den gebeugten Ellbogen verursacht. Intraartikuläre Frakturen und Trümmerbrüche entstehen meist durch direkte Gewalteinwirkung oder indirekte Stauchungstraumen beim Sturz auf den ausgestreckten Arm, wobei infolge der physiologischen Valgusstellung der radiale Kondylus besonders gefährdet ist.

■ Frakturklassifikation

Die Klassifikation der distalen Humerusfrakturen erfolgt nach den Kriterien der AO in:

A Extraartikuläre Frakturen:
  A1 epikondyläre Frakturen,
  A2 suprakondyläre (metaphysäre) Einfragmentfrakturen,
  A3 suprakondyläre (metaphysäre) Mehrfragmentfrakturen.
B Intraartikuläre mono-(uni-)kondyläre Frakturen:
  B1 lateral-sagittaler Frakturverlauf,
  B2 medial-sagittaler Frakturverlauf,
  B3 frontaler Frakturverlauf (Kapitulum- und Trochlea-Abscherungen im engeren Sinn).

C Intraartikuläre bikondyläre Frakturen:
  C1 Y-Fraktur mit artikulär und suprakondylär einfachem Frakturverlauf,
  C2 Y-Fraktur mit einfachem artikulärem Frakturverlauf und suprakondylärer Mehrfragmentfraktur,
  C3 artikuläre und suprakondyläre Mehrfragment-/Trümmerfrakturen.

In der Tagesroutine ist eine anatomisch orientierte Frakturklassifikation und Nomenklatur üblich (Abb. 14.9). Sie unterscheidet:

- Suprakondyläre Fraktur: Sie ist eine typische Verletzung des Kindesalters; bei der vergleichbaren Fraktur des Erwachsenen (selten; vor allem bei Osteoporose im höheren Lebensalter) verläuft der Frakturspalt meist weiter distal, proximal der Gelenkfläche und innerhalb der Gelenkkapsel mit Beteiligung der Fossa olecrani bzw. coronoidea. Sie wird als tiefe suprakondyläre Fraktur oder „low fracture" bezeichnet.
- Supra-/diakondyläre (Y-, T-, V-) Fraktur,
- Fraktur des Condylus medialis,
- Trochleafraktur (sehr selten!),
- Fraktur des Condylus lateralis,
- Kapitulumfraktur,
- Fraktur des Epicondylus medialis,
- Fraktur des Epicondylus lateralis (sehr selten!),
- distale Humerusepiphyseolyse.

Eine Sonderform stellt die „sideswipe fracture" dar (Synonyme: „traffic elbow, car window elbow"). Dies ist eine Verletzung des Ellbogens bei aus dem Autofenster gelehntem Arm durch ein anschlagendes Hindernis; es handelt sich dabei meist um komplizierte Gelenkfrakturen mit Beteiligung aller gelenkbildenden Knochen.

■ **Röntgendiagnostik**

Frakturen im Erwachsenenalter bereiten mit Ausnahme der seltenen Kapitulum- und der transkondylären Frakturen ohne Gelenkflächenbeteiligung keine diagnostischen Probleme, d. h., die Verletzungen sind

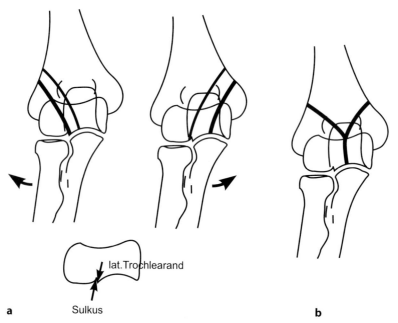

Abb. 14.9 a, b. Klassifikation distaler Humerusfrakturen (Kondylenfrakturen): **a** Uni-/monokondyläre Frakturen, **b** bikondyläre Fraktur

durch die Frakturspalten und Fragmentdislokationen offensichtlich (Abb. 14.10).

Die trans- oder diakondylären Frakturen (Flexionstyp) bereiten bei fehlender oder minimaler Dislokation ähnliche Probleme wie die suprakondylären Frakturen beim Kind. Es sind dieselben diagnostischen Kriterien anzusetzen (VHL, Fettpolsterzeichen).

Kapitulumfrakturen zeigen auf der Seitaufnahme typischerweise ein um 90° rotiertes semilunares Fragment in der Ellenbeuge („Halbmondzeichen"). Im Sagittalbild ist das flache, wenig dichte Fragment durch die Überlagerung des distalen Humerus oft nicht genau zu lokalisieren, so daß seine Herkunft für den wenig Erfahrenen unklar sein kann. Bei der Abgrenzung gegen Radiusköpfchenfragmente hilft die Fragmentverlagerung: Radiusköpfchenfragmente dislozieren üblicherweise nicht in die Fossa coronoidea.

Bei den monokondylären Frakturen ist in Hinblick auf die Frakturversorgung die Gelenkstabilität abzuschätzen. Dabei spielt der laterale Rand der Trochlearolle, der durch den kapitulotrochlearen Sulcus markiert wird, eine Schlüsselrolle. Beinhaltet das Kondylenfragment den lateralen Trochlearand, so ist die Kongruenz des humeroulnaren Hauptgelenks nicht gewährleistet. Frakturen des medialen Kondylus müssen als instabil gelten, wenn sie die ganze Trochlea umfassen und bis zum kapitulotrochlearen Sulcus reichen, solche des lateralen Kondylus, wenn sie den Sulcus nach medial überschreiten und den lateralen Trochlearand beinhalten (vgl. Abb. 14.9).

Von den Kondylenfrakturen zu trennen sind die Frakturen des Kapitulums und der Trochlea (sehr selten), die ausschließlich den gelenkflächentragenden Kondylenanteil betreffen (Gelenkflächenfrakturen).

- **Frakturversorgung**

Unverschobene Frakturen ohne Begleitverletzungen werden konservativ behandelt (Oberarmgips für 3 Wochen). Suprakondyläre Frakturen werden in der Regel geschlossen reponiert. Dislozierte und intraartikuläre Frakturen werden mit dem Ziel einer anatomischen Rekonstruktion der Gelenkflächen immer operativ behandelt (Abb. 14.11). Die Osteosynthese erfolgt individuell durch interfragmentäre Drahtung oder Verschraubung, wobei zunächst die gelenkbildenden Anteile rekonstruiert werden und anschließend der Gelenkblock mit AO-Platten am Humerusschaft fixiert wird. Bei Frakturen beider, des radialen und des ulnaren Gelenkpfeilers (Mehrzahl der Fälle), ist eine Doppelplattenosteosynthese erforderlich. Typischerweise wird die radiale Platte dorsal, die ulnare Platte medial anmodelliert.

Ein partieller Gelenkflächenverlust kann eher toleriert werden als eine Gelenkflächeninkongruenz. Allerdings muß bei intraartikulären Defektfrakturen die anatomische Breite der Trochlea mittels Stellschraubenosteosynthese wiederhergestellt werden (ggf. auch Spongiosaplastik). Kapitulumfragmente müssen wegen der Nekrosegefahr meist entfernt werden.

Oft ist für den operativen Zugang eine Osteotomie des Olekranons erforderlich, die mittels einer Zuggurtungs- oder Schraubenosteosynthese versorgt wird.

> **!** **Beachte:** In der Regel ist eine individuelle Behandlung erforderlich. Der radiologische Befund und das funktionelle Ergebnis stimmen nicht immer überein. Die Frakturversorgung muß übungsstabil sein, da die frühzeitige Übungsbehandlung zum Erhalt der Gelenkbeweglichkeit essentiell ist.

- **Radiologische Beurteilung der Frakturversorgung**

Röntgenkontrollen erfolgen postoperativ und nach 6 Wochen. Nach 10–12 Wochen ist die Fraktur üblicherweise verheilt.

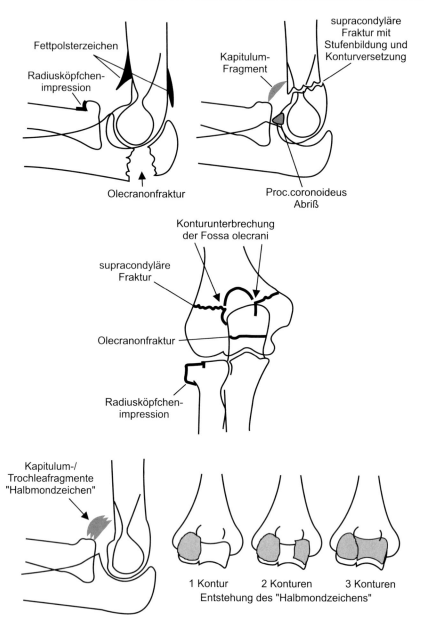

Abb. 14.10. Synopsis der Frakturzeichen am Ellbogengelenk. Das „Halbmondzeichen" kommt bei distalen Humerusfrakturen mit frontaler Bruchebene durch das abgescherte und in die Fossa cubiti dislozierte plankonvexe Fragment zustande. Die Zahl der sich darstellenden „Halbmonde" bzw. Gelenkflächenkonturen hängt zum einen von den Projektionsverhältnissen, zum anderen von den beteiligten Gelenkflächen (Capitulum humeri und/oder verschiedene Anteile der Trochlea humeri) ab. Die genaue Beurteilung der Gelenkflächenbeteiligung, wie sie in der Literatur beschrieben wurde (Schild et al. 1981), ist jedoch anhand der Übersichtsaufnahmen praktisch nicht möglich und erfordert immer ein Schichtaufnahmeverfahren (CT)

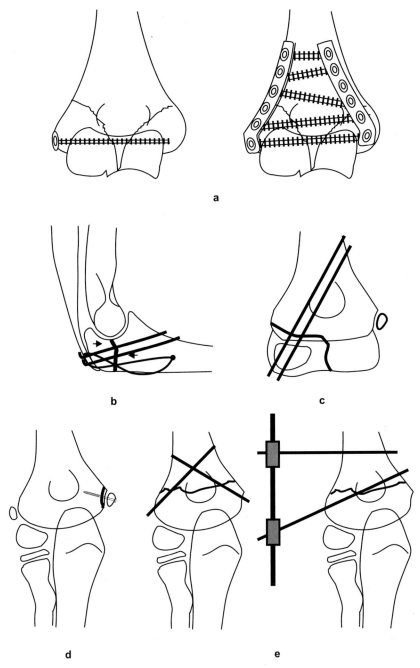

Abb. 14.11 a–e. Frakturversorgung im Bereich des Ellbogengelenks. **a** Häufige Osteosynthesen bei distalen Humerusfrakturen, **b** typische Versorgung einer Olekranonfraktur mit Zuggurtung (korrekte Lage der K-Drähte: Parallelität; gelenkflächennah, kortikale Verankerung), **c** (Kompressions-)Osteosynthese einer Fraktur des Condylus radialis im Kindesalter durch metaphysäre K-Drähte (bzw. Zugschraube), **d** Schraubenfixation bei Abriß des Epicondylus ulnaris im Kindesalter, **e** Versorgung einer suprakondylären Humerusfraktur im Kindesalter mit gekreuzten K-Drähten oder Fixateur externe

Bei der radiologischen Beurteilung der Frakturversorgung muß je nach Verletzungsart auf folgende Punkte geachtet werden:

- Achsenfehlstellungen haben eine mehr kosmetische als funktionelle Bedeutung; Abweichungen von 10–15° von der physiologischen Anteversion (45°) oder der physiologischen Valgusstellung (10–15°) können toleriert werden.
- Gelenkflächeninkongruenzen sind nicht zulässig; ein partieller Gelenkflächenverlust kann eher toleriert werden als eine Stufenbildung (maximal zulässige Stufenbildung <1 mm).
- Die anatomische Breite der Trochlea muß erhalten oder wiederhergestellt sein.
- Eine transversale Verschraubung der Kondylen darf die Fossa olecrani bzw. coronoidea nicht tangieren; andernfalls resultiert eine Streck- oder Beugehemmung.
- Die Fixation interkondylärer Frakturen durch lediglich eine transversale Schraube läßt eine Rotation der Fragmente zu und ist unzureichend.
- Die Fixation der Kondylenfragmente an der Humerusmetaphyse lediglich mit Schrauben, die durch die epikondylären Leisten verlaufen, ist wegen des geringen Haltes meist nicht ausreichend stabil; die Schrauben müssen bis in die kontralaterale Kompakta geführt werden, oder es ist eine Verplattung vorzuziehen.
- Platten sollen proximal der Frakturzone durch 3 Schrauben sicher verankert sein.
- Dislokationen bei Abrißfrakturen des Epicondylus medialis sind funktionell ohne Bedeutung und können mit Ausnahme intraartikulärer Dislokationen (Einklemmung) belassen werden.
- Die Fossa radialis muß fragmentfrei sein (Kapitulum-/Radiusköpfchenfrakturen); andernfalls resultiert eine Beugehemmung.

■ **Komplikationen**

Unmittelbar traumatisch bedingte Komplikationen sind neurovaskuläre Begleitverletzungen. Zu den posttraumatischen Komplikationen im engeren Sinne zählen:

- Bewegungseinschränkungen des Ellbogengelenks,
- Fehlstellungen,
- Instabilität,
- Sekundärarthrose.

14.3.1
Besonderheiten im Kindesalter

Typische Verletzungsformen des distalen Humerus im Kindesalter sind:

- suprakondyläre Frakturen (60%) (6,5% aller Frakturen im Kindesalter),
- Frakturen des Condylus radialis (15%),
- Frakturen des Epicondylus medialis (10%).

Typische Verletzungen am Unterarm im Kindesalter sind (vgl. Kap. 14.4.3, S. 205 ff):

- Radiusepiphyseolysen (0,3% aller Frakturen im Kindesalter),
- Radiushalsfrakturen (1% aller Frakturen im Kindesalter).

Suprakondyläre Fraktur

■ **Verletzungsmechanismus**

In der Mehrzahl handelt es sich um Hypertextensionsverletzungen (95%) mit typischem Frakturverlauf (von dorsal-proximal nach ventral-kaudal) und typischer Dislokation (Dorsaldislokation, Dorsalangulation, Innenrotation). Die seltenen Flexionsfrakturen zeigen inverse Verhältnisse.

■ **Röntgendiagnostik**

Typische Befunde sind die Unterbrechung der VHL und die verminderte oder aufgehobene Anteversion der distalen Humerusepiphyse. Auf der Seitaufnahme ist immer die VHL (erhaltene Anteversion des Kapitulums?), auf der Sagittalaufnahme der

Baumann-Winkel (erhaltene Valgisierung?) zu überprüfen (vgl. Abb. 14.6).

Bei fehlender oder minimaler Dislokation (25%) kann das Hämarthros (Fettpolsterzeichen) einziger Hinweis auf die Fraktur sein (vgl. Abb. 14.10). In diesen Fällen kann die Diagnose sekundär anhand einer Kontrollaufnahme nach Ruhigstellung für 7–14 Tage durch die dann nachweisbare periostale Reaktion gesichert werden.

> **Beachte:** Besonderer Beachtung bedürfen Drehfehler, die sich bei exakten Projektionsverhältnissen an einer atypischen Darstellung der metaphysären Schweifung zu erkennen geben. Rotationsfehler erkennt man am besten auf exakt eingestellten Seitaufnahmen anhand einer ventral- oder dorsalseitig vorstehenden Ecke (Rotationssporn, „Fragmentnase") (s. Abb. 14.14), bei nicht ganz exakter Einstellung am besten an der Versetzung der Kontur der Fossa olecrani. Eine Vergleichsaufnahme der Gegenseite kann für die Beurteilung der Fragmentstellung hilfreich sein.

Eine *seltene Differentialdiagnose* der suprakondylären Humerusfraktur im Kindesalter (bei Kindern unter 3 Jahren) ist die distale Humerusepiphysenlösung. Dabei findet sich eine Dislokation von Radius, Ulna und Kapitulum nach dorsomedial mit metaphysären Fragmenten, jedoch ohne Beteiligung der Fossa intercondylaris (weiteres dazu s. nachfolgend unter „Distale Humerusepiphyseolyse").

- **Therapie**

In der Regel ist eine geschlossene Reposition erfolgreich, wobei insbesondere auch auf die Beseitigung eines Drehfehlers zu achten ist, um eine ulnares Abkippen zu verhindern. Gelingt diese nicht oder nur mangelhaft, so ist von einem Repositionshindernis auszugehen (meist eingeschlagenes Periost). Dann ist die offene Reposition und Fragmentadaptation mittels gekreuzter K-Drähte oder alternativ mittels eines radial angelegten Minifixateur externe indiziert (vgl. Abb. 14.11).

- **Radiologische Beurteilung der Frakturversorgung**

Röntgenkontrollen erfolgen nach Frakturversorgung und frühzeitig nach dem 4. Tag bzw. nach einem Gipswechsel, um eine Sekundärdislokation auszuschließen. Zu achten ist bei den Röntgenkontrollen insbesondere auf:

- korrekte Fragmentstellung (Rotationsfehler?);
- bei operativer Versorgung auf die korrekte Lage der gekreuzten K-Drähte: Eintrittstelle der K-Drähte exakt epikondylär = proximal der Epiphysenfuge, Kreuzung proximal des Frakturspalts, Verankerung in der Gegenkortikalis.

- **Komplikationen**

Häufigste Komplikation ist der Cubitus valgus. Er ist überwiegend wohl Folge einer Rotationsdislokation, die aus anatomischen Gründen (vgl. Abb. 14.14) durch eine Reduzierung der Kontaktfläche zwischen den Fragmenten eine Instabilität nach sich zieht, die insbesondere den ulnaren Pfeiler betrifft und hier zu einer Verkürzung führt (ulnares Abkippen).

Fraktur des Condylus radialis (lateralis)

- **Verletzungsmechanismus**

Sturz auf die Hand bei gestrecktem und supiniertem Arm.

- **Röntgendiagnostik**

Typischer Befund ist die Dislokation des Capitulum nach dorsal und lateral mit metaphysärem Begleitfragment (vgl. Abb. 14.14).

> **Beachte:**
> - Die Frakturen/Verletzungen werden leicht übersehen oder unterschätzt.
> - Die Frakturen neigen durch Muskelzug (Extensoren) zur Dislokation (Varisierung; konsekutive Gelenkdeformitäten) und zur Pseudarthrosenbildung; sie bedürfen zumindest bei konservativer Behandlung (keine K-Draht-Fixation) kurzfristiger Kontrollen in Abständen von 3–4 Tagen.

■ **Täuschungsmöglichkeiten**
Täuschungsmöglichkeiten sind gegeben durch fragmentierte Epiphysenkerne.

■ **Therapie**
Die Verletzung stellt in der Regel eine Indikation zur offenen Reposition dar. Die Versorgung erfolgt mittels Spickdrahtfixation.

Fraktur des Epicondylus medialis

■ **Verletzungsmechanismus**
Es handelt sich um einen Apophysenausriß, der meist die Folge einer Luxation, seltener eines sonstigen Valgusstresses ist.

■ **Röntgendiagnostik**
Typische Zeichen sind die Dislokation des Apophysenkerns nach lateral und distal, ein metaphysäres Begleitfragment und eine deutliche lokale Weichteilschwellung (vgl. Abb. 14.14). Bei noch fehlendem Ossifikationskern der ulnaren Apophyse sind das schalenartige metaphysäre Abrißfragment und die Weichteilschwellung u. U. die einzigen Röntgenbefunde.

> **Beachte:**
> - Vergleichsaufnahmen der Gegenseite sind nicht indiziert, da nichtdislozierte Frakturen konservativ behandelt werden und bei Apophysenverletzungen keine Wachstumsstörungen zu befürchten sind.
> - Durch den Muskelzug ist eine Fragmentdislokation in den Gelenkspalt mit Einklemmung möglich. Diese Komplikation wird häufig übersehen, da der nach intraartikulär eingeschlagene Apophysenkern als Ossifikationskern der Trochlea fehlinterpretiert wird! Der Trochleaepiphysenkern erscheint jedoch niemals vor dem Epicondylus medialis. Der fehlende Epiphysenkern am Condylus medialis ist in dieser Situation diagnostisch führend.

■ **Täuschungsmöglichkeiten**
Täuschungsmöglichkeiten sind gegeben durch fragmentierte Epiphysenkerne.

■ **Therapie**
Dislokationen unter 1 cm können toleriert werden; solche über 1 cm erfordern eine Fixation mittels Schraubenosteosynthese (eine K-Draht-Fixation gewährleistet keine Bewegungsstabilität). Die intraartikuläre Einklemmung bedarf der offenen Reposition und Refixation (absolute Operationsindikation).

Distale Humerusepiphyseolyse

Sie stellt eine sehr seltene, aber diffentialdiagnostisch wichtige Verletzung im Kindesalter dar, da sie von der häufigeren Ellbogenluxation abgegrenzt werden muß.

■ **Röntgendiagnostik**
Der erste Eindruck ist der einer Luxation. Die wichtigsten differentialdiagnostischen Kriterien sind die Dislokationsrichtung und die Radius-Kapitulum-Relation. Bei der Epiphyseolyse sind Radius und Ulna nach medial, bei der Luxation nach lateral disloziert. Radius und Kapitulum sind bei der Epiphyseolyse zentriert, bei der Luxation dezentriert (Radius-Kapitulum-

Achse). Bei der Epiphysenverletzung finden sich oft zusätzlich metaphysäre Fragmente (s. Abb. 14.14).

> **Beachte:** Vor dem Auftreten der Ossifikationskerne (insbesondere der Trochleakerne) ist der sichere Nachweis bzw. die Differenzierung nur mittels Sonographie oder MRT möglich.

■ Täuschungsmöglichkeiten

In seitlicher Projektion verlaufen die gegenüberliegenden Flächen des distalen Humerusmetaphyse und des Kapitulum-Epiphysenkerns nicht parallel, sondern die Epiphysenfuge scheint dorsal zu klaffen. Dies darf nicht als Epiphysenverletzung fehlinterpretiert werden (vgl. Abb. 14.6).

14.4
Proximale Unterarmfrakturen

■ Klassifikation

Proximale UA-Frakturen werden nach der AO eingeteilt in:

A Extraartikuläre Frakturen:
 A1 isolierte Ulnafraktur,
 A2 isolierte Radiusfraktur,
 A3 Ulna- und Radiusfraktur.
B Intraartikuläre Frakturen eines UA-Knochens:
 B1 isolierte Ulnafraktur,
 B2 isolierte Radiusfraktur,
 B3 intraartikuläre Fraktur eines und extraartikuläre Fraktur des anderen UA-Knochens.
C Intraartikuläre Frakturen beider UA-Knochen:
 C1 Einfragmentfrakturen von Radius und Ulna,
 C2 Einfragmentfraktur des einen, Mehrfragmentfraktur des anderen UA-Knochens,
 C3 Mehrfragmentfraktur von Radius und Ulna.

Für die tägliche Praxis geläufiger ist eine an die AO angelehnte getrennte Klassifikation der proximalen Ulna- und Radiusfrakturen (s. unten).

14.4.1
Proximale Ulnafrakturen
(Olekranon- und Koronoidfrakturen)

■ Häufigkeit

Beim Erwachsenen sind Olekranonfrakturen nach den Radiusfrakturen die zweithäufigste Verletzung im Ellbogenbereich; bei Kindern sind sie selten.

■ Klassifikation

- Olekranonfrakturen ohne Gelenkbeteiligung,
- Olekranonquer-/schrägfrakturen,
- Olekranontrümmerfrakturen,
- Abbruch des Proc. coronoideus:
 Typ 1 Spitzenabrisse,
 Typ 2 Frakturbeteiligung < 50 % des Proc. coronoideus,
 Typ 3 Frakturbeteiligung > 50 % des Proc. coronoideus.

■ Röntgendiagnostik

Der Nachweis der Olekranonfrakturen ist in der Regel problemlos. Die Seitaufnahme ist am aussagekräftigsten. Diagnostisch führend sind der Frakturspalt, die Dislokation nach proximal durch den Trizepssehnenzug (Abb. 14.12), die lokale Weichteilschwellung und das Fettpolsterzeichen (bei intraartikulärer Fraktur). Intraartikuläre Frakturen mit Dislokation beeinträchtigen immer die Gelenkstabilität. Kriterien der nichtdislozierten Fraktur sind Fragmentverschiebungen bzw. Frakturspalten von < 2 mm, die bei Flexion keine Zunahme erfahren. Schwierig kann der Nachweis einer Abscherung des Proc. coronoideus sein (Schrägaufnahme! Fettpolsterzeichen). Bei den Frakturen des Proc. coronoideus sind in Hinblick auf die Versorgung die Fragmentgröße und Dislokation zu beachten.

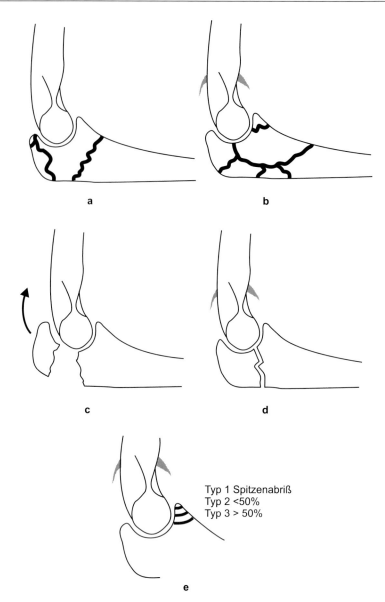

Abb. 14.12 a–e. Röntgensymptomatologie proximaler Ulnafrakturen. **a** Frakturen ohne Gelenkbeteiligung, **b** Frakturen mit Gelenkbeteiligung, **c** typische Fragmentdislokation durch Trizepszug, **d** nichtdislozierte Olekranonfraktur (Frakturspalt oder Verschiebung < 2 mm), **e** Frakturen des Processus coronoideus

> **Beachte:** Das für die Gelenkstabilität wichtige mediale Kollateralband setzt am Proc. coronoideus an. Bei einem Überlastungsschaden oder einer Distorison dieses Bandes (Valgusstreß) ist immer auch der Proc. coronoideus zu beurteilen.

- **Röntgenkontrollen.** Probleme, die u. U. eine Korrektur erfordern, treten meist in der 1. Woche auf; Kontrollen sind deswegen nach 2–3 Tagen und nach 1 Woche erforderlich.

- **Täuschungsmöglichkeiten**

- Beim Kind: fragmentierte Epiphysenkerne am Olekranon;
- beim Erwachsenen: Residuen der Epiphysenfuge (i. d. R. bilateral symmetrisch), Patella cubiti (vgl. Abb. 14.7).

- **Frakturversorgung**

Eine konservative Therapie kommt nur ausnahmsweise bei nichtdislozierten Frakturen in Betracht.

Die Versorgung distrahierter Olekranonfrakturen erfolgt typischerweise mittels Zuggurtungsosteosynthese durch Spickdrähte mit gekreuzter Drahtschlinge. Trümmerfrakturen werden plattenosteosynthetisch versorgt (Kleinfragment-DC-Platte, evtl. mit Zuggurtungsdraht kombiniert), Frakturen des Proc. coronoideus durch Verschraubung oder transossäre Naht. Isolierte Frakturen des Proc. coronoideus vom Typ 1 und 2 sind übungsstabil. Typ-3-Frakturen sind instabil und erfordern die Osteosynthese ebenso wie alle Koronoidfrakturen mit Zusatzfrakturen des radialen Kraftträgers (Radiusköpfchen, Condylus radialis humeri).

Wie bei allen Ellbogenverletzungen ist die Frühmobilisierung zur Vermeidung einer Gelenkversteifung obligat.

- **Radiologische Beurteilung der Frakturversorgung**

- Alle gelenkbildenden Fragmente müssen anatomisch reponiert sein.
- Die K-Drähte der Zuggurtung sollen parallel liegen, die Frakturzone orthogonal überqueren und in der Gegenkortikalis verankert sein. Sie sollen die Fraktur nicht zu weit dorsal kreuzen, da dadurch der Frakturspalt im Gelenk klaffen kann (vgl. Abb. 14.11).

- **Komplikationen**

Typische Komplikationen sind Bewegungseinschränkungen im Ellbogengelenk durch eine zu späte oder unzureichende Übungsbehandlung, Sekundärarthrosen durch Gelenkflächeninkongrenzen (diese dürfen nicht mehr als 1 mm betragen) und Pseudarthrosenbildungen (Häufigkeit ca. 5 %).

14.4.2
Proximale Radiusfrakturen

- **Häufigkeit**

Proximale Radiusfrakturen sind mit 50 % die häufigsten Ellbogenverletzungen des Erwachsenen; bei Kindern machen sie 15 % der Ellbogenverletzungen aus.

- **Verletzungsmechanismus**

Meist handelt es sich um einen indirekten Mechanismus; beim Sturz auf den ausgestreckten Arm ist das Humeroradialgelenk, vor allem das proximale Radiusende infolge der physiologischen Valgisierung der Verletzung ausgesetzt.

- **Klassifikation**

Proximale Radiusfrakturen werden oft vereinfacht eingeteilt in:

- Radiushalsfrakturen,
- Radiusköpfchenfrakturen, die ihrerseits untergliedert werden in
  - Meißelfrakturen,
  - Impressionsfrakturen,
  - Trümmerfrakturen.

Eine Sonderform stellt die Essex-Lopresti-Fraktur dar; darunter versteht man eine proximale Radiustrümmerfraktur mit Einstauchung des Radiushalses und konsekutiver Subluxation im distalen Radioulnargelenk.

■ **Röntgendiagnostik**

Der Nachweis und die Klassifikation dislozierter Frakturen ist problemlos (Abb. 14.13). 50% der Frakturen sind nicht disloziert und deswegen auf den Standardaufnahmen u. U. nicht nachweisbar. Ein positives Fettpolsterzeichen ist in dieser Situation nahezu beweisend. Diskrete Befunde können sein:

- eine vertikale Fissur- oder Verdichtungslinie;
- eine kortikale Knickbildung bzw. Angulation des normalerweise leicht geschwungenen Radiuskopf/-hals-Übergangs (vgl. Abb. 14.10).

Schrägaufnahmen sind nur ausnahmsweise erforderlich. Frakturen, die mehr als ein Drittel der Radiusköpfchenzirkumferenz betreffen, schränken die Drehbewegung des Unterarms häufiger ein.

Erfolgt das Trauma in Supinationsstellung, so kommt es zu einer lateralen, erfolgt es in Pronation, zu einer medialen Meißelfraktur.

> **Beachte:**
>
> - Das positive Fettpolsterzeichen nach einem Trauma ohne eindeutigen Frakturnachweis legt beim Erwachsenen in erster Linie den Verdacht auf eine Radiusköpfchenfraktur nahe.
> - Fragmente proximal des Radiusköpfchens sprechen für eine Begleitverletzung des Kapitulums.
> - Dislokationen > 45° gehen meist mit einer Nekrose des Fragments einher (primäre Radiusköpfchenresektion).
> - Bei Tümmerfrakturen des proximalen Radius mit Einstauchung sollte zusätzlich eine Aufnahme des Handgelenks angefertigt werden, um eine Subluxation im distalen Radioulnargelenk nicht zu übersehen (Essex-Lopresti-Fraktur).

■ **Frakturversorgung**

Nicht oder nur wenig dislozierte Frakturen (maximal 2 mm), die nicht mehr als ein Drittel des Radiusköpfchens beinhalten, werden konservativ behandelt.

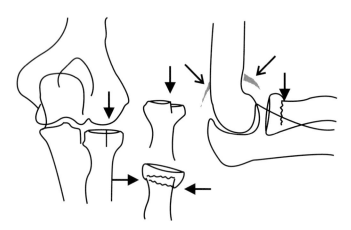

Abb. 14.13. Röntgensymptomatologie proximaler Radiusfrakturen

Dislozierte Frakturen mit Stufenbildungen > 2 mm oder einer Fragmentgröße von über einem Drittel des Radiusköpfchens werden je nach klinischem Bewegungsausmaß reponiert und verschraubt (die Zugschrauben sollen möglichst senkrecht zur Frakturebene liegen).

Bei Trümmerfrakturen kann die Resektion des Radiusköpfchens erforderlich werden, um eine schmerzfreie UA-Drehung zu ermöglichen. Indikationen für eine primäre Resektion sind Trümmerfrakturen sowie Frakturen mit einer Angulation von > 30° (Gefahr der Radiusköpfchennekrose), einer Impression von > 3 mm und einer Beteiligung von > 2 Dritteln des Radiusköpfchens.

> **Beachte:** Bei Begleitverletzungen des Proc. coronoideus und im Kindesalter sollte von Resektionen Abstand genommen werden (Gefahr der Gelenkinstabilität bzw. des Wachstumsdefizits).

14.4.3
Besonderheiten im Kindesalter (Abb. 14.14)
(vgl. Kap. 14.3.1, S. 198 ff)

Proximale Ulnafrakturen

Proximale Ulnafrakturen in Form von Olekranon- oder Processus-coronoideus-Frakturen sind im Kindesalter ausgesprochen selten und bedürfen keiner besonderen Erwähnung.

Proximale Radiusfrakturen

■ **Verletzungsmuster**
Radiushalsfrakturen machen 3 Viertel aller Verletzungen des proximalen Radius im Kindesalter aus. Sie sind das typische Pendant zur Radiusköpfchenfraktur des Erwachsenen. Bei einem Viertel der proximalen Radiusverletzungen im Kindesalter handelt es sich um um Epiphysenlösungen (Typ Salter 1 oder 2). Frakturen mit Beteiligung der Radiusköpfchengelenkfläche sind bei noch offenen Epiphysenfugen eine Rarität.

■ **Röntgendiagnostik**
Der Nachweis abgekippter Frakturen ist unproblematisch (Abb. 14.14). Bei wenig oder nicht dislozierten Frakturen oder bei fehlender Ossifikation der Radiusköpfchenepiphyse ist auf indirekte Frakturzeichen (Fettpolsterzeichen) zu achten.

■ **Therapie**
- Die Blutversorgung des Radiusköpfchens erfolgt über das Kollum. Wachstumsstörungen nach proximalen Radiusfrakturen im Kindesalter sind deswegen häufig, definitive avaskuläre Nekrosen allerdings selten. Die Wachstumsstörungen sind abhängig vom Schweregrad des Traumas bzw. der Fragmentdislokation. Jede zusätzliche Schädigung, zu der auch Repositionsmanöver gehören, muß vermieden werden. Die Indikationen zur Reposition sind deswegen genau zu beachten und die Reposition muß so schonend wie möglich erfolgen.
- Achsenfehlstellungen werden durch das Wachstum sehr gut ausgeglichen, um so besser, je jünger das Kind ist.
- Seitverschiebungen am proximalen Radius werden im Gegensatz zu allen anderen Skelettregionen durch das Wachstum schlecht kompensiert.

Aus diesen Besonderheiten ergeben sich folgende Indikationen zur geschlossenen oder notfalls offenen Reposition:

- Im Alter bis zu 10 Jahren können Achsenabweichungen bis zu 50°, nach dem 10. Lebensjahr bis zu einem Winkel von 20° toleriert werden.
- Seitverschiebungen sind allenfalls bis zur halben Schaftbreite zu tolerieren.

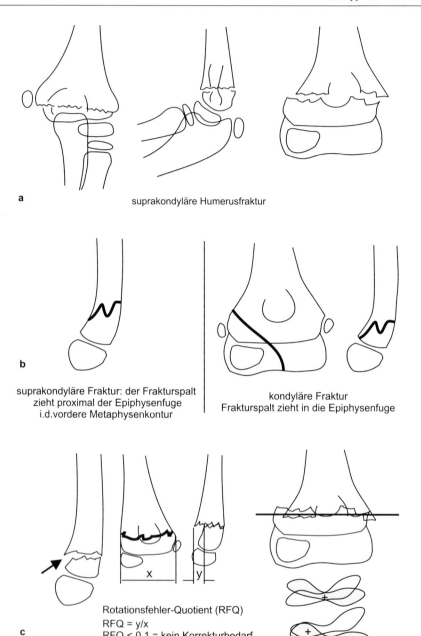

Abb. 14.14 a–h. Röntgensymptomatologie typischer Verletzungen der Ellbogenregion im Kindesalter. **a** Suprakondyläre Humerusfraktur, **b** Frakturspaltverlauf in Beziehung zur Epiphysenfuge bei suprakondylärer und kondylärer Fraktur, **c** suprakondyläre Fraktur mit Rotationsdislokation (*s. Fortsetzung*)

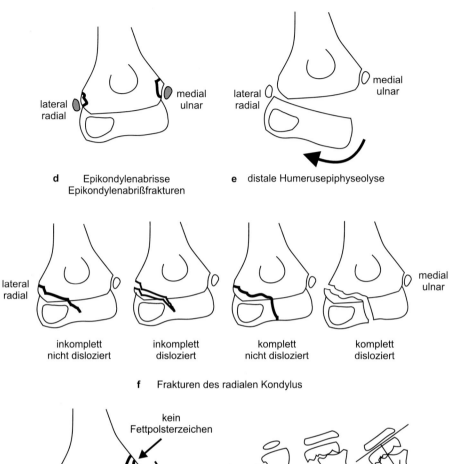

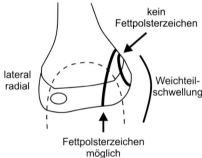

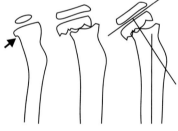

Abb. 14.14 d–h. d Epikondylenabrisse und Abrißfrakturen. **e** Distale Humerusepiphyseolyse: Im Gegensatz zur Luxation sind nicht nur die UA-Knochen, sondern auch der Kapitulumkern verschoben. **f** Verschiedene Frakturformen des Kondylus lateralis/radialis humeri; eine Dislokationsgefahr besteht nur bei den kompletten Frakturen. **g** Verletzung des Epicondylus bzw. des Condylus medialis/ulnaris humeri: Beim wachsenden Skelett mit lediglich sichtbarem Ossifikationskern des Capitulum humeri kann nicht sicher entschieden werden, ob es sich lediglich um eine epikondyläre Verletzung oder um eine komplizierte intraartikuläre Verletzung mit Beteiligung der Trochlea handelt. Hilfreich kann ein positives Fettposterzeichen sein; es deutet eine intraartikuläre Verletzung an (Trochlea-/Kondylenbeteiligung); ein negatives Zeichen schließt diese jedoch nicht aus. **h** Radiusfrakturen: Zur Beurteilung von Frakturen des proximalen Radiusendes sind der Epiphysenachsenwinkel und die Beurteilung der Seitverschiebung in Relation zur Schaftbreite hilfreich; Verschiebungen bis zu halber Schaftbreite können toleriert werden

14.5
Unterarmschaftfrakturen

- **Lokalisation und Häufigkeit**

In der Mehrzahl der Fälle (2 Drittel) handelt es sich um Unterarmfrakturen (Radius und Ulna). Frakturen nur eines UA-Knochens sind meist mit der Luxation/Subluxation des anderen vergesellschaftet. Bei Erwachsenen sind etwa 2 Drittel der UA-Schaftfrakturen im mittleren, bei Kindern im distalen Drittel lokalisiert.

- **Verletzungsmechanismus**

UA-Schaftfrakturen und isolierte Schaftfrakturen von Radius oder Ulna entstehen etwa in gleicher Häufigkeit direkt durch lokale Gewalteinwirkung (z. B. Parierfraktur der Ulna) oder indirekt durch Sturz auf den ausgestreckten Arm. Bei geringergradiger Krafteinwirkung ist meist nur einer der beiden UA-Knochen betroffen, bei starker Gewalteinwirkung kommt es meist zu einer UA-Schaftfraktur (Radius- und Ulnafraktur).

- **Klassifikation**

Siehe die allgemeine AO-Frakturklassifikation.

- **Röntgendiagnostik**

Der Frakturnachweis ist im allgemeinen wegen der nahezu regelmäßig deutlichen Dislokation unproblematisch. Eine Ausnahme stellen lediglich die traumatischen Verbiegungen im Kindesalter dar („bowing fracture") (vgl. 14.5.2 und Abb. 14.15).

Häufig bei UA-Frakturen sind Rotationsdislokationen des Radius, die schwierig zu erkennen und abzuschätzen sind. Bei Radiusschaftfrakturen proximal des M.-pronator-teres-Ansatzes stellt sich das proximale Fragment in Supination, bei Frakturen distal des Pronatoransatzes in Pronation ein. Die Rotationsstellung des proximalen Radiusfragments ist am besten an der Projektion der Tuberositas radii abzuschätzen (vgl. Abb. 14.4). Die Kenntnis dieser Zusammenhänge ist wichtig, da die Beseitigung der Rotationsdislokation Voraussetzung für den Erhalt der UA-Drehbewegung ist (das proximale Radiusfragment läßt sich nicht reponieren, sondern die Reposition muß vollständig über das distale Fragment vorgenommen werden).

> **Beachte:** Bei isolierten Schaftfrakturen von Radius oder Ulna mit Dislokation muß immer an die Möglichkeit einer begleitenden Dislokation des jeweils anderen Knochen gedacht werden. Proximale Ulnaschaftfrakturen gehen häufig mit einer Radiusköpfchenluxation einher (Parierfraktur der Ulna = Monteggia-Fraktur), Radiusschaftfrakturen des mittleren und distalen Drittels häufig mit einer Dislokation im distalen Radioulnargelenk (Galeazzi-Fraktur = umgekehrte Monteggia-Fraktur) (vgl. Abb. 14.15).

- **Täuschungsmöglichkeiten**

Am Radius können schräg durch die Kompakta verlaufende Nutritialkanäle Fissuren vortäuschen; bei Kenntnis der typischen Lokalisation (proximales Drittel) und bei fehlender Dislokation ist die Abgrenzung unproblematisch.

- **Frakturversorgung**

UA-Schaftfrakturen beim Erwachsenen werden heute wegen der Gefahr von Dislokationen, Pseudarthrosen und Gelenkversteifungen (bei konservativer Therapie) überwiegend osteosynthetisch versorgt. Eine Ausnahme stellen lediglich isolierte Ulnafrakturen mit einer Dislokation von weniger als der halben Schaftbreite dar. Standardverfahren ist die Osteosynthese mittels DC- oder LCDC-Platte; der Trend geht allerdings zu einer intramedullären Schienung mit Trueflex-Nägeln (vgl. Kap. 4.2.2, S. 41 ff). Der Ulnanagel wird von proximal über das Olekranon, der Radiusnagel von distal über das Lister-Tuberkulum ein-

14 Ellbogengelenk und Unterarm

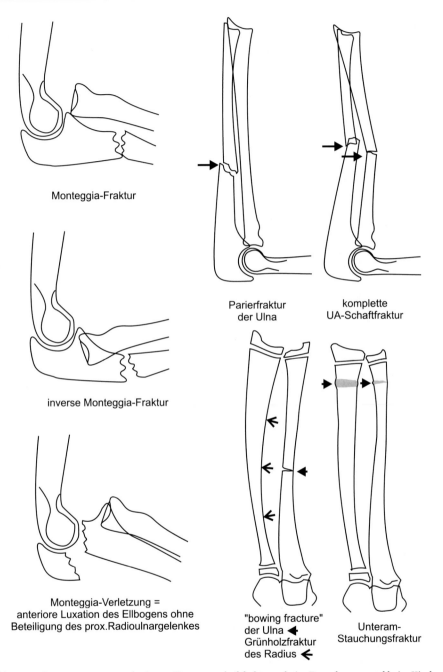

Abb. 14.15. Röntgensymptomatologie von Unterarmschaftfrakturen beim Erwachsenen und beim Kind

gebracht. Die Konsolidierungsphase ist bei dieser Form der Osteosynthese etwas länger als bei der Plattenosteosynthese.

■ **Radiologische Beurteilung der Frakturversorgung**
Zu achten ist auf:

- korrekte Implantatlage auf der Zuggurtungsseite, d.h. dorsoradial bzw. dorsoulnar,
- ausreichende Implantatlänge und Implantatverankerung; die Hauptfragmente müssen durch jeweils mindestens 3 Schrauben gefaßt sein.

■ **Komplikationen**
Komplikationsmöglichkeiten bei UA-Schaftfrakturen sind:

- Kompartmentsyndrom,
- Synostosen (insbesondere bei proximalen Schaftfrakturen),
- Pseudarthrosen.

14.5.1
Sonderformen

- Monteggia-Fraktur,
- Galeazzi-Fraktur,
- Essex-Lopresti-Fraktur.

Monteggia-Fraktur

■ **Verletzungsmechanismus**
Direkter Schlag auf die Ulnakante (sog. Parierfraktur oder „nightstick fracture") oder indirekt durch Sturz auf den ausgestreckten Arm in UA-Pronation.

■ **Röntgendiagnostik**
Typischerweise findet sich eine proximale Ulnaschaftfraktur (90%) mit anteriorer Angulation der Ulna und anteriorer Dislokation des Radiusköpfchens (die dorsale Angulation der Ulna bzw. Dislokation des Radiusköpfchens ist die Ausnahme) (Abb. 14.15).

■ **Differentialdiagnose**
Monteggia-Verletzung: Dabei handelt es sich um eine Luxationsfraktur des Ellbogens mit anteriorer Luxation des Ellbogens, wobei das proximale Radioulnargelenk intakt bleibt! (vgl. Abb. 14.15)

Galeazzi-Fraktur

■ **Verletzungsmechanismus**
Direkter Schlag auf den Radius oder Fall auf den ausgestreckten Arm in maximaler Pronation.

■ **Röntgendiagnostik**
Meist handelt es sich um eine Schrägfraktur des distalen Radius. Die Dislokation im distalen Radioulnargelenk ist oftmals nicht augenfällig. Hinweiszeichen sind im a.-p.-Bild eine Aufweitung des distalen Radioulnargelenks, eine Überlagerung bzw. Überlappung von Radius und Ulna, im Seitbild eine fehlende Parallelität von distalem Radius und distaler Ulna oder eine Dissoziation von Radius und Ulna (die Ulna überragt den distalen Radius deutlich nach dorsal).

> **Beachte:** Eine operative Revision mit Naht der Bänder ist immer erforderlich. Wegen der Neigung zur Redislokation sind kurzfristige Röntgenkontrollen erforderlich.

Essex-Lopresti-Fraktur

Bei dieser Radiusköpfchen(trümmer)-fraktur mit Einstauchung des Radiushalses und konsekutiver Dislokation (Subluxation) des distalen Radioulnargelenks ist gleichzeitig ein Riß der Membrana interossea vorhanden.

■ **Röntgendiagnostik**
Bei einer Trümmerfraktur des Radiusköpfchens/-halses mit Einstauchung muß immer das Handgelenk mit geröntgt werden, um diese Verletzungsform nicht zu übersehen.

14.5.2
Besonderheiten im Kindesalter

- **Häufigkeit**
  Die UA-Schaftfraktur ist im Kindesalter mit 20 % die häufigste Fraktur der oberen Extremität.

- **Unfallmechanismus**
  Direktes oder indirektes Trauma durch Sturz.

Grünholzfrakturen

- **Formen**
  Es werden 2 Formen von Grünholzfrakturen unterschieden:

  - Die „bowing fracture" ist eine traumatische Verbiegung des UA; es handelt sich dabei um eine Biegungsfraktur, bei der entweder kortikale Einrisse (Mikrofrakturen) auf der Konvexseite bei intakter Konkavseite vorliegen (gebogene Fraktur) oder Einstauchungen (Mikrofrakturen) auf der Konkavseite der Biegung bei intakter Konvexseite. Die traumatische Verbiegung ist meist durch ein axiales Stauchungstrauma bedingt.

  > **Beachte:** eine Spontankorrektur der Verbiegung ist bei diesen Frakturen nicht zu erwarten!

  - Bei der eigentlichen Grünholzfraktur ist die konvexseitige Kortikalis völlig gebrochen, die konkavseitige nur angebrochen.

- **Röntgendiagnostik**
  Die eigentlichen Grünholzfrakturen (Wulstbruch) zeigen eine typische Verwerfung bzw. Aufwulstung der Kompakta mit einer mehr oder weniger deutlichen Dislokation (Abb. 14.15). Die traumatische Verbiegung des UA („bowing fracture") zeigt nur eine abnorme Biegung bzw Konfiguration der Diaphyse (Abb. 14.15); zur Diagnosesicherung sind u. U. Vergleichsaufnahmen der Gegenseite in identischen Projektionen erforderlich.

- **Therapie**
  Im frühen Kindesalter (< 5 Jahre) können Achsenfehlstellungen bis zu einem Winkel von 20° toleriert werden, da sie durch das Wachstum remodelliert werden; im späteren Kindesalter (> 5 Jahre) ist bereits ab einer Achsenfehlstellung von 10° eine Korrektur erforderlich. Ganz allgemein gilt, daß die zulässige Achsabweichung um so geringer ist, je weiter proximal die Fraktur gelegen ist. Auch gegenläufige Achsabweichungen von Radius und Ulna bedürfen der Korrektur.

  Instabile Frakturen des Unterarms stellen eine Indikation zur primären Osteosynthese dar. Bei Frakturen im mittleren Diaphysendrittel und offenen Epiphysenfugen kann die Versorgung mittels Markdrahtung erfolgen, bei Frakturen im proximalen oder distalen Diaphysenabschnitt und bei geschlossenen Epiphysenfugen wird allgemein eine K-Draht-Osteosynthese bevorzugt.

Monteggia-Fraktur

Die mit der Ulnafraktur einhergehende Begleitverletzung des proximalen Radius, meist in Form einer Radiusköpfchenluxation, darf keinesfalls übersehen werden, da die Prognose einer veralteten Luxation überaus schlecht ist. Es kommt zu Wachstumsstörungen des proximalen Radiusendes, die eine spätere Korrektur vereiteln, und zu Valgusfehlstellungen im Ellbogengelenk.

- **Therapie**
  Beseitigung der Luxationsstellung des Radiusköpfchens durch Korrektur (ggf. auch leichte Überkorrektur) der Ulnafehlstellung, die vorzugsweise durch eine Markdrahtung erfolgen sollte. Eine frühzeitige Stellungskontrolle nach 8 Tagen ist erforderlich.

15 Handgelenk und Hand

A. Leppert, M. Galanski

15.1	Allgemeine Grundlagen	213
15.1.1	Anatomie	213
15.1.2	Radiologische Untersuchungstechnik	214
15.1.3	Röntgenanatomie und Bildanalyse	219
15.2	Verletzungen des Handgelenks und der Handwurzel	225
15.2.1	Distale Unterarmfrakturen	225
15.2.2	Läsionen des ulnokarpalen Komplexes	232
15.2.3	Skaphoidfrakturen	233
15.2.4	Frakturen der übrigen Handwurzelknochen	235
15.2.5	Luxationen und Luxationsfrakturen des Handgelenks und der Handwurzel	236
15.2.6	Instabilitäten des Handgelenks und der Handwurzel	241
15.3	Verletzungen der Mittelhand und der Phalangen	243
15.3.1	Frakturen und Luxationen des ersten Strahls	243
15.3.2	Frakturen und Luxationen der übrigen Mittelhand und der Finger	244
15.4	Besonderheiten im Kindesalter	247

ABKÜRZUNGEN

DISI	dorsiflexed intercalated segment instability
K-Draht	Kirscher-Draht
PISI	palmarflexed intercalated segment instability
SLAC	scapho-lunate advanced collapse
TFCC	triangular fibrocartilage complex
VISI	volarflexed intercalated segment instability

15.1
Allgemeine Grundlagen

15.1.1
Anatomie

Der distale Radius kommuniziert im Radioulnargelenk mit dem Ulnaköpfchen. Dieses bildet mit dem proximalen Radioulnargelenk eine funktionelle Einheit. Zwischen der Ulna und der proximalen Handwurzelreihe befindet sich der dreieckförmige Discus articularis, der mit seiner breiten Basis am distalen Radius und mit seiner Spitze am Proc. styloideus ulnae befestigt ist. Discus articularis und distaler Radius stehen mit der proximalen Reihe der Handwurzelknochen in Kontakt, die in ihrer Anordnung einen eiförmigen Gelenkkopf bilden.

Die Handwurzelknochen sind über volar straffe, dorsal schlaffe Bänder eng miteinander verbunden (Abb. 15.1). Bei Bewegung des Handgelenks kommt es zu Verschiebungen der proximalen Handwurzelknochen gegeneinander, was z. B. bei Radialduktion zu einer Abkippung des Skaphoids aus der Frontalebene führt. Die distalen Handwurzelknochen sind gegeneinander kaum verschieblich.

Während in den Karpometakarpalgelenken II–V nur Minimalbewegungen ausgeführt werden, ermöglicht das Karpometakarpalgelenk I, bei dem es sich um ein Sattelgelenk handelt, eine ausgiebige Bewegung, die durch eine schlaffe und weite Kapsel begünstigt ist. Dieses Gelenk ist ebenso wie das Daumengrundgelenk aufgrund der exponierten Stellung des Daumens bei Stürzen in besonderem Maße verletzungsanfällig. Der Bewegungsumfang der Metakarpophalangealgelenke II-V, bei denen es sich um Kugelgelenke handelt, wird bei zunehmender Beugung der Finger durch Anspannen der Kollateralbänder eingeschränkt. Bei dem Metakarpophalangealgelenk I und den Interphalangealgelenken handelt es sich um reine Scharniergelenke, die durch eine derbe volare Faserplatte ergänzt und durch kräftige Kollateralbänder gesichert werden.

Karpus und Metakarpus sind im Bereich der Strahlen II–V durch Amphiarthrosen fest miteinander verbunden. Die Metakarpalia II–V sind in Höhe der Metakarpophalangealgelenke durch die tiefen Ligg. metacarpea transversa straff verbunden. Die Kollateralbänder sind in Streckstellung locker und erlauben eine gewisse Radial- und Ulnarduktion, in Beugung sind sie gespannt und lassen keine Lateralbewegung zu. Die Interphalangealgelenke stellen Scharniergelenke dar.

Freiheitsgrade der karpalen Bewegung:

- Flexion 80°, Extension 85°;
- Radialduktion 25°, Ulnarduktion 40°;
- Pronation 85°, Supination 90°.

15.1.2
Radiologische Untersuchungstechnik

Standardprojektionen

Standardprojektionen des Handgelenks und der Hand sind:

- dorsovolare und laterale Projektion des Handgelenks,
- dorsovolare und schräge Projektion der Hand,
- dorsovolare und laterale Projektion einzelner Strahlen oder Finger,
- dorsovolare und laterale Projektion des Daumens.

> **!** **Beachte:** Verletzungen, die die Handwurzel betreffen, erfordern eine sorgfältige klinische Untersuchung, damit eine gezielte Röntgendiagnostik angefordert und durchgeführt werden kann.

◆ **Dorsovolare und laterale-Projektion des Handgelenks**

Für die dorsovolare Aufnahme erfolgt die Zentrierung des Strahlengangs senkrecht auf das flach liegende Handgelenk. Bei exakter Lagerung und Einstellung liegen der Radius, der skapholunäre Gelenkspalt, das Kapitatum und das Metakarale III in einer Achse. Das Skaphoid kommt aufgrund seiner Neigung nach volar nur verkürzt zur Darstellung. Für die 2. Ebene liegt die Hand mit der ulnaren Kante auf, wobei Daumen und Finger gestreckt sind. Bei technisch fehlerfreier Aufnahme projizieren sich einerseits der distale Radius und die Ulna, andererseits Os pisiforme und Skaphoid übereinander.

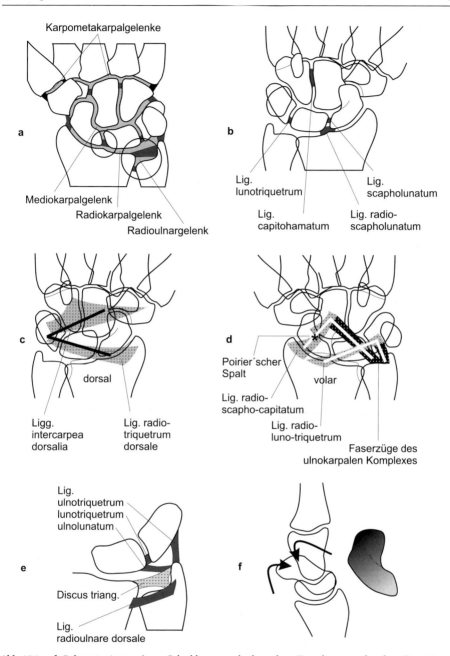

Abb. 15.1 a–f. Relevante Anatomie. a Gelenkkompartmente der Handwurzel. Die häufigsten Verletzungslokalisationen sind durch die Kreise markiert. **b** Intrinsische (zwischen den Handwurzelknochen verlaufende) karpale Ligamente, **c** dorsale extrinsische (zwischen Unterarm bzw. Metakarpus und Handwurzel verlaufende) Ligamente („horizontales V"). **d** Proximale und distale volar-extrinsische Ligamente, die zusammen mit den ulnarseitigen, vom ulnokarpalen Komplex ausgehenden Faserzügen eine „umgekehrte V-förmige" Anordnungen bilden. **e** Ulnokarpaler Komplex mit Diskus und assoziierten Ligamenten; der Discus triangularis geht breitbasig in die Radiusgelenkfläche über; an der Ulna ist er sowohl an der Styloidbasis wie an der Styloidspitze angeheftet. **f** Blutversorgung des Os scaphoideum über einen volaren und einen dorsalen Ast der A. radialis, die das Skaphoid von distal her versorgen

◆ **Dorsovolare und Schrägprojektion der Hand**

Für diese Aufnahme erfolgt die Zentrierung des dorsovolaren Strahlengangs auf das Grundgelenk des Mittelfingers und Kassettenmitte. Für die Schrägaufnahme wird die Hand radialseitig leicht angehoben und mit fächerförmig abgespreizten Fingern („Zitherspielerstellung") gelagert. Ansonsten bleibt das Vorgehen gegenüber der dorsovolaren Projektion unverändert. Die Mittelhandknochen und Fingergelenke sollen trotz der Schrägstellung möglichst seitlich projiziert sein.

Die Schrägaufnahme kann in Abweichung von der Standardtechnik auch im volodorsalen Strahlengang, d. h. in halber Supinationsstellung, angefertigt werden (Noorgard-Projektion). Diese Projektion ist vorteilhaft für die Beurteilung der Metakarpalia, die sich aufgrund der Hohlhandkrümmung in Supinationsstellung weniger stark überlagern.

◆ **Dorsovolare und laterale Projektion einzelner Strahlen**

Zur alleinigen Darstellung einzelner Finger erfolgt die Lagerung wie für die dorsovolare Projektion der Hand mit jeweils entsprechender Zentrierung und Einblendung. Für seitliche Aufnahmen wird der betreffende Finger seitlich auf der Kassette gelagert, wobei die übrigen Finger der Hand abgespreizt oder zur Faust geschlossen werden, um eine möglichst überlagerungsfreie Darstellung zu erreichen. Für beide Aufnahmen erfolgt die Zentrierung senkrecht auf das Mittelglied.

■ **Dorsovolare und laterale Projektion des Daumens.** Für die dorsovolare Projektion wird der Daumen abgespreizt und flach mit der volaren Seite auf die Kassette gelegt. Für die laterale Projektion wird die ulnare Seite der Hand leicht angehoben, während der Daumen gestreckt ist und die Hand leicht ulnar abduziert liegt. Die Zentrierung erfolgt für beide Aufnahmen senkrecht auf das Daumengrundglied.

Spezialprojektionen

Spezialprojektionen des Handgelenks und der Hand sind:

- Navikularequartettaufnahmen,
- Karpaltunnelaufnahme,
- Modifizierte laterale Projektionen der Handwurzel,
- Streßaufnahmen des Daumengrundgelenks,
- Streßaufnahmen des Daumensattelgelenks.

◆ **Navikularequartettaufnahmen**

Diese Aufnahmeserie kommt bei dringendem Verdacht auf eine Verletzung des Skaphoids oder anderer Handwurzelknochen in Betracht. Für die dorsovolare Aufnahme der Handwurzel wird die Hand in Ulnarabduktion gelagert, wobei die Finger stark gebeugt sind. Hierdurch wird die Kippung des Skaphoids ausgeglichen, so daß es unverkürzt zur Darstellung kommt. Neben einer seitlichen Projektion (manche Autoren empfehlen stattdessen eine dorsovolare Aufnahme in Neutralstellung) werden Schrägaufnahmen der Handwurzel durchgeführt, wobei die Hand jeweils um 20° radial (Schreibfederhaltung) und ulnar angehoben wird. Die Zentrierung erfolgt senkrecht auf die Handwurzel.

> **Beachte:** Die Notwendigkeit der Navikularequartettaufnahmen ist heute mehr denn je zu hinterfragen. Bei klinisch dringendem Verdacht auf eine Navikularefraktur und zweifelhaftem Röntgenbefund auf den Standardaufnahmen ist die Ruhigstellung ohnehin indiziert, so daß sich eine weiterführende Diagnostik zunächst erübrigt. Ist auch die Kontrolluntersuchung

> nicht konklusiv, sind moderne Schnittbildverfahren oder auch die Szintigraphie in ihrer Aussage zuverlässiger als die Spezialprojektionen.

◆ **Karpaltunnelaufnahme**

Der Unterarm des Patienten liegt flach auf dem Untersuchungstisch, während die Hand unter Zuhilfenahme eines Bandes oder der gesunden Hand stark nach dorsal abgewinkelt wird. Die Zentrierung erfolgt unter 45° Röhrenkippung auf die Handwurzel. Hierbei kommt es bei optimaler Projektion zu einer U-förmigen Darstellung des Karpaltunnels mit überlagerungsfreier Beurteilbarkeit des Os pisiforme, des Hamulus ossis hamati und des Daumensattelgelenks.

◆ **Modifizierte Projektionen der Handwurzel** (Tabelle 15.1)

- Die laterale Aufnahme des Handgelenks in leichter Supination (30°-off-lateral-Projektion) dient der Profildarstellung des Os pisiforme sowie der Darstellung des Gelenkspalts zwischen Triquetrum und Pisiforme.
- Die laterale Aufnahme des Handgelenks in leichter Pronation läßt die Dorsalfläche des Triquetrums beurteilen (Triquetrumausriß).
- Eine überpronierte Aufnahme eignet sich zur genaueren Beurteilung des Trapeziums.

Zusatzdiagnostik

◆ **Funktionsaufnahmen**

Funktionsaufnahmen sind indiziert bei Verdacht auf eine karpale Instabilität. Das Aufnahmeprogramm beinhaltet folgende Einstellungen:

- dorsovolare Aufnahmen des Handgelenks in Neutralstellung, Ulnar- und Radialduktion;
- dorsovolare Aufnahme des Handgelenks bei unvollständigem Faustschluß;
- laterale Aufnahmen in Neutralposition sowie in maximaler Flexion und Extension;
- laterale Aufnahme bei unvollständigem Faustschluß;
- laterale Aufnahme in leichter Supination (30°-off-lateral).

Tabelle 15.1. Handwurzel-Spezialprojektionen

Handwurzelabschnitt	Geeignete Spezialprojektion
Hamatum	(Tomograpie)
Hamulus	Karpaltunnelaufnahme
Kapitatum	(Tomographie)
Lunatum	Standardprojektionen
Pisiforme mit Pisotriquetralgelenk	Seitaufnahme in 30° Supination, Karpaltunnelaufnahme
Skaphoid	Navikularequartettserie
Trapezium	Hyperpronationsaufnahme Karpaltunnelaufnahme
Trapezoideum	(Tomographie)
Triquetrum	Dorsovolar in Radialduktion Hyperpronationsaufnahme
Dorsale Fläche	Handrücken-Tangentialaufnahme
Palmare Fläche mit Pisotriquetralgelenk	Seitaufnahme in 30° Supination

◆ **Streßaufnahme des Daumengrund- und -sattelgelenks**

Sie dient zum Nachweis ligamentärer Verletzungen (Skidaumen). Hierfür wird der Daumen des Patienten mit seiner volaren Seite parallel zur Kassette ausgerichtet, während ein Untersucher auf das Metakarpale I nach ulnar und auf das Daumenendglied nach volar Druck ausübt. Steht kein Untersucher zur Verfügung, kann versucht werden, beide Daumen in einer nach beiden Seiten hin offenen Plastikröhre zu fixieren, wobei der Patient beide Daumen kräftig von sich weg drücken soll. Dieses Vorgehen führt allerdings nicht zuverlässig zum Erfolg, da der Patient häufig schmerzbedingt nicht ausreichend Druck ausüben kann oder es aufgrund einer Drehung der Daumen nicht zu einer exakten dorsovolaren Projektion kommt.

Streßaufnahmen des Daumensattelgelenks: Beide Hände liegen mit der volaren Seite auf der Kassette. Die Daumen werden in Kassettenmitte seitlich gegeneinander gepreßt. Hierdurch entsteht ein Valgusstreß auf die Daumensattelgelenke. Die Zentrierung erfolgt senkrecht auf die Mitte zwischen den beiden Karpometakarpalia I.

◆ **Computertomographie/Tomographie**

Indikationen zur Schichtuntersuchung (CT, konventionelle Tomographie) sind:

- Darstellung posttraumatischer Veränderungen im distalen Radioulnargelenk,
- Nachweis einer Ulna(sub)luxation,
- Nachweis einer Rotationsfehlstellung in Pronation und Supination nach distaler Radiusfraktur,
- Nachweis einer Skaphoidfraktur bei nicht eindeutigem Befund in den konventionellen Aufnahmen,
- Pseudarthrose des Skaphoids,
- postoperativer Kontrolle nach Spaneinlage bei Skaphoidpseudarthrose,
- komplexe Handwurzelverletzungen,
- Darstellung posttraumatisch degenerativer Handwurzelveränderungen,
- Nachweis kleiner freier Gelenkkörper.

Die konventionelle mehrdimensionale Verwischungstomographie und die Spiralcomputertomographie sind in vieler Hinsicht äquivalent. Die Spiralcomputertomographie erlaubt die Schichtrekonstruktion in jeder beliebigen Ebene und dreidimensionale Darstellungen, was bei komplexen Situationen den Überblick erleichtert. Empfehlenswerte Scanparameter für die Spiral-CT der Hand sind eine Schichtdicke von 1 mm, ein Tischvorschub von 2 mm/s und ein Rekonstruktionsintervall von 1 mm. Zum Nachweis einer Rotationsfehlstellung nach distaler Radiusfraktur ist in jedem Fall die Computertomographie vorzuziehen.

◆ **Magnetresonanztomographie**

Indikationen zur MRT sind:

- Lunatummalazie,
- Osteonekrose des Skaphoids,
- Pseudarthrose des Skaphoids,
- Verletzungen des ulnaren Bandkomplexes und des Discus articularis.

Die Vorteile der MRT liegen einmal in der guten Beurteilbarkeit der gelenknahen Weichteile, zum anderen im empfindlichen Nachweis eines kontusionsbedingten Knochenmarködems, das sich weder nativdiagnostisch noch computertomographisch zu erkennen gibt. Das Marködem einer Knochenkontusion stellt sich im T1-gewichteten MRT-Bild hypointens, im T2-gewichteten Bild hyperintens dar. Auch die Diagnose einer Osteonekrose kann mit der MRT früher gestellt werden als mit anderen radiologischen Methoden.

Die MRT erlaubt eine zuverlässige Beurteilung von Verletzungen des Discus articularis. Der ulnare Bandkomplex, die interossären Ligamente der distalen Reihe und das Lig. collaterale radiale lassen sich ebenfalls zuverlässig abgrenzen, während die weiteren interkarpalen und kapsulären Ligamente der Handwurzel und des Handgelenks nur unzureichend beurteilbar sind.

◆ **Arthrographie**

Bestehen für die Magnetresonanztomographie patientenbedingt Kontraindikationen oder kommt es auf die Beurteilung der Bandstrukturen an, die mit Hilfe der MRT nur eingeschränkt beurteilbar sind, so kann die Arthrographie weiterhelfen. Vorteile bietet sie darüber hinaus bei der Diagnostik transitorischer Instabilitäten, die mit unklaren Handgelenkbeschwerden einhergehen können und nur durch Funktionsaufnahmen zu beurteilen sind.

Für die Arthrographie wird die Hand in Beugestellung gelagert. Die Punktion erfolgt unter Durchleuchtungskontrolle im radiokarpalen Gelenkspalt in Höhe des mittleren Kahnbeindrittels. Nach Injektion von 2–3 ml Kontrastmittel werden neben den Standardprojektionen Aufnahmen in Pro- und Supination sowie in Radial- und Ulnarduktion angefertigt. Eine intakte Fibrocartilago triangularis verhindert den Kontrastmittelübertritt in das distale Radioulnargelenk, ein intaktes Lig. intercarpale den Übertritt in die interkarpalen Gelenke (vgl. Abb. 15.1).

! **Beachte:**

- Ligament- und Kapseldefekte kommen u. U. erst unter der Funktion zur Darstellung.
- Kommunikationen zwischen den verschiedenen Gelenkkompartimenten auf degenerativer Basis sind überaus häufig, kommen bereits im frühen Erwachsenenalter vor und korrelieren schlecht mit klinischen Beschwerden. Arthrographische Befunde sind deswegen mit zunehmendem Alter schwieriger zu interpretieren.

15.1.3
Röntgenanatomie und Bildanalyse

Die auf den Standardaufnahmen erkennbaren markanten Konturen bzw. Strukturen sind in Abb. 15.2 und 15.3 zusammengestellt.

Für die Beurteilung des Handgelenks spielt die Neigung der distalen Radiusgelenkfläche eine entscheidende Rolle. Sie beträgt in der Frontalebene 30° nach ulnar und in der Sagittalebene 10° nach volar.

Ebenfalls von Bedeutung ist das Längenverhältnis zwischen Radius und Ulna: Normalerweise überragt der Proc. styloideus radii die Gelenkfläche der Ulna um 9–12 mm. In Höhe der Artikulation mit dem Os lunatum steht die Gelenkfläche der Ulna etwa 1–2 mm proximal der Gelenkfläche des distalen Radius. Abweichungen hiervon werden als Minus- bzw. Plusvariante der Ulna bezeichnet (vgl. Abb. 15.3).

In der dorsovolaren Projektion sind die Handwurzelknochen in 2 Reihen angeordnet. Die proximale Reihe wird durch Skaphoid, Lunatum, Triquetrum und Pisiforme gebildet, die distale Reihe durch Trapezium, Trapezoideum, Kapitatum und Hamatum. Durch Verbindung der Gelenkflächenkonturen lassen sich 3 typische Karpalbögen abgrenzen, die für die Bildanalyse hilfreich sind (vgl. Abb. 15.2). Der 1., proximale Karpalbogen verbindet die proximalen Gelenkflächenkonturen des Skaphoids, Lunatums und Triquetrums, der 2., mittlere Bogen die distalen Gelenkflächenkonturen derselben Karpalia. Der 3., distale Karpalbogen wird durch die proximalen Gelenkflächenkonturen von Kapitatum und Hamatum gebildet. Die fehlende Abgrenzbarkeit dieser Bögen, ihre Unterbrechung, Überschneidung oder ihr Versatz sind pathologisch zu bewerten und deuten auf eine Luxation hin. Am 1. und 2. Karpalbogen ist lediglich in Höhe des lunotriquetralen Übergangs ein minimaler Versatz zu tolerieren (insbesondere bei Ulnar- oder Radialduktion).

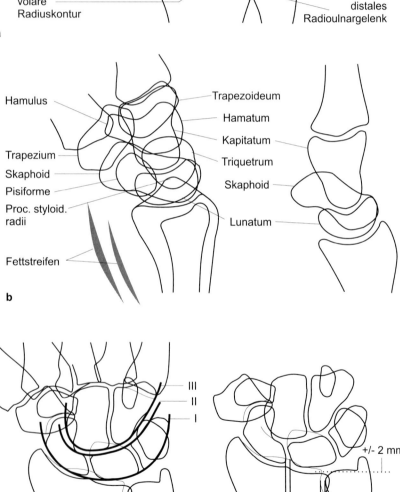

a, b, c, d Karpalbögen nach Gilula

In Neutralstellung der Hand liegt das Metakarpale III in der Verlängerung des Radius, und das Lunatum projiziert sich zu mehr als der Hälfte über die Radiusgelenkfläche. Bei Radial- oder Ulnarduktion wandert das Lunatum nach ulnar bzw. radial (Abb. 15.4).

Die Mehrzahl der Gelenkspalten ist in der normalen dorsovolaren Projektion einsehbar. Ausgenommen davon sind die Gelenke zwischen Trapezium und Trapezoideum sowie zwischen Triquetrum und Pisiforme. Die Gelenkspalten zwischen Sakphoid, Trapezium und Trapezoideum, zwischen dem distalen Pol des Skaphoids und Kapitatum sowie zwischen Trapezium und Metakarale I sind partiell überlagert. Die normale Gelenkspaltbreite beträgt 2 mm. Immer ist auf eine gleichmäßige Weite der Gelenkspalten und eine Parallelität der Gelenkkonturen zu achten.

Auf der dorsovolaren Aufnahme ist ferner auf die Konfiguration von Lunatum und Skaphoid zu achten. Das Lunatum stellt sich in Neutralstellung der Hand trapezförmig mit 4 mehr oder weniger parallelen Seitenflächen dar. Bei Flexion und Extension kippt das Lunatum nach volar bzw. dorsal und nimmt dadurch eine mehr trianguläre Form an. Dies ist bei der Diagnostik von Rotationsfehlstellungen des Lunatums zu beachten. Die Projektion des Skaphoids hängt ebenfalls stark von der Gelenkstellung ab; bei Radialduktion und Flexion kommt es zu einer perspektivischen Verkürzung mit orthograder Projektion der Taille in Form einer Ringstruktur (Siegelringzeichen, vgl. Abb. 15.11, S. 237). Eine normalerweise immer erkennbare markante Ringstruktur verursacht der Hamulus ossis hamati.

In lateraler Projektion überlagern sich die Handwurzelknochen (das Trapezium ausgenommen) gegenseitig und entziehen sich dadurch einer detaillierten Analyse. Eine Ausnahme davon machen die Karpalia, die durch klar abgrenzbare Gelenkspalten voneinander getrennt werden, wie das Lunatum, Skaphoid und Kapitatum. Im Seitbild ist wie im Sagittalbild auf eine korrekte Artikulation von Radius, Lunatum, Kapitatum und Metakarpale III, die in Neutralstellung auf einer Achse liegen, zu achten. Der Winkel zwischen Skaphoid- und Lunatumachse beträgt normalerweise 30–60° (vgl. Abb. 15.3). Handrücken und Unterarmrückfläche zeigen einen kontinuierlichen Verlauf. Gut abgrenzbar in seitlicher Projektion sind das Trapezium mit dem Trapezioskaphoidal- und Trapeziotrapezoidgelenk sowie der Hamulus ossis hamati.

Um wichtige Veränderungen der Knochen- und Gelenkstrukturen nicht zu übersehen, empfiehlt sich die Bildanalyse nach einer Checkliste (vgl. Übersicht 15.1 und Abb. 15.5).

Abb. 15.2 a–d. Röntgenanatomie. **a** Röntgenanatomie des Handgelenks und der Handwurzel in dorsovolarer Projektion; der Navikulare-Fettstreifen liegt zwischen dem radialen Kollateralband und den Sehnen der Mm. abductor pollicis longus und extensor pollicis brevis. **b** Röntgenanatomie des Handgelenks und der Handwurzel in lateraler Projektion. Die Identifikation der Handwurzelknochen ist wegen der gegenseitigen Überlagerung schwierig oder unmöglich. Skaphoid, Lunatum und Kapitatum sind aufgrund ihrer charakteristischen Konfiguration praktisch immer zu lokalisieren; die volaren Fettstreifen vor dem distalen Radius liegen (von ventral nach dorsal) zwischen den Mm. flexor digitorum superficialis, flexor digitorum profundus und pronator quadratus. **c** Karpalbögen nach Gilula. **d** Die normale Gelenkspaltbreite der Interkarpalgelenke beträgt etwa 2 mm; auch der distale Radioulnargelenkspalt ist etw 2 mm breit; distale Radius- und Ulnagelenkfläche liegen in etwa auf gleichem Niveau bei einer Schwankungsbreite von ±2 mm

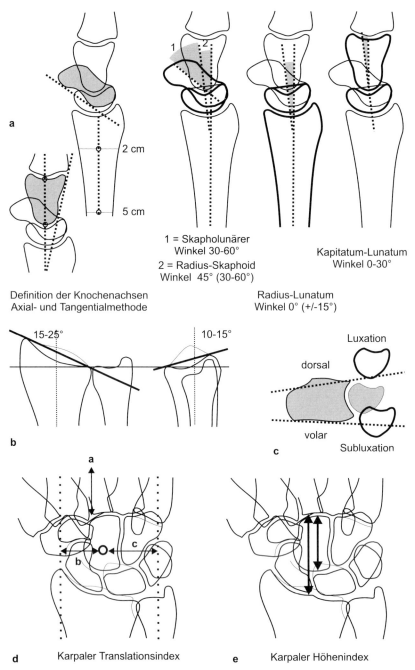

Abb. 15.3 a–e. Röntgenometrie. a Definition der Knochenachsen von Skaphoid, Lunatum, Kapitatum und Radius nach der Tangential- oder Axialmethode; Winkelmaße des Handgelenks mit Variationsbreite. **b** Neigungswinkel der distalen Radiusgelenkfläche. **c** Luxation/Subluxation im distalen Radioulnargelenk; Bezugsebenen sind die dorsale bzw. volare Tangente an der distalen Radiusepiphyse. **d** Karpale Translationsindizes: Index nach Chamey = Quotient aus Abstand des Kapitatumdrehzentrums von der Radiusstyloidachse und Länge des Metakarale III = 0,28; Index nach McMurtry = Quotient aus Abstand des Kapitatumdrehzentrums von der Ulnaachse (Mitte des Ulnaköpfchens) und Länge des Metakarale III = 0,3; **e** Karpaler Höhenindex nach Nattrass = Quotient aus Handwurzellänge in der Kapitatumachse und Kapitatumlänge = 1,57

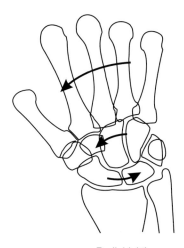
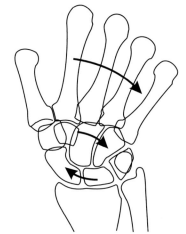

Radialduktion · Ulnarduktion

Abb. 15.4. Rotation der Handwurzelknochen bei Radial- und Ulnarduktion. Bei Radialduktion wandert die proximale Reihe der Handwurzelknochen nach ulnar, die distale nach radial, bei Ulnarduktion wandert die proximale Reihe der Handwurzelknochen nach radial, die distale nach ulnar. Am deutlichsten ist diese Verschiebung an der Lunatumposition in Relation zur Radiusgelenkfläche bzw. zum distalen Radioulnargelenk zu erkennen; die distale Reihe der Handwurzelknochen macht dabei jeweils eine gegenläufige Bewegung durch

ÜBERSICHT 15.1

Traumatologie des Handgelenks (Checkliste)

Dorsovolare Aufnahme	Laterale Aufnahme
Achsenstellung Radius – skapholunäres Gelenk – Kapitatum – Metakarpale III	Achsenstellung Radius – Lunatum – Kapitatum
Kontinuität der 3 Karpalbögen	Kontinuität/Parallelität von Handrücken und Unterarmrücken
Parallelität der Gelenkflächenkonturen	Skapholunärer Winkel (30 – 60°)
Gleichmäßige Weite der Gelenkspalten (2 mm)	Neigung der Radiusgelenkfläche (10°)
Skapholunäre Distanz	Trapezioskaphoidalgelenk
Neigung der Radiusgelenkfläche (30°)	
Radioulnare Relation	
Radiolunäre Relation	
Trapezform des Lunatums	
Augenzeichen (Hamulus)	
Superposition von Pisiforme und Triquetrum	

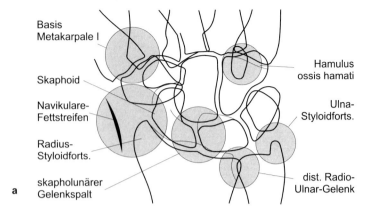

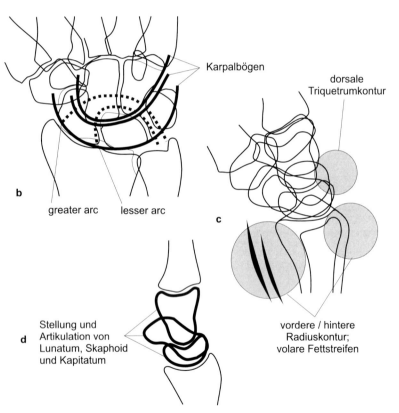

Abb. 15.5 a–d. Target areas. **a, c** Regionen, die aufgrund leicht zu übersehender Befunde besonderes Augenmerk verlangen; dies gilt insbesondere für das Skaphoid, den skapholunären und distalen radioulnaren Gelenkspalt sowie die Position des Proc. styloideus ulnae lateral und a.-p. **b** Wichtige Landmarken sind die Karpalbögen (*durchgezogene Linien*); die „Lesser-arc"-Verletzungen sind reine Luxationen, die „Greater-arc"-Verletzungen sind Luxationsfrakturen (*unterbrochene Linien*) (vgl. Abb. 15.11). **d** In lateraler Projektion ist auf die korrekte Artikulation und Stellung von Lunatum, Skaphoid und Kapitatum zu achten; diese Handwurzelknochen sind trotz der Überlagerung aufgrund ihrer charakteristischen Konfiguration in der Regel zu identifizieren

> **Beachte:**
> - Bei Supination wandert der Processus styloideus nach medial; er projiziert sich auch bei ungünstigen Einstellungen bis maximal in die Mitte des distalen Ulnaendes.
> - Die Pronation des Unterarms geht mit einer scheinbaren Verkürzung, die Supination mit einer scheinbaren Verlängerung des Radius einher.
> - Die Beurteilung der Ulnalänge (Plus- oder Minusvariante) darf nur in Neutralstellung erfolgen.
> - Das Karpometakarpalgelenk ist auf Standardaufnahmen hinsichtlich einer Dislokation praktisch nicht zu beurteilen.

■ **Täuschungsmöglichkeiten**

Im Bereich des Handgelenks und der Handwurzel kommen eine Vielzahl akzessorischer Ossikel vor, die von Knochenausrissen und Kapselossifikationen abgegrenzt werden müssen (Abb. 15.6). In der Regel bereitet dies keine Schwierigkeiten, da die akzessorischen Knochenelemente eine umlaufende geschlossene Kortikalis haben und gut abgerundet sind. Wegen der Überlagerung durch die regulären Handwurzelknochen sind sie leicht zu übersehen. Kapselossifikationen stellen sich meist amorph strukturlos und mehr streifig konfiguriert dar. Frakturen können auch durch zwei- oder mehrfach geteilte Handwurzelknochen vorgetäuscht werden. Diese seltenen Varianten kommen am Skaphoid, Lunatum, Triquetrum und Pisiforme vor. Differentialdiagnostisch führend sind die homogene Konturierung mit gelenkähnlichem Spalt zum benachbarten Knochen und die normale Textur mit Kortikalis und Spongiosa.

Bei der Beurteilung von Verletzungen im Wachstumsalter ist die Kenntnis der Lage und des Erscheinungszeitpunkts der Knochenkerne von großer Bedeutung (Abb. 15.6).

Bei zweifelhaften Befunden empfiehlt sich eine Vergleichsaufnahme der Gegenseite.

15.2
Verletzungen des Handgelenks und der Handwurzel

- Distale Unterarmfrakturen,
- Läsionen des ulnokarpalen Komplexes,
- Skaphoidfrakturen,
- Frakturen der übrigen Handwurzelknochen,
- Luxationen des Handgelenks und der Handwurzel,
- Frakturen und Luxationen des ersten Strahls,
- Frakturen und Luxationen der übrigen Mittelhand und der Finger.

15.2.1
Distale Unterarmfrakturen

■ **Häufigkeit und Verletzungsmechanismus**

Bei der Fraktur des distalen Radius handelt es sich um die häufigste Fraktur überhaupt, wobei vor allem das höhere Lebensalter betroffen ist. In 50 % der Fälle besteht gleichzeitig ein Abbruch des Proc. styloideus ulnae. Bei der isolierten Fraktur der distalen Ulna handelt es sich um eine Rarität. Sie kommt meist als Folge eines direkten Traumas vor. Unterarmfrakturen sind relativ selten. Die häufigste Ursache der Frakturen des distalen Unterarms und des Radius ist ein Sturz auf die ausgestreckte Hand meist bei Hyperextension, seltener bei Hyperflexion im Handgelenk. Vergleichsweise selten werden diese Frakturen durch direkte Traumen verursacht.

■ **Klassifikation**

Die AO-Klassifikation unterscheidet extraartikuläre Frakturen (Typ A), partiell artikuläre Frakturen (Typ B) und vollständig artikuläre Frakturen (Typ C) (Tabelle 15.2, Abb. 15.7 a).

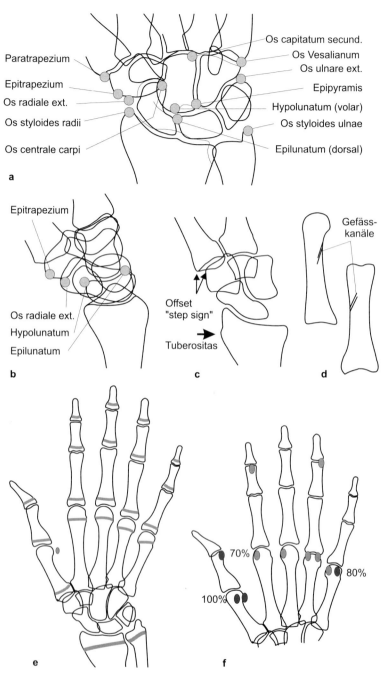

Abb. 15.6 a–f. Normvarianten und Täuschungsmöglichkeiten. **a, b** Akzessorische Knochen (nicht vollständig). **c** Eine kräftig ausgebildete Tuberositas am distalen Radius kann eine Einstauchung (Infraktion), der projektivische Versatz am Daumensattelgelenk eine Subluxation vortäuschen. **d** Gefäßkanäle, die durch die Diaphysenkortikalis der kurzen Röhrenknochen ziehen, können Frakturen vortäuschen; die Nutritialkanäle zeigen einen typische Verlaufsichtung. **e** Epiphysenfugen der Hand, **f** typische Sesambeinlokalisationen an der Hand

Tabelle 15.2. Vereinfachte AO-Klassifikation der distalen Unterarmfrakturen

Typ	Definition
A	Extraartikuläre Frakturen
A1	Isolierte Ulnafraktur
A2	Einfache Radiusfraktur
	Colles-Fraktur mit dorsaler Abkippung
	Smith-Fraktur mit volarer Abkippung
A3	Radiusfraktur mit Mehrfragment-/Trümmerzone
B	Partielle Gelenkfrakturen des Radius
B1	Radiusfraktur in der Sagittalebene
B2	Fraktur der dorsalen Kante (Barton)
B3	Fraktur der volaren Kante (reverse Barton)
C	Komplette Gelenkfrakturen des Radius
C1	Radiusfraktur einfach artikulär und metaphysär
C2	Radiusfraktur einfach artikulär, multifragmentär metaphysär
C3	Mehrfragment- und Trümmerfrakturen artikulär und metaphysär

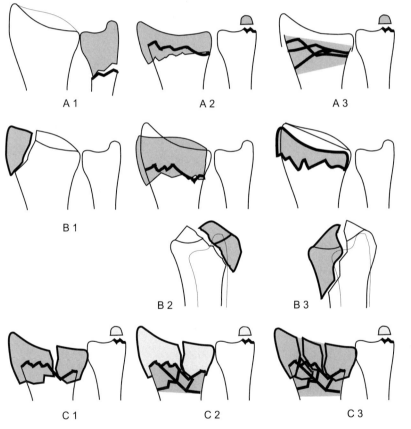

Abb. 15.7. a AO-Klassifikation der Radiusfrakturen. A = extraaktikuläre Frakturen: *A1* isolierte Ulnafraktur, *A2* einfache Radiusfraktur, *A3* Radiusfraktur mit Mehrfragment- oder Trümmerzone. B = einfache intraartikuläre Radiusfrakturen: *B1* Sagittalfraktur, *B2* Fraktur der dorsalen Kante (Barton-Fraktur), *B3* Fraktur der palmaren Kante (reverse Barton-Fraktur). C = vollständige Radiusgelenkfrakturen: *C1* einfache Frakturform artikulär und metaphysär, *C2* einfache Fraktur artikulär, Mehrfragment- oder Trümmerzone metaphysär, *C3* Mehrfragment- oder Trümmerzone artikulär und metaphysär (*s. Fortsetzung*)

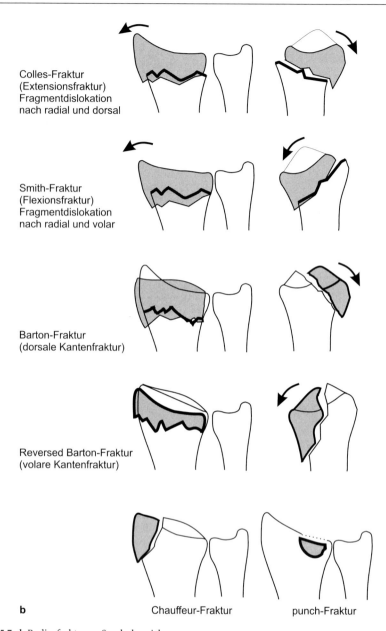

Abb. 15.7. b Radiusfrakturen: Sonderbezeichnungen

Typ-A-Frakturen beinhalten die isolierten distalen Ulnafrakturen (A1) und die distalen Radiusfrakturen ohne Trümmerzone (A2). Die Untergliederung der Typ-B-Frakturen orientiert sich an der Ausrichtung der Frakturzone. Typ-C-Frakturen sind typische Gelenkfrakturen mit metaphysärer Trümmerzone.

Neben der AO-Klassifikation ist in der täglichen Praxis nach wie vor der Gebrauch von Eigennamen für häufige und typische Frakturformen üblich (Abb. 15.7b):

- Colles-Fraktur: extraartikuläre metaphysäre Radiusfraktur (ca. 1–2 cm proximal der Gelenkfläche) mit dorsaler Fragmentabkippung durch Hyperextensionstrauma;
- Smith-Fraktur: extraartikuläre metaphysäre Radiusfraktur (ca. 1–2 cm proximal der Gelenkfläche) mit volarer Fragmentabkippung durch Hyperflexionstrauma;
- Barton-Fraktur (Typ B2 nach der AO-Klassifikation): dorsaler Kantenabbruch mit Dislokation des Karpus nach dorsal durch Hyperextensionstrauma;
- Reverse Barton-Fraktur: volarer Kantenabbruch mit Dislokation des Karpus nach volar durch Hyperflexionstrauma.

Der Begriff „loco typico" ist für einen extraartikulären Verlauf des Bruchspalts reserviert.

■ **Sonderformen.** Sonderformen der distalen Radiusfraktur sind (vgl. Abb. 15.7b):

- Chauffeur-Fraktur (Hutchinson-Fraktur): Fraktur des Proc. styloideus radii durch axiale Stauchung;
- reverse Hutchinson-Fraktur: Abbruch der ulnaren Kante der Radiusgelenkfläche;
- „punch fracture": umschriebene Impressionsfraktur der Fovea lunata der Radiusgelenkfläche durch axiale Stauchung;
- Galeazzi-Luxationsfraktur: distale Radiusschaftfraktur mit Luxation des distalen Radioulnargelenks; die Fraktur ist immer instabil!

Eine gewisse Verbreitung hat auch die Klassifikation nach Frykman gefunden, die zwischen extraartikulären Brüchen, Frakturen mit Beteiligung des distalen Radioulnargelenks, des Radiokarpalgelenks oder beiden, jeweils unterteilt in Frakturen mit oder ohne Abbruch des Proc. styloideus ulnae, unterscheidet.

■ **Röntgendiagnostik**

Die Mehrzahl der distalen Unterarmfrakturen ist auf den typischen Aufnahmen des Handgelenks in 2 Ebenen leicht zu diagnostizieren, zu klassifizieren und hinsichtlich ihrer Dislokation zu beurteilen. Während die Frakturlinien der Barton- und reversen Barton-Frakturen in der Frontalebene verlaufen und deshalb in der seitlichen Projektion gut erkennbar sind, verläuft die Frakturlinie der Hutchinson-Fraktur in der Sagittalebene und ist somit in der dorsovolaren Ebene darstellbar. Bei Trümmerfrakturen ist zur genauen Beurteilung der Fragmentstellung u. U. die Computertomographie erforderlich.

Fehlstellungen und Stufenbildungen im distalen Radioulnargelenk, die zu persistierenden Beschwerden und degenerativen Veränderungen führen, sind in den Übersichtsaufnahmen leicht zu übersehen. Die Beurteilung des distalen Radioulnargelenks und einer Rotationsdislokation der Radiusfraktur ist eine Domäne der Computertomographie (Abb. 15.2, 15.8).

! **Beachte:**

- Hinweiszeichen auf eine Rotation des distalen Radiusfragments sind eine frakturbedingte Stufe lateralseitig, nicht aber medialseitig am Radius, sowie eine ulnarseitig trianguläre und nichtlineare Konturierung des Radius, bedingt durch die nichttangentiale Projektion der Incisura ulnaris radii.

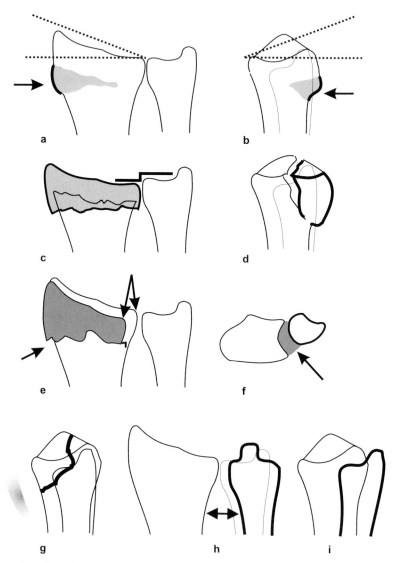

Abb. 15.8 a–i. Radiusfrakturen (Röntgenbefunde). **a, b** Wulstförmig aufgeworfene Kortikalis radial bzw. dorsal durch Impressionsfraktur; zugleich Abflachung der Radiusgelenkflächenneigung. **c** Stufenbildung zwischen der distalen Radius- und Ulnagelenkfläche durch Fragmenteinstauchung bzw. Verkürzung des Radius mit posttraumatischer Plusvariante der Ulna. **d** Stufenbildung in der distalen Radiusgelenkfläche und Einstauchung der dorsalen Radiuskontur. **e, f** Rotationsfehlstellung nach distaler Radiusfraktur: Infolge der Rotation projizieren sich die Eckpunkte der Incisura ulnaris radii auseinander, und es kommt zu einer Stufenbildung an der lateralen (radialen) Radiuskontur (*Pfeil*). Rotationsfehler und Dislokationen des Radioulnargelenks lassen sich mit der CT problemlos nachweisen und quantifizieren. Dazu wird eine Schicht durch das distale Radiusfragment bzw. das distale Radioulnargelenk gelegt, eine weitere Schicht 2 cm weiter proximal durch die Radiusmetaphyse. Die Differenz zwischen der Radiusschafttangente und der Epiphysenachse (= Senkrechte auf die Tangente an die Incisura ulnaris radii) ist ein Maß für die Fehlrotation. Normalerweise bilden die beiden Achsen einen Winkel von 0° (±3°) (vgl. Abb. 15.3). **g** Hämatom-/ödembedingte Obliteration der volaren Fettlinie bei distaler Radiusfraktur. **h, i** Zeichen der radioulnaren Dislokation (Subluxation): verbreiterter radioulnarer Gelenkspalt (>3 mm, *Doppelpfeil*), Projektion des normalerweise ulnar konturbildenden Ulnastyloidfortsatzes nach radial, Dorsaldislokation der Ulna im Seitbild

> - Zeichen einer Radius(sub)luxation sind im Seitbild eine dorsale oder volare Fehlstellung der Ulna, im Sagittalbild ein auf über 3 mm verbreiterter radioulnarer Gelenkspalt und eine pathologische Projektion des Ulnastyloidfortsatzes in die radiale Hälfte des Ulnaquerdurchmessers (normalerweise projiziert sich der Processus styloideus ulnae auf der dorsovolaren Aufnahme randständig).
> - Verschiebungen zwischen distaler Ulna und Radius um mehr als 10 mm bei Unterarmfrakturen gehen mit einer Zerreißung der Membrana interossea und einer Instabilität des distalen Radioulnargelenks einher.

■ Therapie

Aufgrund unbefriedigender Ergebnisse nach konservativer Behandlung werden heute fast 3 Viertel der distalen Radiusfrakturen operativ versorgt (Abb. 15.9). Die Problematik fehlverheilter distaler Radiusfrakturen resultiert aus einer Fehlbelastung des Radiokarpalgelenks. Die dorsale Abwinklung führt über eine Einschränkung der Palmarflexion bei verstärkter Dorsalextension zur kompensatorischen interkarpalen Flexionsdeformität und Gelenkknorpelüberlastung. Bei der Beugung im Handgelenk kommt es zu einer schmerzhaften Überdehnung des dorsalen Kapselbandapparats. Radiale Verkürzungen führen zu einem ulnokarpalen Impingement mit Defekten des ulnokarpalen Komplexes. Ulnaplus- und -minusvarianten haben darüber hinaus Einfluß auf die Lastverteilung im radiolunaren Teilgelenk.

> **Beachte:** Generelle Regel ist, daß jeder Bruch, der der Reposition bedarf, auch eine Retention erfordert, die über die Gipsbehandlung hinausgeht; d.h., er erfordert die Osteosynthese.

Für Typ-A-Frakturen des Radius bietet sich in erster Linie die K-Draht-Osteosynthese entweder transstyloidal oder als intrafokale Spickung nach Kapandjy an, für Typ-B-Frakturen die Verschraubung (B1) oder die Osteosynthese mit einer dorsalen (B2) oder volaren Platte (B3). C1-Frakturen werden mittels K-Draht-Osteosynthese, C2-Frakturen mittels AO-Platte versorgt. C3 Frakturen erfordern oft ein kombiniertes Vorgehen. Hauptindikation für eine externe Fixation sind Frakturen mit einer langstreckigen metaphysären Trümmerzone, insbesondere dann, wenn die Länge des Radius nicht befriedigend rekonstruiert werden kann (Abb. 15.9). Die Osteosynthese des ulnaren Styloidfortsatzes ist indiziert, wenn die radiale Säule hochgradig instabil ist („radialer Kollaps").

■ Radiologische Beurteilung der Frakturversorgung

Die palmare und ulnare Inklination und der radioulnare Index müssen so gut wie möglich wiederhergestellt sein (die palmare Inklination darf keinesfalls negativ sein, die Verkürzung des distalen Radioulnarkomplexes darf 3 mm nicht überschreiten). Stufenbildungen in der Radiusgelenkfläche und eine etwaige radioulnare Dislokation müssen beseitigt sein.

Röntgenkontrollen sind bei konservativer Behandlung erforderlich nach Gipsanlage sowie nach 3–4 Tagen und nach 2 und 4 Wochen. Bei K-Draht-Osteosynthese oder externer Fixation erfolgen Kontrollen postoperativ nach 3–4 Tagen sowie nach 2 und 4 Wochen. Nach einer Plattenosteosynthese sind Kontrollen lediglich postoperativ und nach 6 Wochen erforderlich.

■ Komplikationen

Neben Begleitverletzungen des Kapselbandapparats und Zerreißungen des Discus articularis kann es vor allem als Folge einer intraartikulären Radiusfraktur zur Beeinträchtigung des N. medianus durch Einklemmung im Karpaltunnel kommen. Häu-

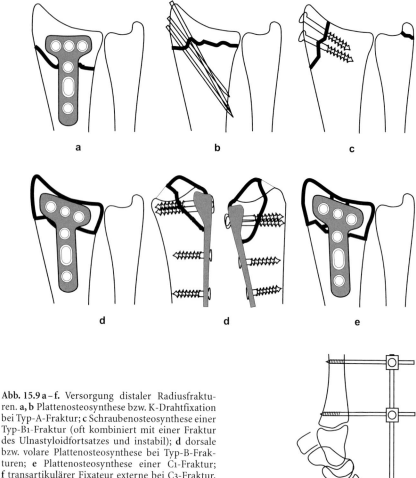

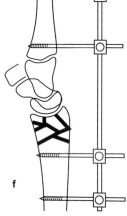

Abb. 15.9 a–f. Versorgung distaler Radiusfrakturen. **a, b** Plattenosteosynthese bzw. K-Drahtfixation bei Typ-A-Fraktur; **c** Schraubenosteosynthese einer Typ-B1-Fraktur (oft kombiniert mit einer Fraktur des Ulnastyloidfortsatzes und instabil); **d** dorsale bzw. volare Plattenosteosynthese bei Typ-B-Frakturen; **e** Plattenosteosynthese einer C1-Fraktur; **f** transartikulärer Fixateur externe bei C3-Fraktur, ggf. mit zusätzlicher K-Drahtfixation (meist temporär). Die Wahl der Plattenlage hängt von der Fraktur und den Weichteilverhältnissen ab (bei Extensionsfrakturen in der Regel dorsale, bei Flexionsfrakturen volare Abstützung; beachte: die volare Abstützplatte ist nicht übungsstabil). Schlüsselfragmente der Reposition sind der Processus styloideus radii und die dorsoulnare Kante (distales Radioulnargelenk)

figste Komplikation der Behandlung ist die Redislokation der Fragmente. Bei häufigen Repositionsmaneuvern ist ein Sudeck-Syndrom möglich. Persistierende Gelenkflächeninkongruenzen mit Stufenbildungen von ≥2 mm führen mit hoher Wahrscheinlichkeit zu einer Sekundärarthrose im radiokarpalen und radioulnaren Gelenk.

15.2.2
Läsionen des ulnokarpalen Komplexes

Das Handgelenk umfaßt das distale Radioulnargelenk und den ulnokarpalen Komplex, der im angloamerikanischen Sprachraum als „triangular fibrocartilage complex" (TFCC) bezeichnet wird. Der fibrokartilaginäre Komplex setzt sich aus dem Diskus, dem dorsalen und palmaren radioulnaren Ligament (sie verhindern die volare bzw. dorsale Subluxation im distalen Radioulnargelenk), dem ulnaren Kollateralband und den beiden ulnokarpalen Ligamenten (ulnolunatum und ulnotriquetrum) zusammen (Abb. 15.1). Der ulnokarpale Komplex fungiert als Puffer zwischen Ulna und Karpus. Die zentralen und radialwärts gelegenen Anteile des Diskus sind avaskulär, weswegen degenerative Veränderungen häufig sind und bereits im frühen Erwachsenenalter auftreten.

■ **Häufigkeit**

Degenerative Veränderungen des ulnokarpalen Komplexes sind insgesamt häufiger als frische traumatische Läsionen. Insbesondere Ulnaplusvarianten prädisponieren zu Diskusdegenerationen.

■ **Verletzungsmechanismus**

Diskusperforationen und Risse sind häufiger degenerativer als traumatischer Genese. Läsionen der ligamentären Diskusaufhängung hingegen sind meist Folge von Torsions-, Stauchungs- oder Distraktionstraumen. So ist der ulnare Diskusabriß mit Absprengung des ulnaren Styloidfortsatzes eine häufige Begleitverletzung der distalen Radiusfraktur. Beim basisnahen Abriß des Proc. styloideus ulnae verbleiben die beiden ulnaren Diskusinsertionen am Fragment, was eine Diskusinstabilität beinhaltet.

■ **Klassifikation**

Die Palmer-Klassifikation von Läsionen des fibrokartilaginären Komplexes, basierend auf arthrographischen Befunden, berücksichtigt Ursache, Lokalisation und Ausmaß traumatischer Rupturen (Tabelle 15.3).

■ **Röntgendiagnostik**

- Die Differenzierung zwischen traumatischen und degenerativen Veränderungen des ulnokarpalen Komplexes ist schwierig, oft sogar unmöglich.
- Sklerosen und subchondrale Zystenbildungen am distalen Ulnaende und an der benachbarten Lunatumfläche weisen auf ein länger bestehendes Impingement hin.

15.2.3
Skaphoidfrakturen

■ **Häufigkeit**

Das Kahnbein ist bei 35% aller Verletzungen der Handwurzel beteiligt und stellt bei weitem den häufigsten Handwurzelbruch dar. Meist sind jüngere Altersgruppen betroffen (Häufigkeitsgipfel 10–40 Jahre).

■ **Verletzungsmechanismus**

Typischer Unfallhergang ist der Sturz auf die extendierte (dorsalflektierte) und ulnar- oder radialabduzierte Hand. Daneben kommen als Verletzungsmechanismus eine über den Daumen oder Daumenballen vermittelte Stauchung und seltener direkte Traumen in Betracht.

■ **Klassifikation**

Nach dem Schema von Trojan/Russe wird der extraartikuläre Tuberkulumabriß

Tabelle 15.3. Palmer-Klassifikation traumatischer Läsionen des TFCC

Gruppe	Läsion	Lokalisation
A	Perforation oder Riß	Diskus zentral oder radial
B	Abriß	Ulnar mit/ohne Styloidfraktur
C	Abriß	Distal: Lunatum, Triquetrum
D	Abriß	Radial mit/ohne Radiusfraktur

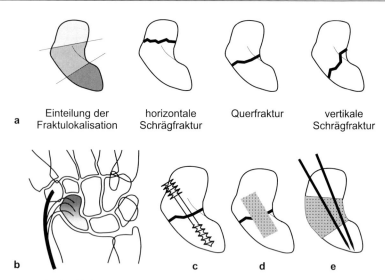

Abb. 15.10 a–e. Skaphoidfrakturen einschließlich Frakturversorgung. **a** Einteilung der Frakturform nach Böhler und der Frakturlokalisation nach Watson-Jones; **b** Blutversorgung des Skaphoids über dorsale, volare und distale Äste der A. radialis, wobei dem volaren Ast die größte Bedeutung zukommt; **c** Frakturversorgung mittels Doppelgewindeschraube (Herbert-Schraube); **d** Pseudarthrosenversorgung nach Matte-Russe; **e** Pseudarthrosenversorgung nach Fisk-Hernandez

von den ansonsten intraartikulären Skaphoidfrakturen abgegrenzt, wobei letztere in Abhängigkeit vom Frakturverlauf im Vergleich zur Unterarmlängsachse eingeteilt werden. Es wird hierbei zwischen der häufigsten Fraktur, dem Querbruch (60%), der relativ häufigen Horizontalschrägfraktur (ca. 35%) und der selteneren Vertikalschrägfraktur (3%) unterschieden (Abb. 15.10). Skaphoidfrakturen finden sich meist im mittleren Drittel (60%), während das distale und proximale Drittel seltener betroffen sind (jeweils etwa 15%); Tuberkulumfrakturen machen etwa 10% aus.

■ **Röntgendiagnostik**

Da die Längsachse des Kahnbeins bei flacher Lagerung der Hand schräg von proximal-dorsal nach distal-volar verläuft, wird dieses bei dorsovolarer Aufnahme des Handgelenks oder der Hand nur verkürzt abgebildet. Da in den Standardprojektionen Skaphoidfrakturen leicht zu übersehen sind, werden bei klinischem Verdacht auf eine Kahnbeinfraktur und fehlendem Frakturnachweis auf den Standardaufnahmen gern Zielaufnahmen („Navikularequartett") angefertigt. Dies ist strenggenommen jedoch nicht erforderlich, da bei dringendem klinischen Verdacht die Ruhigstellung ganz unabhängig vom Röntgenbefund indiziert ist. In diesen Fällen erfolgt eine Röntgenkontrolluntersuchung 10–14 Tage nach Ruhigstellung im Gips, erforderlichenfalls auch eine weiterführende Diagnostik mittels Schnittbildverfahren (CT, MRT) oder Skelettszintigraphie (vgl. 15.1.2).

Indirekte Frakturzeichen wie eine lokale Weichteilschwellung oder eine Obliteration des Fettstreifens zwischen Lig. collaterale radiale und der gemeinsamen Sehnenscheide von M. abductor pollicis longus und M. extensor pollicis brevis sind für die Diagnostik einer Kahnbeinfraktur von geringem Wert.

■ **Täuschungsmöglichkeiten**

Scaphoideum bipartitum.

■ **Therapie**
Die frische stabile Kahnbeinfraktur wird in der Regel konservativ versorgt. Indikationen zur operativen Therapie sind:

- Fragmentdehiszenzen >1 mm (Instabilitätskriterium),
- Angulationsfehlstellungen (Instabilitätskriterium),
- veraltete Frakturen und Pseudarthrosen.

Die operative Versorgung erfolgt mittels Zugschraubenosteosynthese (Kleinfragmentschraube oder Doppelgewindeschraube nach Herbert). Pseudarthrosen bedürfen in der Regel plastischer Operationen (autologe Spanverpflanzung). Für solche im mittleren und distalen Drittel kommt die Matti-Russe-Plastik I in Betracht, für Defektpseudarthrosen sind Implantate (nach Russe II oder Fisk-Hernandez) erforderlich (Abb. 15.10).

■ **Komplikationen**
Die wichtigsten Komplikationen der Skaphoidfraktur sind die Pseudarthrose und die Osteonekrose.

Übersehene und nicht adäquat behandelte Frakturen münden nahezu regelhaft in einer Pseudarthrose, die nicht nur therapeutische Probleme mit sich bringt, sondern durch die chronische Instabilität zur Gebrauchsunfähigkeit der Hand führen kann. Pseudarthrosegefährdet sind insbesondere vertikale Schrägfrakturen und proximal gelegene Frakturen.

Die Röntgenzeichen der Pseudarthrose sind Resorptionszonen und Zysten entlang des häufig bandförmigen und unscharf konturierten Frakturspalts mit nachfolgender Sklerosierung und Abdeckelung der Frakturflächen.

Eine weitere, relativ häufige Komplikation ist die Osteonekrose, die meist das proximale Fragment betrifft, da dieses aufgrund der kritischen Blutversorgung besonders gefährdet ist (vgl. Abb. 15.1). Je weiter proximal die Frakturlinie verläuft, desto häufiger sind Osteonekrosen des proximalen Fragments.

Röntgenologisch manifestieren sie sich durch eine scheinbare Knochendichtezunahme, die tatsächlich jedoch einer ausbleibenden Entkalkung des avaskulären Fragments im Rahmen der allgemeinen Umbauatrophie entspricht. Die Diagnose der Osteonekrose kann mit der MRT früher gestellt werden als mit anderen radiologischen Methoden.

15.2.4
Frakturen der übrigen Handwurzelknochen

■ **Häufigkeit**
2 Drittel der Handwurzelfrakturen betreffen das Skaphoid, nur 1 Drittel die übrigen Handwurzelknochen, insbesondere das Triquetrum und das Kapitatum. Die dorsale Triquetrumabrißfraktur durch den Ansatz der dorsalen V-Ligamente ist nach der Skaphoidfraktur noch die häufigste Karpalfraktur (vgl. Abb. 15.1).

■ **Verletzungsmechanismus**
Verletzungsursachen sind axiale Stauchungstraumen durch Sturz auf die Hand und direkte Traumen.

■ **Klassifikation**
Abgesehen von den Skaphoidfrakturen und der zweithäufigsten Karpalfraktur, der dorsalen Avulsionsfraktur am Triquetrum, ist eine Klassifikation schon aufgrund der Seltenheit der übrigen Handwurzelfrakturen von untergeordneter Bedeutung. Die gängige Einteilung folgt anatomischen Gesichtspunkten.

- Triquetrumfrakturen
  - Dorsale osteoligamentäre Abrißfraktur (90%)
  - Korpusfraktur (Längs- und Querfrakturen)
- Pisiformefrakturen
  - Lineare Frakturen (Längs- und Querfraktur)
  - Trümmerfraktur

- Lunatumfrakturen
  - Lineare Frakturen (Horizontal- und Vertikalfraktur)
  - Abrißfraktur des Vorder- oder Hinterhorns
  - Kompressionsfraktur
- Kapitatumfrakturen
  - Lineare Frakturen (Horizontal- und Vertikalfraktur)
  - Skaphoid-Kapitatum-Fraktursyndrom (s. unter 15.2.5)
- Hamatumfrakturen
  - Korpusfrakturen (Horizontal- und Vertikalfraktur)
  - Hamulusfraktur
- Trapeziumfrakturen
  - Korpusfrakturen (Horizontal- und Vertikalfraktur)
  - Frakturen des Tuberculum ossis trapezii
  - Osteoligamentäre Abrißfrakturen (radial- oder ulnarseitig)
- Trapezoidfrakturen
  - Vertikalfraktur
  - Osteoligamentäre Abrißfraktur

■ **Röntgendiagnostik**

Aufgrund der partiellen Überlagerung der Handwurzelknochen sind Übersichtsaufnahmen in 2 Ebenen in der Regel nicht ausreichend. Eine Ausnahme bilden knöcherne Absprengungen am Trapezium, die im seitlichen Strahlengang bei leichter Flektion gut erkennbar sind. Zur Darstellung von Frakturen des Os pisiforme, des Hamulus ossis hamati und des Tuberculum ossis trapezii eignet sich die Karpaltunnelaufnahme. Weitere geeignete Zusatzprojektionen zur gezielten Darstellung einzelner Handwurzelknochen sind in Tabelle 15.1 aufgeführt. In unklaren Situationen wird man immer zur Tomographie (Computertomographie) greifen.

■ **Therapie**

Die Behandlung der Handwurzelfrakturen erfolgt in der Regel durch Ruhigstellung im Gips für 3–6 Wochen. Ausnahmen bilden Längsfrakturen des Trapeziumkörpers sowie dislozierte Korpusfrakturen mit Stufenbildung zum Metakarpale I, welche operativ fixiert werden sollten.

■ **Komplikationen**

Die häufigsten Komplikationen stellen die Sudeck-Dystrophie und die posttraumatische Arthrose dar. Pseudarthrosen sind aufgrund der guten Durchblutungssituation selten. Sie kommen am ehesten bei Abbrüchen von Knochenfortsätzen wie dem Hamulus ossis hamati oder dem Tuberkulum ossis trapezii und bei Kapitatumfrakturen mit starker Rotation des Kopffragments vor.

15.2.5
Luxationen und Luxationsfrakturen des Handgelenks und der Handwurzel

■ **Häufigkeit**

Nur knapp 3% der Frakturen und Luxationen des Bewegungsapparats betreffen die Handwurzel.

Abb. 15.11 a–e. Luxationen und Luxationsfrakturen der Handwurzel. a „Greater-" und „Lesser-arc"-Verletzungen (Luxationen und Luxationsfrakturen). b Die Lesser-arc-Verletzungen verlaufen stadienhaft: Stadium 1 ist die Rotationssubluxation des Lunatum bei Läsion des skapholunären Bandes, Stadium 2 die Dorsalsubluxation des Kapitatums gegenüber dem Lunatum, Stadium 3 die mediokarpale Subluxation durch Sprengung des Gelenks zwischen Lunatum und Triquetrum, Stadium 4 die Lunatumluxation nach volar. c Die perilunäre Handwurzelluxation ist im dorsopalmaren Bild gekennzeichnet durch eine Überbrechung der Karpalbögen II und III sowie durch eine mehr oder weniger starke Überlappung von Handwurzelknochen der proximalen und distalen Reihe. d Die Lunatumluxation ist gekennzeichnet durch die trianguläre Konfiguration des Lunatums und die Unterbrechung des II. Karpalbogens. e Typische Zeichen der skapholunären Dissoziation, die als Minimalform der Handwurzelluxation aufgefasst werden kann, sind das Siegelringzeichen am Skaphoid (orthograde Projektion der Skaphoidtaille durch Skaphoidrotation) und der verbreiterte Gelenkspalt zwischen Skaphoid und Lunatum (Terry-Thomas-Zeichen)

15 Handgelenk und Hand

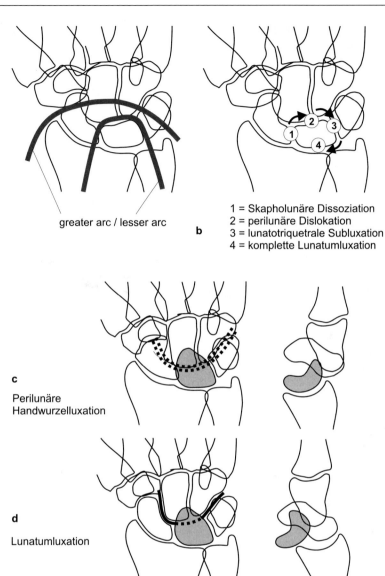

a — greater arc / lesser arc

b
1 = Skapholunäre Dissoziation
2 = perilunäre Dislokation
3 = lunatotriquetrale Subluxation
4 = komplette Lunatumluxation

c
Perilunäre Handwurzelluxation

d
Lunatumluxation

e
Skapholunäre Dislokation
  Siegelringzeichen
  Terry-Thomas-Zeichen

■ **Verletzungsmechanismus**

Verletzungsursache dieser seltenen Luxation ist meist ein Sturz auf die dorsal extendierte Hand. Zunächst kommt es hierbei zur Dislokation des Kapitatums gegenüber dem Lunatum nach dorsal. Bei nicht erschöpfter Gewalteinwirkung luxiert das Kahnbein nach dorsal, entweder im Rahmen einer Kahnbeinfraktur oder nach Ruptur des Lig. radioscaphoideum. Bei weiter einwirkender Kraft kommt es zu einer Ruptur des Lig. radiocapitatum zwischen Lunatum und Triquetrum oder zu einer Triquetrumfraktur. Bei spontaner Reposition der perilunären Luxation disloziert das Lunatum nach palmar, woraus die Extremvariante der Handwurzelverrenkung, die palmare Lunatumluxation resultiert (Abb. 15.11).

■ **Klassifikation**

Handwurzelluxationen können grundsätzlich in Lunatumluxationen und perilunäre Luxationen unterschieden werden. Bei den Kombinationsverletzungen handelt es sich meist um perilunäre Luxationsfrakturen. Die häufigsten Verletzungsformen sind (vgl. Abb. 15.12):

- perilunäre Luxation,
- perilunäre Luxationsfrakturen (häufigste Form: transskaphoidale perilunäre Luxation de Quervain),
- Lunatumluxation,
- skapholunäre Dissoziation als Minimalform einer Handwurzelluxation.
- *Sonderformen:*
    - mediokarpale Luxation: dorsale perilunäre Luxation der Handwurzel mit palmarer Lunatumluxation,
    - Skaphoid-Kapitatum-Frakursyndrom (Fenton): seltene perilunäre Luxationsverletzung mit Fraktur von Skaphoid und Kapitatum und charakteristischer 180°-Rotation des Kapitatumkopffragments.

Darüber hinaus sind verschiedene Verletzungsvarianten und Kombinationen möglich, deren Deskription einer einheitlichen Nomenklatur folgen sollte.

! **Beachte:** Eine skapholunäre Dissoziation ist bei Verletzungen des Handgelenks nicht selten und wird häufig übersehen.

■ **Nomenklatur**

Bezugspunkt für die Klassifikation und Nomenklatur ist die distale Radiusgelenkfläche.

- Bleiben Handwurzelknochen der proximalen Reihe in normaler Position zum Radius, so werden sie mit der Vorsilbe „peri" belegt.
- Bei den perilunären Luxationsformen ist das Lunatum über der distalen Radiusgelenkfläche zentriert, während Kapitatum und übrige Karpalia der distalen Reihe in Bezug auf die distale Radiusgelenkfläche dezentriert sind.
- Bleiben neben dem Lunatum andere Handwurzelknochen der proximalen Reihe in normaler Position zum Radius, so werden sie wie das Lunatum mit der Vorsilbe „peri" belegt und zusätzlich aufgeführt; beispielsweise perinavikuläre/perilunäre Luxation (Kahn- und Mondbein in normaler Position, übrige Hand luxiert) oder peritriquetrale/perilunäre Luxation (Triquetrum und Lunatum in normaler Position, übrige Hand luxiert).
- Bei der Lunatumluxation ist das Lunatum aus der distalen Radiusgelenkfläche disloziert, während die übrigen Karpalia über dem Radius zentriert bleiben.
- Dislokationen (Dezentrierungen in Bezug auf die distale Radiusgelenkfläche) sowohl des Lunatums wie des Kapitatums und der übrigen Karpalia können als midkarpale Luxationen/Dislokationen bezeichnet werden.
- Bei luxationsbegleitenden Frakturen wird die Frakturlokalisation der Luxa-

15 Handgelenk und Hand

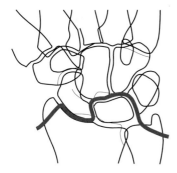

a Perilunäre Luxation

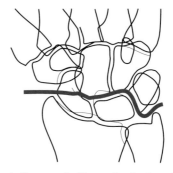

b Transnavikuläre-perilunäre Luxation

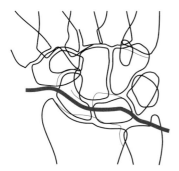

c Transnavikuläre-translunäre Luxation

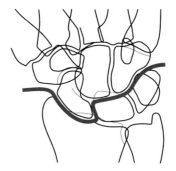

d Peritriquetrolunäre Luxation

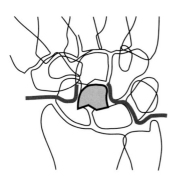

e Skaphoid-Kapitatum-Fraktur-S.

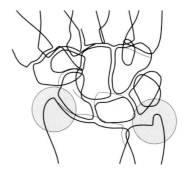

f Häufige Begleitfrakturen Styloidfortsätze

Abb. 15.12 a–f. Schema der Fraktur- bzw. Luxationslinien bei verschiedenen Luxationsfrakturen der Handwurzel. **a** Perilunäre Luxation, **b** transnavikuläre perilunäre Luxation, **c** transnavikuläre translunäre Luxation, **d** peritriquetrolunäre Luxation. **e** Skaphoid-Kapitatum-Fraktursyndrom: Charakteristischer Befund ist die 180°-Rotation des proximalen Kapitatumfragments mit nach distal gerichteter proximaler Gelenkfläche (bei Hyperextension der Hand kommt es durch das Anpressen von Skaphoid und Kapitatum gegen die dorsale Radiusgelenklippe zur Fraktur der beiden Karpalia sowie zur temporären Luxation und gleichzeitigen Rotation des proximalen Kapitatumfragments). **f** Häufige Begleitverletzungen bei Luxationen oder Luxationsfrakturen der Handwurzel sind Frakturen der Styloidfortsätze

tionsform mit der Vorsilbe „trans" vorangestellt, wie beispielsweise transskaphoidale, transkapitale, transhamatale, transtriquetrale perilunäre Luxation; Begleitfrakturen der Styloidfortsätze oder der Metakarpalbasen werden als transradiale, transulnare bzw. transmetakarpale perilunäre Luxationen bezeichnet.

- **Röntgendiagnostik**

Die Röntgendiagnostik des Handgelenks und der Handwurzel basiert auf den Standardaufnahmen in 2 Ebenen. Bei der dorsovolaren Aufnahme ist streng auf eine Neutralstellung oder besser eine leichte Ulnarduktion zu achten, da Aufnahmen in Radialduktion Interpretationsschwierigkeiten bereiten können.

Die Diagnose einer Luxation ist am sichersten anhand der Seitaufnahme möglich. In der dorsovolaren Projektion sind die atypische Darstellung einzelner Karpalia und die Unterbrechung der charakteristischen Karpalbögen diagnostisch führend (Abb. 15.12).

Bei einer Lunatumluxation ist das Mondbein nach volar aus der Radiusgelenkmulde herausgekippt. Kapitatum und Metatarsale III hingegen bleiben kolinear zum Radiusschaft und mit ihrer Achse auf das Zentrum der Radiusgelenkfläche ausgerichtet. Durch die Lunatumdislokation wird ein radiolunärer und kapitolunärer Winkel meßbar. Die dorsovolare Aufnahme zeigt eine Unterbrechung des 2. Handwurzelbogens und Dreieckkonfiguration des Lunatums.

Bei der perilunären Luxation zeigt die Seitaufnahme eine Dorsalverschiebung der Kapitatumachse gegenüber Lunatum und Radius. Das Lunatum kann leicht nach volar geneigt sein, liegt aber regelrecht in der Radiusgelenkmulde. In der dorsovolaren Projektion ist die perilunäre Luxation durch eine Unterbrechung des 2. und 3. Karpalbogens, eine trianguläre Konfiguration des Lunatums und eine mehr oder weniger ausgeprägte Überlappung der Karpalia charakterisiert.

Die skapholunäre Dissoziation ist durch eine perspektivische Verkürzung des Skaphoids, die aus einer Rotation und Volarneigung des Kahnbeins resultiert, durch das sog. Ringzeichen, das durch die orthograde Projektion des distalen Skaphoidpols entsteht, und durch das Terry-Thomas-Zeichen gekennzeichnet. Letzteres bezeichnet die Verbreiterung des skapholunären Gelenkspalts auf über 2 mm (eine Gelenkspaltweite von 2–4 mm ist verdächtig auf eine Ruptur, eine Verbreiterung auf über 4 mm beweisend) (vgl. Abb. 15.11). Die perspektivische Verkürzung des Skaphoids und das Ringzeichen sind nur in Neutralstellung oder Ulnarduktion verwertbar, da die Radialduktion schon normalerweise ähnliche Bilder hervorruft.

- **Therapie**

In der Mehrzahl der Fälle kann eine konservative Behandlung nach schonender Reposition im Oberarmgips für 6–8 Wochen erfolgen. Indikationen für eine operative Therapie sind die Kombination mit einem Kahnbeinbruch, die skapholunäre Dissoziation, irreponible Luxationen, Nerven- und Gefäßläsionen, offene sowie veraltete Luxationen.

- **Komplikationen**

Häufigste Komplikation ist das Übersehen der primären Luxation. Die geschlossene Reposition veralteter Luxationen ist oft nicht möglich. Veraltete Luxationen und Luxationsfrakturen können zu einer Lunatummalazie führen. Eine Lunatumluxation kann durch Kompression des N. medianus ein akutes Karpaltunnelsyndrom verursachen.

15.2.6
Instabilitäten des Handgelenks und der Handwurzel

■ **Häufigkeit**

Karpalinstabilitäten können verschiedene Ursachen haben. Deswegen und aufgrund der Tatsache, daß initiale Befunde oft übersehen oder falsch eingeschätzt werden, ist die Häufigkeit einer traumatischen Genese nicht abzuschätzen.

■ **Verletzungsmechanismus**

Karpalinstabilitäten können Folge nicht verheilter Bandverletzungen, in Fehlstellung verheilter distaler Radiusfrakturen, entzündlicher Gelenkveränderungen oder Ausdruck einer konstitutionellen Bandschwäche sein. Die dorsale Subluxation kann als Folge einer eingestauchten Colles-Fraktur angesehen werden (vgl. hierzu auch die folgenden Ausführungen zur Klassifikation).

■ **Klassifikation**

Die Karpalinstabilitäten werden wie folgt eingeteilt:

- dorsale Flexionsinstabilität (DISI = dorsiflexed intercalated segment instability; der radiale Pfeiler der Handwurzel ist betroffen),
- volare Flexionsinstabilität (VISI = volarflexed intercalated segment instability; der ulnare Pfeiler der Handwurzel ist betroffen),
- dorsale Subluxation,
- volare Subluxation,
- ulnare Translokation.

Die skapholunäre Dissoziation und die dorsale Flexionsinstabilität sind die häufigsten posttraumatischen Formen und Folge einer Ruptur der volaren interkarpalen Ligamente. Sie werden auch bei Frakturen des distalen Radius oder des Skaphoids sowie im Rahmen einer Arthrose des Gelenks zwischen Trapezium und Skaphoid beobachtet.

Die volare Flexionsinstabilität ist häufiger Ausdruck einer konstitutionellen Bandschwäche, kann aber auch Folge einer Ruptur der interossären Membran zwischen Lunatum und Triquetrum und/oder einer Verletzung der extrinsischen Ligamente sein.

Die dorsale (häufiger) und die volare (sehr selten) Subluxation sind meist Folge distaler Radiusfrakturen, die ulnare Translokation Folge einer Arthritis.

■ **Röntgendiagnostik**

Eine Schlüsselstellung für die Diagnostik nehmen die Position von Lunatum, Skaphoid und Kapitatum ein.

Bei der dorsalen Flexionsinstabilität ist das Lunatum mit seiner konkaven distalen Gelenkfläche nach dorsal gekippt. Da sich das Skaphoid in seiner Lage nicht ändert oder allenfalls gering nach volar kippt, ist der skapholunäre Winkel auf über 80° vergrößert (Abb. 15.13). Die dorsovolare Projektion zeigt eine Verbreiterung des skapholunären Gelenkspalts und eine leichte Überlagerung von Kapitatum und Lunatum.

Bei der selteneren volaren Flexionsinstabilität ist das Lunatum mit seiner distalen Gelenkfläche nach volar gekippt. Der skapholunäre Winkel ist auf unter 30° verkleinert, der kapitolunäre Winkel infolge einer leichten Rotation des Kapitatums nach dorsal auf über 30° vergrößert (vgl. Abb. 15.13).

Bei der dorsalen und volaren Subluxation des Karpus liegt eine Verschiebung der gesamten Handwurzel gegenüber dem Zentrum der distalen Radiusgelenkfläche vor (vgl. Abb. 15.13).

Die ulnare Translokation des Karpus ist dadurch gekennzeichnet, daß in der dorsovolaren Projektion das Lunatum auch bei Ulnarduktion mit weniger als der Hälfte seiner proximalen Gelenkfläche mit dem Radius in Kontakt steht. Die Distanz zwischen Proc. styloideus radii und Kahnbein ist vergrößert, während das Trapezium sich

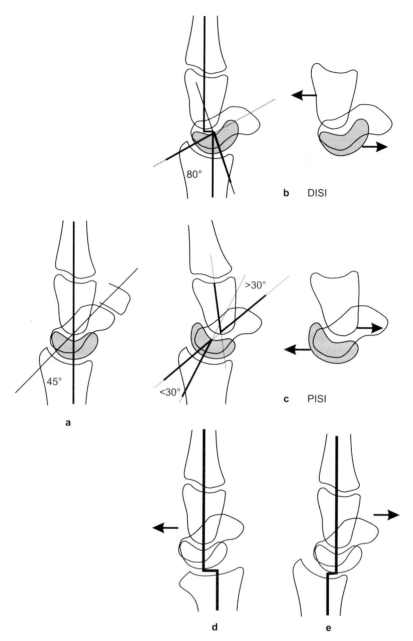

Abb. 15.13 a–e. Karpalinstabilitäten. **a** Im Normalfall stimmen die Achsen von Radius, Lunatum, Kapitatum und Metakarpale III überein. Das Skaphoid ist um etwa 45° (30–60°) nach volar geneigt (skapholunärer Winkel). **b** Bei dorsaler Instabilität (DISI) rotiert das Lunatum nach dorsal (die distale Lunatumgelenkfläche zeigt nach dorsal) und nimmt dabei das Kapitatum mit, so daß das Kapitatum bezogen auf die Radiuslängsachse etwas nach dorsal verschoben ist. Durch die Rotation des Lunatums vegrößert sich der skapholunäre Winkel auf >80°; das Skaphoid selbst verändert seine Lage nicht oder kippt allenfalls geringfügig nach volar. **c** Bei palmarer (volarer) Instabilität (VISI/PISI) rotieren Lunatum und Skaphoid nach volar, die distale Lunatumgelenkfläche ist nach volar gerichtet und das Kapitatum ist gegen die Radiusachse nach volar verschoben; der skapholunäre Winkel ist keiner als 30°, der kapitolunäre Winkel größer als 30°. **d, e** Dorsale und palmare Karpalsubluxation: Die Karpalia (Lunatum, Skaphoid, Kapitatum) liegen dorsal bzw. volar der Radiusachse bzw. des Zentrums der distalen Radiusgelenkfläche

dem Proc. styloideus radii annähert. Der radiokarpale Gelenkspalt ist radialseitig sichelartig erweitert (Abb. 15.13).

> **Beachte:** Bei einem Handgelenktrauma mit starken und/oder persistierenden Beschwerden und negativem Röntgenbefund sollte immer an die Möglichkeit einer Karpalinstabilität gedacht werden.

■ Therapie
Persistierende Handgelenkinstabilitäten können operativ angegangen werden. Die Bandrekonstruktion kommt praktisch nur für frische Bandverletzungen in Betracht. Bei chronischen Instabilitäten ist sie erfahrungsgemäß weniger erfolgversprechend als eine interkarpale Teilarthrodese.

■ Komplikationen
Typische Spätfolge einer karpalen Instabilität ist die Sekundärarthrose bis hin zum interkarpalen Kollaps („scapho-lunate advanced collapse [SLAC] wrist").

15.3 Verletzungen der Mittelhand und der Phalangen

15.3.1 Frakturen und Luxationen des ersten Strahls

■ Häufigkeit
Verletzungen des Daumenstrahls sind wegen der exponierten Stellung des Daumens relativ häufig. Sie machen etwa 10% aller Handfrakturen und 25% der Metakarpalfrakturen aus. Meist ist die Metakarpalbasis betroffen.

■ Verletzungsmechanismus
Typischer Verletzungsmechanismus ist die forcierte Abduktion bei Sturz auf den abgespreizten Daumen.

■ Klassifikation
Am Metakarpale I werden die extraartikulären Quer- und Schrägfrakturen von den intraartikulären Verletzungen und Luxationsfrakturen unterschieden (Abb. 15.14).

Bei der Bennett-Luxationsfraktur handelt es sich um eine Abrißfraktur der ulnovolaren Basis des Metakarpale I mit Dislokation des Schaftfragments nach proximal durch den Zug des M. abductor pollicis longus. Das kleine Basisfragment verbleibt in regelrechter Position zum Trapezium. Bei der Rolando-Fraktur handelt es sich um eine intraartikuläre T- oder Y-Fraktur der Basis des Metakarpale I. Darüber hinaus sind Trümmerfrakturen der Basis möglich, die ebenfalls mit einer Luxation im Daumensattelgelenk einhergehen.

Eine typische Verletzung des Metakarpophalangealgelenks ist die ulnare Kollateralbandläsion („Skidaumen").

■ Röntgendiagnostik
Die Diagnose der Verletzungen des ersten Strahls fällt mit den Standardaufnahmen in der Regel leicht. Zur genauen Beurteilung der Gelenkverhältnisse und der Achsenstellung sind streng sagittale und laterale Aufnahmen des ersten Strahls erforderlich.

■ Therapie
Die Luxationsfrakturen des Daumensattelgelenks und die basisnahen Frakturen des Metakarpale I erfordern wegen ihrer Neigung zur Redislokation trotz korrekter Reposition praktisch immer die operative Stabilisierung entweder durch eine K-Draht-Transfixation, eine Zugschraubenosteosynthese oder auch eine Miniplattenosteosynthese.

Indikation für eine operative Behandlung sind darüber hinaus irreponible Luxationen, Luxationsfrakturen mit Dislokation, Gelenkflächenfragmente und Kollateralbandausrisse (insbesondere ulnares Kollateralband des Daumengrundgelenks [„Skidaumen"], da dessen Instabilität eine wesentliche Beeinträchtigung der Daumen-

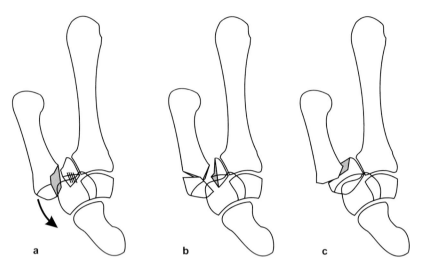

Abb. 15.14 a–c. Frakturen und Luxationen des 1. Strahls. **a** Intraartikuläre Fraktur der Basis des Metakarpale I (Bennett-Fraktur): Das Basisfragment wird ligamentär gehalten, das Schaftfragment disloziert durch den Zug des M. abductor pollicis longus nach radial und proximal. **b** Intraartikuläre Y-Fraktur der Basis des Metakarpale I (Rolando-Fraktur). **c** Extraartikuläre Schrägfraktur der Basis des Metakarale I (Winterstein-Fraktur, Pseudo-Bennett-Fraktur)

funktion darstellt). Neuere Untersuchungen stellen die operative Behandlung von Kollateralbandrissen allerdings in Frage.

- **Komplikationen**

Reflexdystrophie, Pseudarthrose und posttraumatische Arthrose stellen die häufigsten Komplikationen der Bennett- und Rolando-Fraktur dar.

15.3.2
Frakturen und Luxationen der übrigen Mittelhand und der Finger

- **Häufigkeit**

Luxationen der Karpometakarpalgelenke sind bis auf solche des Daumensattelgelenks sehr selten.

Von den Metakarpalia sind neben dem ersten Strahl insbesondere der 4. und 5. Strahl wegen der größeren Beweglichkeit verletzungsgefährdet. Die häufigste Metakarpalfraktur ist die impaktierte subkapitale Fraktur des Metakarpale V mit volarer Angulation. Sie allein macht etwa 20 % aller Handfrakturen aus.

Unter den Phalangen ist die Grundphalanx des Kleinfingers doppelt so häufig von einer Fraktur betroffen wie jede andere Phalanx. Ansonsten sind Frakturen der Mittelphalangen häufiger als die der Grundphalangen.

- **Verletzungsmechanismus**

Karpometakarpale Luxationen und Luxationsfrakturen entstehen meist durch direkte Gewalteinwirkung (Überrolltraumen oder Anprallverletzungen mit hohen Geschwindigkeiten) und betreffen vorzugsweise den IV. und V. Strahl. Häufig handelt es sich hierbei um Luxationsfrakturen mit Absprengungen von den Basen der Mittelhandknochen und der distalen Handwurzelreihe.

Metakarpalschaftfrakturen entstehen entweder durch direkte Gewalteinwirkung oder indirekt über den im Grundgelenk gebeugten Finger als Hebelarm.

Subkapitale Metakarpalfrakturen entstehen durch direkte Gewalteinwirkung auf das Metakarpale bei gebeugten Fingern (Faustschlag, Sturz auf die Hand).

Luxationen und Luxationsfrakturen der Fingergelenke sind meist Folge einer Krafteinwirkung auf das extendierte oder hyperextendierte Gelenk. Häufigste Verletzung des proximalen Interphalangealgelenks ist der volare osteochondrale Abriß an der Trochlea der Mittelphalanx (Ballsportverletzung). Frakturen der Phalangen können verschiedene Ursachen haben.

▪ Klassifikation

Die Verletzungen lassen subkapitale Frakturen, Schräg-, Quer- und Spiralfrakturen des Schaftes, distale Gelenkfrakturen (meist offen mit Strecksehnenverletzung), Basisfrakturen, basale Luxationsfrakturen und die seltenen Abrißfrakturen unterscheiden (Abb. 15.15).

▪ Röntgendiagnostik

Standardaufnahmen in 2 Ebenen sind in der Regel ausreichend. Für die Beurteilung der Karpometakarpalgelenke ist eine streng seitliche Aufnahme erforderlich.

Luxationen der Metakarpalia II–V erfolgen meist nach dorsal, seltener nach volar. Die in aller Regel nach dorsal dislozierten Fingergelenkluxationen können mit einer Lateralabweichung kombiniert sein. Metakarpalfrakturen zeigen durch den Muskelzug fast immer eine volare Angulation des distalen Fragments mit Hyperextension des Metakarpophalangealgelenks und Flexion des proximalen Interphalangealgelenks („Klauendeformität").

> **!** **Beachte:** Metakarpale Rotationsfehlstellungen sind röntgenologisch schwer zu diagnostizieren und zu quantifizieren. Bei der klinischen Untersuchung sind sie leicht daran zu erkennen, daß sich der betroffene Fingerstrahl bei der Fingerbeugung im Grundgelenk mit dem benachbarten Strahl überkreuzt (Abb. 15.16).

▪ Therapie

Die Behandlung der Mittelhand- und Fingerfrakturen erfolgt meist konservativ mittels Gipsruhigstellung für etwa 4 Wochen. Ausnahmen bilden nicht reponierbare Brüche, offene Frakturen, Brüche mit Neigung zur Redislokation und Verkürzung, stark dislozierte Gelenkbrüche, Serienbrüche der Mittelhandknochen und dislozierte Abrißfrakturen. Häufig genügt eine Spickung mit gekreuzten Bohrdrähten. Indikationen für eine operative Behandlung von Luxationen bestehen bei irreponiblen Luxationen, Luxationsfrakturen mit Dislokation gelenktragender Anteile und Ausrissen von Kollateralbändern.

▪ Radiologische Beurteilung der Frakturversorgung

Rotationsfehlstellungen von Metakarpal- und Phalangealfrakturen müssen immer vollständigt korrigiert werden. Frakturen der Phalangen erfordern generell eine anatomische Reposition. Bei den Metakarpalfrakturen können eine volare Angulation von 10° am 2. und 3. Strahl, von 15° am 4. Strahl und von 20° am 5. Strahl sowie Verkürzungen bis 5 mm toleriert werden, da sie funktionell bedeutungslos sind (stärkere Dislokationen beinhalten ein Streckdefizit, eine störende Prominenz des Metakarpalköpfchens in der Hohlhand beim Grobgriff und eine kosmetisch störende Einsenkung der Knöchelkontur beim Faustschluß). Achsenfehlstellungen in der Frontalebene müssen in jedem Fall ausgeglichen werden.

Kontrollaufnahmen sollten nach Reposition und nach 8 Tagen erfolgen, um eine Redislokation auszuschließen.

> **!** **Beachte:** Metakarpale Rotationsfehlstellungen sind röntgenologisch schwer zu diagnostizieren und zu quantifizieren.

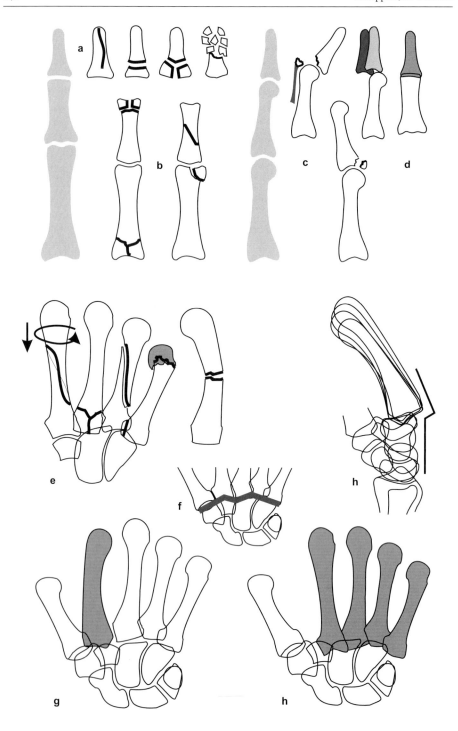

Abb. 15.16 a, b. Klinische Überprüfung von Rotationsfehlstellungen. a Rotationsfehlstellung des 4. Fingers mit Abweichung des Endglieds nach radial, b Rotationsfehlstellung des 4. Fingers beim Faustschluß mit Überkreuzen des 3. Fingerendglieds durch den 4. Finger; die Fingerendlieder sind normalerweise auf das volarseitig gut palpable Trapezoideum (*) ausgerichtet

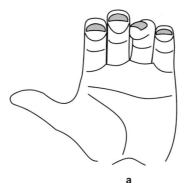
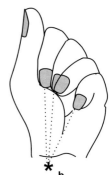

■ Komplikationen

Komplikationen stellen die Reflexdystrophie, die Pseudarthrose und die Arthrose dar.

15.4
Besonderheiten im Kindesalter

Distale Epiphysenfrakturen des Unterarms sind relativ selten; meist handelt es sich um Aitken-I-Verletzungen. Die meisten Frakturen sind konservativ im Oberarmgips zu behandeln. Vor dem 10. Lebensjahr sollten Achsenfehlstellungen über 10°, nach dem 10. Lebensjahr solche über 5° korrigiert werden. Offene Frakturen und Mehrfragmentfrakturen, die allerdings selten sind (nur 1–2% der Fälle), stellen eine Operationsindikation dar.

Frakturen und Luxationen der Handwurzelknochen im Kindesalter sind Raritäten. Skaphoidfrakturen unterscheiden sich von denen im Erwachsenenalter vor allem dadurch, daß sie nicht zur Pseudarthrose neigen. Meist genügt eine 4- bis 6wöchige Ruhigstellung im Navikularegips.

Mittelhand- und Fingerverletzungen sind in der überwiegenden Zahl metaphysäre Stauchungsfrakturen und Epiphysenlösungen mit metaphysärem Keilfragment. Bennett- und Rolando-Frakturen kommen bei offenen Epiphysenfugen nicht vor. Luxationen der Fingergelenke im Kindesalter sind sehr selten. Lateraldislokationen und Achsenabweichungen in der Sagittalebene werden durch das Wachstum gut, Achsenabweichungen in der Frontalebene unzureichend ausgeglichen.

Posttraumatische Wachstumsstörungen sind selten; lediglich komplexe Verletzungen können zum vorzeitigen Epiphysenschluß führen.

Abb. 15.15 a–h. Frakturen und Luxationen der Mittelhand und der Fingerstrahlen. a Frakturen der Endphalanx: Fissur, Querfraktur, intraartikuläre Basisfraktur, Trümmerfraktur des Nagelkranzfortsatzes. b Verschiedene Frakturformen der Grund- und Mittelphalangen. c Strecksehnenabriß mit typischer Beugestellung des Gelenks (*oben*) und volare Knochenabsprengung am Kapselansatz bei Hyperextensionstrauma (*unten*). d Subluxation bzw. Luxation im Fingerendgelenk. e Metakarpalfrakturen: diaphysäre Spiralfraktur, intraartikuläre Basisfraktur, Schrägfraktur; subkapituläre Fraktur des Metakarale V mit typischer Dislokation nach volar und zusätzliche Chipfraktur an der Metakarpalbasis, typische Knickbildung bei Schaftfraktur; beachte: Metakarpalschrägfrakturen neigen mehr zu Rotationsfehlstellungen und Verkürzungen als zu Winkelfehlstellungen! f Die karpometakarpale Gelenklinie beschreibt typischerweise einen flach M-förmigen Verlauf. g Isolierte karpometakarpale Luxation des 2. Strahls mit Rotationsfehlstellung. h Karpometakarpale Luxation (Luxationsfraktur) II-V mit En-bloc-Dislokation der Metakarpalbasen nach dorsal und ulnar; die Luxationen gehen in der Regel mit Frakturen einher, die jedoch wegen der Überlagerungen und der Fragmentgröße (kleine oft schalenartige Fragmente) leicht zu übersehen bzw. schwer zu analysieren sind

16 Becken

M. Galanski

16.1 Allgemeine Grundlagen 249
16.1.1 Anatomie 249
16.1.2 Radiologische Untersuchungstechnik 251
16.1.3 Röntgenanatomie und Bildanalyse 252
16.2 Beckenfrakturen 255
16.2.1 Beckenringfrakturen 255
16.2.2 Sakrumfrakturen 260
16.2.3 Beckenrandfrakturen 262
16.2.4 Frakturversorgung 262
16.3 Besonderheiten im Wachstumsalter 264

ABKÜRZUNGEN

IIL   ilioischiadische Linie
IPL   iliopubische Linie
SIG   Sakroiliakalgelenk
WS   Wirbelsäule

16.1
Allgemeine Grundlagen

16.1.1
Anatomie

Das Beckenskelett ist ringförmig aus einem kräftigen dorsokranialen (femorosakralen) Bogen und einem weitaus schwächeren ventrokaudalen (femorosymphysealen) Bogen aufgebaut. Letzterer frakturiert zwar häufiger, ist aber für die Stabilität des Beckens von untergeordneter Bedeutung. (Die Stabilität des Beckenringes hängt vor allem von der Unversehrtheit der hinteren gewichtstragenden Sakroiliakalregion ab.)

Die knöchernen Bausteine des Beckens bedingen ohnehin keine Stabilität des Beckenringes. Stabilitätsentscheidend ist vielmehr der Bandapparat, und zwar in erster Linie der iliosakrale Ligamentkomplex, der sich aus den Ligg. sacroiliaca ventralia, interossea und dorsalia zusammensetzt, von denen die letztgenannten die kräftigsten sind. Eine zusätzliche Verankerung stellen die Ligg. sacrotuberalia und sacrospinalia dar (Abb. 16.1).

Der symphysäre Bandapparat hat nur stützende, aber keine tragende Funktion. Eine Symphysensprengung bei intaktem dorsalem Bandapparat läßt ein Klaffen des Symphysenspalts um maximal 2,5 cm zu. Eine wesentliche Instabilität ist damit nicht

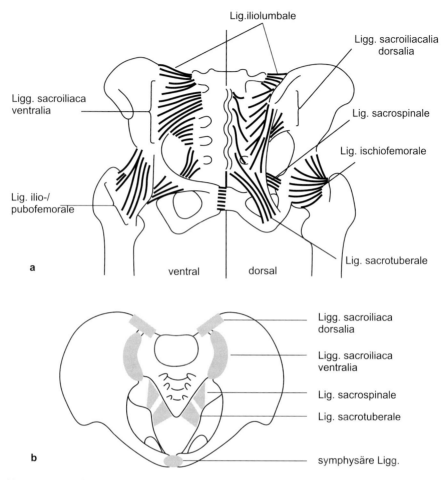

Abb. 16.1 a, b. Bandapparat des Beckenskeletts: **a** Ventral- bzw. Dorsalansicht, **b** Axialansicht (Inlet-Projektion)

verbunden. (Die Breite des Symphysenspalts ist altersabhängig und nimmt mit zunehmendem Alter deutlich ab. Im Alter von 2 Jahren liegt sie bei 10 mm, im Alter zwischen 8 und 16 Jahren um 6 mm, im 20. Lebensjahr um 5 mm, danach verschmälert sie sich kontinuierlich auf 2–3 mm.)

Die Verletzung der anterioren sakroiliakalen Ligamente einschließlich des Lig. sacrospinale und sacrotuberale bedingt eine partielle (Rotations-)Instabilität, die zusätzliche Ruptur auch der posterioren sakroiliakalen Ligamente eine komplette (Translations-)Instabilität.

Dorsal hat die durch das Foramen ischiadicum maius ziehende A. glutea superior engen Kontakt mit dem Beckenskelett. Sie ist deswegen bei Verletzungen des hinteren Beckenringes gefährdet. Bei Verletzungen des vorderen Beckenringes sind in erster Linie die A. obturatoria, pudenda interna und die Vesikalarterien oder deren Äste betroffen. Von den Eingeweiden sind durch Beckenverletzungen vorrangig die Harnblase und die männliche Harnröhre gefährdet.

16.1.2
Radiologische Untersuchungstechnik

Indikationen zur Röntgendiagnostik:

- Verdacht auf Beckenfraktur,
- Polytrauma,
- bewußtloser Unfallverletzter.

Basisdiagnostik

Sie beinhaltet 3 Aufnahmen:

- Beckenübersichtsaufnahme in Standardprojektion,
- Inlet-Aufnahme,
- Outlet-Aufnahme.

Besteht der Verdacht auf eine Hüftgelenkverletzung oder ergeben sich Anhand der Übersichtsaufnahmen Hinweise auf eine Beteiligung des Azetabulums, so wird das Aufnahmeprogramm um die *Schrägaufnahmen nach Judet* (Ala- und Obturatoraufnahme) erweitert.

Mit den Übersichtsaufnahmen lassen über 90 % aller Beckenfrakturen korrekt diagnostizieren. Für den Nachweis therapierelevanter Frakturen bringt die Computertomographie keinen Gewinn. Allerdings gestattet sie eine bessere Beurteilung der Sakroiliakalgelenke, des Sakrums und der Hüftgelenke. Daraus leiten sich auch die Indikationen für eine weiterführende CT-Diagnostik ab.

Bei Mitverletzungen des Hüftgelenks ist die Computertomographie zur Abschätzung des Verletzungsausmaßes, für die Therapieentscheidung und zur Festlegung des operativen Zugangsweges indiziert. Darüber hinaus wird man sie zur besseren Beurteilung der Verletzungsfolgen am hinteren Beckenring großzügig einsetzen (Übersicht 16.1).

Die konventionelle Schichtuntersuchung bietet nach Einführung der Spiralcomputertomographie auch für die Beurteilung der kranialen Azetabulumabschnitte keine Vorteile mehr.

ÜBERSICHT 16.1

Aufnahmeprogramm bei Beckenverletzungen

- Basisdiagnostik
    - Beckenübersicht
    - Inlet-Aufnahme
    - Outlet-Aufnahme
- Zusatzdiagnostik bei Verletzung des dorsalen Beckenrings
    - Computertomographie
- Zusatzdiagnostik bei Azetabulumbeteiligung
    - Ala- und Obturatoraufnahme
    - Computertomographie

◆ **Beckenübersicht**

Sie wird im a.-p.-Strahlengang mit vollständiger Abbildung des Beckenskeletts angefertigt. Alle Abschnitte sind gut zu beurteilen, mit Ausnahme lediglich des Os sacrum.

◆ **Inlet-Aufnahme**

Sie wird als Übersicht mit einem um 45–60° nach kaudal gerichteten Strahlengang angefertigt. Der Zentralstrahl ist auf den Nabel gerichtet. Die Aufnahme gestattet eine Aussage über Fragmentdislokationen in sagittaler (ventrodorsaler) Richtung (Abb. 16.2).

◆ **Outlet-Aufnahme**

Die Outlet-Aufnahme wird als Übersicht mit einem um 45° nach kranial gerichteten Strahlengang angefertigt. Der Zentralstrahl ist auf die Symphyse gerichtet. Die Aufnahme ermöglicht die Beurteilung der Fragmentdislokation in kraniokaudaler Richtung (Abb. 16.2).

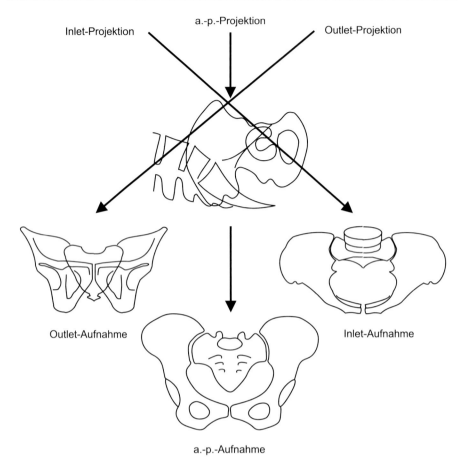

Abb. 16.2. Aufnahmetechnik: Inlet-/Outlet-Aufnahme. Die Inlet-Aufnahme gibt einen Einblick in die Beckeneingangsebene und dient der Beurteilung von Verschiebungen in ventrodorsaler Richtung sowie von Rotationsfehlstellungen. Die Outlet-Projektion ermöglicht die Abschätzung vertikaler Verschiebungen des Beckenrings

Spezialdiagnostik

Computertomographie: Näheres hierzu siehe nächstes Kapitel unter 17.1.2.

16.1.3
Röntgenanatomie und Bildanalyse

Die bei der systematischen Röntgenbildanalyse im einzelnen zu überprüfenden Strukturen bzw. Konturen sind in Übersicht 16.2 für die verschiedenen Projektionen zusammengestellt und in Abb. 16.3 und 16.4 skizziert.

Diagnostisch relevante röntgenanatomische Strukturen sind am dorsalen Beckenring die Sakroiliakalfugen, die Konturen der Foramina sacralia anteriores des Kreuzbeins und die Querfortsätze der unteren LWS; lateral die iliopubische Linie, die ilioischiadische Linie, die Tränenfigur, die Kontur des vorderen und hinteren Pfannenrandes, die Kontur der Hüftpfanne mit der Fossa acetabuli sowie die Spina ischiadica und die Begrenzung des Foramen obturatum und ventral der Symphysenspalt. Die Konturen der lateralen Beckenringabschnitte und insbesondere auch des Hüftgelenks

ÜBERSICHT 16.2

Traumatologie des Beckenskeletts (Checkliste)

Beckenübersichtsaufnahmen	Ala-/Obturatoraufnahme
Symmetrie des Beckenskeletts	
Position der Darmbeinkämme	
Symphysenspalt	
SIG: Weite und Symmetrie	
Kontur der Sakralforamina	
Kontinuität der ilioischiadischen Linie	Kontinuität der ilioischiadischen Linie
Kontinuität der iliopubischen Linie	Kontinuität der iliopubischen Linie
Vorderer/hinterer Pfannenrand	Vorderer/hinterer Pfannenrand
Pfannendachkontur	Pfannendachkontur
Tränenfigur	Tränenfigur
Foramen obturatum	Foramen obturatum
Querfortsätze untere LWS (L5)	Supraazetabulares Areal
Obturator-/Weichteilzeichen	Darmbeinschaufel

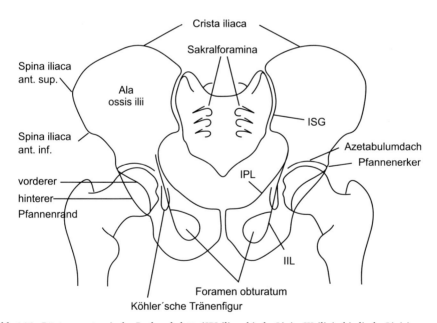

Abb. 16.3. Röntgenanatomie des Beckenskeletts (*IPL* iliopubische Linie, *IIL* ilioischiadische Linie)

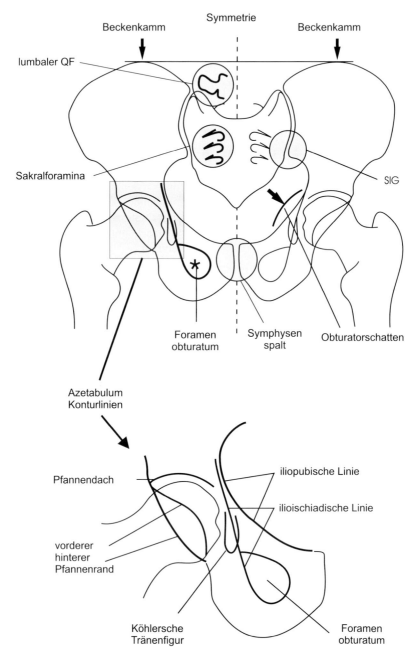

Abb. 16.4. Target areas des Beckenskeletts und Konturlinien des Azetabulums

sind nicht nur auf der Standardaufnahme, sondern auch auf der Ala- und Obturatoraufnahme nachzuvollziehen.

Die umfassende Röntgenbildinterpretation des Azetabulums ist immer an Zusatzprojektionen und/oder das Computertomogramm gebunden (vgl. dazu Kap. 17.1.3).

16.2 Beckenfrakturen

- **Verletzungsmechanismen**

Frakturen des Beckenskeletts machen 3(–8)% aller Frakturen aus. In der Regel sind sie Ausdruck einer schweren Verletzung. Etwa 80% der Patienten sind mehrfachverletzt, über ein Drittel polytraumatisiert.

Die Verletzten können in 2 Kategorien eingeteilt werden. In die 1. Kategorie fallen Patienten in verhältnismäßig gutem Zustand mit stabilen Kreislaufverhältnissen. Sie können frühzeitig der Diagnostik und Versorgung der Beckenverletzung zugeführt werden. Die 2. Kategorie umfaßt Verletzte in kritischem Zustand mit instabilen Kreislaufverhältnissen. Hier steht die Wiederherstellung und Sicherung der Vitalfunktionen und die Beherrschung etwaiger Massenblutungen aus dem Becken (z. B. durch Stabilisierung und Tamponade) ganz im Vordergrund.

Nach der Richtung der Gewalteinwirkung können laterale Kompressionen (50%), sagittale Kompressionen (20%), vertikale Scherfrakturen (5%) und nicht eindeutig klassifizierbare Frakturen (15%) unterschieden werden. Nach dem Unfallmechanismus kann man zwischen Anprall-, Einklemmungs- und Überrolltraumen unterscheiden. Eine genaue Aussage über den Unfallhergang ist vielfach nicht möglich.

- **Begleitverletzungen**

Die wichtigsten Begleitverletzungen bei Beckenfrakturen sind:

- Blutungen aus Arterien (verursacht durch die starke arterielle Kollateralisation), venösen Plexus und Spongiosa. Die Blutungen sind oft massiv, da geschlossene Kompartmente, die zu einer spontanen Tamponade führen würden, fehlen.
- Organverletzungen (Harnblase, Harnröhre; Häufigkeit ca. 10%; andererseits sind 80% der Blasenrupturen Folge von Beckenfrakturen),
- Zwerchfellrupturen durch die intraabdominelle Druckerhöhung,
- Dünndarmexenterationen durch Verletzungen des Diaphragma pelvis.

- **Komplikationen**

Die schwerwiegendste Frühkomplikation von Seiten der Beckenverletzung selbst ist die massive Blutung aus den Iliakalgefäßen, die aufgrund ihrer engen Nachbarschaft zum hinteren Beckenring besonders gefährdet sind.

Lebensbedrohliche Folgekomplikationen einer primär beherrschten Blutung sind das Atemnotsyndrom und das Multiorganversagen (Schockfolgen). Typische Spätschäden schwerer Beckenfrakturen sind Fehlstellungen, neurologische Defizite und schmerzhafte Pseudarthrosen.

16.2.1 Beckenringfrakturen

Es existiert keine einheitliche Klassifikation der Beckenringverletzungen. Die meisten Einteilungen sind wegen der großen Variabilität der Frakturlinien kompliziert und werden den Anforderungen an eine therapieorientierte Klassifikation nicht gerecht. Aufbauend auf der von Pennal und Tile eingeführten Systematik der Beckeninstabilitäten hat sich eine Kombination aus dieser Basisklassifikation und einer anatomischen Frakturklassifikation bzw. -beschreibung bewährt.

Röntgenologischerseits ist zu berücksichtigen, daß man bei einem an einer Stelle frakturierten Beckenring immer nach einer zweiten Frakturlokalisation suchen muß.

■ Basisklassifikation

Je nach Beteiligung der dorsalen Beckenringstrukturen werden folgende Verletzungstypen unterschieden (vgl. Übersicht 16.3 und Abb. 16.5):

- Typ-A-Verletzungen: Sie sind charakterisiert durch einen stabilen Beckenring. Es handelt sich um Beckenrandfrakturen und isolierte Verletzungen des vorderen Beckenringes (isolierte Schambeinastfrakturen).
- Typ-B-Verletzungen: Sie weisen eine Verletzung im sakroiliakalen Gefüge des dorsalen Beckenringes auf und sind dadurch rotationsinstabil. Durch den zumindest teilweise intakten dorsalen Bandapparat ist eine Reststabilität gegeben und eine Translation nicht möglich. Unterschieden werden dabei Typ-B1-Verletzungen durch sagittale Kompression (Open-book-Verletzung: Außenrotation der Beckenhälften) und Typ-B2-Verletzungen durch laterale Kompression (Innenrotation der betroffenen Beckenhälfte).
- Typ-C-Verletzungen: Sie sind durch die ausgedehnte Verletzung des hinteren Beckenringes multidirektional instabil. Kennzeichnend ist dabei die translatorische dorsale Beckenringinstabilität.

ÜBERSICHT 16.3

Klassifikation der Beckenringfrakturen

- Basisklassifikation
  - Typ-A-Verletzung
  - Typ-B-Verletzung
  - Typ-C-Verletzung
- Klassifikation nach Young und Burgess
  - Laterale Kompressionsfrakturen
  - Sagittale Kompressionsfrakturen
  - Vertikale Scherfrakturen
  - Kombinationsfrakturen

Zusätzlich zu dieser Basisklassifikation werden auf der Basis der anatomischen Verletzungslokalisationen 6 Hauptinstabilitätsrichtungen unterschieden (vgl. Übersicht 16.3 und Abb. 16.5). Die der transsakralen Instabilität zugrunde liegenden Sakrumfrakturen werden nach Judet in transalare, transforaminale und zentrale eingeteilt. Die transiliosakrale Instabilität kann Folge einer Sprengung des SIG, einer transiliakalen oder einer transsakralen Luxationsfraktur sein.

Abbildung 16.5 c zeigt einige mit Eigennamen belegte Beckenfrakturen (Eponyme).

■ Klassifikation nach Young und Burgess

Eine aus röntgenologischer und genetischer Sicht geeignete Klassifikation wurde von Young und Burgess vorgeschlagen (Abb. 16.6). Sie orientiert sich an der Richtung der Gewalteinwirkung, die an bestimmten Röntgenzeichen abzulesen ist und die ebenso Grundlage für die einzuschlagende Therapie (Fixation, Korrekturkräfte) sein kann. Die Autoren unterscheiden laterale Kompressionsfrakturen (50%), sagittale Kompressionsfrakturen (25%), vertikale Scherfrakturen (5%) und Kombinationsverletzungen (20%).

■ Häufigkeit

Unter allen Beckenverletzungen machen Typ-A-Verletzungen etwa 45%, Typ-B-Verletzungen 15%, Typ-C-Verletzungen 10% aus. Der Anteil isolierter Azetabulumfrakturen liegt bei 20%. Bei den restlichen 10% handelt es sich um komplexe Traumen (Frakturtypen mit begleitenden beckennahen Weichteil- und Organschäden).

Laterale Kompressionsfrakturen (Abb. 16.7)

■ Röntgendiagnostik

Sie sind röntgenologisch gekennzeichnet durch horizontale oder Stauchungsfrakturen der Schambeinäste (100%) und durch Stauchungs- oder Impressionsfrakturen am Sakrum (90%). Eine Beteiligung

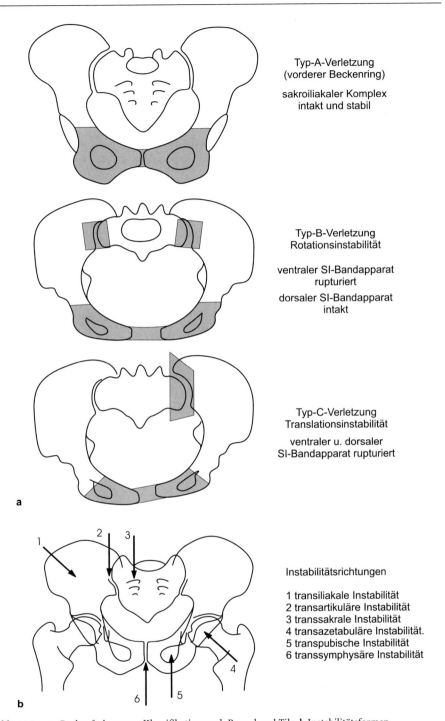

Abb. 16.5 a–c. Beckenfrakturen. a Klassifikation nach Pennal und Tile; b Instabilitätsformen

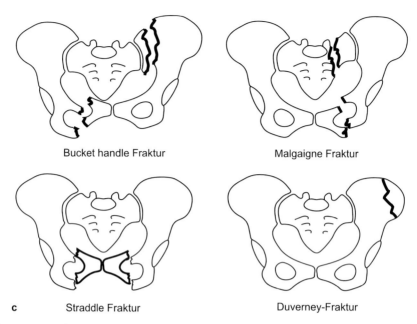

| Bucket handle Fraktur | Malgaigne Fraktur |
| Straddle Fraktur | Duverney-Fraktur |

Abb. 16.5 c. Typische, mit Eigennamen belegte Beckenfrakturen

der Darmbeinschaufel oder des Azetabulums liegt in 20% der Fälle vor.

Beim Typ I (stabil) liegt eine uni- oder bilaterale Schambeinfraktur, evtl. auch eine Stauchungsfraktur am Sakrum vor. Der Bandapparat ist intakt.

Beim Typ II (potentiell instabil) findet sich neben den Stauchungsfrakturen am Schambein und Sakrum durch die zusätzliche Innenrotationskomponente (Folge der stärkeren Lateralkompression) eine Distraktion der posterioren sakroiliakalen Ligamente oder eine paraartikuläre Darmbeinfraktur.

Beim Typ III (instabil) mit maximaler Gewalteinwirkung kommt es durch eine zusätzliche Außenrotationskomponente auf der kontralateralen Seite zu einer Ruptur der vorderen sakroiliakalen Ligamente (einschließlich des Lig. sacrospinale und sacrotuberale) mit vorderer Diastase des kontralateralen SIG.

Begleitverletzungen des medialen Azetabulums sind bei allen Schweregraden der lateralen Beckenkompressionsfraktur möglich.

Sagittale Kompressionsfrakturen (Abb. 16.8)

■ **Röntgendiagnostik**

Sie sind röntgenologisch gekennzeichnet durch vertikale Schambeinastfrakturen.

Beim Typ I (stabil) finden sich Vertikalfrakturen der Schambeinäste und/oder eine Symphysensprengung mit einer Diastase von weniger als 2,5 cm. Der Bandapparat des hinteren Beckenrings ist intakt.

Beim Typ II liegt neben der Verletzung des vorderen Beckenringes zusätzlich eine Beteiligung der vorderen Abschnitte eines oder beider SIG vor (Ruptur der vorderen sakroliliaken sowie der sakrospinalen und sakrotuberalen Ligamente) mit ventral klaffendem SIG (CT!). Folglich besteht eine Rotationsinstabilität (Typ-B-Verletzung nach Tile).

Beim Typ III liegt eine Ruptur aller sakroiliakalen Ligamente mit kompletter

Abb. 16.6 a–c. Klassifikation der Beckenfrakturen nach Young und Burgess. **a** Laterale Kompressionsfrakturen, **b** sagittale Kompressionsfrakturen, **c** vertikale Scherfrakturen (*dicke Pfeile:* Richtung der Gewalteinwirkung, *dünne Pfeile:* Frakturen bzw. Rupturen)

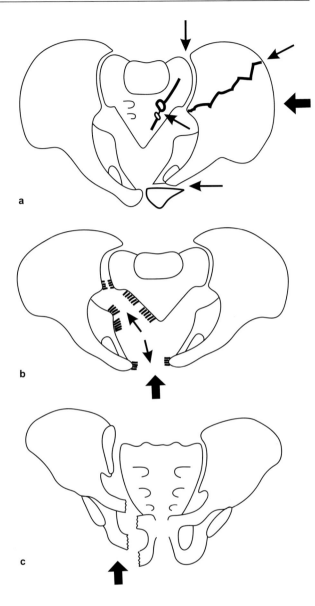

Instabilität vor (Typ-C-Verletzung nach Tile).

Bei allen Formen ist in 60% der Fälle mit einer Fraktur des dorsalen Azetabulumpfeilers zu rechnen, insbesondere dann, wenn die Gewalteinwirkung bei gleichzeitiger Beugung im Hüftgelenk auftritt.

Vertikale Scherfrakturen (Abb. 16.9)

■ **Röntgendiagnostik**

Sie sind generell instabil und entsprechen den Verletzungen vom Typ C nach Tile. Röntgenologisch sind sie gekennzeichnet durch die mehr oder weniger aus-

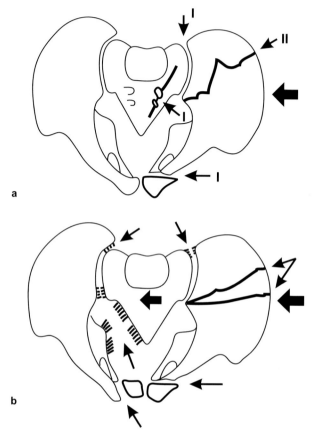

Abb. 16.7 a, b. Laterale Kompressionsfrakturen. **a** Typ I und II nach Young und Burgess, **b** Typ III nach Young und Burgess (*dicke Pfeile:* Richtung der Gewalteinwirkung, *dünne Pfeile:* Frakturen bzw. Rupturen)

geprägte Kranialverlagerung von großen Teilen einer Beckenhälfte bei vertikal ausgerichteten Frakturlinien ein- oder beidseits.

Häufige Begleitverletzungen sind aufgrund des Unfallmechanismus WS- und Kalkaneusfrakturen.

16.2.2
Sakrumfrakturen

■ **Frakturklassifikation**

Die Sakrumfrakturen werden nach Denis entsprechend dem Frakturverlauf in 3 Typen gegliedert. Für die Zuordnung ist die am weitesten zentral gelegene Frakturlinie entscheidend (Abb. 16.10).

- Typ I: Alafrakturen lateral der Sakralforamina (keine Neurologie);
- Typ II: transforaminale Sakrumfrakturen (neurologische Störungen häufig);
- Typ III: zentrale, den Sakralkanal betreffende Frakturen (neurologische Störungen häufig); in diese Gruppe gehören auch die Querfrakturen des Kreuzbeins.

■ **Röntgendiagnostik**

Der Frakturnachweis ist wie bei anderen platten Knochen problematisch. Der Nachweis Anhand von Übersichtsaufnahmen

Abb. 16.8 a–c. Sagittale Kompressionsfrakturen nach Young und Burgess. **a** Typ I, **b** Typ II, **c** Typ III (*dicke Pfeile:* Richtung der Gewalteinwirkung, *dünne Pfeile:* Frakturen bzw. Rupturen)

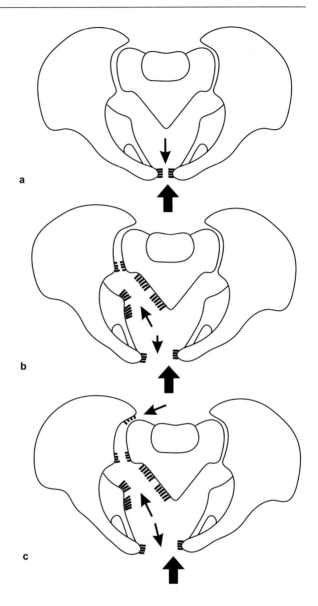

gelingt oft nur bei eindeutiger Dislokation. Die Diagnostik von Sakrumfrakturen ist deswegen eine Domäne der Computertomographie, die auch eine genaue Beurteilung der Frakturlokalisation und der Fragmentdislokation zuläßt.

> **Beachte:** Bis zu 50 % der Sakrumfrakturen im Rahmen von Beckenverletzungen werden auf den Übersichtsaufnahmen primär übersehen.

Abb. 16.9. Vertikale Scherfraktur (*dicker Pfeil:* Richtung der Gewalteinwirkung, *dünne Pfeile:* Frakturen bzw. Rupturen)

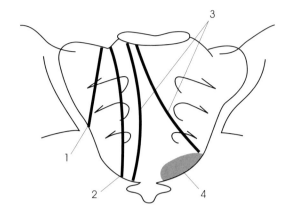

Abb. 16.10. Sakrumfrakturen. *1* Transalare Fraktur, *2* transforaminale Fraktur, *3* zentrale Fraktur, *4* Randfraktur

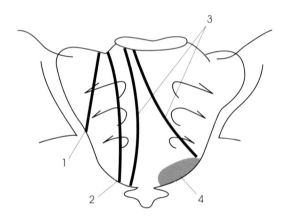

16.2.3
Beckenrandfrakturen (Abb. 16.11)

Zu den Beckenrandfrakturen zählen:

- Abrißfrakturen der Spina iliaca, der Crista iliaca oder des Tuber ossis ischii;
- Frakturen durch direkte Gewalteinwirkung auf die Beckenschaufel oder das Schambein, die die Integrität des Beckenringes wahren;
- Frakturen des extrapelvinen Os sacrum und des Os coccygis.

Beckenrandfrakturen sind definitionsgemäß stabil. Eine Sonderform stellen die Apophysenausrisse dar (s. unter 16.3).

16.2.4
Frakturversorgung

Bei stabilen Beckenringfrakturen (Typ-A-Verletzungen; laterale Kompressionsverletzungen = Typ B2) ist in der Regel keine Operationsindikation gegeben. Die Frakturen sind ab der 3. Woche belastungsfähig.

Instabile Verletzungen sind operationspflichtig und erfordern die frühe Reposition. Bei Typ-B-Verletzungen ist die Stabilisierung des vorderen Beckenringes (Sitz- und Schambeinfrakturen) in der Regel ausreichend. Die Fixation kann über einen Fixateur externe erfolgen, der mittels Schanz-Schrauben über die Cristae iliacae in den Darmbeinschaufeln oder supra-

Abb. 16.11. Beckenrandfrakturen

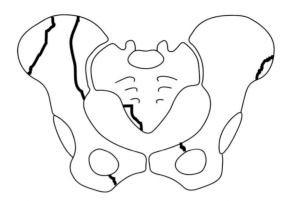

azetabular in den Darmbeinkörpern verankert ist.

Instabile komplexe Frakturen (Typ-C-Verletzungen) erfordern in der Regel ein kombiniertes Vorgehen mit Rekonstruktion des dorsalen osteoligamentären Komplexes und Stabilisierung des vorderen Beckenringes. Die Fixation des dorsalen osteoligmentären Komplexes wird üblicherweise von ventrolateral mittels zweier Platten (kraniale Platte parallel zum Lig. iliolumbale, kaudale Platte parallel zur Linea terminalis) vorgenommen. Der dorsale Zugang kommt nur bei instabilen Sakrumfrakturen in Betracht. SIG-Sprengungen können durch eine Zugschrauben- oder Plattenosteosynthese versorgt werden. Lokale und gelenkübergreifende Frakturen in diesem Bereich erfordern eine Plattenosteosynthese, um neurologische Komplikationen durch die Kompression sakraler Trümmerzonen zu vermeiden.

Die Symphysensprengung („Open-book"-Verletzung) wird typischerweise durch eine kranioventral angelegte und beidseits mit 2 Schrauben fixierte Platte versorgt.

■ **Materialentfernung**

Die Entfernung gelenküberbrückender Implantate nach 3–6 Monaten ist wegen der häufigen Implantatlockerung und/oder Fraktur immer indiziert.

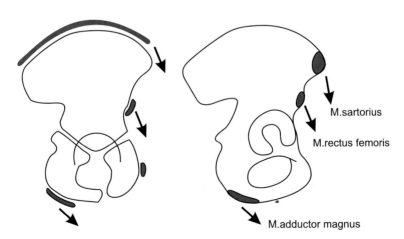

Abb. 16.12. Apophysenverletzungen und Abrißfrakturen durch Muskelzug

16.4
Besonderheiten im Wachstumsalter

Apophysenabrisse: Sie sind typische Verletzungen des Wachstumsalters, die durch abrupten Muskelzug ausgelöst werden (Sportverletzungen). Die häufigsten Lokalisationen sind (Abb. 16.12):

- Spina iliaca anterior inferior (Ansatz des M. rectus femoris),
- Adduktorenansatzstellen,
- Spina iliaca anterior superior (Ansatz des M. sartorius),
- Schambeinapophysen.

■ **Röntgendiagnostik**
Typischer Befund ist ein schalenartiges Fragment unterschiedlicher Größe mit Dislokation in Richtung des Muskelzuges.

■ **Therapie**
Konservativ.

> **Beachte:** Röntgenkontrollen sind nicht erforderlich!

17 Azetabulum

M. Galanski

17.1 Allgemeine Grundlagen 265
17.1.1 Anatomie 265
17.1.2 Radiologische Untersuchungstechnik 265
17.1.3 Röntgenanatomie und Bildanalyse 266
17.2 Azetabulumfrakturen 270
17.2.1 Hintere Pfannenrandfrakturen 272
17.2.2 Hintere Pfeilerfrakturen 273
17.2.3 Vordere Pfannenrandfrakturen 273
17.2.4 Vordere Pfeilerfrakturen 274
17.2.5 Querfrakturen 275
17.2.6 T-Frakturen 276
17.2.7 Komplexe und kombinierte Frakturen 276

ABKÜRZUNGEN

IIL ilioischiadische Linie
IPL iliopubische Linie
SIG Sakroiliakalgelenk
WS Wirbelsäule

17.1
Allgemeine Grundlagen

17.1.1
Anatomie

Am Aufbau des Azetabulums sind zu je 40 % das Darmbein und das Sitzbein und zu 20 % das Schambein beteiligt. Für die Traumatologie hat sich eine von der klassischen anatomischen Nomenklatur abweichende Betrachtung bewährt und durchgesetzt. Dabei sind die das Azetabulum tragenden bzw. umfassenden Pfeiler von besonderem Interesse. Der vordere iliopubische Pfeiler wird durch die vorderen Abschnitte des Darmbeins und das Schambein gebildet, der hintere ilioischiadische Pfeiler durch die dorsokaudalen Darmbeinabschnitte und Teile des Sitzbeins, in dessen Tuber er ausläuft (Abb. 17.1).

17.1.2
Radiologische Untersuchungstechnik

Standard- und Spezialprojektionen

- Sagittalaufnahme des Beckens (Hüftgelenks),
- Alaaufnahme,
- Obturatoraufnahme.

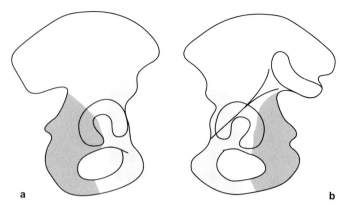

Abb. 17.1 a, b. Pfeileranatomie des Azetabulums. **a** Ansicht von lateral, **b** Ansicht von medial (*hellgrau:* vorderer Pfeiler, *dunkelgrau:* hinterer Pfeiler)

◆ **Ala-/Obturatoraufnahme**

Bei diesen Aufnahmen nach Judet handelt es sich um Schrägprojektionen im Winkel von 45°. Dabei wird nur die interessierende Beckenhälfte dargestellt. Die Aufnahmen dienen der Beurteilung des Hüftgelenks und sind deswegen bei primären Gelenkverletzungen oder bei Beckenverletzungen mit Azetabulumbeteiligung indiziert. Bei den Aufnahmen ist darauf zu achten, daß die gesamte Beckenhälfte mit der Darmbeinschaufel abgebildet wird (Abb. 17.2).

Zusatzdiagnostik

◆ **Computertomographie**

Das Computertomogramm spielt für die Abklärung von Azetabulumfrakturen eine führende Rolle, da es besser als jede Summationsaufnahme eine genaue Analyse der Gelenkverhältnisse und der Verletzungsfolgen zuläßt, einschließlich des Nachweises kleiner intraartikulärer Fragmente und paraartikulärer Begleitverletzungen. Die Möglichkeit zu Sekundärschnittrekonstruktionen in beliebigen Raumebenen und zur dreidimensionalen Darstellung vermittelt eine gute räumliche Vorstellung und erleichtert die präoperative Planung.

Die CT-Untersuchung des traumatisierten Beckens wird in kontinuierlicher Schichtfolge durchgeführt. Für den Bereich des Azetabulums/Hüftgelenks sind Schichtdicken <5 mm erforderlich, für die übrigen Beckenabschnitte reichen Schichtdicken 35 mm aus.

17.1.3
Röntgenanatomie und Bildanalyse

Die Röntgenbildinterpretation des Azetabulums stützt sich immer auf 3 Projektionen (Übersicht 17.1) und/oder das Computertomogramm. Mit der a.-p.-Standardprojektion allein ist wegen der komplizierten räumlichen Verhältnisse keine verläßliche Frakturdiagnostik möglich.

◆ **a.-p.-Aufnahme**

Bei der a.-p.-Aufnahme (Abb. 17.3a) stützt sich Interpretation auf folgende 6 Konturlinien):

- die ilioischiadische Linie,
- die iliopubische Linie (Linea arcuata),
- die vordere Pfannenrandkontur (Azetabulum-Obturator-Linie),
- die hintere Pfannenrandkontur,
- die Konturlinie des Pfannendachs,
- die Tränenfigur.

17 Azetabulum

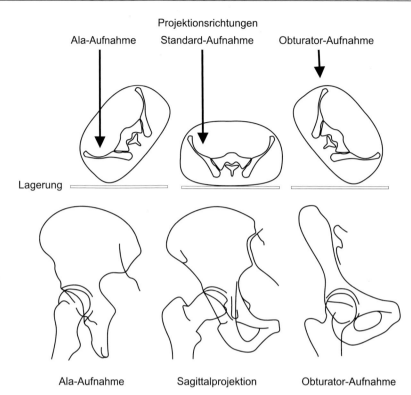

Abb. 17.2. Aufnahmetechnik bei Ala- und Obturatoraufnahme: Bei der Alaaufnahme ist der Patient um 45° zur verletzten Seite gedreht oder der Zentralstrahl um 40° zur verletzten Seite anguliert. Dadurch werden der vordere Pfannenrand und der hintere Pfeiler konturbildend dargestellt. Bei der Obturatoraufnahme mit umgekehrter Lagerung bzw. Angulation werden der hintere Pfannenrand und der vordere Pfeiler konturgebend projiziert

ÜBERSICHT 17.1

Azetabulumfrakturen (Checkliste)

Sagittalaufnahme	Ala-/Obturatoraufnahme
Kontinuität der ilioischiadischen Linie	Kontinuität der ilioischiadischen Linie
Kontinuität der iliopubischen Linie	Kontinuität der iliopubischen Linie
Vorderer/hinterer Pfannenrand	Vorderer/hinterer Pfannenrand
Pfannendachkontur	Pfannendachkontur
Tränenfigur	Tränenfigur
Foramen obturatum	Foramen obturatum
Querfortsätze untere LWS (L5)	Supraazetabulares Areal
Obturator-/Weichteilzeichen	Darmbeinschaufel

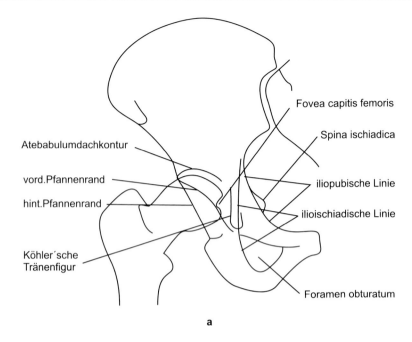
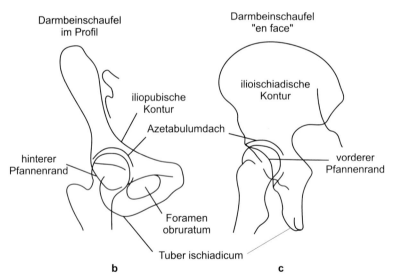

Abb. 17.3 a–c. Röntgenanatomie des Azetabulums. **a** a.-p.-Aufnahme, **b** Obturatoraufnahme, **c** Alaaufnahme

Die ilioischiadische Linie entsteht durch die Tangentialprojektion der inneren Beckenwand etwa in Höhe des Azetabulums. Sie ist deswegen für die Diagnostik von Azetabulumfrakturen von besonderer Bedeutung. Der Konturschatten beginnt kranial gemeinsam mit der iliopubischen Linie und läuft kaudal entlang der Köhler-Tränenfigur auf die äußere Begrenzung des Foramen obturatum zu.

Die iliopubische Linie zieht vom Foramen ischiadicum zum Tuberculum pubicum und entspricht weitgehend der anatomischen Linea arcuata/terminalis. Lediglich im dorsokranialen Abschnitt divergieren diese Linien. Die iliopubische Linie des Röntgenbildes verläuft hier etwa 1–2 cm unterhalb der Linea arcuata.

Der hintere Pfannenrand ist nahezu konstant als schrägverlaufende Kontur abzugrenzen, die kranial vom Rand des Pfannendachs ausgeht und sich nach kaudal zum hinteren unteren Rand der Facies lunata der Pfanne erstreckt, wo sie scharf nach medial umbiegt.

Die den vorderen Pfannenrand markierende Azetabulum-Obturator-Linie ist weniger regelmäßig abgrenzbar. Die Konturlinie beginnt ebenfalls am lateralen Rand des Pfannendachs und zieht in einem deutlich abgewinkelten, medial konvexen Bogen zunächst mehr nach medial, dann nach Abwinkelung mehr nach kaudal, wo sie schließlich in die obere Kontur des Foramen obturatum übergeht. Nur die obere Hälfte der Konturlinie entspricht in etwa dem vorderen Pfannenrand.

Die Pfannendachkontur entspricht nur einem kleinen Abschnitt des Pfannendachs, nämlich demjenigen Teil, der tangential getroffen wird. In Abhängigkeit von den Projektionsverhältnissen bzw. der Zentrierung werden dabei durchaus unterschiedliche Abschnitte abgebildet.

Die sog. Köhler-Tränenfigur stellt ein Projektionsphänomen ohne eigenständiges anatomisches Substrat dar. Häufiger hat sie die Form eines schmalen „U" als die eines Tropfens. Der äußere Schenkel des „U" wird durch die Tangentialprojektion der Fossa acetabuli (hinterer Abschnitt), der innere Schenkel durch die Außenwand des Obturatorkanals gebildet. Der Bogen des „U" entspricht dem Oberrand des Foramen obturatum. Da die für die Entstehung der Tränenfigur verantwortlichen Knochenwandungen in unterschiedlichen Raumebenen liegen, variiert die Darstellung der Tränenfigur mit der Projektion und darüber hinaus mit der individuellen Beckenanatomie.

■ **Weichteilzeichen.** Das „Obturatorzeichen" (Obliteration oder Verlagerung der Kontur des M. obturator internus) kann eine okkulte Azetabulumfraktur anzeigen. Darüber hinaus können sich frakturbedingte Hämatome als seitendifferente Weichteilschatten mit Verlagerung der Darmschlingen und/oder mit Verformung des Harnblasenschattens darstellen.

◆ **Obturatoraufnahme**

Die diagnostisch wichtigsten Konturen auf dieser Aufnahme (Abb. 17.3 b) sind:

- innere Beckenrandkontur,
- dorsaler Pfannenrand,
- retroazetabulare Darmbeinkontur,
- knöcherner Ring des Foramen obturatum,
- Darmbeinschaufel.

Die innere Beckenrandkontur entspricht im vorderen unteren Abschnitt bis in Höhe des Azetabulumdachs praktisch der iliopubischen Linie der Sagittalaufnahme und markiert den vorderen Pfeiler.

Die hintere Pfannenrandkontur ist in ihrer gesamten Länge bis zum Unterrand der Facies lunata abgrenzbar. Kranial schließt sich der konkave retroazetabulare Abschnitt des Darmbeins an. Nach ventral schließt sich die Pfannendachkontur an, die in die Kontur der vorderen azetabularen Gelenkfläche übergeht (diese Kontur entspricht nicht dem vorderen Pfannenrand). Es ist damit der Übergangsbereich zwischen den beiden Azetabulumpfeilern einsehbar.

Der knöcherne Ring des Foramen obturatum kommt en face ohne Verzerrung und Verkürzung zur Darstellung.

◆ **Alaaufnahme**

Die diagnostisch wichtigsten anatomischen Strukturen (Abb. 17.3 c) sind:

- dorsale Kontur des Darmbeins,
- vordere Pfannenrandkontur,
- Darmbeinschaufel.

Die dorsale Darmbeinbegrenzung ist in dieser Projektion anatomisch eindeutig definiert. Die äußere Begrenzung des Azetabulums stellt sich durch die Profilansicht der Pfanne nahezu geradlinig dar. Diese Kontur entspricht aber nur in der oberen Hälfte dem vorderen Pfannenrand. Kaudal wird die Kontur durch den tangential projizierten oberen Schambeinast gebildet. Der dorsale Pfannenrand projiziert sich etwas weiter medial mit einer nach lateral flach konkaven Kontur.

17.2
Azetabulumfrakturen

■ **Frakturklassifikation**

Die Klassifikation der Azetabulumfrakturen folgt im allgemeinen der Einteilung nach Judet und Letournel (Übersicht 17.2). Allerdings ist die Klassifikation sehr kompliziert. Für die Praxis ausreichend ist eine vereinfachte Klassifikation, die auch den therapeutischen Implikationen gerecht wird (Abb. 17.4). Sie orientiert sich an der Pfeileranatomie des Azetabulums (vgl. Abb. 17.1).

■ **Begleitverletzungen**

Begleitverletzungen sind häufig, da Azetabulumfrakturen oft im Rahmen von

---

ÜBERSICHT 17.2

Klassifikation der Azetabulumfrakturen

- Isolierte Azetabulumfrakturen
  - Fraktur des hinteren Pfannenrandes (29 %)
  - Hintere Pfeilerfraktur (4 %)
  - Vordere Pfeilerfraktur (4 %)
  - Fraktur des vorderen Pfannenrandes (2 %)
  - Querfraktur (9 %)
- Kombinierte Azetabulumfrakturen
  - T-Fraktur (7 %)
  - Querfraktur und dorsale Wandfraktur (21 %)
  - Querfraktur und ventrale Wandfraktur (6 %)
  - Fraktur beider Pfeiler (20 %)

Polytraumen auftreten. Sie betreffen insbesondere den Beckenring und die ipsilaterale Extremität. Eine typische Begleitverletzung ist die Läsion des N. ischiadicus (ventrolateraler peronealer Anteil).

■ **Röntgendiagnostik**

Leitbefund der hinteren Pfeilerfraktur ist die Konturunterbrechung der ilioischiadischen Linie, Leitbefund der vorderen Pfeilerfraktur die Konturunterbrechung der iliopubischen Linie. Bei der Querfraktur sind beide Linien unterbrochen.

Der Beurteilung des Azetabulumdachs kommt besondere Bedeutung deswegen zu, weil Frakturen im tragenden Teil des Pfannendachs (sog. Pfannendom) größere therapeutische Probleme und schlechtere Ergebnisse bedingen. Der Winkel des intakten Pfannendachsegmentes („roof arc") soll nach Matta in allen 3 Projektionen 45° nicht unterschreiten (Abb. 17.5).

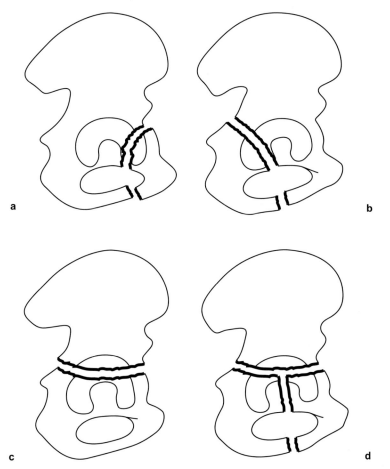

Abb. 17.4 a–d. Vereinfachte Klassifikation der Azetabulumfrakturen. **a** Vordere Pfeilerfraktur, **b** hintere Pfeilerfraktur, **c** Querfraktur, **d** T-Fraktur

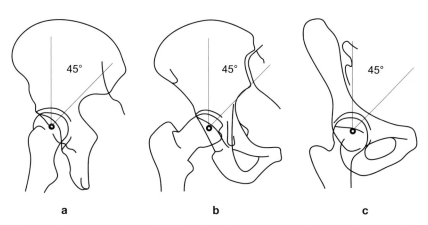

Abb. 17.5 a–c. Pfannendachwinkel nach Matta. **a** Alaaufnahme, **b** a.-p.-Aufnahme, **c** Obturatoraufnahme

■ **Frakturversorgung**
Ziel ist die anatomische Wiederherstellung der Gelenkkongruenz zumindest im lasttragenden Azetabulumdachsegment. Gelenkdislokationen müssen notfallmäßig beseitigt werden, da eine enge Korrelation zwischen Luxationszeit und Folgeschäden besteht (Sekundärarthrose, Femurkopfnekrose).

■ **Konservative Therapie.** Frakturen mit intaktem Azetabulumdachfragment („roof arc" nach Matta in allen 3 Projektionen >45°, vgl. Abb. 17.5) oder unverschobenen stabilen Pfannendachfragmenten werden bei insgesamt erhaltener Geometrie konservativ behandelt. Fragmentverschiebungen dürfen dabei 2 mm nicht überschreiten.

■ **Osteosynthese.** Sie ist bei komplexen (instabilen) und dislozierten Frakturen immer indiziert. Präoperativ ist der Zugangsweg (dorsal, ventral oder erweitert) festzulegen, um sicherzustellen, daß die Fraktur adäquat und vollständig über den gewählten Zugang versorgt werden kann (je ausgedehnter der Eingriff an den Weichteilen ist, um so eher ist mit ausgedehnten periartikulären Ossifikationen zu rechnen). Methode der Wahl für die Operationsplanung ist heute die Computertomographie.
Typische Osteosynthesen am Azetabulum sind:

- Zugschrauben bei dorsalen und ventralen Pfanenrandfrakturen;
- Rekonstruktionsplatten bei dorsalen und ventralen Pfeilerfrakturen, u.U. nach vorheriger Kriechschraubenosteosynthese als Repositionshilfe;
- kombinierte Schrauben- und Plattenosteosynthese je nach Fraktursituation.

■ **Metallentfernung.** Die Metallentfernung ist bei reizloser Implantatlage nicht indiziert.

■ **Frakturkomplikationen**

- Posttraumatische (Früh-)Arthrose: In erster Linie Folge eines primär schweren Knorpelschadens (unabhängiger Risikofaktor). Fragmentrandimpressionen deuten im Computertomogramm auf einen schweren Knorpelschaden hin. Sie sind operationstechnisch schwer zu beheben und prognostisch ungünstig.
  – Posttraumatische (Früh-)Arthrose infolge verbliebener intraartikulärer Fragmente oder Fragmentdislokationen.
- Periartikuläre Ossifikationen (insbesondere bei dorsalem oder kombiniertem Zugang mit konsekutiv ausgedehntem Weichteilschaden).

17.2.1
Hintere Pfannenrandfrakturen

■ **Definition**
Fragmentaussprengung aus dem hinteren Teil der Gelenkfläche. Es handelt sich damit um eine Partialfraktur des hinteren Pfeilers, der in seinen wesentlichen Teilen intakt ist.

■ **Formen**
Neben der typischen hinteren Pfannenrandfraktur werden die posterosuperioren und posteroinferioren Pfannenrandfrakturen unterschieden. Hintere Luxationen sind häufig!

■ **Röntgendiagnostik**
Die aussagekräftigsten Projektionen bei den hinteren Pfannenrandfrakturen sind die a.-p.- und die Obturatoraufnahme (Abb. 17.6).
Bei der typischen, isolierten hinteren Pfannenrandfraktur sind 5 der 6 Konturlinien erhalten. Die Konturlinie des hinteren Pfannenrandes weist einen dem ausgesprengten Fragment entsprechenden Defekt auf. Auf der a.-p.-Aufnahme projiziert sich das Fragment oftmals kappenförmig

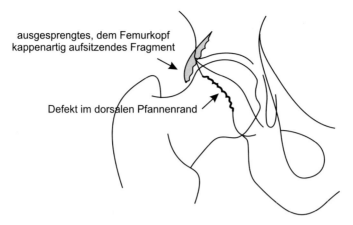

Abb. 17.6. Röntgensymptomatologie der hinteren Pfannenrandfraktur

über den Hüftkopf. Die Obturatoraufnahme informiert am besten über die Größe des bzw. der Fragmente und über die Stellung des Femurkopfes in der Pfanne (Subluxationen sind hier am zuverlässigsten zu erkennen). Verdichtete Frakturränder können auf Impaktionen bzw. Impressionen hinweisen.

Bei den posterosuperioren Frakturen ist zusätzlich zur hinteren Pfannenrandkontur die Pfannendachkontur betroffen.

17.2.2
Hintere Pfeilerfrakturen

- **Definition**

Der ganze hintere Pfeiler (ilioischiadische Säule) ist aus dem knöchernen Becken herausgelöst.

- **Formen**

Von den typischen Frakturen des hinteren Pfeilers werden ausgedehnte (extended) und atypische hintere Pfeilerfrakturen abgegrenzt. Die ausgedehnten hinteren Pfeilerfrakturen ziehen weiter ventral durch den Azetabulumbereich. Sie reichen hoch in die Incisura ischiadica maior, verlaufen relativ weit kranial durch die hintere Pfannenhälfte und tangieren die Linea arcuata.

- **Röntgendiagnostik**

Die Kennlinien des vorderen Pfeilers (IPL, vorderer Pfannenrand), die Tränenfigur und die Azetabulumkontur sind intakt. Die ilioischiadische Linie und die hintere Pfannenrandkontur sind unterbrochen und mit dem Femurkopf (der oftmals die innere Beckenringkontur überschreitet) nach medial verlagert. Die Ringstruktur des Foramen obturatum ist unterbrochen und deformiert (Abb. 17.7).

Bei den ausgedehnten hinteren Pfeilerfrakturen ist die Beteiligung des oberen Randes der Icisura ischiadica am besten auf der Alaaufnahme zu sehen. Im a.-p.-Bild sind die Tränenfigur und die iliopubische Linie durch den Frakturverlauf alteriert. Allein die Obturatoraufnahme schließt die Beteiligung des vorderen Pfeilers sicher aus.

17.2.3
Vordere Pfannenrandfrakturen

- **Definition**

Die vorderen Pfannenrandfrakturen stellen Teilfrakturen des vorderen Pfeilers dar, der in seinen wesentlichen Teilen jedoch intakt bleibt. Sie sind sehr selten.

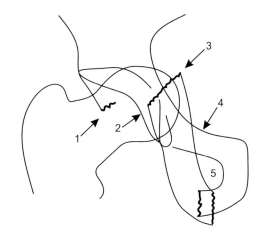

Abb. 17.7. Röntgensymptomatologie der hinteren Pfeilerfraktur. *1* Unterbrechung des hinteren Pfannenrandes, *2* intakter vorderer Pfannenrand, *3* Unterbrechung der ilioischiadischen Linie, *4* intakte iliopubische Linie, *5* Sprengung und Deformierung des Obturatorringes

■ **Röntgendiagnostik**

Die Kennlinien des hinteren Pfeilers (ilioischiadische Linie, hintere Pfannenrandkontur) sind in allen Projektionen intakt. Unterbrochen sind der vordere Azetabulumrand (im oberen Drittel), die iliopubische Linie (im mittleren Abschnitt) und der obere Schambeinast. Die Tränenfigur ist meist mit der iliopubischen Linie nach medial verlagert. Die Azetabulumkontur ist in unterschiedlichem Ausmaß mitbeteiligt. Die Ala- und Obturatoraufnahmen zeigen die intakten dorsalen Pfeilerstrukturen, die intakte Darmbeinschaufel und die Fragmentaussprengung aus dem vorderen Pfeiler mit Beteiligung der oberen Zirkumferenz des Foramen obturatum (Abb. 17.8).

17.2.4
Vordere Pfeilerfrakturen

■ **Definition**

Abtrennung des vorderen Pfeilers (iliopubische Säule) zwischen dem Sitzbein- bzw. unteren Schambeinast kaudal und dem vorderen Os ilium kranial.

■ **Formen**

Je nach der Ausdehnung des ausgesprengten Fragmentes werden tiefe, inter-

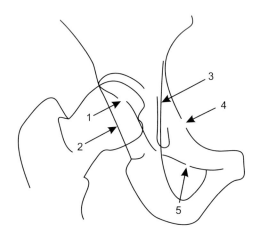

Abb. 17.8. Röntgensymptomatologie der vorderen Pfannenrandfraktur. *1* Unterbrechung des vorderen Pfannenrandes, *2* intakter hinterer Pfannenrand, *3* intakte ilioischiadische Linie, *4* Unterbrechung der iliopubischen Linie, *5* Fraktur des oberen Schambeinastes

mediäre oder hohe Frakturen des vorderen Pfeilers unterschieden. Die tiefen Frakturen betreffen nur die vorderen Pfannenanteile und sparen die Darmbeinschaufel aus, die hohen Frakturen ziehen durch das Azetabulumdach in die Beckenschaufel.

- **Röntgendiagnostik**

Die Kennlinien des hinteren Pfeilers (ilioischiadische Linie, hintere Pfannenrandkontur) sind in allen Projektionen intakt. Die sagittale Aufnahme und die Obturatoraufnahme zeigen eine Unterbrechung und Verlagerung der iliopubischen Linie (mit gleichsinniger Verlagerung der Tränenfigur), eine Fraktur des vorderen Pfannenrandes (bei tiefen Pfeilerfrakturen) oder des Pfannendachs (bei hohen Pfeilerfrakturen), eine Ruptur des knöchernen Ringes um das Foramen obturatum und eine Dislokation des Pfeilerfragments mit dem Femurkopf. Bei hohen Pfeilerfrakturen zieht die Frakturlinie bis in den Darmbeinkamm (Abb. 17.9).

17.2.5
Querfrakturen

- **Definition**

Querfrakturen trennen das Azetabulum in ein kraniales iliales und ein kaudales ischiopubisches Fragment. Vorderer und hinterer Pfeiler einer jeden Fragmenthälfte bleiben zusammen und werden nicht separiert.

- **Formen**

In Abhängigkeit vom Frakturniveau bezogen auf die Hüftgelenkpfanne bzw. auf den oberen Pol der Fossa acetabuli und damit auf das Pfannendach werden infratektale, juxtatektale und transtektale Querfrakturen unterschieden. Mediale Dislokationen/Luxationen sind häufig! Hohe, transtektale Querfrakturen haben eine schlechte Prognose und sind in der Regel auch operationstechnisch schwer anzugehen.

- **Röntgendiagnostik**

Bei der reinen Azetabulumquerfrakturen ist die a.-p.-Aufnahme diagnostisch. Alle vertikal verlaufenden Konturlinien sind unterbrochen und versetzt. Der knöcherne Ring um das Foramen obturatum dagegen ist intakt. Die Höhe des Frakturverlaufs durch die Gelenkpfanne ist am besten auf der a.-p.- und der Obturatoraufnahme abzuschätzen, die Unversehrtheit des Foramen obturatum auf der gleichnamigen Schrägprojektion (Abb. 17.10).

Erschwert wird die Röntgenbildanalyse dadurch, daß die Frakturebene oftmals

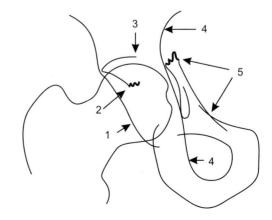

Abb. 17.9. Röntgensymptomatologie der vorderen Pfeilerfraktur. *1* Intakter hinterer Pfannenrand, *2* Unterbrechung der vorderen Pfannenrandkontur, *3* Unterbrechung der Pfannendachkontur, *4* intakte ilioischiadische Linie, *5* Unterbrechung der iliopubischen Linie

Abb. 17.10. Röntgensymptomatologie der Azetabulumquerfraktur: Unterbrechung aller Konturlinien. *1* Hinterer Pfannenrand, *2* vorderer Pfannenrand, *3* Pfannendachkontur, *4* ilioischiadische Linie, *5* iliopubische Linie

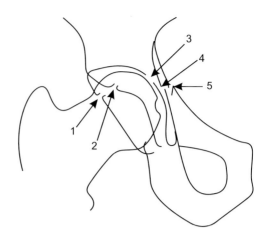

nicht horizontal und in einer Ebene verläuft, sondern unterschiedlich geneigt und in sich versetzt sein kann.

17.2.6
T-Frakturen

- **Definition**

Typische T-Frakturen stellen eine Kombination aus einer Querfraktur und einer vertikalen Spaltung des iliopubischen Fragments bis ins Foramen obturatum dar. Sie können als Übergangsform zu den komplexen Azetabulumfrakturen aufgefaßt werden.

- **Formen**

Nach dem Verlauf des vertikalen/schrägen Frakturschenkels werden vertikale, vordere und hintere T-Frakturen unterschieden.

- **Röntgendiagnostik**

Wie bei den Querfrakturen findet sich eine Unterbrechung bzw. Versetzung aller vertikal verlaufenden Konturlinien und zusätzlich eine Fraktur des knöchernen Rings um das Foramen obturatum.

17.2.7
Komplexe und kombinierte Frakturen

Die Zahl der vorstellbaren und tatsächlich vorkommenden Frakturen und Dislokationen am Azetabulum ist unüberschaubar. Eine Klassifikation komplexer Frakturen ist deswegen wenig sinnvoll und kaum praktikabel.

Ganz unabhängig davon ist präoperativ im Hinblick auf eine optimale Frakturversorgung eine sorgfältige präoperative Diagnostik mit exakter anatomischer Beschreibung der Verletzungsfolgen unverzichtbar, um das korrekte operative Vorgehen planen zu können (dorsaler und/oder ventraler Zugang). Methode der Wahl dafür ist die Computertomographie.

18 Hüftgelenk und Oberschenkel

J. Lotz, B. Schneider

18.1	Allgemeine Grundlagen	277
18.1.1	Anatomie	278
18.1.2	Radiologische Untersuchungstechnik	280
18.1.3	Röntgenanatomie und Bildanalyse	283
18.2	Hüftluxationen	286
18.3	Proximale Femurfrakturen	289
18.3.1	Femurkopffrakturen	290
18.3.2	Schenkelhalsfrakturen	293
18.3.3	Pertrochantere Femurfrakturen	296
18.4	Femurschaftfrakturen	299
18.4.1	Subtrochantere Femurfrakturen	299
18.4.2	Diaphysenfrakturen	300
18.5	Besonderheiten im Kindesalter	302
18.5.1	Luxationen	302
18.5.2	Proximale Femurfrakturen	302
18.5.3	Femurschaftfrakturen	304

ABKÜRZUNGEN

DCS dynamische Kondylenschraube
DHS dynamische Hüftschraube
MIPO minimal invasive Plattenosteosynthese
PFN proximaler Femurnagel (AO)
UFN Unreamed femur nail (solider, nicht aufgebohrter Femurmarknagel)

18.1 Allgemeine Grundlagen

Zu den Verletzungen des proximalen Femurs zählen neben den eigentlichen Hüftkopffrakturen die Schenkelhals- und die pertrochanteren Frakturen. Brüche im subtrochanteren Bereich stellen aufgrund ihrer besonderen biomechanischen Probleme den Übergang zu den Frakturen im Schaftbereich dar.

Frakturen des proximalen Femurs sind neben der Radiusfraktur und der subkapitalen Humerusfraktur die häufigste Knochenverletzung des älteren Menschen.

Sie können jedoch in jedem Alter vorkommen. Eine weitere wichtige, wenn auch seltenere Verletzung ist die Hüftluxation. Sie bedarf vor allem wegen der Begleitverletzungen erhöhter diagnostischer Aufmerksamkeit.

18.1.1
Anatomie

Der kugelförmige Femurkopf mit einem Radius von ca. 2,5 cm hat eine knorplige Kontaktfläche zur Azetabulumpfanne von 14–16 cm². Bei geschlossenem Gelenkraum wird das Bein allein durch das Vakuum in der Pfanne gehalten. Der Knorpelüberzug des Femurkopfes ist in der Mitte am mächtigsten, wird zum Rand hin dünner und ist gegen den Femurhals unregelmäßig begrenzt. Im hinteren unteren Quadranten liegt eine knorpelfreie Grube, die Fovea capitis femoris, in der das Lig. capitis femoris inseriert. Es ist die einzige direkte Verbindung zum Azetabulum und führt während der Entwicklung die A. capitis femoris. Zur Stabilität des Hüftgelenks trägt das Band nicht bei. Die intrakapsulär liegenden Anteile des Femurhalses sind wie der Femurkopf nicht von Periost bedeckt (Abb. 18.1).

Ausgehend vom Azetabulumrand reicht die Gelenkkapsel ventral bis an den Trochanter major und die Linea intertrochanterica, dorsal bis auf etwa 1,5 cm an die Crista intertrochanterica heran. Drei Bänder verstärken die Gelenkkapsel. Sie sind nach ihrem Ursprungsort an der Gelenkpfanne benannt: Lig. iliofemorale (das kräftigste Band des Menschen), Lig. pubofemorale, Lig. ischiofemorale. Alle 3 Bänder enden nach schraubenförmigem Verlauf auf der Ventralseite des Hüftgelenks an der Linea intertrochanterica (Abb. 18.1). Der dorsale Bandapparat ist insgesamt schwächer ausgebildet und so neben dem kaudalen Bereich der Hüftpfanne die schwächste Region des Hüftgelenks.

Bei Hüftstreckung werden die Bänder gespannt, und das Gelenk wird fixiert, bei Hüftbeugung dreht sich die Bänderschraube auf, und das Gelenk wird freigegeben. Der Kapselbandapparat ermöglicht aus der Normalstellung heraus nur eine geringe Streckung, wodurch ein Hintenüberkippen des Beckens verhindert wird. Auf diese Weise wird bei aufrechtem Gang durch Verlagerung des Körperschwerpunkts hinter die Transversalachse der Hüftgelenke ein von der Muskulatur unabhängiger Stand ermöglicht. Die gleichmäßige Entspannung aller Bandanteile tritt bei mittelgradiger Flexion, Abduktion und Außenrotation ein. Diese Stellung wird auch eingenommen, wenn die Kapsel durch einen Gelenkerguß gespannt ist.

Die Abduktoren und Rotatoren inserieren am Trochanter major, der M. iliopsoas an dem dorsomedial gelegenen Trochanter minor.

Der Femurschaft ist leicht nach ventral konvex gebogen und starken Biegungskräften ausgesetzt, da seine Achse außerhalb der Traglinie verläuft. Auf der konkaven Rückseite bilden Muskelinsertionen die Linea aspera mit dem Labrum mediale und laterale.

Der Femurhals bildet mit dem Schaft den Kollodiaphysenwinkel (CCD-Winkel). Er beträgt beim Erwachsenen durchschnittlich 125°. Der Femurschaft selbst ist in sich torquiert. Kaput und Kollum bilden mit der Ebene der distalen Femurkondylen den Antetorsionswinkel von 12–15°. Dieser Winkel unterliegt einer großen interindividuellen Variation (±20°). Beim Stand mit geschlossenen Beinen liegen die Femurhalsachsen in der Frontalebene, so daß die Querachsen beider Kniegelenke gegenüber der Frontalebene in leichter Innenrotation von 12–15° (entsprechend dem Antetorsionswinkel) stehen.

■ **Blutversorgung.** Die Blutversorgung des Femurkopfes erfolgt vorwiegend über die Aa. retinaculae superiores der A. circumflexa femoris medialis, einem Ast der A. femoralis (vgl. Abb. 18.1c). In wechseln-

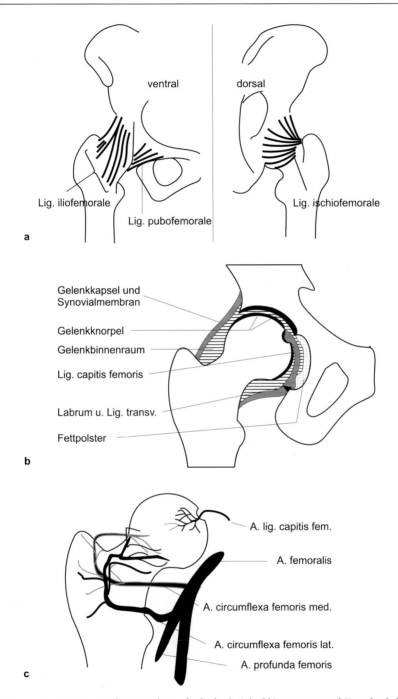

Abb. 18.1 a–c. Anatomie. **a** Bandapparat des Hüftgelenks, **b** Gelenkbinnenraum und Kapselverhältnisse, **c** Blutversorgung des Femurkopfes

dem Ausmaß tragen die Aa. retinaculae inferiores aus der A. circumflexa femoris lateralis und die A. ligamenti femoris capitis aus der A. obturatoria zur Blutversorgung bei. Die Aa. retinaculae verlaufen unter der Gelenkkapsel vom Femurhals zum Femurkopf und dringen an der Knorpel-Knochen-Grenze in den Femurkopf ein. Im Kindesalter sind sie funktionelle Endarterien („Koronargefäße" des Femurkopfes). Die Aa. retinaculae superiores versorgen die Epiphyse des Femurkopfes, die weniger wichtigen Aa. retinaculae inferiores vorwiegend die metaphysären Anteile des Femurkopf-/halsbereichs.

Bis etwa zum 4. Lebensjahr wird der Femurkopf zu gleichen Teilen von den Aa. retinaculae und der A. lig. capitis femoris ernährt. Danach übernehmen die Aa. retinaculae superiores die Hauptlast der Blutversorgung. Erst nach dem Schluß der Epiphysenfugen bilden sich in unterschiedlichem Ausmaß Kollateralen zwischen superioren (epiphysären) und inferioren (metaphysären) Gefäßen aus. Schon im Wachstumsalter kommt es zur Rückbildung der Blutversorgung des Femurkopfes über das Kopfligament. Beim Erwachsenen sind diese Gefäße weitgehend obliteriert.

■ **Epiphysen.** Bis zum 8. Lebensjahr bilden die Epiphysen der Trochanteren und des Femurkopfes eine funktionelle Einheit. Danach übernimmt die Femurkopfepiphyse das Längenwachstum des Femurhalses, während die Trochanteren über eigene Epiphysenfugen wachsen. Das Längenwachstum des Femurschaftes erfolgt von Anfang an über die distale Femurepiphysenfuge.

18.1.2
Radiologische Untersuchungstechnik

Standardprojektionen

- Beckenübersicht,
- Sagittal- und Axialaufnahme des Hüftgelenks,
- (Lauenstein-Aufnahme des Hüftgelenks),
- Sagittal- und Seitaufnahme des Oberschenkels mit Hüftgelenk.

◆ Beckenübersicht

Die Aufnahme ist zwar nicht zur Diagnosestellung einer proximalen Femurfraktur erforderlich, wird aber nahezu routinemäßig zur Therapieplanung angefertigt wegen der großen anatomischen Variationsbreite des Schenkelhalses.

◆ a.-p.-Aufnahme des Hüftgelenks

Die Aufnahme wird in Rückenlage bei gestrecktem Hüftgelenk und in etwa 20° Innenrotation des Beins zum Ausgleich des Antetorsionswinkels angefertigt. Bei korrekter Aufnahmetechnik bilden sich die Trochanteren und das Hüftgelenk übersichtlich ab. Der Trochanter major ist frei projiziert, der Trochanter minor gerade eben zu sehen.

◆ Axiale Aufnahme

Für die axiale Aufnahme wird das gesunde Bein in Knie- und Hüftgelenk rechtwinklig gebeugt und hochgelagert. An die Außenseite des zu untersuchenden Beins bzw. Hüftgelenks wird eine Kassette im Winkel von etwa 45° angestellt. Der Zentralstrahl wird im selben Winkel (45°) von kaudomedial nach kraniolateral auf den Schenkelhals und die Kassette fokussiert (vgl. Abb. 18.2b).

Die axiale Aufnahme eignet sich insbesondere zur Stellungsbeurteilung bei Schenkelhalsfrakturen. Kriterien der gut eingestellten Aufnahme sind die vollständige Abbildung des Hüftgelenks und die unverkürzte und überlagerungsfreie Darstellung des Schenkelhalses.

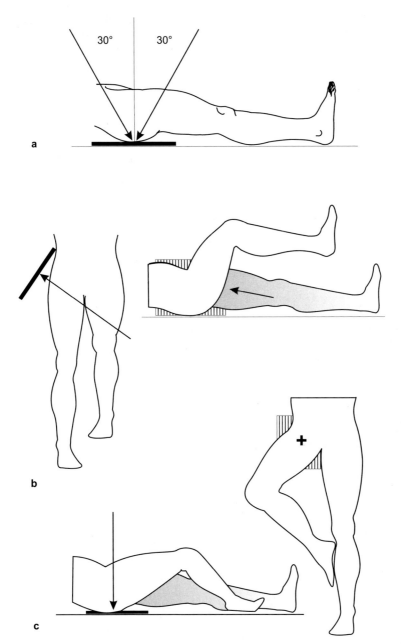

Abb. 18.2 a–c. Aufnahmetechniken. a Konturaufnahmen des Femurkopfes nach Schneider: kaudale Angulation zur Darstellung der hinteren Kontur, kraniale Angulation zur Darstellung der vorderen Kontur; **b** axiale Projektion des Hüftgelenks mit einem von distal-medial nach proximal-lateral angulierten Strahlengang (Winkel ca. 45°); **c** Lauenstein-Projektion des Hüftgelenks durch Beugung und Abduktion des betroffenen Beins im Hüftgelenk; bei eingeschränktem Bewegungsumfang wird die kontralaterale Seite angehoben

> **Beachte:** Die „axiale" Aufnahme ist streng genommen keine axiale Projektion, sondern eine laterale Aufnahme von Hüftgelenk, Schenkelhals und proximalem Femur.

◆ **Lauenstein-Projektion**

Die Lauenstein-Projektion hat für die *traumatologische Diagnostik* keine Bedeutung! Sie stellt die 2. Ebene für den Femurkopf und -hals, nicht aber für das Azetabulum dar. Die Aufnahme wird in Rückenlage des Patienten angefertigt. Das gesunde Bein ist gestreckt. Das zu untersuchende Bein ist in Knie- und Hüftgelenk stark gebeugt (der Fuß steht flach auf dem Tisch, die Ferse berührt gerade das Gesäß) und leicht abduziert (vgl. Abb. 18.2 c). Bei korrekt eingestellter Aufnahme verlaufen Femurschaft und -hals in einer Linie; der Trochanter maior projiziert sich teilweise über den Schenkelhals.

Spezialprojektionen

- Faux-profil-Aufnahme,
- Konturaufnahmen des Femurkopfes (Abb. 18.2 a).

Spezialprojektionen spielen zumindest in der Akutdiagnostik keine Rolle mehr, da die Fragestellungen, für die sie gedacht waren, heute besser mit der Computertomographie beantwortet werden.

◆ **Faux-profil-Aufnahme**

Die Faux-profil-Aufnahme dient der Beurteilung der vorderen und hinteren Gelenkabschnitte (Gelenkspalt und Pfannenrand). Für die Aufnahme wird das Becken um etwa 25° aus der Seitenlage zur Filmebene gedreht. Dadurch wird die Überlagerung der beiden Hüftgelenke vermieden.

◆ **Konturaufnahmen des Femurkopfes (Schneider I und II)**

Sie dienen der Lokalisation umschriebener Femurkopfnekrosen oder posttraumatischer Defekte der kranialen Femurkopfabschnitte und haben weniger für die Primärdiagnostik als für die Verlaufskontrolle und zur Klärung gutachterlicher Fragen eine gewisse Bedeutung. Die Darstellung unterschiedlicher Abschnitte der Femurkopfkalotte wird dadurch erreicht, daß für die a.-p.-Aufnahme der Strahlengang entsprechend anguliert wird (vgl. Abb. 18.2 a).

Zusatzdiagnostik

Zur Frakturdiagnostik des proximalen Femurs und des Femurschafts sind Standardaufnahmen in der Regel ausreichend. Eine Zusatzdiagnostik ist nur ausnahmsweise erforderlich.

◆ **Funktionsdiagnostik**

„Funktionsaufnahmen" unter Bildwandlerkontrolle in Abduktion und Adduktion des Oberschenkels dienen der Überprüfung der Fragmentstabilität.

◆ **Sonographie**

Die Sonographie spielt für die traumatologische Diagnostik des Hüftgelenks und Oberschenkels, abgesehen vom Nachweis eines Hämarthros und abgesehen von speziellen Fragestellungen im Kindesalter, keine Rolle.

◆ **CT**

Indikationen zur Computertomographie sind:

- Luxationen und Luxationsfrakturen des Hüftgelenks,
- Azetabulumfrakturen (s. 17.2),

- Antetorsionswinkelmessung und Drehfehlerbestimmung nach fehlverheilten Oberschenkelfrakturen,
- posttraumatische Veränderungen (z. B. freie Gelenkkörper, paraartikuläre Weichteilossifikationen).

Die Untersuchung wird als Spiral-CT-Untersuchung mit einer Schichtdicke ≤3 mm bei einem Pitch von 2 durchgeführt. Mit der Computertomographie ist eine detaillierte Analyse aller knöchernen Gelenkabschnitte und eine Darstellung in jeder Ebene möglich.

Für die Messung des Antetorsionswinkels oder des Drehfehlers werden bei streng paralleler Lagerung der Beine Referenzschnitte mit einer Schichtdicke von 8–10 mm durch die Femurkopf-/halsregion und durch die Femukondylen gelegt. Die anatomischen Referenzpunkte zur Festlegung der Geraden für die Winkelbestimmung sind proximal die Schenkelhalsachse, distal die dorsale Tangente an die Femurkondylen oder die Verbindungslinie zwischen den Epikondylen (vgl. Abb. 18.3). Die Messung erfolgt aufgrund der erheblichen individuellen Schwankungsbreite immer im Seitenvergleich. Korrekturbedürftig ist eine Innenrotationsfehlstellung von >20°.

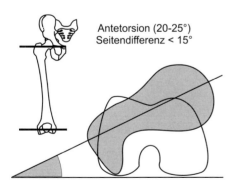

Abb. 18.3. Bestimmung des Antetorsionswinkels. Der Antetorsionswinkel des Schenkelhalses wird heute generell computertomographisch bestimmt. Gemessen wird der Winkel zwischen der Schenkelhalsachse und der dorsalen Tangente an die Femurkondylen

! Beachte: CT-Untersuchungen des Skeletts können aufgrund des hohen Kontrasts generell mit niedriger Dosis angefertigt werden; dies gilt insbesondere für die CT-Röntgenometrie.

◆ MRT

Klassische MRT-Indikation ist die Frühdiagnostik einer Femurkopfnekrose. Für die traumatologischen Akutdiagnostik spielt sie keine Rolle. Die Untersuchung wird als T1- und T2-gewichtete Schnittbildserie bei axialer und koronaler Schnittführung mit einer Schichtdicke von ≤5 mm durchgeführt. Für die T1-gewichtete Sequenz wird eine große Matrix verwendet, für die T2-gewichtete Sequenz eine Fettunterdrückung. Oberflächenspulen sind aufgrund des besseren Signal-Rausch-Verhältnisses empfehlenswert.

18.1.3
Röntgenanatomie und Bildanalyse
(Abb. 18.4 und Übersicht 18.1)

Der Femurkopf steht zentriert im Azetabulum. Dabei überlagert die Gelenkpfanne gut 1 Drittel des Hüftkopfes. Bei normaler Lagerung steht der Hüftkopf in leichter Außenrotation, so daß der Trochanter minor auf der a.-p.-Aufnahme medial konturbildend ist.

Die Spongiosaarchitektur des proximalen Femurs bietet einen charakteristischen Aspekt. Die Haupttrajektorien verlaufen vom kraniomedialen Abschnitt des Hüftkopfes in harmonischem Bogen (Adam-Bogen) zur medialen Kortikalis des Schenkelhalses. Ein weiteres Trabekelgerüst zieht von der mediozentralen Zone des Hüftkopfes nahezu horizontal zur kranialen Kortikalis des Femurhalses und nimmt die Zugspannung des Femurkopfes auf (vgl. Abb. 18.4 e, f). Im axialen CT-Schnittbild des Femurkopfes kommt die Kreuzung dieser beiden Trajektoriensysteme als charakteri-

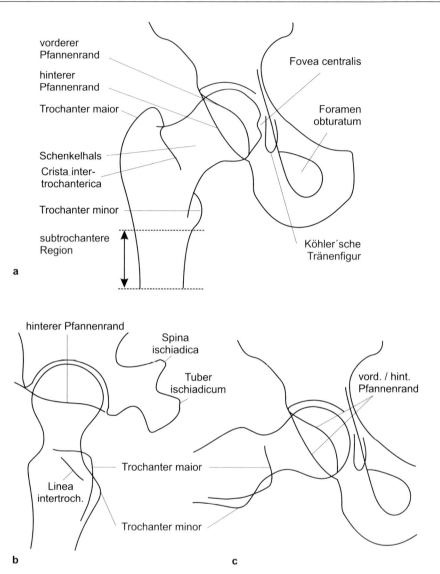

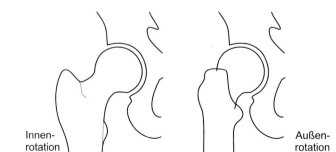

Abb. 18.4 a–d

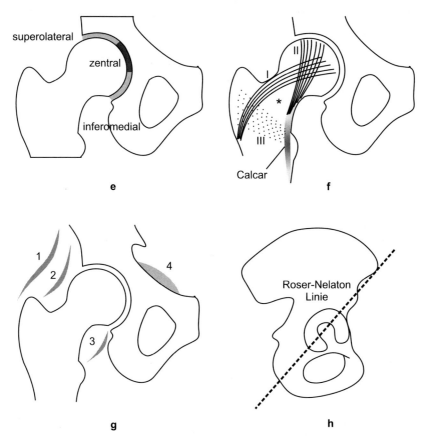

Abb. 18.4 a–h. Röntgenanatomie. a a.-p.-Projektion, **b** axiale Projektion, **c** Lauenstein-Projektion. Die subtrochantere Region reicht vom Trochanter minor bis zum Übergang vom proximalen zum mittleren Diaphysendrittel; bei der axialen und bei der Lauenstein-Projektion verlaufen Femurhals und Femurschaft in einer Achse; der Trochanter major projiziert sich weitgehend auf den Schenkelhals. **d** Projektion des Schenkelhalses in Innen- und Außenrotation. **e** Einteilung des Hüftgelenkspalts. **f** Typische Trajektorienverläufe im proximalen Femur (*I* Spannungstrajektorien, *II* primäre Drucktrajektorien, *III* sekundäre Drucktrajektorien, * = Ward-Dreieck). Der Kalkar ist ein vertikaler Stützpfeiler in der Tiefe hinter dem Trochanter minor, der kontinuierlich in die mediale Schaftkortikalis übergeht; fälschlicherweise wird gelegentlich der untere mediale Anteil des Schenkelhalses als Kalkar bezeichnet. **g** Weichteilzeichen (*1* Fettstreifen zwischen den Mm. glutaei minimus und medius, *2* Fettstreifen medial des M. glutaeus minimus, *3* Fettstreifen medial des M. iliopsoas, *4* Konturschatten des M. obturatorius internus). **h** Roser-Nelaton-Linie (Verbindungslinie zwischen Spina iliaca ant. sup. und Tuber ossis ischii)

ÜBERSICHT 18.1

Traumatologie des Hüftgelenks (Checkliste)

Sagittalaufnahme	Lateralaufnahme
Gelenkstellung	Gelenkstellung
Gelenkspaltweite	Gelenkspaltweite
Gelenkkonturen	Gelenkkonturen
Hüftkopfrundung	Hüftkopfrundung
Schenkelhalskonturen	Schenkelhalskonturen
Kollodiaphysenwinkel	
Trabekelstruktur (Trajektorien)	
Azetabulumlinien	
Weichteilzeichen	
Obturator internus	
Gluteusfettstreifen	
Harnblasenschatten	

stische Sternfigur zur Abbildung (Asterisk-Zeichen). Beide Trajektoriensysteme begrenzen im a.-p.-Bild des Hüftgelenks eine relativ trabekelarme Zone im Femurhals (Ward-Dreieck). Abweichungen von diesem Muster können diagnoserelevant sein.

Unter verschiedenen anatomischen Hilfslinien im Bereich der Hüfte hat die Roser-Nélaton-Linie die größte Bedeutung (Abb. 18.4 h). Sie beschreibt die Verbindung der Spina iliaca anterior superior zum Tuber ischiadicum. Die Spitze des Trochanter major liegt auf dieser Linie. Eine Horizontale durch den Kreuzungspunkt der Trochanterspitze und der Roser-Nélaton-Linie führt durch das Zentrum des Hüftkopfes. Die für die Röntgenometrie relevanten Hilfslinien, Meßpunkte und Referenzwerte sind in Abb. 18.5 zusammengefaßt.

Eine Übersicht über die wichtigsten Täuschungsmöglichkeiten gibt Abb. 18.6.

18.2 Hüftluxationen

■ Häufigkeit

Die traumatische Hüftluxation ohne knöcherne Begleitverletzung ist mit 2–5% aller Luxationen der großen Gelenke selten. In 75% der Fälle luxiert der Hüftkopf nach dorsal, sonst in den überwiegenden Fällen nach ventral. Hauptsächlich sind junge Männer im Alter von 20–30 Jahren betroffen.

■ Verletzungsmechanismus

Der Hüftluxation geht eine starke und indirekte Gewalteinwirkung voraus, wobei der Oberschenkel als Hebelarm dient. Häufigste Verletzungsursache sind Verkehrsunfälle. Seltener ist der Sturz aus größer Höhe Luxationsursache. Den hinteren Luxationen liegt ein forcierter Adduktions-, Flexions- und Innenrotationsmechanismus zugrunde. Entsprechend führen eine forcierte Abduktion, Flexion und Außenrotation zur vorderen Luxation.

18 Hüftgelenk und Oberschenkel

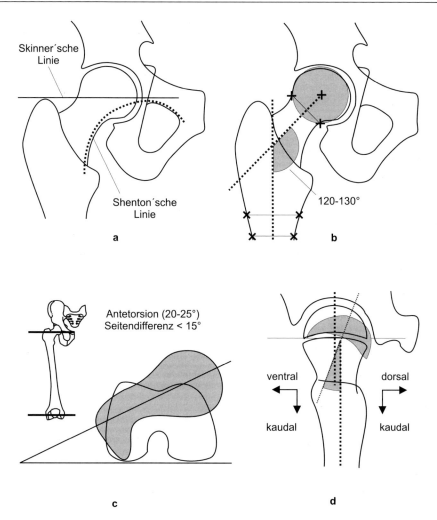

Abb. 18.5 a–d. Röntgenometrie. a Hilfslinien zur Beurteilung des Hüftgelenks und proximalen Femurs: Auf der Skinner-Linie liegen die Spitze des Trochanter major, das Zentrum des Femurkopfes und der Oberrand des Foramen obturatum; die Shenton-Linie verbindet in harmonischem Bogen die mediokaudale Schenkelhalskontur mit der oberen Zirkumferenz des Foramen obturatum. **b** Der CCD-Winkel liegt normalerweise zwischen 120° und 130°. Er wird gebildet durch die Schenkelhalsachse und der Femurlängsachse. Die Femurhalsachse verläuft durch den Mittelpunkt des Femurkopfes und den Halbierungspunkt der Verbindungslinie zwischen den Schnittpunkten der Femurkopfkreislinie mit den Schenkelhalskonturen. Die Femurschaftlängsachse ist definiert durch die Halbierungspunkte zweier Querdurchmesser des subtrochanteren Femurschafts. **c** Bestimmung des Antetorsionswinkels (vgl. Abb. 18.3). **d** Abschätzung des Gleitvorgangs bei einer Epiphyseolyse des Femurkopfes: Auf der axialen Aufnahme verlaufen die Femurkopfepiphysenachse und die Femurschaftachse parallel; bei Epihysenlösung (im vorliegenden Beispiel *graue Markierung*, nach dorsal und kaudal) bilden beide Achsen den Epiphysentorsionswinkel

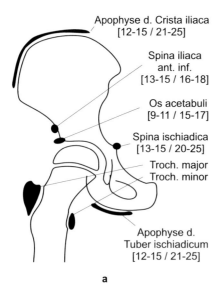 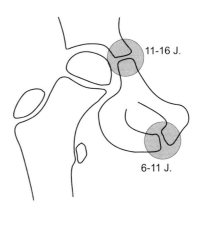

Abb. 18.6 a, b. Normvarianten und Täuschungsmöglichkeiten. **a** Sekundäre Knochenkerne und Apophysen im Hüftbereich (in *eckigen Klammern* Zeitpunkt des Auftretens und der Verschmelzung, Knochenkerne: Der distale Femurepiphysenkern erscheint im 6. Fetalmonat, der Knochenkern der proximalen Epiphyse in der Mitte des 1. Lebensjahres. Die Epiphyse des Trochanter major erscheint zwischen dem 3. und 4., die des Trochanter minor zwischen dem 7. und 14. Lebensjahr. Die Epiphysenfugenverschmelzung erfolgt proximal zwischen dem 7. und 14., distal zwischen dem 20. und 24. Lebensjahr. **b** Synostosierungszeitraum der Y-Fuge und der Synchondrosis ischiopubica

■ Klassifikation

Die auf Böhler zurückgehende Klassifikation, orientiert sich an der Luxationsrichtung. Referenzlinie ist dabei die auf den Knochen projizierte Roser-Nélaton-Linie, die durch das Azetabulum in einen vorderen und in einen hinteren Abschnitt unterteilt wird, entsprechend den vorderen und hinteren Luxationen (Tabelle 18.1 und Abb. 18.5).

■ Diagnostik

Die Diagnose einer Hüftluxation wird anhand der charakteristischen Stellung des verletzten Beins und des Tastbefundes klinisch gestellt (Tabelle 18.1). Die radiologische Diagnostik muß sich anschließen, um vor der Reposition begleitende Frakturen auszuschließen und klinisch nicht eindeutige Situationen zu klären. Für die Diagnostik reicht in der Regel die Beckenübersichtsaufnahme und die axiale Aufnahme des Hüftgelenks aus (Abb. 18.7).

❗ Beachte:

- Hintere Luxationen können auf der Beckenübersichtsaufnahme bei nur geringer Verschiebung des Hüftkopfes in vertikaler oder horizontaler Richtung leicht übersehen werden. Sicherstes Zeichen ist das Trochanter-minor-Zeichen (Innenrotation). Bei entsprechendem klinischen Verdacht sind deswegen zusätzlich Obturator- und Alaaufnahmen anzufertigen.
- Die Computertomographie sollte zum Nachweis oder Ausschluß von Begleitverletzungen am Knochen großzügig eingesetzt werden. Sie ist in jedem Fall bei erfolgloser Reposition oder bei mangelhafter Zentrierung des Femurkopfes in der Pfanne indiziert. In diesen Fällen muß nach Repositionshindernissen (intraartikuläre Fragmente) gesucht werden,

> die der konventionellen Diagnostik nicht nur leicht entgehen, sondern auch nicht hinreichend genau lokalisiert werden können.

■ **Therapie**

Innerhalb der ersten 6 Stunden nach dem Trauma muß unter Muskelrelaxation die geschlossene Reposition mit gebührender Vorsicht und Sorgfalt versucht werden. Gelingt dies nicht, so ist die operative Reposition indiziert. Begleitverletzungen (Gefäße, Nerven, Hämatome) erfordern ebenfalls eine rasche operative Versorgung. Bei rechtzeitiger und korrekter Reposition liegt die Rate posttraumatischer Hüftkopfnekrosen um 10%.

■ **Radiologische Beurteilung nach Versorgung**

Besonderes Augenmerk ist auf die symmetrische Gelenkdarstellung und auf eine gleichmäßige Weite des Gelenkspalts zu achten. Ein verbreiterter Gelenkspalt muß an die Möglichkeit einer Fragment- oder Weichteilinterposition denken lassen. Bei Verletzungen im Kindesalter sind Kontrollen in Halbjahresabständen indiziert.

■ **Komplikationen**

- Schwerwiegendste Komplikation ist die Hüftkopfnekrose, die bis zu 18 Monaten nach dem Trauma, ausnahmsweise auch noch später auftreten kann (zur Diagnostik und Stadieneinteilung s. unter 18.3.1, Komplikationen).
- Ischiadikusläsionen kommen insbesondere bei hinteren Hüftluxationen vor (10–20%); sie sind meist reversibel.
- Posttraumatische habituelle Hüftluxationen sind selten und betreffen vornehmlich das Kindesalter.

18.3
Proximale Femurfrakturen

Zu den proximalen Femurfrakturen zählen die Frakturen des Femurkopfes, des Schenkelhalses und der Trochanteregion (Abb. 18.8). Grundsätzlich zu unterscheiden sind intrakapsuläre (intraartikuläre) und extrakapsuläre (extraartikuläre) Frakturen. Zu den intrakapsulären Frakturen zählen Femurkopffrakturen, subkapitale, mediale und laterale Schenkelhalsfrakturen. Diese Einteilung berücksichtigt das höhere Kom-

Tabelle 18.1. Einteilung der Hüftgelenkluxationen

Luxationstyp/-richtung	Häufigkeit	Klinische und röntgenologische Charakteristika
Luxatio iliaca (hinten oben)	57%	Federnde Fixation des Hüftkopfes in Adduktions-, Flexions-, Innenrotationsstellung. Das Knie des verletzten Beins liegt am Oberschenkel des gesunden Beins. Rö.: Der Hüftkopf liegt hinter der Pfanne; leicht zu übersehen; daher Obturatoraufnahme
Luxatio ischiadica (hinten unten)	18%	Innenrotation, Flexion, Adduktion; das Knie des verletzten Beins liegt auf dem gesunden Oberschenkel. Rö.: Der Hüftkopf projiziert auf das Os ischiadicum
Luxatio obturatoria (vorn unten)	20%	Außenrotation, Beugung und Abduktion des Beins. Rö.: Der Hüftkopf projiziert sich auf das For. obturatum
Luxatio pubica (vorn oben)	5%	Außenrotation und Extension des Beins; der Hüftkopf ist in der Leistenbeuge zu tasten. Rö.: Der Hüftkopf liegt vor dem Ramus pubis superior
Luxatio erecta	Rarität	

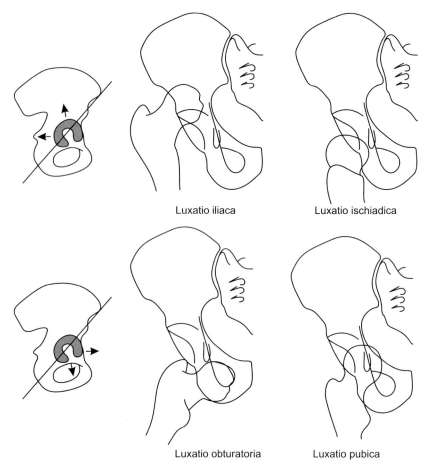

Abb. 18.7. Hüftluxationen

plikationsrisiko bei intrakapsulären Frakturen.

18.3.1
Femurkopffrakturen

■ **Häufigkeit**

Frakturen der Femurkopfkalotte sind selten und kommen meist in Verbindung mit einer hinteren oberen, seltener einer obturatorischen Hüftkopfluxation vor. Etwa 5% der Hüftgelenkluxationen gehen mit einer Kalottenfraktur einher.

■ **Verletzungsmechanismus**

Typischer Unfallhergang ist das Knieanpralltrauma eines nicht angeschnallten Beifahrers beim Auffahrunfall (dashboard injury). Bei leichter Abduktion und einer Beugung im Hüftgelenk von weniger als 60° wird der Hüftkopf gegen die kräftige dorsokraniale Azetabulumwand geschlagen.

■ **Klassifikation**

Am weitesten verbreitet ist die Klassifikation der Hüftkopffrakturen nach Pipkin, die auch in die AO-Klassifikation

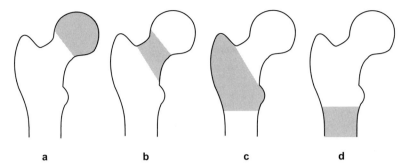

Abb. 18.8. Proximale Femurfrakturen. **a** Frakturen des Femurkopfes, **b** Frakturen des Schenkelhalses, **c** Frakturen der Trochanterregion, **d** Frakturen der subtrochanteren Region (Bereich zwischen Trochanter minor und Übergang zwischen proximalem und mittlerem Schaftdrittel)

Eingang gefunden hat (Tabelle 18.2 und Abb. 18.9).

■ **Sonderformen**

- Pipkin-II b-Fraktur: Bei vorderer Hüftluxation kann es in seltenen Fällen zur Aussprengung eines kleinen dorsokranialen Fragments aus der Femurkopfkalotte kommen, das im Azetabulum verbleibt. Es liegt ein der Pipkin-I-Fraktur umgekehrter Unfallmechanismus vor. In Anlehnung an die Pipkin-Klassifikation wurde für diesen Frakturtyp die Bezeichnung Typ II b vorgeschlagen.
- Neben den typischen Abscherfrakturen der Femurkopfkalotte bei Luxationen kommen sowohl bei Luxationen wie bei Azetabulumfrakturen auch Impressionsfrakturen und Knochenkontusionen vor (bone bruise: subchondrale Mikrofrakturen), die mit hinreichender Sicherheit nur computertomographisch bzw. MR-tomographisch nachzuweisen und abzuschätzen sind.

■ **Diagnostik**

Bei der klinischen Verdachtsdiagnose einer hinteren Luxation ist die Beckenübersichtsaufnahme primäres röntgendiagnostisches Verfahren. Sie gestattet oft schon den Nachweis einer Kalottenfraktur.

Zur sicheren Diagnose einer Kalottenfraktur bei einer Hüftluxation, insbesondere aber auch zur Beurteilung von Lage, Zahl und Größe der osteochondralen Fragmente ist die Computertomographie unverzichtbar. Nach Reposition oder Repositionsversuch ist eine röntgenologische Befundkon-

Tabelle 18.2. Klassifikation der Femurkopffrakturen

Pipkin [AO (31)]	Charakteristika
I [C1]	Absprengung eines kleinen Kalottenfragments kaudal der Fovea (außerhalb der Belastungszone); das Fragment liegt in der Pfanne
II [C1]	Absprengung eines großen kaudalen Kalottenfragments. Die Fraktur endet kranial der Fovea, d. h. innerhalb der Belastungszone. Das Fragment befindet sich mit dem Lig. capitis femoris in der Pfanne
III [C3]	Kombination einer Kalottenfraktur vom Typ I oder II mit medialer Schenkelhalsfraktur
IV	Kombination einer Kalottenfraktur vom Typ I oder II mit Azetabulumfraktur (dorsokraniale Pfannenrandfraktur)

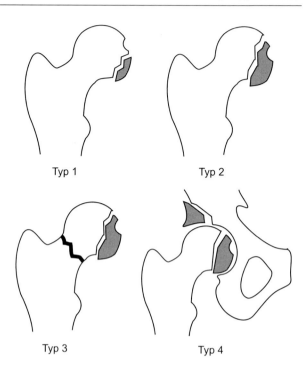

Abb. 18.9. Hüftkopffrakturen (Einteilung nach Pipkin). Pipkin 1: Absprengung eines kleinen kaudalen Kalottenfragments; die Frakturlinie liegt unterhalb der Fovea. Pipkin 2: Absprengung eines großen kaudalen Kalottenfragments; die Frakturlinie reicht über die Fovea hinaus. Pipkin 3: Kombination einer Kalottenfraktur vom Typ 1 oder 2 mit einer medialen Schenkelhalsfraktur. Pipkin 4: Kombination einer Kalottenfraktur vom Typ 1 oder 2 mit einer dorsokranialen Pfannenrandfraktur

trolle obligat. Kleine, gut anliegende Fragmente können unter Bildwandlerkontrolle hinsichtlich ihrer Stabilität überprüft werden.

Der Nachweis von Impressionsfrakturen ist an die Computertomographie oder MRT, der von Knochenkontusionen an die MRT gebunden.

! **Beachte:** Bei Kombinationsverletzungen der unteren Extremität werden begleitende Hüftkopfverletzungen leicht übersehen, da sich das Augenmerk auf den Femurschaft, den Schenkelhals oder das Azetabulum richtet.

■ **Frakturversorgung**

Oberstes Ziel ist die rasche und schonende Reposition des Hüftkopfes. Die Reposition sollte innerhalb der ersten Stunden nach dem Trauma erfolgen, da mit zunehmendem Zeitintervall das Risiko der Hüftkopfnekrose durch die Beeinträchtigung der Blutversorgung und die Ödembildung steigt.

Begleitende Femurkopffrakturen werden zwecks Übungsstabilität vorzugsweise operativ versorgt, um eine Frühmobilisierung zu ermöglichen. Lediglich Pipkin-I-Frakturen können konservativ behandelt werden, sofern keine stärkere Dislokation vorliegt und das Fragment stabil ist (Durchleuchtungskontrolle). Kleinere Fragmente, insbesondere Knochenausrisse des Lig. capitis femoris können arthroskopisch entfernt werden. Die Indikation zur endoprothetischen Versorgung richtet sich nach dem Alter und der körperlichen Aktivität des Patienten, nach dem Ausmaß der Begleitverletzungen und vorbestehenden degenerativen Gelenkveränderungen.

Die Nachbehandlung ist funktionell (Teilbelastung nach Beschwerdebild, Übergang auf Vollbelastung nach Beschwerdefreiheit).

- **Radiologische Beurteilung der Frakturversorgung**
Standardaufnahmen des Hüftgelenks sind in der Regel ausreichend. Besonders zu achten ist auf die Zentrierung des Femurkopfes in der Gelenkpfanne und eine harmonische Konturierung des Hüftkopfes. Implantate dürfen die osteochondrale Grenzlamelle des Hüftkopfes nicht überschreiten, da sie sonst zur vorzeitigen Arthrose und Gelenkdestruktion führen. Die Redislokation von Fragmenten muß im Zweifelsfall durch eine ergänzende computertomographische Untersuchung ausgeschlossen werden.

- **Komplikationen**
Die wichtigsten Begleitverletzungen und Frühkomplikationen betreffen Gefäß- und Nervenschädigungen im Rahmen des initialen Traumas.
Die wichtigsten Spätkomplikationen sind die Sekundärarthrose und die Femurkopfnekrose.
Bei der Reposition des Hüftkopfes kann es zu einer um 180° verdrehten Refixation des Kopffragments mit anschließender Inkongruenz und Früharthrose kommen. Freie, nicht eingeheilte Knochenfragmente, die über das Lig. capitis femoris ernährt werden, können an Größe zunehmen und zur Früharthrose mit erheblichen Schmerzen und Bewegungseinschränkungen führen.

- **Hüftkopfnekrose.** Eine Hüftkopfnekrose tritt gehäuft nach Pipkin-III-Frakturen, seltener bei Pipkin-I- und -II-Frakturen auf. Methode der Wahl zur Frühdiagnostik ist die MRT, die die Szintigraphie aufgrund der höheren Spezifität weitgehend ersetzt. In der posttraumatischen Frühphase kann die Differenzierung zwischen einem posttraumatischen und einem ischämischen Marködem problematisch sein. Signalveränderungen im MRT (Signalminderung im T1-Bild, Signalanhebung im T2-Bild), die länger als 6 Wochen nach dem Trauma andauern, und eine fehlende Kontrastmittelaufnahme sprechen für eine Ischämie bzw. Nekrose.

Die klassischen Röntgenzeichen (Crescent-sign, Sklerosierung und Deformierung der Femurkopfkalotte) sind immer schon Ausdruck fortgeschrittener, irreversibler Veränderungen. Die konventionelle Röntgendiagnostik hat deswegen nur in der Verlaufskontrolle ihre Berechtigung.

18.3.2
Schenkelhalsfrakturen

- **Häufigkeit**
Schenkelhalsfrakturen sind neben den Radiusfrakturen die häufigsten Frakturen beim älteren Menschen und eine typische Verletzung im Alter.

- **Verletzungsmechanismus**
Hauptursachen für Schenkelhals- und pertrochantere Frakturen im höheren Lebensalter sind die Osteoporose und die verminderte Fähigkeit, einen Sturz abzufangen, bei jüngeren Menschen Hochrasanztraumen (Verkehrsunfälle). Typischer Unfallmechanismus der medialen Schenkelhalsfraktur des alten Menschen ist der Sturz. Hochrasanztraumen gehen meist mit lateralen Schenkelhalsfrakturen oder pertrochanteren Frakturen einher.

> **Beachte:** Bei Verkehrsunfällen mit Oberschenkelfraktur(en) ist eine begleitende Schenkelhalsfraktur keine Seltenheit (2–5%).

- **Klassifikation**
Für die Einteilung der Schenkelhalsfrakturen sind neben der AO-Klassifikation die Klassifikationen von Pauwels und Garden gebräuchlich. Alle Klassifikationen sind therapie- und prognoseorientiert.
Die Einteilung nach Pauwels orientiert sich an dem Winkel zwischen der Frakturlinie und der Horizontalen (auf der a.-p.-Aufnahme nach Reposition) und berück-

sichtigt insbesondere die Stabilität. Je steiler die Frakturlinie verläuft, um so ungünstiger sind die Heilungsbedingungen und um so höher ist das Risiko einer Pseudarthrose und einer Femurkopfnekrose (vgl. Tabelle 18.3 und Abb. 18.10).

Für die Garden-Klassifikation der Schenkelhalsfrakturen wird die Fehlstellung des Femurkopfes auf der a.-p.-Aufnahme nach Reposition herangezogen. Die Garden-Klassifikation berücksichtigt insbesondere die Nekrosegefährdung des Hüftkopfes. Bei den Garden-Stadien I und II ist die hintere Femurhalskortikalis nicht zerstört und die Gefahr der posttraumatischen Hüftkopfnekrose gering, bei den Stadien III und IV mit Fragmentdislokation ist sie hoch (vgl. Tabelle 18.3 und Abb. 18.10).

! Beachte: Bei der Garden-Klassifikation ist streng auf eine korrekte Aufnahmetechnik in Innenrotation des Beins zu achten!

Die AO-Klassifikation untergliedert die Schenkelhalsfrakturen in mediale intrakapsuläre (B1, B3) und laterale, teils extrakapsuläre (B2) Frakturen, die entweder in Varus- oder Valgusdislokation stehen.

■ **Klinik**

Klinisch fällt die dislozierte Schenkelhalsfraktur durch eine Verkürzung und Außenrotationsfehlstellung des verletzten Beins auf, das nicht aktiv gehoben werden kann. Bei Einstauchung oder fehlender Dislokation können Patienten nach einem Sturz noch mehrere Tage auf ihrer verletzten Extremität gehen. Die Schmerzen werden manchmal eher in das Kniegelenk oder in den proximalen Oberschenkel projiziert.

■ **Röntgendiagnostik**

Die Röntgendiagnostik ist aufgrund eindeutiger Frakturzeichen in der Regel unproblematisch. Aufnahmen der betroffenen Hüfte im a.-p.- und axialen Strahlengang sind ausreichend. Bei jüngeren Patienten sollte wegen des meist schwereren Traumas

Tabelle 18.3. Einteilung der Schenkelhalsfrakturen nach Pauwels, Garden und AO

Typ	Definition/Einteilungskriterien	Anmerkungen
Pauwels 1	Winkel zwischen Bruchfläche und Horizontale <30°	
Pauwels 2	Winkel zwischen Bruchfläche und Horizontale 30–70°	Pseudarthroserisiko >30%, Nekroserisiko bis 50%
Pauwels 3	Winkel zwischen Bruchfläche und Horizontale >70°	Pseudarthroserisiko >30%, Nekroserisiko bis 50%
Garden 1	Eingestauchte Fraktur (valgisierende Abduktionsfraktur); Valgusknick der Trajektorien	
Garden 2	Fraktur ohne Dislokation; keine Abknickung der Trabekel	
Garden 3	Fraktur mit partieller Dislokation; der Femurkopf ist mit den Trajektorien im Varussinne disloziert	Hohes Nekroserisiko
Garden 4	Fraktur mit kompletter Dislokation; der Trajektorienverlauf ist unterbrochen	Hohes Nekroserisiko
AO B1	Eingestauchte subkapitale Abduktionsfrakturen	
AO B2	Abscherfrakturen des Schenkelhalses / Vertikalfrakturen	
AO B3	Dislozierte subkapitale Adduktionsfrakturen	

18 Hüftgelenk und Oberschenkel

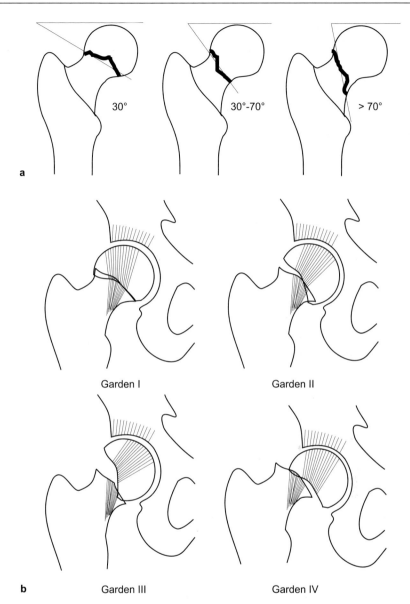

Abb. 18.10 a, b. Einteilung der Schenkelhalsfrakturen nach Pauwels und Garden. **a** Die Pauwels-Klassifikation orientiert sich an dem Neigungswinkel der Frakturlinie bezogen auf die Horizontale. Pauwels 1: Winkel <30°; Pauwels 2: Winkel 30° bis 70°; Pauwels 3: Winkel >70°. **b** Die Klassifikation nach Garden orientiert sich an dem Ausmaß der Fragmentverschiebung. Garden 1: Impaktierte (eingekeilte) subkapitale Fraktur mit Lateralabwinklung (Valgisierung) der Trabekel im Femurkopf. Garden 2: Komplette nicht verschobene Fraktur mit Medialabwinklung (Varisierung) der Trabekel im Femurkopf. Garden 3: Vollständige Fraktur mit Verschiebung; infolge einer Lateralrotation des distalen Fragments stellt sich der Femurkopf in Abduktion und Innenrotation ein; die Femurkopftrabekel sind im a.-p.-Bild nach medial abgewinkelt. Garden 4: Vollständige Fraktur mit kompletter Dislokation; durch die vollständige Trennung der Fragmente kann sich das Kopffragment korrekt zur Pfanne einstellen. Im a.-p.-Bild stimmen der Trabekelverlauf von Femurkopf und kranialem Azetabulumblock überein, während die Trabekel zwischen proximalem und distalem Fragment unterbrochen und parallel verschoben sind. (*Beachte:* Bei der Klassifikation nach Garden ist streng auf die richtige Aufnahmetechnik – Innenrotation! – zu achten)

zusätzlich eine Beckenübersichtsaufnahme zum Ausschluß weiterer Frakturen angefertigt werden.

Schwierig können die Beurteilung der Rotation des Kopffragments und der Nachweis einer nichtdislozierten Fraktur sein.

■ **Frakturversorgung**

Grundsätzlich wird heute auch beim alten Menschen (auch bei dislozierter Fraktur) eine den Femurkopf erhaltende Strategie verfolgt. Therapie der Wahl ist die Frühosteosynthese, die auch eine Druckentlastung beinhaltet (Minimierung des Risikos einer Femurkopfnekrose).

Die Implantatwahl richtet sich nach der Frakturlokalisation (Abb. 18.12). Indikationen zur primären Protheseninplantation beim älteren Patienten sind Frakturen, die geschlossen nicht einzurichten sind, und eine präexistente Arthrose.

■ **Radiologische Beurteilung der Frakturversorgung**

Aufnahmen in den Standardebenen sind für die Befundkontrolle in der Regel ausreichend.

Bei der Beurteilung der Frakturversorgung ist auf eine gute Adaptation der Fragmente und eine achsengerechte Reposition zu achten, wobei eine leichte Valgisierung erwünscht ist.

Das Kopffragment sollte in der axialen Aufnahme keine größere dorsale oder ventrale Angulation aufweisen. Bei Osteosynthesen muß auch auf Rotationsfehlstellungen des Kopffragments geachtet werden.

Dynamische Hüftschrauben wie auch andere Implantate bei kopferhaltenden Osteosynthesen liegen in der a.-p.-Projektion idealerweise nahe am Adam-Bogen, im axialen Strahlengang mit dem Schraubengewinde subchondral im dorsokaudalen Abschnitt des Kopffragments; sie sollen maximal 0,5–1 cm an den Knorpel des Hüftkopfes heranreichen. Diese Implantatlage gewährleistet den besten Halt für die Schraube bei gleichzeitiger Schonung der Gefäßversorgung einerseits und der Knorpeloberfläche in der Belastungszone andererseits.

■ **Begleitverletzungen**

Begleitverletzungen in Form von Gefäß- und Nervenläsionen kommen insbesondere bei jungen Patienten vor, da die Schenkelhalsfraktur hier meist Folge eines schweren Rasanztraumas ist.

■ **Komplikationen**

- Hüftkopfnekrose: Sie stellt die wichtigste Komplikation bei hüftkopferhaltender Therapie dar (Häufigkeit insgesamt 15–30%; vgl. Garden-Klassifikation) und kann mit relativ großer Latenz (6–36 Monate nach dem chirurgischen Eingriff) auftreten. Traumaunabhängige Hauptrisikofaktoren sind das Alter und das Zeitintervall zwischen Trauma und Versorgung (Indikation zur Früh-/Sofortoperation).
- Pseudarthrose (vgl. Pauwels-Klassifikation).
- Früharthrose: Prädisponierend sind ein sekundäres Abrutschen des Hüftkopfes in Varusfehlstellung, Rotationsfehlstellungen des Hüftkopfes, eine zu starke Verkürzung des Femurhalses und eine Penetration der Implantatspitze in den Knorpel und den Gelenkspalt.

18.3.3
Pertrochantere Femurfrakturen

■ **Häufigkeit**

Pertrochantere Frakturen sind mit etwa 40% aller proximalen Femurfrakturen gleich häufig wie die Schenkelhalsfrakturen. Wie bei den Schenkelhalsfrakturen sind vorwiegend ältere Menschen betroffen wobei das Manifestationsalter eher noch höher liegt.

■ **Verletzungsmechanismus**

Beim älteren Menschen prädisponieren eine ausgeprägte Osteoporose verbunden mit fehlender muskulärer Koordination zu dieser Fraktur, die meist durch ein direktes Trauma hervorgerufen wird.

Beim jüngeren Menschen sind pertrochantere Frakturen meist Teil von Kombinationsverletzungen im Rahmen eines Rasanztraumas („Kettenverletzungen" der unteren Extremität bei Autounfällen).

■ Klassifikation

Die Klassifikation pertrochanterer Frakturen erfolgt nach der AO, die vorwiegend morphologische Gesichtspunkte berücksichtigt (Tabelle 18.4 und Abb. 18.11).

Zu den A-3-Frakturen werden auch die besonders instabilen „reversed fractures" gezählt, die von lateral-distal nach medial-proximal verlaufen.

Da die pertrochanteren Frakturen die Blutversorgung des Femurkopfes nicht tangieren, steht für die Klassifikation die Stabilität der Fraktur im Vordergrund. Eine pertrochantere Fraktur ist stabil, wenn sie Halt sowohl im Bereich der medialen wie der lateralen Kortikalis hat, so daß der Femurschaft durch den Zug der Adduktoren nicht nach medial abgleiten kann. Die Hüftmuskulatur führt zur Varusfehlstellung des proximalen Fragments und durch den Zug der distal der Bruchlinie ansetzenden Adduktoren zur Medialdislokation des Femurschafts.

■ Röntgendiagnostik

Für eine exakte Diagnose sind konventionelle Aufnahmen in 2 Ebenen notwendig. Der Frakturnachweis ist aufgrund der praktisch immer vorhandenen Dislokation unproblematisch.

■ Frakturversorgung

Standardbehandlung ist die Osteosynthese (Abb. 18.12). Eine Ausnahme bilden

Tabelle 18.4. AO-Klassifikation der pertrochanteren Femurfrakturen

Typ	Definition/Einteilungskriterien
A1 (stabil)	Einfache pertrochantere Frakturen: mediale Kortikalis intakt, lateral intakte Knochenstruktur
A2 (instabil)	Pertrochantere Mehrfragmentfrakturen: mediale Kortikalis mehrfach frakturiert mit disloziertem Trochanter minor, laterale Kortikalis intakt
A3 (instabil)	Intertrochantere Frakturen: mediale und laterale Kortikalis gebrochen

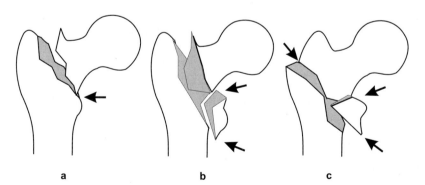

Abb. 18.11 a–c. Frakturen der Trochanterregion. a Einfache pertrochantere Fraktur: Die mediale Kortikalis ist einfach frakturiert, die laterale Kortikalis ist intakt. b Pertrochantere Mehrfragmentfraktur: Die mediale Kortikalis ist mehrfach frakturiert, die laterale Kortikalis ist intakt. c Intertrochantere Fraktur: Mediale und laterale Kortikalis sind frakturiert

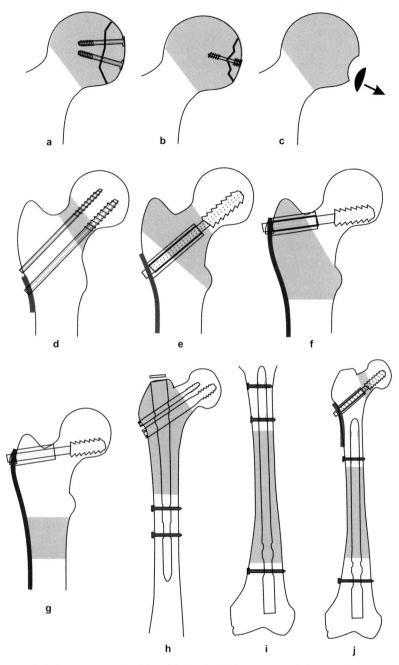

Abb. 18.12 a–f. Frakturversorgung in Abhängigkeit von der Frakturlokalisation. **a** Schraubenosteosynthese einer Hüftkopffraktur, **b** Versorgung einer Hüftkopffraktur mittels Herbert-Schraube, **c** Fragmententfernung bei Pipkin-I-Fraktur, **d** Versorgung einer Schenkelhalsfraktur mittels Schenkelhalsschrauben (DuPuy), **e** DHS bei lateraler Schenkelhalsfraktur, **f** DHS bei pertrochanterer Fraktur, **g** DCS bei subtrochanterer Fraktur, **h** PFN bei komplizierten Frakturen der per- und subtrochanteren Region, **i** UFN bei Femurschaftfrakturen, **j** UFN und DHS bei Femurkombinationsverletzung (Femurschaftfraktur mit Schenkelhalsfraktur)

lediglich die Verletzungen im Kindesalter (s. 18.5). Verwendung finden überwiegend der proximale Femurnagel (PFN) und die dynamische Hüftschraube (DHS). Der PFN eignet sich insbesondere für komplizierte und instabile Frakturen mit per- oder subtrochanterem Anteil. Die DHS wird meist mit einer 135°-Laschenplatte verschiedener Länge am proximalen Femurschaft fixiert. Je nach Situation können weitere Implantate erforderlich werden.

- Große subtrochantere Fragmente werden mit Zugschrauben oder Cerclagen fixiert. Trümmerzonen im per-, inter- und subtrochanteren Bereich werden im Sinne einer biologischen Osteosynthese achsen- und rotationsgerecht, aber ohne anatomisch exakte Reposition und ohne Deperiostierung überbrückt.
- Die Rotationsstabilität der Fragmente wird durch eine zusätzliche, proximal der DHS positionierte Großfragmentspongiosaschraube gesichert.
- Bei Absprengung des Trochanter major bzw. bei weit nach distal reichender Trümmerzone wird die DHS mit einer Abstützplatte kombiniert, um eine zu starke Medialisierung des Femurschafts zu verhindern. An dieser Abstützplatte können Trochanterfragmente durch Schrauben oder Cerclagen fixiert werden.
- Ein Repositionsverlust mit Verkürzung des Schenkelhalses und konsekutiv ungünstigerem Hebelarm kann durch die Kombination der Verschraubung mit einer Abstützplatte oder die Verwendung des PFN vermieden werden.

Dislozierte Trochanter-minor-Fragmente werden nicht anatomisch reponiert, da sie zu keiner wesentlichen Funktionseinschränkung führen.

- **Radiologische Beurteilung der Frakturversorgung**

Dynamische Hüftschrauben sollen nahe am Adam-Bogen liegen und im axialen Strahlengang mit dem Schraubengewinde im dorsokaudalen Kopfanteil subchondral fixiert sein, also maximal 0,5–1 cm an den Gelenkknorpel heranreichen (TAD = tip apex distance <1 cm). Hier ist die Irritation der Gefäßversorgung im Femurkopf am geringsten, der Halt der Schraube am besten und die Distanz zur Knorpeloberfläche in der Belastungszone am größten. Gleiches gilt für andere in den Femurkopf eingebrachte Schrauben.

> **Beachte:** Unmittelbar nach Mobilisation ist immer eine Röntgenkontrolle erforderlich.

- **Komplikationen**

Komplikationen (z.B. Schraubenausbruch) sind bei regelrechter Versorgung ausgesprochen selten. Pseudarthrosen kommen in weniger als 3% der Fälle vor.

18.4 Femurschaftfrakturen

18.4.1 Subtrochantere Femurfrakturen

- **Definition**

Als subtrochanteres Femursegment wird der Bereich zwischen dem Trochanter minor und dem Übergang vom proximalen zum mittleren Schaftdrittel bezeichnet. Beim Erwachsenen entspricht dies einem etwa 5 cm langen Segment unterhalb des Trochanter minor (vgl. Abb. 18.4).

- **Häufigkeit**

10–15% aller hüftgelenknahen Frakturen.

- **Verletzungsmechanismus**

Subtrochantere Femurfrakturen treten bevorzugt im höheren Lebensalter bei vorbestehender Osteoporose auf, oft mit Beteiligung der Trochanterregion. Häufigste Unfallursache ist ein Sturz. Subtrochantere Frakturen bei jüngeren Patienten setzen

Hochrasanztraumen voraus (Verkehrsunfälle, Sturz aus größerer Höhe).

- **Klassifikation**

Die Klassifikation erfolgt nach der AO. Danach werden Typ-A-Frakturen (einfache Spiral-, Schräg- und Querbrüche), Typ-B-Frakturen (mit Biegungskeil) und Typ-C-Frakturen (komplexe Frakturtypen mit Segment- oder Trümmerzone) unterschieden.

> **Beachte:** Subtrochantere Frakturen sind problematisch, da dieser Skelettabschnitt hohen mechanischen Belastungen unterliegt. Neben rein axialen Kräften treten erhebliche Kompressionskräfte an der medialen und Zugkräfte an der lateralen Kortikalis auf. Es gibt kein optimales Implantat für die Frakturversorgung. Die subtrochanteren Frakturen neigen deswegen zu Heilungsstörungen.

- **Röntgendiagnostik**

Der Nachweis und die Klassifikation subtrochanterer Frakturen erfolgen anhand der Standardaufnahmen des Oberschenkels mit angrenzendem Hüftgelenk in 2 Ebenen. Bei jugendlichem Patienten oder schwerem Trauma ist die Diagnostik in Abhängigkeit vom klinischen Untersuchungsbefund durch weitere Aufnahmen zu ergänzen.

- **Frakturversorgung**

Standardbehandlung ist wie bei den proximalen Femurfrakturen die Frühosteosynthese. Ziel der Osteosynthese ist die Wiederherstellung der Länge und der Achse des Femurs und die Beseitigung von Rotationsfehlern. Dabei wird auf die anatomisch korrekte Reposition der einzelnen Fragmente verzichtet, da dies oft nur über eine periostale Denudierung der Fragmente mit konsekutiven Frakturheilungsstörungen zu erreichen ist. Die Osteosynthese kann mit extramedullären oder intramedullären Implantaten vorgenommen werden (vgl. Abb. 18.12).

- **Extramedulläre Implantate.** Standardimplantat ist die dynamische Kondylenschraube (DCS). Sie ist leichter zu implantieren als die Kondylenplatte, weist eine größere axiale Steifigkeit auf und ist dadurch auch für Frakturen geeignet, die in das Trochantermassiv einstrahlen. Sie kann in MIPO-Technik eingebracht werden.

- **Intramedulläre Implantate.** Intramedulläre Implantate (PFN, Gamma-Nagel) erlauben die postoperative Vollbelastung. Die gedeckte Operationstechnik minimiert das Weichteiltrauma und vermeidet mehr noch als die „biologische" Plattenosteosynthese die Denudierung der Fragmente. Eine distale Verriegelung gewährleistet Rotationsstabilität und verhindert eine Verkürzung der Fraktur.

- **Radiologische Beurteilung der Frakturversorgung**

Konventionelle Aufnahmen in 2 Ebenen müssen die Implantate vollständig abbilden, um Frakturen am distalen Implantatende zu erfassen. Postoperativ ist auf eine achsengerechte Stellung der Fraktur zu achten.

- **Komplikationen**

Wichtigste Komplikation der instabilen subtrochanteren Fraktur ist die Medialisierung des Femurschafts durch die distal der Fraktur ansetzenden Adduktoren. Dabei kann es bei Plattenosteosynthesen wie bei der DHS zu Implantatbrüchen kommen. Weitere Komplikationen sind Beinverkürzungen und Drehfehler.

18.4.2
Diaphysenfrakturen

- **Verletzungsmechanismus**

Der Femurschaft ist durch kräftige Muskelmassen geschützt. Isolierte Frakturen sind deswegen selten und immer Folge starker, überwiegend direkter Gewalteinwirkungen.

- **Klassifikation**
Die Klassifikation der Femurschaftfrakturen folgt den allgemeinen Prinzipien der AO-Klassifikation.

- **Röntgendiagnostik**
Die initiale Diagnostik umfaßt konventionelle Röntgenaufnahmen des Oberschenkels in 2 Ebenen, wobei Knie- und Hüftgelenk mit abgebildet sein müssen. Um Begleitverletzungen auszuschließen, sollte zusätzlich eine Beckenübersichtsaufnahme angefertigt werden. Vor einer Marknagelung wird vor allem bei ausgedehnten Trümmerfrakturen die Nagellänge an Vergleichsaufnahmen des gesunden Beins gemessen, um Beilängendifferenzen zu vermeiden.

- **Frakturversorgung**
Standardvorgehen ist die Marknagelung nach geschlossener oder offener Reposition, wobei in zunehmendem Maße auf eine retrograde Nagelung übergegangen wird. Dies gilt auch für offene Frakturen. Die externe Fixation wird bei kontaminierten Frakturen (z.B. bei Unfällen in der Landwirtschaft) sowie bei Frakturen mit schwieriger Gelenkrekonstruktion als temporäre Maßnahme durchgeführt. In der Regel muß mit 3 und mehr Monaten bis zur Vollbelastung der Extremität gerechnet werden. Auch bei unkompliziertem Verlauf ist die Frakturheilung frühestens nach 2 Jahren abgeschlossen.

- **Radiologische Beurteilung der Frakturversorgung**
Zur radiologischen Kontrolle nach operativer Versorgung und im Rahmen der Nachsorge sind die typischen Aufnahmen in 2 Ebenen ausreichend. Dabei müssen die Implantatenden vollständig abgebildet werden. Bei Marknägeln sollte das proximale Ende den Trochanter major nicht überragen. Schrauben (insbesondere die distalen Verriegelungsbolzen bei Marknägeln) und Platten sollten in einer der beiden Ebenen exakt seitlich dargestellt sein.

Zu achten ist auf achsengerechte Stellung der Hauptfragmente. Keilfragmente werden bei Marknagelungen nicht reponiert und nur selten mit einer Schraube fixiert.

- **Begleitverletzungen**
Femurschaftfrakturen sind in 2–5 % der Fälle mit einer ipsilateralen Schenkelhalsfraktur assoziiert. In 10 % der Fälle liegt eine Knieinstabilität vor. Ursache sind meist Rasanztraumen im Straßenverkehr. Die besondere Bedeutung der Kombinationsverletzungen liegt darin, daß die proximale Femurfraktur bei Vorliegen der klinisch dominierenden Schaftfraktur erst mit einer Latenz erkannt wird und daß die operative Versorgung dieser Kombinationsfrakturen technisch anspruchsvoll ist. Daher gilt die Regel, daß bei Frakturen einer Extremität alle Nachbargelenke radiologisch abzubilden sind.

Frakturversorgung: Standardverfahren sind die DHS-Osteosynthese und die retrograde Femurnagelung. Letztere bietet sich insbesondere bei distalen Frakturen und bei Serienverletzungen mit Beteiligung des Kniegelenks an. Ganz generell besteht bei der Versorgung von Femurschaftfrakturen eine Tendenz zur retrograden Nagelung.

- **Komplikationen**
Die größte Rolle spielen Korrekturdefizite, sei es in Form von Beinlängendifferenzen, Achsenfehlstellungen oder Drehfehlern. Signifikante Beinlängendifferenzen (>2 cm) und Rotationsfehler (>20°) kommen bei Femurschaftfrakturen in bis zu 5 % der Fälle vor.

18.5
Besonderheiten im Kindesalter

18.5.1
Luxationen

Hüftluxationen im Kindesalter sind selten. Sie machen nur etwa 4–10% der traumatischen Luxationen großer Gelenke im Kindesalter aus. Die hintere Luxation ist 7- bis 10mal häufiger als die vordere. Da der Kapsel-Band-Apparat elastischer als beim Erwachsenen ist, können beim Kind vergleichsweise weniger schwere Traumen zur Luxation führen. Die Behandlung erfolgt konservativ. Mögliche Komplikationen sind die posttraumatische Hüftkopfnekrose (10%) und ein vorzeitiger Epiphysenfugenschluß.

18.5.2
Proximale Femurfrakturen

■ **Häufigkeit und Verletzungsmechanismus**
Schenkelhalsfrakturen im Kindesalter sind sehr selten (<1% der Verletzungen der unteren Extremität). Aufgrund der Festigkeit der Schenkelhalsspongiosa im Wachstumsalter sind für eine Fraktur starke Kräfte notwendig. 85% der Frakturen sind deswegen Folge von Hochrasanztraumen, wobei in 2 Dritteln der Fälle Mehrfachverletzungen vorliegen.

Liegt keine adäquate Traumaanamnese vor, so muß an eine Kindesmißhandlung gedacht werden.

■ **Klassifikation**
Schenkelhalsfrakturen beim Kind werden nach Delbet und Colonna in 4 Grundtypen eingeteilt (vgl. Abb. 18.13):

Typ I: traumatische Epiphysiolyse (selten),
Typ II: transzervikale Fraktur (häufigste Frakturform, 46%),
Typ III: zervikotrochantere Fraktur (zweithäufigste Frakturform, 34%),
Typ IV: intertrochantere Fraktur (12%).

Die gesonderte Klassifikation hat ihre Berechtigung wegen der besonderen Durchblutungsverhältnisse des Femurkopfes im Kindesalter und der noch offenen Wachstumsfugen. Die Blutversorgung des proximalen Femurs erfolgt über einen extra- und intrakapsulären Anastomosenring, der bis zum 4. Lebensjahr aus aufsteigenden Ästen der medialen und lateralen A. circumflexa femoris versorgt wird. Zwischen dem 4. und 8. Lebensjahr erfolgt die Versorgung vorzugsweise durch die A. circumflexa femoris medialis, danach über die A. circumflexa femoris lateralis.

■ **Röntgendiagnostik**
Die Diagnostik der Schenkelhalsfraktur im Kindesalter stützt sich neben der Klinik auf die Sonographie und die konventionelle Diagnostik mit Beckenübersicht und axialer Hüftgelenkaufnahme. Bei unklarem Befund ist u. U. eine weiterführende Diagnostik erforderlich (CT, MRT, Szintigraphie).

> ! **Beachte:** Die traumatische Epiphysiolyse ist bei fehlender Dislokation leicht zu übersehen.

■ **Frakturversorgung**
Typ-I-Frakturen werden operativ versorgt. Lediglich bei Kindern unter 2 Jahren ist eine konservative Behandlung im Becken-Bein-Gips gerechtfertigt. Typ-II- und Typ-III-Frakturen werden bei Kindern unter 6 Jahren immer operativ mit einer inneren Schienung versorgt; dislozierte Frakturen erfordern die offene Reposition und Stabilisierung. Typ-IV-Frakturen ohne Dislokation werden bei Kindern unter 6 Jahren im Becken-Bein-Gips konservativ behandelt, dislozierte und nicht reponierbare Frakturen operativ.

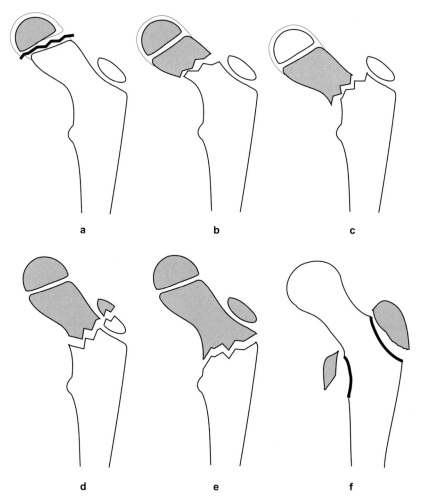

Abb. 18.13a–f. Frakturen im Kindesalter. **a** Traumatische Epiphysenlösung, **b** transzervikale Schenkelhalsfraktur, **c** zervikobasale Schenkelhalsfraktur, **d** pertrochantere Femurfraktur, **e** intertrochantere Femurfraktur, **f** Abrißfraktur des Trochanter major bzw. minor mit typischer Dislokation durch den Zug des M. gluteus medius bzw. des M. iliopsoas

Mögliche Implantate bei kindlichen Hüftkopffrakturen sind Kirschner-Drähte (bei Kindern unter 3 Jahren) und kanülierte Schrauben (bei älteren Kindern). Traumatische Epiphysenlösungen (Typ I) werden bis zum 10. Lebensjahr mit einer K-Draht-Osteosynthese versorgt. Prinzipiell hat bei der operativen Versorgung die Stabilität der Fraktur Vorrang gegenüber der Schonung der Epiphysenfuge. Das gilt vor allem für Typ-II-Verletzungen.

Die Implantatentfernung erfolgt bei Kirschner-Drähten frühzeitig, bei kanülierten Schrauben nach ca. 12 Monaten.

■ Radiologische Beurteilung der Frakturversorgung

Kontrollen erfolgen postoperativ, nach Abschluß der Konsolidierung (4–6 Wochen), sowie nach 1 und 2 Jahren.

> **Beachte:** Nach Vollbelastung sowie spätestens nach einem Jahr sollte zum Ausschluß einer Kopfnekrose auch eine MRT-Untersuchung durchgeführt werden.

■ **Komplikationen**

Komplikationen sind relativ häufig (60%). Das Risiko hängt vom Frakturtyp und vom Ausmaß der primären Dislokation ab. Neben der Femurkopfnekrose (31%), der Coxa vara (19%) und dem vorzeitigen Schluß der Epiphysenfugen (28%) ist die Pseudarthrose (7%) eine der selteneren Komplikationen. Die Coxa vara ist eine präarthrotische Deformität.

Die Auswirkungen einer Epiphysenverletzung hingegen sind relativ gering, da die proximale Femurephiphyse nur zu 13% am Beinlängenwachstum beteiligt ist.

18.5.3
Femurschaftfrakturen

Die seltenen subtrochanteren und diaphysären Femurfrakturen nehmen aufgrund der dislozierenden Muskelkräfte eine Sonderstellung ein. Als subtrochantäre Region gelten beim Kind das proximale Viertel des Femurschafts oder die ersten 3 cm distal des Trochanter minor. Den Femurfrakturen des Kindesalters liegt meist ein Rasanztrauma (Straßenverkehr) zugrunde.

■ **Röntgendiagnostik**

> **Beachte:** Bei stark dislozierten Frakturen ist nur die Aufnahme in einer Ebene erforderlich.

■ **Frakturversorgung**

Die Frakturversorgung erfolgt typischerweise durch intramedulläre Schienung mittels Markdrähten oder Marknagel, bei subtrochanteren Frakturen auch durch Winkelplatten.

> **Beachte:**
> - Achsabweichungen müssen ab einem Winkel von 10° ausgeglichen werden, da sie nicht remodelliert werden.
> - Rotationsfehler können bis zu einem Winkel von 20°, Parallelverschiebungen bis zu halber Schaftbreite toleriert werden.
> - Als Rotationsfehler gelten nur persistierende Antetorsionsdifferenzen >20° im Vergleich zur Gegenseite. Die Abschätzung von Rotationsfehlern erfolgt klinisch, nicht radiologisch.

■ **Komplikationen**

Hauptkomplikationen sind Varus- oder Valgusfehlstellungen, die durch Remodellierung während des Wachstums nur unzureichend ausgeglichen werden. Ähnliches gilt für Rotationsfehler. Verkürzungen werden bis zu einer Länge von 10 mm durch das überschießende Längenwachstum des frakturierten Oberschenkels kompensiert (Epiphysenfugen-Stimulation).

Störungen des Beinlängenwachstums können ein nicht unerhebliches Problem darstellen. Sie hängen insbesondere von den Remodellierungsreizen bei stärkeren Achsabweichungen ober bei verspäteter Reposition/Manipulation ab (nach dem 5. Tag).

19 Kniegelenk und Unterschenkelschaft

A. Koehler, M. Galanski

19.1	Allgemeine Grundlagen	306
19.1.1	Anatomie	306
19.1.2	Radiologische Untersuchungstechnik	306
19.1.3	Röntgenanatomie und Bildanalyse	310
19.2	Distale Femurfrakturen	317
19.3	Proximale Unterschenkelfrakturen	320
19.3.1	Tibiakopffrakturen	320
19.3.2	Proximale Fibulafrakturen	325
19.4	Patellafrakturen	325
19.5	Kniegelenkluxationen	326
19.6	Knorpel- und Bandverletzungen	327
19.6.1	Osteochondrale Frakturen	327
19.6.2	Meniskusverletzungen	330
19.6.3	Bandverletzungen	331
19.7	Unterschenkelschaftfrakturen	335
19.7.1	Tibiaschaftfrakturen	336
19.7.2	Fibulaschaftfrakturen	337
19.8	Besonderheiten des Kindesalters	338

ABKÜRZUNGEN

DCS dynamische Kondylenschraube
GCN Genu cephalic nail
Liss less invasive stabilization system
OSG oberes Sprunggelenk
RI Rotationsinstabilität
UTN Unreamed tibia nail
(solider, nicht aufgebohrter Tibiamarknagel)

19.1
Allgemeine Grundlagen

Frakturen im Bereich des Kniegelenks, insbesondere des distalen Femurs, sind mit Ausnahme von Abrißfrakturen im Rahmen von Bandverletzungen und abgesehen von Patellafrakturen immer an eine starke Gewalteinwirkung gebunden. Sie ereignen sich am häufigsten als direkte Traumafolgen bei Verkehrsunfällen oder bei Sturz aus großer Höhe oder als indirekte Traumafolgen bei Gewalteinwirkung auf das gebeugte Knie (z. B. bei Verschüttungen).

Intraartikuläre Frakturen sind bei älteren Erwachsenen relativ häufiger. Kinder erleiden selten intraartikuläre Frakturen; eine entsprechende Gewalteinwirkung führt bei ihnen zu Epiphysenverletzungen (Femur häufiger als Tibia). Nicht verkehrsbedingte Alltagstraumen führen zu Meniskus- und Ligamentverletzungen.

19.1.1
Anatomie (Abb. 19.1)

Das Kniegelenk, gebildet aus Femur, Tibia und Patella, setzt sich aus dem Femorotibial- und dem Femoropatellargelenk zusammen. Es ist das größte Gelenk des Körpers und der Funktion nach ein Scharnierdrehgelenk. Das Fibulaköpfchen ist nicht an der Gelenkbildung beteiligt, sondern bildet mit der Facies articularis fibularis der Tibia eine Diarthrose, die Articulatio tibiofibularis. Femur und Tibia artikulieren über jeweis 2 Gelenkflächen miteinander, die über weite Bereiche inkongruent sind. Die Krümmung der Femurkondylen ist ungleichmäßig, ventral geringer, dorsal stärker. Die Gelenkfläche des medialen Kondylus ist länger, die des lateralen breiter. Ventral stehen die kondylären Gelenkflächen über das femoropatellare Gleitlager miteinander in Verbindung, dorsal sind sie durch die Fossa intercondylaris getrennt. Die Gelenkfläche des Tibiaplateaus ist medial flach konkav, lateral in sagittaler Richtung leicht konvex ausgeformt; die Konvexität wird noch durch den zentral stärkeren Knorpelbelag betont.

Zwischen den korrespondierenden Gelenkflächen liegen die Menisken. Sie gleichen die Gelenkflächeninkongruenzen weitgehend aus, vergrößern die Gelenkfläche zwischen Femur und Tibia und übernehmen dabei etwa 1 Drittel der insgesamt übertragenen Last (zusätzliche Angaben zur Anatomie der Menisken und des Kapsel-Band-Apparats finden sich unter 19.6.2 und 19.6.3). Der Tibiakopf ist gegenüber dem Schaft leicht nach dorsal versetzt (Retroposition). Das Tibiakopfplateau fällt leicht nach dorsal ab (10 – 15° Retroversion).

Die Patella als größtes Sesambein des menschlichen Körpers trägt durch ihre Konfiguration zur Seitenstabilisierung der Quadrizepssehne bei und mindert einerseits durch die Gelenkbildung zum Femur die Reibungskräfte zwischen Sehne und Femur, andererseits verbessert sie den Hebelarm. Die Fibula dient im wesentlichen als Muskelursprung und als Stabilisator des oberen Sprunggelenks. Das proximale Tibiofibulargelenk wird durch das anteriore und posteriore tibiofibulare Ligament verstärkt, das vom Fibulakopf zur Vorderfläche des lateralen Tibiakondylus bzw. zur Tibiaoberfläche zieht. An der Fibulaspitze setzen das fibulare Kollateralband und die Sehne des M. biceps femoris an.

19.1.2
Radiologische Untersuchungstechnik

Standard- und Spezialprojektionen

- Standardprojektionen für das Kniegelenk sind:
- a.-p.-Projektion,
  - laterale Projektion in mediolateralem Strahlengang,
  - Patella-Axialaufnahme als 2. Ebene für die Patella und das Femoropatellargelenk.

19 Kniegelenk und Unterschenkelschaft

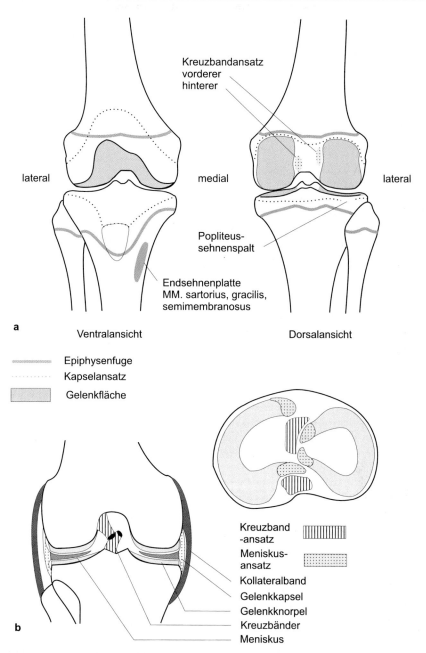

Abb. 19.1 a, b. Anatomie des Kniegelenks. **a** Epiphysenfugen und Kapselansatz. **b** Kapsel-Band-Apparat und Menisken: Der mediale Meniskus ist durchgehend an der Kapsel fixiert, der laterale dorsal durch die Popliteussehne abschnittsweise von der Kapsel getrennt. Der mediale Meniskus ist dorsal breiter als ventral; der laterale Meniskus ist gleichmäßiger und mehr zirkulär konfiguriert als der mediale

- Spezialprojektionen sind:
  - 45°-Schrägprojektionen zur besseren Beurteilung des Tibiakopfes und der proximalen Fibula,
  - Frik-Aufnahme (Tunnelaufnahme, „notch view") für die Fossa/Eminentia intercondylaris,
  - Patella-Défilé-Aufnahmen für das Femoropatellargelenk.

> **Beachte:** Streßaufnahmen (gehaltene Aufnahmen) zur Diagnose von Bandverletzungen sind nicht indiziert. Die Diagnose basiert ausschließlich auf der klinischen Untersuchung!

◆ **a.-p.-Projektion**

Die Sagittalaufnahme wird in Rückenlage des Patienten mit vertikalem Strahlengang angefertigt, oder – um die Retroversion der Tibiakopfgelenkfläche auszugleichen und damit eine tangentiale Projektion dieser Gelenkfläche zu erzielen – mit um etwa 10° kaudalwärts angulierter Röhre (der gleiche Effekt kann bei vertikalem Strahlengang dadurch erreicht werden, daß das Knie nicht ganz gestreckt aufliegt, sondern leicht unterpolstert wird).

◆ **Laterale Projektion**

Sie wird in mediolateralen Strahlengang bei um 30° gebeugtem Kniegelenk angefertigt, das mit der Außenseite aufliegt (das Hüftgelenk ist ebenfalls gebeugt). Zur besseren Übereinanderprojektion der Femurkondylen kann die Röhre um 5° nach kranial gekippt werden.

◆ **Patellaaufnahme**

Die axiale Standardaufnahme der Patella wird am günstigsten in der Technik nach Knutsson angefertigt; der Patient befindet sich in Rückenlage und hält das Knie etwa 40° gebeugt. Die Patella wird bei nahezu horizontalem kraniokaudalen Strahlengang axial auf die Kassette projiziert (Abb. 19.2). Die Défilé-Aufnahmen der Patella in 30°, 60° und 90° Beugung sind speziellen Fragestellungen vorbehalten. Ihre Wertigkeit ist wegen der Ungenauigkeit der Meßwerte umstritten; eine exaktere Beurteilung des Femoropatellargelenks auch bei geringerer Beugung erlaubt die Computertomographie.

◆ **Schrägprojektionen**

Sie werden in einem Winkel von jeweils 45° zur Sagittalebene angefertigt und sind insbesondere bei Tibiakopffrakturen zur besseren Abschätzung der Gelenkflächenverhältnisse hilfreich, darüber hinaus auch bei Verdacht auf eine Tibiakopfbeteiligung bei Unterschenkelschaftfrakturen.

◆ **Frik-Aufnahme**

Für die Tunnelaufnahme findet eine Sattelkassette Anwendung, die bei etwa 45° Beugung unter das unterpolsterte Kniegelenk in die Kniekehle gelegt wird. Der Zentralstrahl verläuft senkrecht zur Unterschenkelachse (ca. 50° kranial anguliert) auf den unteren Patellapol (Abb. 19.2).

Zusatzdiagnostik (Tabelle 19.1)

◆ **Computertomographie**

Diagnostische Methode der Wahl zur Operationsplanung bei komplizierten Gelenkfrakturen (insbesondere Tibiakopffrakturen) ist heute die Spiralcomputertomographie. Durch die Möglichkeit der interaktiven Sekundärreformation und der 3D-Darstellung bietet sie gegenüber der traditionellen Verwischungstomographie eindeutige Vorteile. Bewährte Scanparameter sind Schichtdicken von 3 mm bei einem Tischvorschub von 5 mm und einem Rekonstruktionsintervall von 2 mm für die 3D-Darstellung.

19 Kniegelenk und Unterschenkelschaft

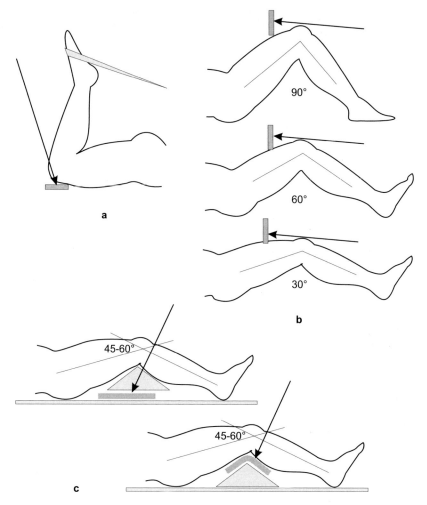

Abb. 19.2a–c. Röntgenaufnahmetechnik. **a** Axiale Patellaaufnahme, **b** Patella-Défilé-Aufnahmen, **c** Frik-Aufnahme

◆ **Magnetresonanztomographie**

Die MRT ist das Verfahren der Wahl für die nichtinvasive Darstellung der nichtossären Gelenkanteile, insbesondere des Gelenkknorpels, der Menisken und der Kreuzbänder. Der hyaline Gelenkflächenknorpel stellt sich signalreich, der Faserknorpel der Menisken signalarm dar. Zur Basisuntersuchung gehören sagittale und koronale Schnitte bei einer Schichtdicke unter 5 mm, die das ganze Gelenk beinhalten. Das hintere Kreuzband kommt im Sagittalschnitt gut zur Abbildung; für das vordere Kreuzband ist eine leichte Außenrotation (10–15°) oder eine entsprechende schräg-sagittale Schnittebene vorteilhaft. Die Kollateralbänder sind in koronaler Projektion am besten zu beurteilen.

Zur Meniskus- und Knorpeldarstellung sind Schichten von ≤1 mm erforderlich. Für die Knorpeldiagnostik sind T1-gewichtete 3D-GRE-Sequenzen mit Fettsuppression (ggf. auch T2-gewichtete TSE-Sequenzen),

Tabelle 19.1. Radiologische Zusatzdiagnostik bei Verletzungen des Kniegelenks

Zusatzdiagnostik	Indikation
Schrägaufnahmen	Femurkondylenfrakturen Tibiakopffrakturen
Tunnelaufnahme (Frik-Aufnahme)	Kreuzbandruptur (bei Kindern, Knochenausriß) Freier Gelenkkörper Verletzung der dorsalen Femurgelenkflächen
Patella tangential (Patella-Défilé-Aufn.)	Patellafrakturen Beurteilung des femoropatellaren Gleitlagers
CT/Tomographie	Femurkondylenfrakturen Tibiakopffrakturen Freier Gelenkkörper
MRT	Bandverletzungen Meniskusverletzungen Knorpeldefekt
Sonographie	Verdacht auf Gelenkerguß Kollateralbandverletzung Hintere Kreuzbandverletzung (Meniskusverletzung)

für die Meniskusdiagnostik protonengewichtete Sequenzen gegeignet. Knochenkontusionen und Knochenmarködeme kommen am besten im fettunterdrückten T2-gewichteten Bild zur Darstellung. Die Treffsicherheit der MRT beim Nachweis von Meniskusläsionen und Kreuzbandverletzungen liegt bei 90 %.

◆ **Sonographie**

Der Sonographie problemlos zugänglich sind die Quadrizeps-, die Patellarsehne und mit Einschränkungen die Kollateralbänder (indirekte Verletzungszeichen durch Aufklappbarkeit bei der dynamischen Untersuchung). Eingeschränkt darstellbar sind auch Knorpeldefekte im Bereich des femoropatellaren Gleitlagers (dabei muß die Patella mobilisiert werden), Meniskusläsionen im medialen Abschnitt und hintere Kreuzbandläsionen.

Die Diagnostik setzt allerdings eine entsprechende Erfahrung voraus. Die in der Literatur mitgeteilten teilweise guten Resultate bestätigen sich im klinischen Alltag nicht.

◆ **Arthrographie**

Für die Arthrographie gibt es heute keine Standardindikationen mehr.

19.1.3
Röntgenanatomie und Bildanalyse

Die normale Röntgenanatomie des Kniegelenks einschließlich Normvarianten ist in den Abbildungen 19.3 – 19.5, die für die

Abb. 19.3 a – f. Röntgenanatomie. **a, b** Röntgenanatomie in a.-p.- und lateraler Projektion. **c, d** Abgrenzung der Fossa intercondylaris und Besonderheiten der Frik-Projektion. **e, f** Röntgenanatomie und Beurteilungskriterien des Femoropatellargelenks in axialer Projektion: Die Patellavorderfläche liegt normalerweise parallel zur Epikondylenachse und bleibt dies auch bei verschiedenen Beugungsgraden; der Sulkuswinkel beträgt normalerweise etwa 142°; die Verbindungslinie zwischen dem Gelenkflächenfirst der Patella und dem tiefsten Punkt des Sulcus trochlearis soll annähernd der Winkelhalbierenden der Sulkustangenten entsprechen (**e**). Auf der axialen bzw. tangentialen Patellaaufnahme bildet die an die Sulkusränder angelegte Tangente mit der an die laterale Patellagelenkfacette angelegten Tangenten einen nach lateral offenen Winkel (lateraler patellofemoraler Winkel); eine Parallelität der Tangenten oder ein medial offener Winkel zeigen eine Subluxationsstellung an; die laterale Patellaverschiebung wird in Relation zum medialen Rand des Sulcus trochlearis bestimmt (**f**)

19 Kniegelenk und Unterschenkelschaft

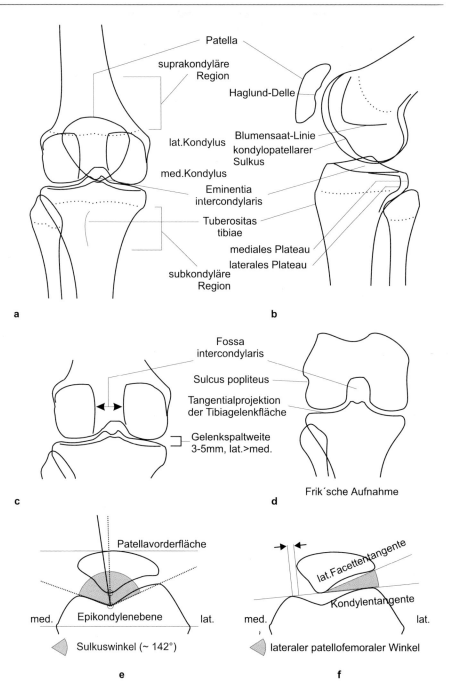

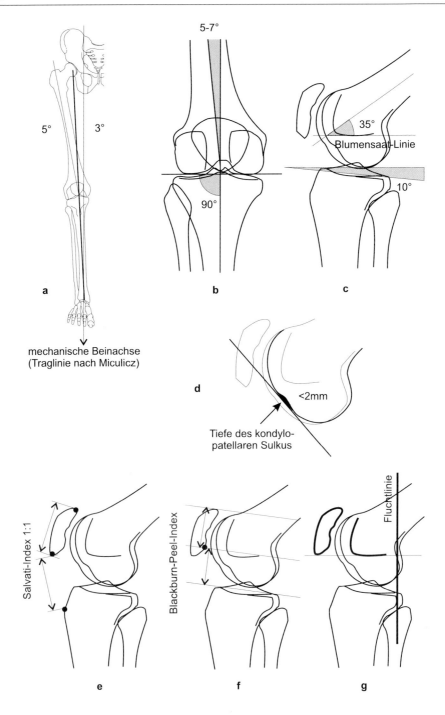

mechanische Beinachse
(Traglinie nach Miculicz)

Tiefe des kondylo-
patellaren Sulkus

Salvati-Index 1:1

Blackburn-Peel-Index

Fluchtlinie

Blumensaat-Linie

Röntgenbildanalyse wichtigsten Zielregionen und Zielstrukturen sind in Abb. 19.6 wiedergegeben.

Das Kniegelenk weist physiologischerweise eine leichte Valgusstellung von 7–9° auf. Die genauen Achsenverhältnisse sind nur auf langformatigen Aufnahmen zu beurteilen. Die mechanische Beinachse (Traglinie nach Miculicz) zwischen Femurkopf und Sprunggelenk verläuft im Normalfall durch die Kniegelenkmitte. Die Tibia verläuft dabei in der mechanischen Beinachse, die Femurdiaphyse bildet mit der mechanischen Beinachse einen nach lateral kranial offenen Winkel von 5–7°. Die Transversalebene des Kniegelenks (Tangente an die Femurkondylen) steht senkrecht zur mechanischen Beinachse und zum Tibiaschaft (Abb. 19.4).

◆ **Sagittale Aufnahme**

Im Sagittalbild lassen sich die Femurkondylen, der Gelenkspalt und der Tibiakopf gut abgrenzen. Allerdings wird die Tibiakopfgelenkfläche wegen der leichten Retroversion nicht tangential projiziert, was zur Folge hat, daß dorsale Impressionen überschätzt, ventrale unterschätzt werden. Die Weite des femorotibialen Gelenkspaltes beträgt normalerweise 3–5 mm. Der laterale Gelenkspalt stellt sich wegen der leichten Konvexität der lateralen Tibiakopfgelenkfläche und des zentral kräftigeren Knorpels regelmäßig etwas weiter dar als der mediale. Eine sichere Beurteilung der Gelenkspaltbreite und der Achsenverhältnisse ist auf Aufnahmen, die im Liegen angefertigt wurden, nicht möglich; dies sollte bei der Beurteilung unter orthopädischen Gesichtspunkten immer berücksichtigt werden.

Die Patella wird durch den Femur überlagert und ist kaum abgrenzbar, das Femoropatellargelenk ist nicht einsehbar. Die Fossa intercondylaris und die Eminentia intercondylaris sind auf der Sagittalaufnahme in Standardprojektion nicht, auf der sog. Tunnelaufnahme (Frik-Aufnahme, „notch view") hingegen gut zu beurteilen. Die distale Femurepiphysenfuge liegt in Höhe des oberen Patellapols bzw. des Tuberculum adductorium.

◆ **Laterale Aufnahme**

Im Seitbild kommen die (dorsal stärker als ventral gekrümmten) Femurkondylen auch bei guter Einstellung nicht zur Deckung, da sie unterschiedlich groß sind (medialer größer als lateraler). Die Differenzierung der Femurkondylen ist anhand der Form (der laterale Femurkondylus ist flacher als der mediale) und an der Lage des kondylopatellaren Sulkus möglich, einer flachen Einkerbung, die die Kondylenge-

---

Abb. 19.4 a–g. Röntgenometrie. a, b Achsenverhältnisse: Die Verbindungslinie zwischen dem Zentrum des Femurkopfes und der Mitte des Tibiaplafonds (mechanische Beinachse nach Miculicz) verläuft normalerweise durch die Kniegelenkmitte und steht senkrecht auf der Kniegelenkebene; die Längsachse des Femur ist gegenüber der Unterschenkelachse um 5–7° nach lateral geneigt. **c** Das Tibiaplateau fällt nach dorsal um etwa 10° ab; die Tangente an die Blumensaat-Linie bildet mit der Femurlängsachse einen Winkel von etwa 35°. **d** Die Tiefe des kondylopatellaren Sulkus soll 1,5 mm nicht überschreiten. **e–g** Beurteilungskriterien der Patellaposition: **e** Die Relation zwischen Patellahöhe (Vertikaldurchmesser) und Länge des Lig. patellae (Insall-Salvati-Index) liegt um 1 (0,8–1,2); **f** der Blackburne-Peel-Index gibt das Verhältnis von der Länge der Patellagelenkfläche zum Abstand zwischen dem unteren Pol der Patellagelenkfläche und der Tibiaplateaulinie an (normal 1:1); **g** die Patellaspitze tangiert bei Beugung von 90° die verlängerte Blumensaat-Linie; die dorsale Fluchtlinie darf keine Versetzung nach ventral oder dorsal erfahren, andernfalls ist von einer Instabilität auszugehen. (*Beachte:* Die Röntgenometrie und Beurteilung des Femoropatellargelenks anhand von Projektionsaufnahmen ist problematisch wegen der Ungenauigkeiten bei der Einstellung der Aufnahmen sowie bei der Definition der Meßpunkte und wegen der Tatsache, daß eine Darstellung bei geringem Beugungsgrad (<30°) nicht gelingt. Bessere Voraussetzungen bietet hier die Computertomographie.)

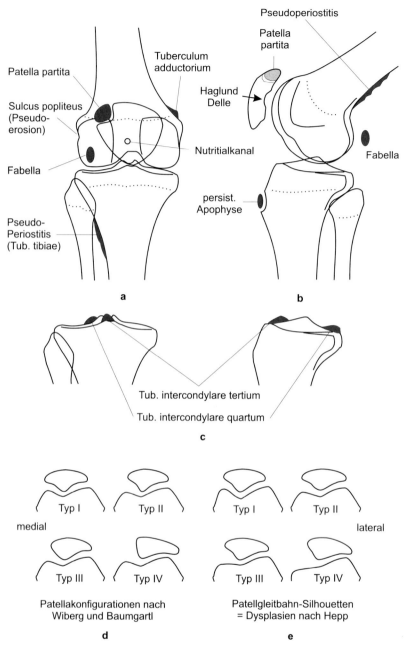

Abb. 19.5 a–e. Normvarianten und Täuschungsmöglichkeiten. **a–c** Häufigste Normvarianten im Kniegelenkbereich; von diesen können die Formen der Patella partita am ehesten eine Fraktur vortäuschen. **d** Patellakonfigurationen nach Wiberg und Baumgartl: Die Typisierung, die sich an der Länge und Krümmung der medialen Patellafacette orientiert, hat sich in der Praxis als wenig brauchbar erwiesen, da sie weder mit der Luxationsneigung noch mit der Chondromalazie streng korrelliert ist. **e** Ausformung der Patellagleitbahn: Nach Hepp werden in Abhängigkeit von der Tiefe des Sulcus trochlearis 5 Typen unterschieden, wobei deutliche Abflachungen als Dysplasie gelten; beim Typ V (nicht dargestellt) ist der Sulkus völlig aufgehoben, die Gleitbahn u. U. sogar leicht konvex

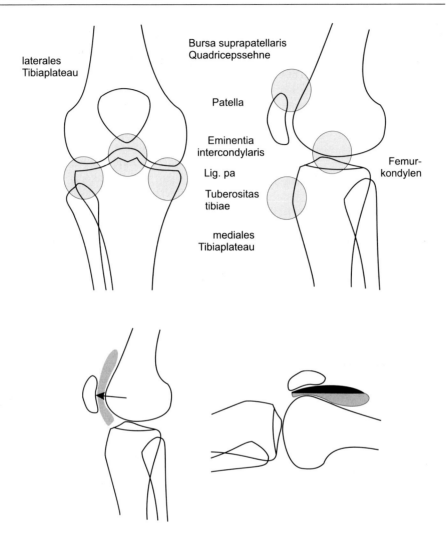

Abb. 19.6 a–c. Systematik der Bildanalyse. **a** Target areas: Konturen und Strukturen, die bei der Bildanalyse sorgfältig abgesucht werden müssen; **b** Abdrängung der Patella (vergrößerter Abstand zwischen Patella und distalem Femur), **c** Blut-Fett-Spiegel auf der seitlichen Aufnahme mit horizontalem Strahlengang als Hinweis auf eine Fraktur mit Beteiligung des Knochenmarks

lenkfläche in das patellare und das tibiale Gleitlager trennt. Der kondylopatellare Sulkus liegt am lateralen Kondylus etwas weiter kaudal und dorsal als am medialen Kondylus.

Der femorotibiale Gelenkspalt ist aus anatomischen Gründen im Seitbild nicht einsehbar, die Beurteilung der Gelenkspaltweite deswegen auch nicht möglich. Frei einsehbar ist in dieser Projektion hingegen das Femoropatellargelenk. Die korrekte Patellaposition läßt sich über die Längenrelation zwischen Lig. patellae und Patellahöhe abschätzen (im Normalfall 1:1). Markante Strukturen bzw. Konturen sind die Blumensaat-Linie, die dem Dach der Fossa intercondylaris entspricht, und das femoropatellare Gleitlager. Die Tangente an die Blumensaat-

Linie bildet normalerweise mit der an die ventrale Femurdiaphyse angelegten Tangente einen Winkel von etwa 35° (Abb. 19.4).

Gut zu beurteilen sind ferner der Tibiakopf mit der Tuberositas tibiae, die Quadrizepssehne und das Lig. patellae sowie die Weichteilverhältnisse. Das mediale Tibiaplateau reicht weiter nach dorsal und ist dorsal kantig konfiguriert, das laterale dorsal abgerundet.

Die Fibula und das proximale Tibiofibulargelenk wird in beiden Standardebenen durch den Tibiakopf überlagert; die überlagerungsfreie Darstellung setzt eine Innenrotation von ca. 45° voraus. Von den Übersichtsaufnahmen ist das Seitbild am verläßlichsten für die Beurteilung der tibiofibularen Gelenkstellung (die genaueste Beurteilung ist allerdings im CT möglich).

Die Patella weist zahlreiche Formvarianten auf, deren klinische Bedeutung umstritten ist. Die nach Wiberg oder Baumgartl vorgenommene, sich überwiegend an der Relation der Gelenkfacetten orientierende Typisierung korreliert weder mit der Luxationsneigung noch mit der Chondropathie (vgl. Abb. 19.5). Die Haglund-Delle ist eine Normvariante ohne Krankheitswert.

Die Diagnostik des Femoropatellargelenks ist immer an axiale Aufnahmen gebunden. Zu achten ist insbesondere auf die Form und Position der Patella, die Ausformung der Trochlea und die Gelenkspaltweite, die wegen der unterschiedlichen Knorpeldicken nicht fehlinterpretiert werden darf. Das Zentrum und die mediale Facette der Patellarückfläche weisen einen besonders kräftigen und elastischen Knorpel auf (dadurch kann sich die Patella bei der Beugung im Kniegelenk den unterschiedlichen Oberflächen des femoralen Gleitlagers gut anpassen). Die für die Beurteilung des Femoropatellargelenks wesentlichen Meßverfahren sind in Abb. 19.3 wiedergegeben.

> **Beachte:**
> - Die tatsächlichen Gelenkflächen stimmen aufgrund unterschiedlicher Knorpeldicken nicht mit den röntgenologischen Gelenkkonturen überein.
> - Das proximale Tibiofibulargelenk zeigt im Sagittalbild normalerweise eine Überlappung von Fibulaköpfchen und Tibiakopf; im Seitbild überragt das Fibulaköpfchen die Tibiakopfkontur gering nach dorsal.
> - Ein Gelenkerguß (Abb. 19.6) kann der einzige Röntgenbefund sein bei
>   - osteochondralen Frakturen,
>   - inkompletten Kollateralbandrissen,
>   - Kreuzbandverletzungen,
>   - Meniskusverletzungen.
> - Ein Flüssigkeits-Luft-Spiegel im Gelenk zeigt eine offene Verletzung an.
> - Ein Flüssigkeits-Fett-Spiegel (Abb. 19.6) zeigt eine intraartikuläre Fraktur an.

Die bei der Bildanalyse zu beachtenden Regionen, Strukturen und Orientierungshilfen sind in Übersicht 19.1 aufgelistet. Besondere Aufmerksamkeit ist dabei Lä-

---

ÜBERSICHT 19.1

Traumatologie des Kniegelenks (Checkliste)

- Gelenkstellung/Achsenstellung
- Ligamentansatzstellen (Fibula, Eminentia)
- Gelenkspaltweite
- Parallelität der Gelenklinien
- Dorsales Alignement
- Doppelkonturen/ Phantomkonturen
- Ergußzeichen
- Weichteilkonturen, Quadriceps, Patellarsehne

ÜBERSICHT 19.2

Leicht zu übersehende Verletzungsfolgen

- Nichtdislozierte Tibiaplateaufrakturen
- Segond-Frakturen
- Streßfrakturen
- Fibulakopffrakturen und Luxationen
- Extensorenverletzungen
- Epiphysenverletzungen

sionen zu schenken, die erfahrungsgemäß leicht übersehen werden (vgl. Übersicht 19.2 und Abb. 19.6).

19.2
Distale Femurfrakturen

■ Verletzungsmechanismus

Distale Femurfrakturen setzen eine erhebliche Gewalteinwirkung voraus. Bikondyläre Frakturen treten bei einer axialen Stauchung des gestreckten Kniegelenks auf, monokondyläre Frakturen bei gleichzeitigen Ab- oder Adduktionskräften. Tangentiale frontale Frakturen im Kondylenbereich kommen bei starken Hyperflexionstraumen vor.

■ Klassifikation (Abb. 19.7)

Die distalen Femurfrakturen werden in suprakondyläre Frakturen und Kondylenfrakturen eingeteilt.

Suprakondyläre Frakturen sind extraartikuläre und extrakapsuläre, nur selten bei Beteiligung des suprapatellaren Rezessus intrakapsuläre Frakturen (die suprakondyläre Region liegt zwischen dem diametapysären Übergang und den Kondylen; vgl. auch Abb. 19.3).

Femurkondylenfrakturen können eine oder beide Kondylen betreffen (mono- bzw. bikondyläre Frakturen). Monokondyläre Frakturen können einen sagittalen oder koronaren Verlauf der Frakturebene aufweisen. Bei den bikondylären Frakturen handelt es sich meist um kombinierte supra-/interkondyläre Frakturen.

Bei allen Frakturen ist aus therapeutischen und prognostischen Gründen die Differenzierung zwischen einfachen Frakturen und Mehrfragment- oder Trümmerbrüchen gemäß der AO-Klassifikation von Bedeutung.

■ Röntgendiagnostik

Der Nachweis einer suprakondylären Fraktur und die Beurteilung der Dislokation ist auf den Standardaufnahmen in 2 Ebenen in der Regel problemlos möglich. Bei fraglicher Gelenkbeteiligung können Zusatzaufnahmen (Schrägprojektionen) erforderlich sein. Bei supra-/interkondylären Frakturen und bei Kondylenfrakturen sind zur genauen Beurteilung u. U. Zusatz- oder Schichtaufnahmen erforderlich.

Die Frakturbeschreibung berücksichtigt die Lokalisation (suprakondylär, mono- oder bikondylär, supra-/interkondylär), den Frakturverlauf (V-, Y- ,T-förmig bei den bikondylären Frakturen, sagittal oder koronar bei monokondylären Frakturen) und den Schweregrad (Mehrfragment-, Trümmerfraktur) (vgl. Abb. 19.7). Typische Dislokationen bei suprakondylären Frakturen sind die Dorsaldislokation und -angulation sowie die Verkürzung.

> **Beachte:** Kondylenfrakturen neigen durch den Muskelzug zu Rotationsfehlstellungen.

■ Frakturversorgung (Abb. 19.8)

Reposition und Retention können wegen der kräftigen Muskulatur schwierig sein. Standardtherapie ist deswegen von Ausnahmen abgesehen die operative Frakturversorgung. Gängige Implantate sind Schrauben, die DCS, der GCN und die Kondylenabstützplatte.

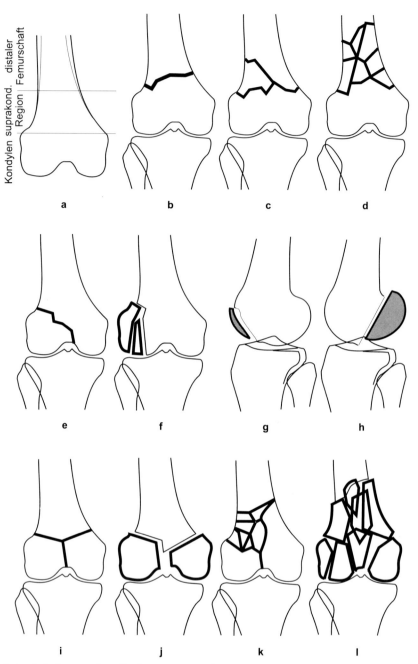

Abb. 19.7 a–l. Frakturen des distalen Femurs. **a** Einteilung der distalen Femurfrakturen in distale Schaftfrakturen, suprakondyläre Frakturen und Kondylenfrakturen (inter-/diakondyläre Frakturen); Grenzebenen sind der Kompaktaübergang an der Metaphyse und der Seitenbandansatz. **b** Einfache suprakondyläre Fraktur; **c** suprakondyläre Fraktur mit lateralem Zusatzfragment; **d** suprakondyläre Fraktur mit metaphysärer Trümmerzone; **e** laterale monokondyläre Fraktur; **f** monokondyläre Mehrfragmentfraktur; **g** anterolaterale osteochondrale Fraktur; **h** koronale posteriore Kondylenfraktur, medial (Hoffa-Fraktur) häufiger als lateral; **i** einfache interkondyläre Fraktur ohne Dislokation; **j** einfache interkondyläre Fraktur mit starker Dislokation; **k** supra-/interkondyläre Fraktur mit lateraler metaphysärer Trümmerzone; **l** supra-/interkondyläre Mehrfragment-(Trümmer-)Fraktur mit Beteiligung der Diaphyse

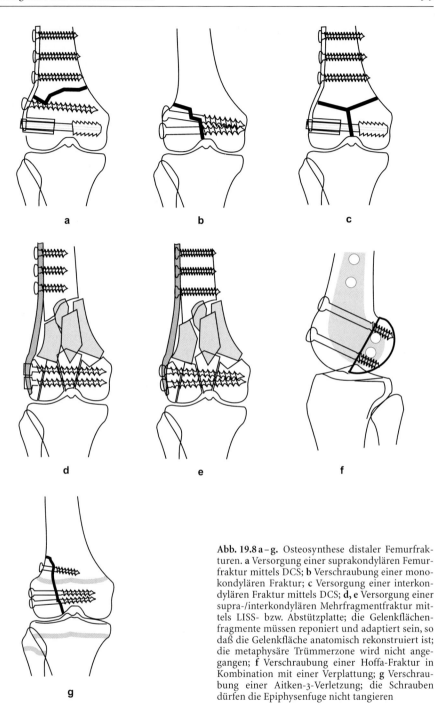

Abb. 19.8 a–g. Osteosynthese distaler Femurfrakturen. **a** Versorgung einer suprakondylären Femurfraktur mittels DCS; **b** Verschraubung einer monokondylären Fraktur; **c** Versorgung einer interkondylären Fraktur mittels DCS; **d, e** Versorgung einer supra-/interkondylären Mehrfragmentfraktur mittels LISS- bzw. Abstützplatte; die Gelenkflächenfragmente müssen reponiert und adaptiert sein, so daß die Gelenkfläche anatomisch rekonstruiert ist; die metaphysäre Trümmerzone wird nicht angegangen; **f** Verschraubung einer Hoffa-Fraktur in Kombination mit einer Verplattung; **g** Verschraubung einer Aitken-3-Verletzung; die Schrauben dürfen die Epiphysenfuge nicht tangieren

Suprakondyläre und einfache interkondyläre Frakturen (A-, B-, C1- und C2-Frakturen) werden je nach Situation mittels Verschraubung, DCS oder GCN, u. U. auch kombiniert versorgt. C3-Frakturen (teilweise auch C2-Frakturen) erfordern zur Vermeidung einer posttraumatischen Arthrose die anterolaterale Arthrotomie zur anatomischen Gelenkrekonstruktion und die Versorgung mittels Kondylenabstützplatte.

Zunehmende Anwendung findet die minimal invasive Osteosynthese. Dabei wird die Platte ohne Freilegung des Knochens submuskulär vorgeschoben und perkutan verschraubt. Metaphysäre Trümmerzonen werden unter diesen Bedingungen weitestgehend geschont und machen eine Spongiosaplastik überflüssig.

Die Kondylenplatte findet wegen der Gefahr einer Valgus- oder Varusfehlstellung praktisch keine Verwendung mehr.

■ **Komplikationen**

Mögliche Komplikationen sind bei offenen Frakturen die Infektion, Gefäß- und Nervenverletzungen, Fettembolien, Venenthrombosen, Pseudarthrosen, Fehlstellungen (Valgus, Varus, Rotation), die eine Korrekturosteotomie erfordern, und Sekundärarthrosen. Die Häufigkeit von Verletzungen der A. poplitea bei suprakondylären Femurfrakturen wird mit 10 % angegeben.

19.3
Proximale Unterschenkelfrakturen

19.3.1
Tibiakopffrakturen

■ **Häufigkeit**

Etwa die Hälfte der Verletzten kommen als Fußgänger im Straßenverkehr zu Schaden.

■ **Verletzungsmechanismus**

Tibiakopffrakturen entstehen meist durch indirekte Gewalteinwirkung. Aufgrund der anatomischen Gegebenheiten (physiologische Valgusstellung, schwächeres, leicht konvexes laterales Tibiakopfplateau, kräftigerer lateraler Femurkondylus) und des häufigeren Abduktionsmechanismus ist der laterale Kondylus mit 80 % am häufigsten, der mediale mit 5–10 % selten betroffen. Bikondyläre Frakturen machen etwa 10–15 % aus. Begleitverletzungen des Kapsel-Band-Apparates (insbesondere mediales Kollateral- und vorderes Kreuzband) und/oder der Menisken (lateraler häufiger als medialer) finden sich in bis zu 15 % der Fälle. Gefäß- und Nervenverletzungen kommen vor allem bei Luxationsfrakturen vor.

Die Form und Lokalisation einer Fraktur hängt nicht nur von der Richtung der Gewalteinwirkung, sondern auch von der Gelenkstellung zum Zeitpunkt des Traumas ab. Die axiale Kompression mit Abduktion führt zur lateralen, die axiale Kompression mit Adduktion zur medialen Tibiakopffraktur. Eine Stauchung bei Extension wirkt sich mehr auf den vorderen, bei Flexion mehr auf den hinteren Gelenkflächenabschnitt aus. Reine Varus- oder Valguskräfte ohne begleitende axiale Krafteinwirkung führen eher zu Bandverletzungen als zu Frakturen.

■ **Klassifikation** (Tabelle 19.2, Abb. 19.9)

Die Klassifikation ist wegen der Formenvielfalt problematisch und uneinheitlich. Grundsätzlich ist rein anatomisch zwischen mono- und bikondylären, intra- und extraartikulären Frakturen zu unterscheiden. Von klinisch-praktischer Bedeutung ist bei den intraartikulären mono- und bikondylären Frakturen die Differenzierung zwischen

- Plateaufrakturen, die meist keine Bandläsion aufweisen, und
- Luxationsfrakturen, die in hohem Prozentsatz mit Ligamentverletzungen und neurovaskulären Begleitverletzungen einhergehen (Abb. 19.9).

Tabelle 19.2. Klassifikation der proximalen Tibiafrakturen

Typ	Definition
Tibiaplateaufrakturen (AO-Klassifikation)	
P0	Fissuren
	Plateaufrakturen ohne Dislokation
P1	Spaltfraktur
P2	Impressionsfraktur
P3	Impressions-Spalt-Fraktur
P4	Bikondyläre Fraktur
Luxationsfrakturen (nach Moore)	
L1	Spaltfraktur
L2	Fraktur des gesamten Kondylus (entire condyle)
L3	Randausriß
L4	Randimpression
L5	4-Teile-Fraktur (4-part fracture)
Extraartikuläre Frakturen	
Proximale Tibiafraktur (subkondyläre Tibiafraktur)	
Frakturen der Eminentia intercondylaris (ventraler Abriß/vollständiger Ausriß/vollständiger Ausriß und Dislokation)	
Abriß der Tuberositas tibiae	

Die Plateaufrakturen werden in Anlehnung an die AO eingeteilt in:

P0 Fissuren und nicht oder nur minimal dislozierte Plateaufrakturen (<3 mm).

P1 Depressionsfraktur: Abtrennung eines randbildenden Fragmentes, das nach kaudal disloziert, u. U. auch gekippt ist.

P2 Impressionsfraktur: Teile der Gelenkfläche sind ohne begleitendes Randfragment in den Tibiakopf eingepreßt (meist lateralseitig); das Ausmaß der Impression wird auf den Übersichtsaufnahmen meist unterschätzt.

P3 Impressions-Depressions-Fraktur: Ein seitliches Randfragment ist abgesprengt, ein zentrales in den Tibiakopf eingesprengt; bei dieser Kombination kommt es meist zu einer ausgeprägten Verbreiterung des Tibiakopfes durch das dislozierte Randfragment.

P4 Bikondyläre Tibiakopffraktur: Das mediale Fragment (medialer Kondylus) bleibt meist in sich intakt, das laterale zeigt oft erhebliche Impressionen; die Eminentia intercondylaris mit den Kreuzbandansätzen bleibt (im Gegensatz zur 4-Teile-Luxationsfraktur) an einem Fragment fixiert, so daß keine grobe Instabilität entsteht.

Bei den Luxationsfrakturen ist – von der Fraktur aus gesehen – immer das gegenseitige Plateau mit betroffen, woraus die Instabilität resultiert. Die Luxationsfrakturen werden nach Moore in 5 Typen eingeteilt:

L1 Spaltbruch des medialen Femurkondylus (häufigste Form); meist liegt ein großes, nach distal verschobenes Solitärfragment vor; der Frakturverlauf ist charakteristisch (Röntgen!): Im Lateralbild verläuft die Frakturlinie in einem Winkel von 45° von der Plateaumitte nach dorsokaudal; im Sagittalbild liegt die vertikale Frakturlinie im Bereich der Eminentia oder sogar im lateralen Plateau und trifft auf eine metaphysäre Frakturlinie, die in einem Winkel von etwa 45° nach medial ansteigt (vgl. Abb. 19.9).

L2 Fraktur des gesamten Kondylus (entire condyle); dieser Typ tritt medial und lateral gleich häufig auf; er unterscheidet sich von der einfachen monokondylären Fraktur durch den Ausriß der Eminentia intercondylaris und die Ein-

a Klassifikation der Tibiaplateaufrakturen in Anlehnung an die AO

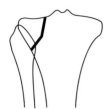
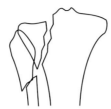
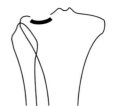

P0 = Fissur oder Plateaufraktur ohne Dislokation

P1 = Spaltbruch (Depressionsfraktur)

P2 = Impressionsfraktur

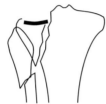
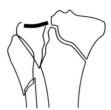

P3 = Impressions-Depressionsfraktur

P4 = bikondyläre Tibiakopffraktur

b Klassifikation der Luxationsfrakturen nach Moore

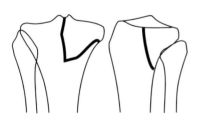
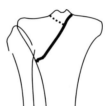

L1 = Spaltbruch (nur medialer Kondylus)

L2 = Fraktur des gesamten Kondylus (immer bis ins kontralat. Kompartiment)

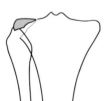
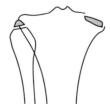
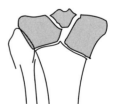

L3 = Randausriß lateral >> medial

L4 = Randimpression medial od. lateral mit od. ohne Ausriß am Fibulaköpfchen

L5 = Vierteilbruch (Eminentia immer separat ausgebrochen)

beziehung des kontralateralen Kondylus; dadurch entstehen kontralaterale Bandrupturen und Kreuzbandrupturen.

L3 Randausrißfraktur (rim avulsion), lateral > medial; der Randausriß zeigt mit dem Fragment den Kapselbandausriß; Begleitverletzungen sind Eminentiaausrisse, Kreuz- und Kollateralbandrisse und Fibulaköpfchenfrakturen.

L4 Randimpressionen; medial und lateral möglich; die Fragmente sind eingestaucht, zertrümmert oder nach kaudal versetzt. Voraussetzung für diese im Zuge einer Luxation oder Subluxation durch den Femurkondylus verursachte Defektfraktur ist eine Kollateralband- und Kapselruptur.

L5 4-Teile-Fraktur (4-part fracture); im Gegensatz zur bikondylären Fraktur ist bei dieser Mehrfragmentfraktur die Eminentia intercondylaris separat ausgebrochen und sowohl von den Kondylen wie von der Tibiametaphyse abgetrennt; die Fraktur ist hochgradig instabil.

Extraartikuläre Frakturen sind subkondyläre Frakturen sowie Ligamentausrißfrakturen (Frakturen der Tuberositas tibiae, der Eminentia intercondylaris, des Fibulaköpfchens). Die Frakturen der Eminentia intercondylaris sind in Abb. 19.10 dargestellt (s. auch unter 19.6.3).

■ **Röntgendiagnostik**

Hauptaufgaben der Röntgendiagnostik sind der Frakturnachweis, die Frakturlokalisation und die Beurteilung der Dislokation insbesondere der Impression. Der Frakturnachweis kann bei fehlender deutlicher Dislokation schwierig sein und Zusatzaufnahmen in Schrägprojektion erfordern. Die Beurteilung der Fragmentimpression ist wegen der Neigung des Tibiaplateaus problematisch: ventrale Impressionen werden leicht unter-, dorsale Impressionen überschätzt (vgl. 19.1.3). Eine verläßlichere Aussage diesbezüglich erlaubt die um etwa 10° nach kaudal angulierte Sagittalaufnahme zur Tangentialprojektion des Tibiaplateaus. Bei subkondylären Tibiafrakturen muß auf eine mögliche Beteiligung der Gelenkfläche oder der Eminentia geachtet werden (zusätzliche vertikale Frakturspalten?).

> **Beachte:** Das Röntgenbild läßt den Schweregrad der Verletzung oft nicht erkennen, zumal wenn die Luxation nicht offensichtlich ist!

Abb. 19.9 a, b. Frakturen der proximalen Tibia (Tibiakopffrakturen). a Tibiaplateaufrakturen. P0: nicht dislozierte Frakturen, P1: Depressionsfraktur (lateral häufiger als medial), P2: Impressionsfraktur, P3: Impressions-Depressions-Fraktur (Gelenkflächeninkongruenz, Verbreiterung des Tibiakopfes), P4: bikondyläre Fraktur (da die Eminentia an einem Fragment fixiert bleibt, resultiert meist keine grobe ligamentäre Instabilität). b Luxationsfrakturen (hochgradig instabil, ligamentäre Begleitverletzungen). L1: Spaltfraktur (nur medial mit typischem Frakturverlauf), L2: Kondylenfraktur (die Frakturlinie zieht bis ins kontralaterale Kompartment und schließt die Eminentia mit ein, die separat ausbrechen kann), L3: Randausriß lateral (wesentlich häufiger als medial; Segond-Fragment: knöcherner Ausriß des lateralen Kapselbandes), L4: Randimpression, L5: Vierteilebruch (Eminentia immer ausgebrochen mit hochgradiger Instabilität)

Bei den postoperativen Kontrollen ist in den Hauptbelastungszonen auf eine anatomische Reposition zu achten. In den Randpartien der Gelenkflächen können geringe Fragmentdepressionen und Dehiszenzen toleriert werden. Achsenfehlstellungen müssen vollständig korrigiert sein. Tibiakopffrakturen neigen zwar nicht zur Fragmetdislokation, wohl aber zum Repositionsverlust. Röntgenkontrollen sind deswegen insbesondere zur Beurteilung der Frakturheilung und zur Kontrolle der Frakturstellung unter zunehmender Belastung erforderlich.

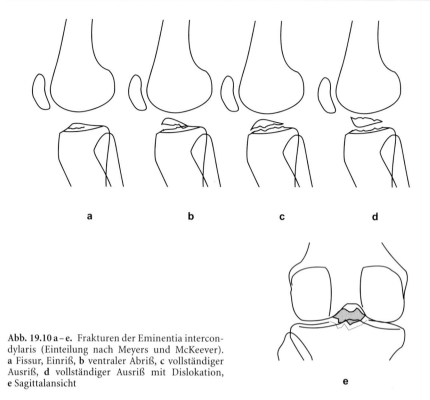

Abb. 19.10 a–e. Frakturen der Eminentia intercondylaris (Einteilung nach Meyers und McKeever). **a** Fissur, Einriß, **b** ventraler Abriß, **c** vollständiger Ausriß, **d** vollständiger Ausriß mit Dislokation, **e** Sagittalansicht

- **Frakturversorgung** (Abb. 19.11)

Vorrangige Behandlungsziele sind die Wiederherstellung der Gelenkkongruenz, der korrekten Achsenstellung, der Gelenkstabilität und der frühzeitigen Beweglichkeit. Dabei ist zu berücksichtigen, daß die Weichteildeckung der proximalen Tibia spärlich ist und daß die Verletzungen in der Regel mit einem direkten Weichteiltrauma einhergehen. Schonendes Vorgehen ist deswegen von besonderer Bedeutung, um zusätzliche Weichteilschäden zu vermeiden. Stabile, nichtdislozierte Tibiakopffrakturen werden konservativ, instabile und dislozierte Frakturen operativ behandelt. Standardverfahren ist die Schrauben- und/oder Plattenosteosynthese nach offener Reposition und Gelenkflächenrekonstruktion. (Die operative Versorgung besteht bei einfachen Spaltfrakturen in der Schraubenosteosynthese. Komplizierte Frakturen erfordern die offene Reposition, ggf. eine Spongiosaplastik und die Stabilisierung mit einer Abstützplatte. Bei Trümmerfrakturen müssen u. U. zusätzliche Schrauben und Spickdrähte zur Fragmentfixation eingebracht werden.)

- **Komplikationen**

Bei Tibiakopffrakturen mit starker Dislokation ist am ehesten die A. tibialis anterior gefährdet, die jedoch für die Gefäßversorgung des Unterschenkels keine vorrangige Bedeutung hat. Häufigste Spätkomplikationen sind die Sekundärarthrose durch Achsenfehlstellungen oder Inkongruenz der Gelenkflächen (letztere werden im Vergleich zu anderen Gelenkfrakturen relativ gut toleriert, da die Inkongruenzen durch Bindegewebe und Faserknorpel aufgefüllt und ausgeglichen werden), eine Instabilität oder Bewegungseinschränkung.

Abb. 19.11 a–d. Osteosynthese von Tibiakopffrakturen. **a** Verschraubung einer lateralen Tibiakopffraktur; **b** Osteosynthese eine Tibiakopfraktur mittels Abstützplatte; **c** Versorgung einer lateralen Tibiakopfimpression mit Unterfütterung und Abstützplatte; **d** Versorgung einer Luxationsfraktur mittels Abstützplatte und medialer Antigleitplatte

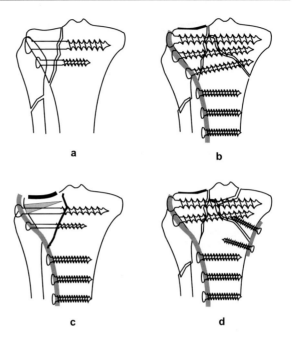

19.3.2
Proximale Fibulafrakturen

■ **Verletzungsmechanismus**

Proximale Fibulafrakturen stehen meist im Zusammenhang mit Tibiakopffrakturen; Valgustraumen verursachen Frakturen des Caput fibulae, Varustraumen Abrisse an der Fibulaspitze (über den fibularen Bandapparat des Kniegelenks oder den Ansatz des M. biceps femoris vermittelt). Frakturen des Fibulahalses sind meist Folge von Außenrotationsverletzungen des OSG. Isolierte proxmale Fibulafrakturen durch direkte Anpralltraumen sind selten.

■ **Röntgendiagnostik**

> **Beachte:** Bei jeder proximalen Fibulafraktur muß nach einer Tibiakopffraktur gefahndet werden.

19.4
Patellafrakturen

■ **Häufigkeit**

Etwa 1 % aller Frakturen.

■ **Verletzungsmechanismus**

Meist direkte Gewalteinwirkung durch Sturz auf oder Schlag gegen die Kniescheibe. Indirekte Gewalteinwirkungen (z. B. Zug des M. quadriceps) führen seltener zu Patellafrakturen.

■ **Klassifikation**

Die Patellafrakturen werden unterteilt in Quer-/Schrägfrakturen (60 %), Längsfrakturen (15 %), Mehrfragmentfrakturen (Stern- und Trümmerfrakturen, 25 %) und Abrißfrakturen am oberen oder unteren Patellapol (Abb. 19.12).

■ **Röntgendiagnostik**

Der Nachweis einer Patellafraktur kann bei fehlender Dislokation schwierig sein. Am wertvollsten sind die laterale und die

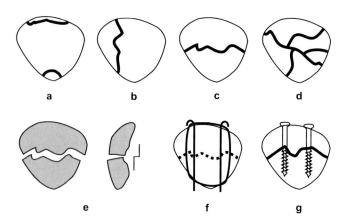

Abb. 19.12 a–g. Patellafrakturen. a Randfrakturen, b Längsfraktur, c Querfraktur, d Trümmerfraktur, e dislozierte Fraktur mit Stufenbildung in der Gelenkfacette, f, g Frakturversorgung mittels Zuggurtung bzw. Verschraubung (dicke Spongiosaschrauben mit kurzem Gewinde)

axiale Projektion, letztere insbesondere bei Längsfrakturen und Mehrfragmentfrakturen zur Beurteilung der Gelenkfläche.

- **Täuschungsmöglichkeiten**

Ossifikationsvarianten wie die Patella bi-, tri- oder multipartita können Patellafrakturen vortäuschen. Als Faustregel kann gelten, daß akzessorische Knochenkerne im lateralen oberen Quadranten gelegen sind, häufig bilateral vorkommen, rundliche Konturen und eine verdichtete Kortikalis aufweisen und im Gegensatz zur Fraktur kein einheitliches Ganzes bilden.

- **Frakturversorgung**

Nichtdislozierte Frakturen können konservativ behandelt werden, alle übrigen Frakturformen erfordern die Osteosynthese: Zuggurtung bei Querfrakturen, Verschraubung bei Längsfrakturen, kombinierte Osteosynthesen bei Mehrfragmentfrakturen (vgl. Abb. 19.12). Bei Trümmerfrakturen mit fraglicher Rekonstruierbarkeit ist die primäre Patellektomie indiziert.

- **Komplikationen**

Sekundäre Dislokationen oder Pseudarthrosen sind nach adäquater Versorgung selten. Fehlverheilte Patellafrakturen mit inkongruenter Gelenkfläche oder Knorpeldefekten induzieren Sekundärarthrosen, die bei starken und persistierenden Beschwerden u. U. die Patellektomie erforderlich machen.

19.5 Kniegelenkluxationen

- **Häufigkeit**

Traumatische Luxationen der Tibia im Kniegelenk sind sehr selten. Weitaus häufiger sind Luxationen der Patella. Dislokationen des Fibulaköpfchens wiederum sind selten.

- **Verletzungsmechanismus**

Ursache der seltenen Kniegelenkluxation (Tibialuxation) sind divergierend auf das Knie einwirkende Kräfte, wobei Subluxationen häufiger als Luxationen vorkommen. Patellaluxationen können traumatisch oder habituell auftreten. Prädisponierend für die habituelle Luxation sind das Genu valgum, Dysplasien des femoralen Gleitlagers (seltener Dysplasien der Patella selbst), der Patellahochstand sowie muskuläre und ligamentäre Insuffizienzen (vgl. Abb. 19.2, 19.5).

Dislokationen im proximalen Tibiofibulargelenk sind selten. Anteriore Dislokationen kommen bei Fallschirmspringern vor, posteriore Dislokationen sind häufiger Reitverletzungen (Anschlagen des Fibulaköpfchens gegen ein Hindernis, „huntsman's injury"), superiore Dislokationen setzen eine Proximaldislokation der gesamten Fibula im Rahmen von Sprunggelenkverletzungen oder Tibiaschaftfrakturen voraus (vgl. Abb. 19.13).

■ **Klassifikation**
Die Einteilung erfolgt nach dem betroffenen Gelenk und berücksichtigt die Luxationsrichtung (Abb. 19.13). Bei der eigentlichen Kniegelenkluxation kann die Tibia in alle Richtungen disloziert werden; am häufigsten erfolgt eine Verschiebung in 2 Richtungen vorzugsweise nach nach ventral und lateral. Patellaluxationen erfolgen fast ausschließlich nach lateral.

Dislokationen im proximalen Tibiofibulargelenk können nach ventral, dorsal oder proximal erfolgen.

■ **Röntgendiagnostik**
Die Diagnose der Kniegelenkluxation bereitet keine Schwierigkeiten. Die Luxation geht in der Regel mit Kreuzbandrupturen einher, während eines der Kollateralbänder gewöhnlich intakt bleibt. Begleitende Frakturen sind selten, neurovaskuläre Schädigungen dagegen häufig.

Der Röntgendiagnostik kommt in erster Linie die Aufgabe zu, osteochondrale Begleitverletzungen und prädisponierende Faktoren aufzudecken (vgl. dazu Abb. 19.3, 19.5, 19.13). Osteochondrale Begleitverletzungen sind am sichersten auf der axialen Patellaaufnahme zu sehen. Rein chondrale Verletzungen entgehen der Röntgennativdiagnostik. Abscherungen am medialen Patellrand sind häufiger als am lateralen Femurkondylus.

Die Dislokation im proximalen Tibiofibulargelenk ist am besten im Seitenvergleich und im Seitbild zu erkennen.

Normalerweise überlappen sich Fibulaköpfchen und Tibiakopf im Sagittalbild. Im Seitbild überragt das Fibulaköpfchen die Tibiakopfkontur gering nach dorsal. Bei der häufigsten anterolateralen Dislokation fehlt die Überlappung von Fibulaköpfchen und Tibiakopf im Sagittalbild völlig, im Seitbild ist sie vollständig. Bei der seltenen posteromedialen Dislokation wird das Fibulaköpfchen im Sagittalbild durch den Tibiakopf weitgehend überlagert, im Seitbild projiziert es sich dorsal desselben. Bei der superioren Dislokation erreicht die Spitze des Fibulaköpfchens das Niveau des Kniegelenkpalts. Die Dislokationen geben sich darüber hinaus an einer Inkongruenz der Gelenkfacetten zu erkennen (vgl. Abb. 19.13).

| ! | **Beachte:** Bei Tibiafrakturen, die mit einer Verkürzung einhergehen, sollte immer das Kniegelenk geröngt werden, um eine Luxation im Tibiofibulargelenk nicht zu übersehen. |

■ **Komplikationen**
Kapsel-Band-Zerreißungen sind bei vollständiger Luxation obligat, Gefäß- und Nervenverletzungen häufig (Verletzungen der A. poplitea in ca. 1 Drittel der Fälle, u. U. verzögert). Fehlende Fußpulse sind eine dringliche Indikation zur Angiographie, da die A. poplitea über keinen ausreichenden Kollateralkreislauf verfügt.

19.6
Knorpel- und Bandverletzungen

19.6.1
Osteochondrale Frakturen

■ **Nomenklatur**
Chondrale Frakturen betreffen ausschließlich den Gelenkknorpel, bei osteochondralen Frakturen ist zusätzlich die subchondrale Knochenlamelle abgeschert.

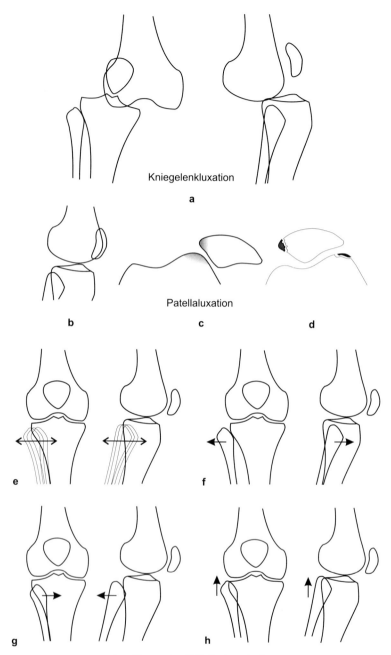

Abb. 19.13 a–h. Luxationen am Kniegelenk. **a** Kniegelenkluxation nach ventral und lateral (häufigste Form); **b** Patellaluxation nach lateral (laterale Aufnahme); **c** Tangentialaufnahme in Luxationsstellung mit Markierung der vulnerablen Zonen; **d** Tangentialaufnahme nach Reposition mit osteochondraler Fraktur am medialen Patellarand sowie am lateralen Rand des kondylären Gleitlagers. **e–h** Verletzungen des proximalen Tibiofibulargelenks: Subluxation (**e**), anterolaterale Luxation (**f**), posteromediale Luxation (**g**), kraniale Luxation (**h**)

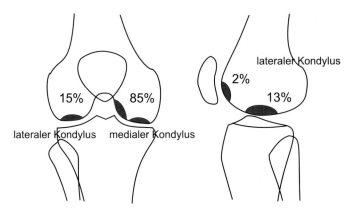

Abb. 19.14. Osteochondrale Verletzungen am Kniegelenk. Prädilektionsstellen der Osteochondrosis dissecans

■ **Vorkommen und Lokalisation**

Osteochondrale Verletzungen treten häufiger beim Jugendlichen (feste Verbindung zwischen Gelenkknorpel und Knochen), rein chondrale (an der Grenzfläche zwischen verkalktem und nichtverkalktem Gelenkknorpel = Schwachstelle) beim Erwachsenen auf. Prädilektionsstellen für Knorpelverletzungen sind die Patella (medialer unterer Rand, s. unter 19.5) und die Femurkondylen (Abb. 19.14).

■ **Verletzungsmechanismus**

Chondrale/osteochondrale Verletztungen werden durch Kompressions-, Scher- oder Zugkräfte verursacht. Klinische Leitsymptome sind das Hämarthros (akut traumatisch) und rezidivierende Gelenkergüsse mit Einklemmungserscheinungen (posttraumatisch). Die Symptomatik kann einer Meniskusläsion gleichen. Unbehandelt ist abhängig von der Größe des Defekts mit einer Sekundärarthrose zu rechnen.

■ **Röntgendiagnostik**

Nativröntgenologisch sind nur die osteochondralen Verletzungen durch die Knochenlamelle zu erkennen. Ein Gelenkerguß kann das einzige, allerdings unspezifische Hinweiszeichen sein, das dann immer zu Zusatzaufnahmen (Schrägprojektionen und/oder tangentiale Patellaaufnahmen) Anlaß geben sollte. Die Prädilektionsorte müssen gezielt abgesucht werden. Dennoch ist der Nachweis osteochondraler Verletzungen oft schwierig, da die Fragmente häufig disloziert sind. Das Ausmaß der Verletzung wird radiologisch oft unterschätzt. Die Verletzungen gehen meist mit einer subchondralen Knochenmarkkontusion (bone bruise) einher.

> **Beachte:**
> - Das Fragment kann ortsständig oder disloziert sein;
> - das Fragment kann, muß aber nicht sichtbar sein;
> - ein Gelenkerguß kann einziges Zeichen sein.

■ **Differentialdiagnose.** Bei der Osteochondrosis dissecans sind das Mausbett und das Dissekat durch Randsklerosierung meist deutlich demarkiert; Prädilektionsstellen sind die gegenüberliegenden Ränder der Femurkondylen (Abb. 19.14). Wegen der unterschiedlichen Lokalisation und Röntgenmorphologie bereitet die Differenzierung zwischen osteochondralen Verletzungen und einer unfallunabhängigen

Osteochondrosis dissecans in der Regel keine Schwierigkeiten.

■ **Versorgung**

Fragmententfernung; Verletzungen des Knorpels mit Beteiligung der subchondralen Knochenlamelle heilen unter faserknorpliger Narbenbildung aus.

19.6.2
Meniskusverletzungen

■ **Anatomie/Röntgenanatomie**

Die Menisken sind aus Faserknorpel aufgebaut, elastisch verformbar und können der Bewegung der Femurkondylen folgen. Sie tragen dadurch zur Gelenkstabilität bei. Der mediale Meniskus ist größer, sichelförmig und dorsal dicker als ventral, der laterale kleiner, mehr kreisförmig und gleichmäßig dick. Beide Menisken sind untereinander ventral durch das Lig. transversum verbunden und zusätzlich an der Gelenkkapsel fixiert. Der mediale Meniskus ist am Kollateralband angeheftet, der laterale hingegen nicht. Der laterale Meniskus wird an seiner dorsalen Basis von der Sehnenscheide des M. popliteus durchzogen (vgl. Abb. 19.1). Die Menisken unterliegen bei der Bewegung im Kniegelenk einer starken Verformung und Verlagerung, denn sie müssen sich der Roll-Gleit-Bewegung der Femurkondylen auf dem Tibiaplateau anpassen.

■ **Verletzungsmechanismus**

Alltagsbagatelltraumen betreffen fast ausschließlich den medialen Meniskus. Eine besondere Gefährdung stellen Wurf- und Sprungsportarten dar. Im Rahmen von Tibiaplateaufrakturen ist der laterale Meniskus häufiger als der mediale betroffen. Im Kindesalter sind Meniskusverletzungen sehr selten.

■ **Lokalisation**

80 % der Meniskusläsionen betreffen den weniger mobilen medialen Meniskus. Bevorzugte Verletzungslokalisationen am medialen wie lateralen Meniskus sind die hinteren Abschnitte. Kombinierte mediale und laterale Risse sind selten (<10 %).

Klassifikation

Sie erfolgt nach rein morphologischen Gesichtspunkten. Unterschieden werden Längsrisse (vertikaler Rißverlauf parallel zur Meniskusrandkontur, partiell oder subtotal), Radiär- oder Querrisse (vertikaler Rißverlauf senkrecht zur Meniskusrandkontur) und Horizontal- oder Lappenrisse. Der Korbhenkelriß stellt eine Sonderform des Längsrisses dar (Abb. 19.15a). Akute Traumen führen meist zu vertikalen Rissen.

■ **Röntgendiagnostik**

Die klinische Untersuchung hat einen hohen Stellenwert. Bildgebendes Verfahren der Wahl ist die MRT, die bei adäquater Untersuchungstechnik eine Treffsicherheit von 90 % erreicht. Falsch-positive und falsch-negative Befunde kommen in weniger als 5 % der Fälle vor. Neben Rißbildungen können auch arthroskopisch/arthrographisch nicht faßbare intrameniskale Läsionen nachgewiesen werden; die Bedeutung dieser Befunde ist jedoch umstritten.

Der Sonographie kommt in der Hand des erfahrenen Untersuchers insofern eine Bedeutung zu, als bei eindeutig unauffälligem Befund auf eine Arthroskopie verzichtet werden kann. Eine besondere Problemregion für die Sonographie ist das Hinterhorn des Innenmeniskus. Eine Aussage über die Läsionsform ist sonographisch nur bei Korbhenkel- und Basisablösungen möglich.

Im MR-Tomogramm zeigen Meniskusrisse Signalintensitätserhöhungen, die sich nach Loytsch in unterschiedlicher Weise manifestieren können (Abb. 19.15b). Am sensitivsten sind protonengewichtete Sequenzen.

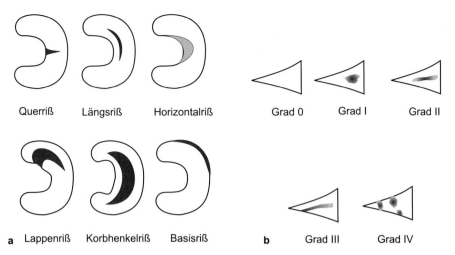

Abb. 19.15. a Typische Meniskusläsionen. **b** MR-tomographische Befunde am Meniskus (nach Loytsch et al. 1986). *Grad 0:* Normalbefund; *Grad I:* fokale, die Oberfläche nicht tangierende Signalanhebung; *Grad II:* lineare, die Oberfläche nicht tangierende Signalanhebung; *Grad III:* fokale oder lineare Signalanhebung, die die Meniskusoberfläche erreicht; *Grad IV:* mehrere die Oberfläche erreichende Siganlanhebungen; der Meniskus erscheint fragmentiert

■ **Täuschungsmöglichkeiten**

- Rezessus an der Meniskusbasis;
- Popliteussehne: Sie verläuft zwischen Meniskus und Gelenkkapsel und kann einen vertikalen Riß des Hinterhorns des Außenmeniskus auf koronaren Aufnahmen vortäuschen;
- Ligamentum meniscofemorale (Pseudoriß am Hinterhorn des Außenmeniskus);
- Ligamentum transversum (Pseudoriß am Vorderhorn des Außenmeniskus);
- „Fibrillation" des Meniskusrandes;
- Pulsationsartefakte der A. poplitea: Sie können Fragmentationen des Außenmeniskushinterhorns vortäuschen; Artefakterkennung durch Änderung der Phasenkodierrichtung!

19.6.3
Bandverletzungen

■ **Anatomie/Röntgenanatomie**

Das Kniegelenk wird in erster Linie durch den Bandapparat und die gelenkübergreifende Muskulatur stabilisiert und geführt (vgl. Abb. 19.1). Von besonderer Bedeutung ist dabei der zentrale Komplex mit den Kreuzbändern, den Menisken und ihrer Aufhängung. Die Kreuzbänder stabilisieren das Kniegelenk in der Sagittalebene und verhindern das Abgleiten des Femurs auf dem Tibiaplateau. Die Kollateralbänder stabilisieren das Gelenk in der Frontalebene; sie sind in Steckstellung maximal gespannt und verhindern so eine Rotation, die bei Kniebeugung begrenzt möglich ist.

Die Kreuzbänder spannen sich zwischen der Fossa intercondylaris des Femurs und der Area intercondylaris der Tibia aus. Das schwächere vordere Kreuzband zieht von kraniodorsolateral (Innenseite des lateralen Femurkondylus) nach kaudoventromedial (Area intercondylaris anterior tibiae), das stärkere hintere Kreuzband zieht von kranioventromedial (Innenseite des medialen Femurkondylus) nach kaudodorsolateral (Area intercondylaris posterior tibiae).

Das mediale (tibiale) Kollateralband ist im Querschnitt ovalär, straffer fixiert und enger mit der Gelenkkapsel und der Meniskusbasis verwoben (daher im US und MRT auch schlechter abgrenzbar). Das laterale (fibulare) Seitenband weist einen mehr runden Querschnitt auf, ist beweglicher und nicht mit dem Außenmeniskus verbunden.

■ **Häufigkeit**

Die Mehrzahl der Bandverletzungen betrifft das mediale Kollateralband. Kreuzbandverletzungen treten selten isoliert, oft in Kombination mit Mensikusverletzungen auf. Bei den Kollateralbandverletzungen ist das mediale 10mal häufiger betroffen als das laterale, bei den Kreuzbandverletzungen ist das vordere 3- bis 4mal so häufig betroffen wie das hintere. Im Kindesalter sind Bandverletzungen selten, da die Bänder belastungsstabiler sind als die Femurepiphysenfuge.

■ **Verletzungsmechanismus**

Isolierte Bandläsionen sind meist Sportverletzungen (Ski, Fußball). Unabhängig davon kommen Bandverletzungen auch im Zusammenhang mit Tibiakopffrakturen vor. Seitenbandverletzungen entstehen selten durch reine Ab- oder Adduktionstraumen; meist sind Torsionskräfte beteiligt. Vordere Kreuzbandverletzungen entstehen bei Gewalteinwirkung auf den Oberschenkel bei überstrecktem Knie oder forcierter Außenrotation des Unterschenkels, hintere Kreuzbandverletzungen bei Gewalteinwirkung auf den Tibiakopf bei gebeugtem Knie (Armaturenbrettverletzung) oder forcierter Innenrotation des Unterschenkels.

■ **Klassifikation**

Bandverletzungen werden unabhängig von ihrer Lokalisation unterteilt in:

- Zerrungen, die keine Instabilität bedingen;
- Rupturen mit konsekutiver Instabilität (Schweregrade: I = geringe, II = mäßige, III = schwere Instabilität).

Die Instabilitäten werden darüber hinaus eingeteilt in:

- einfache Instabilitäten = Instabilitäten in einer Ebene (medial, lateral, anterior, posterior),
- Rotationsinstabilitäten (RI) in 2 oder mehr Ebenen,
- kombinierte Instabilitäten.

■ **Röntgendiagnostik**

Die Diagnostik von Bandverletzungen erfolgt primär entweder durch die klinische Untersuchung oder im Falle von Kniegelenkfrakturen, die eine offene Versorgung erfordern, intraoperativ. Eine radiologische Diagnostik ist nur zum Nachweis oder Ausschluß von Begleitverletzungen am Knochen oder in klinisch nicht eindeutigen Fällen (insbesondere bei Partialrupturen) erforderlich. Eine über die Standardaufnahmen hinausgehende radiologische Diagnostik (gehaltene/Streßaufnahmen, CT, MRT) ist nur ausnahmsweise indiziert.

Auf den Nativaufnahmen sind Ligamentverletzungen, abgesehen von den indirekten Weichteilzeichen, nur dann nachweisbar, wenn sie die Ansatzstellen betreffen und mit schalenartigen Knochenabrissen einhergehen (s. Abb. 19.17).

Kreuzbandverletzungen

Bei den Kreuzbandverletzungen im Erwachsenenalter handelt es sich in der Regel um intraligamentäre Rupturen, die vorzugsweise die tibianahen Ligamentabschnitte betreffen. Abrißfrakturen an den Ansatzstellen bei vorderen bzw. hinteren Kreuzbandverletzungen kommen nur bei Kindern vor; sie betreffen die Area intercondylaris anterior bzw. posterior und nicht die Eminentia intercondylaris selbst. Bei ausgedehnteren Kreuzbandverletzungen kann die Eminentia allerdings mit beteiligt sein. Die Frakturen der Eminentia intercondylaris werden nach Meyers und McKeever in 4 Typen eingeteilt (Abb. 19.10).

■ **Röntgendiagnostik**

Eine bildgebende Diagnostik ist nur dann indiziert, wenn die klinische Untersuchung Fragen hinsichtlich der Lokalisation und des Ausmaßes der Läsion offen läßt. Dabei ist zu berücksichtigen, daß eine Akutdiagnostik niemals erforderlich ist und eine initial nicht schlüssige klinische Untersuchung in Intervallen wiederholt werden kann. Wenn dennoch eine apparative Diagnostik erforderlich wird, ist die Magnetresonanztomographie Methode der Wahl.

Im MR-Tomogramm sind das hintere Kreuzband und das mediale Seitenband gut, das vordere Kreuzband und das laterale Kollateralband weniger gut bzw. nur in Teilen zu beurteilen. Der besondere Wert des MRT liegt in seinem hohen negativen Vorhersagewert und in der guten Beurteilbarkeit des hinteren Kreuzbandes, das arthroskopisch schwer einsehbar ist.

Zur Beurteilung des vorderen Kreuzbandes eignet sich ein leicht angulierter Sagittalschnitt (leichte Außenrotation von 10–15°). Das normale Ligament stellt sich im MRT signalfrei dar. Im Falle einer signifikanten Verletzung zeigt sich eine Signalanhebung mit Kontur- und Strukturunschärfe meist des mittleren Ligamentabschnitts (die femorale Bandanheftung ist schwächer als die tibiale). Bei kompletter Ruptur ist das Band in seiner Kontinuität unterbrochen. Bei Partialrupturen sind die Befunde weniger eindeutig. Nahezu regelmäßig findet sich ein Begleiterguß. Typische Befunde der vorderen Kreuzbandverletzung sind:

- Kontinuitätsunterbrechung des Bandes mit Retraktion,
- intraligamentäre Signalanhebung (bei frischer Verletzung),
- irregulär wellige vordere Bandkontur,
- Angulation des hinteren Kreuzbandes (indirektes Zeichen),
- subchondrale Knochenkontusion (bone bruise, indirektes Zeichen),
- vordere Schublade (anteriore Subluxation der Tibia >5 mm, indirektes Zeichen),
- Dorsalverlagerung des lateralen Meniskus über die dorsale Tibiakopfbegrenzung (indirektes Zeichen).

Das völlige Fehlen der Bandstruktur kann Folge einer alten kompletten Ruptur sein.

Instabilitäten durch vordere Kreuzbandverletzungen führen über die Zeit zu einer Vertiefung des lateralen kondylopatellaren Sulkus (eine Tiefe über 1,5 mm gilt als pathologisch).

> **Beachte:** Die Diagnose einer vorderen Kreuzbandruptur ist klinisch mit hoher Treffsicherheit zu führen. MR-tomographisch ist der Nachweis der kompletten Ruptur ebenfalls gut möglich. Der Nachweis der partiellen Ruptur ist hingegen wegen der unzureichenden Sensitivität und Spezifität problematisch.

■ **Täuschungsmöglichkeiten**

- Das vordere Kreuzband kann sich am vorderen Ansatz in mehrere Faserbündel aufspreizen, die von Fett und Synovia umgeben sind. Die dadurch bedingte Signalinhomogenität kann eine partielle Ruptur vortäuschen.
- Am hinteren Kreuzband können Anschnitte des meniskofemoralen Bandes eine signalisointense Verdickung vortäuschen.

■ **Therapie**

Vorderer Kreuzbandersatz: Bewährt hat sich lediglich das freie zentrale Patellarsehnentransplantat, das adäquate Struktureigenschaften besitzt. Augmentationsplastiken (Polydioxanon = PDS-Band; geflochtenes nicht resorbierbares Polypropylenband = Kennedy LAD) sind in ihrem Wert umstritten, da auch sie zu keiner

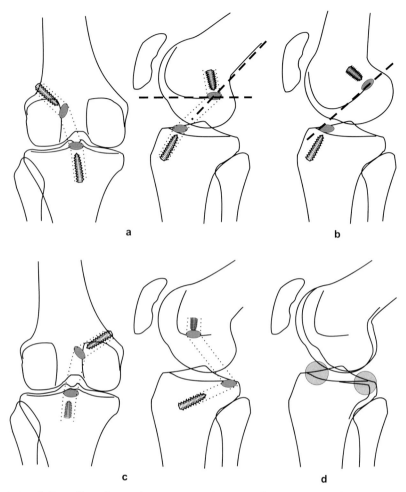

Abb. 19.16 a–d. Beurteilung des Bandersatzes am Kniegelenk. Wichtig für eine gute Funktion des Kreuzbandersatzes ist nicht nur die korrekte Länge und Spannung des Bandes, sondern auch die Fixation über die anatomischen (isometrischen) Insertionsstellen. Auf diese Ansatzpunkte hin müssen die Öffnungen der tibialen bzw. femoralen Bohrkanäle ausgerichtet sein. Die Fixationsschrauben oder -klammern können für die Beurteilung nur bedingt herangezogen werden. **a** Der tibiale Ansatzpunkt für das vordere Kreuzband im Bereich der Area intercondylaris projiziert sich im Seitbild vor das Tuberculum anterius, im Sagittalbild auf die Basis der Eminentia intercondylaris, der femorale Ansatzpunkt im Seitbild auf den Schnittpunkt einer Tangente an die dorsale Femurdiaphysenkontur mit der Kontur der Fossa intercondylaris (Blumensaat-Linie), im Sagittalbild kraniolateral in die Fossa intercondylaris. **b** Bei gestrecktem Knie muß die Blumensaat-Linie auf die vordere Begrenzung des tibialen Bohrkanals zielen. **c** Der tibiale Ansatzpunkt des hinteren Kreuzbandes liegt im Bereich der Area intercondylaris posterior und projiziert sich im Seitbild etwas unter die Gelenkfläche; der femorale Ansatzpunkt projiziert sich im Seitbild nahezu zentral auf den Femurkondylus in Höhe der Konturlinie der Fossa intercondylaris und im Sagittalbild auf den Winkel zwischen der Fossa intercondylaris und dem medialen Femurkondylus. **d** Typische Lokalisation von Knochenausrissen bei Trauma des vorderen bzw. des hinteren Kreuzbandes

echten Ligamentisierung führen und das Problem der Lastverteilung zwischen den Komponenten beim Kompositersatz ungelöst ist.

Isolierte hintere Kreuzbandrupturen bedürfen meist keiner Korrektur, da die unidirektionale hintere Instabilität auch langfristig keine Funktionsbeeinträchtigung bedingt.

■ **Röntgenkontrollen**

Bei Röntgenkontrollen nach Bandersatz kommt es in erster Linie auf die Beurteilung der korrekten Transplantatsitzes an. Entscheidend dafür ist die Lage der Bohrkanalöffnungen (Ligamentansatzstellen) im Gelenk, die im Idealfall mit den Isometriepunkten übereinstimmen. Beim vorderen Kreuzbandersatz ist dabei der femorale Ansatzpunkt besonders kritisch. Zur Beurteilung des Kreuzbandersatzes siehe Abb. 19.16.

■ **Komplikationen**

Als Operationskomplikation ist ein nicht isometrischer Bandersatz anzusehen. Multidirektionale Instabilitäten führen zwangsläufig zu Chondromalazien, Meniskusdegenerationen, einer Quadrizepsatrophie und Arthrose.

Kollateralbandverletzungen

Abrißfrakturen des medialen Kollateralbandes betreffen meist den femoralen Ansatz, solche des lateralen Kollateralbandes häufiger den fibularen. Kollateralbandverletzungen gehen oft ohne knöcherne Ausrisse einher.

■ **Röntgendiagnostik**

Im MRT zeigen Kollateralbandläsionen folgende Befunde:

- Zerrung: intraligamentäre Signalanhebung im T2-Bild (Ödem, Blutung);
- partielle Ruptur: Bandverdünnung, diskontinuierlicher Faserverlauf, Ödem;
- komplette Ruptur: fehlende Abgrenzbarkeit des Bandes, Ödem;
- alte Läsion: verdicktes, hypointenses Band (Narbenbildung).

> **Beachte:** ein Gelenkerguß bei einer Kollateralbandverletzung weist auf eine intraartikuläre Begleitverletzung (meist Kreuzbandverletzung) hin, da die Kollateralbänder extrakapsulär gelegen sind!

Nach Innenbandverletzungen kann es zu charakteristischen Bandverknöcherungen kommen, die je nach Lokalisation als Stieda I (proximal), Stieda II (intermediär) oder Stieda III (distal) bezeichnet werden (vgl. Abb. 19.17).

Patellar- und Quadrizepssehnenrupturen

Sie zeigen im Seitbild eine Unschärfe der jeweiligen Sehnenkontur (bei kompletter Ruptur u. U. mit Einkerbung oder Taillierung) und einen Patellahochstand bei der Patellarsehnenruptur (Abb. 19.17b). Bei der Quadrizepssehnenruptur findet sich meist keine signifikante Patellaverschiebung. Abrißfrakturen am unteren bzw. oberen Patellapol sind möglich.

19.7 Unterschenkelschaftfrakturen

Unterschenkelverletzungen werden durch die problematischen Weichteilverhältnisse kompliziert. Ein Drittel der Tibiazirkumferenz ist nur von Haut bedeckt; das mittlere Tibiaschaftdrittel wird ausschließlich über umgreifende Äste der A. tibialis anterior versorgt. Die Unterschenkelmuskulatur ist von sehr derben Faszien gefesselt, die kaum eine Ausdehnung zulassen.

Durch diese anatomischen Verhältnisse bestehen bei Verletzungen nur geringe Kompensationsmöglichkeiten sowohl für

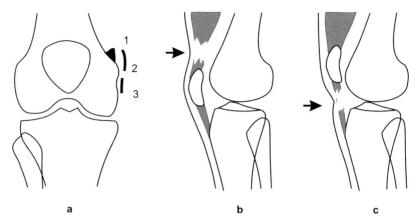

Abb. 19.17 a–c. Bandrupturen am Kniegelenk. **a** Posttraumatische periartikuläre Verkalkungen (Stieda-Pellegrini-Schatten): *1* Ausriß am Ansatz des M. adductor magnus, *2* Kollateralbandossifikation, *3* Kollateralbandausriß mit muldenartigem Defekt am Kondylus; **b** Quadrizepssehnenriß mit meist nur diskreter Kaudaldislokation der Patella, aber deutlicher suprapatellarer Delle; **c** Patellarsehnenriß mit Kranialdislokation der Patella

die arterielle Versorgung wie für die venöse Drainage. Dem muß bei der Frakturversorgung Rechnung getragen werden.

19.7.1
Tibiaschaftfrakturen

■ **Verletzungsmechanismus**

Tibiaschaftfrakturen können Folge direkter oder indirekter Gewalteinwirkung sein. Die Tibia ist darüber hinaus ein Prädilektionsort für Streßfrakturen (vgl. 25.6).

Direkte Frakturen setzen eine erhebliche Gewalteinwirkung mit Biegungs- oder Schermechanismus voraus. Die Fibula ist in der Regel ebenfalls frakturiert. Begleitende Weichteilverletzungen sind häufig. Indirekten Frakturen liegt meist ein Torsionsmechanismus zugrunde, der typischerweise zu einer Schräg- oder Spiralfraktur am Übergang vom mittleren zum distalen Schaftdrittel (schwächste Stelle) führt. Die Fibula bleibt dabei oft intakt.

Bevorzugte Lokalisationen für Streßfrakturen der Tibia sind die proximale und mittlere Diaphyse (medial- oder ventralseitig).

■ **Klassifikation**

Die Klassifikation der Unterschenkelschaftfrakturen erfolgt nach AO-Kriterien.

■ **Röntgendiagnostik**

Die Röntgendiagnostik von Unterschenkelschaftfrakturen bereitet meist keinerlei Schwierigkeiten. Probleme können allenfalls Fissuren bereiten, die in die Tibiagelenkfläche einstrahlen und bei fehlender Dislokation auf den Standardaufnahmen übersehen werden können. In diesen Fällen sind Schrägprojektionen hilfreich. Zur Erkennung und Abschätzung von Rotationsfehlstellungen sollte immer der ganze Unterschenkel mit den angrenzenden Gelenken abgebildet werden. Dies gilt insbesondere auch für die Kontrollaufnahmen nach Versorgung.

■ **Täuschungsmöglichkeiten**

Gefäßkanäle können Fissuren vortäuschen; sie zeigen jedoch eine typische Verlaufsrichtung von proximal-lateral nach distal-medial und weisen oft eine zarte Randsklerose auf, so daß die Differenzierung in der Regel keine Schwierigkeiten bereitet.

■ **Frakturversorgung**

95% der Tibiaschaftfrakturen werden operativ behandelt, nur 5% konservativ mittels eines Extensionsgipses für 14 Tage mit nachfolgendem Oberschenkelgips oder Brace-Verband.

- Standardverfahren für alle geschlossenen Schaftfrakturen und solche mit geringgradigem Weichteilschaden (Grad 1) ist die gebohrte oder ungebohrte Unterschenkelmarknagelung, ggf. mit zusätzlicher Verriegelung (kombinierte dia- und metaphysäre Frakturen).
- Bei Frakturen mit höhergradigem Weichteilschaden wird vorzugsweise die ungebohrte Marknagelung durchgeführt.
- Die Bündelnagelung ist Methode der Wahl bei Unterschenkelfrakturen im Wachstumsalter (offene Epiphysenfugen).
- Indikation für eine Plattenosteosynthese sind metaphysennahe Frakturen; Kontraindikation sind Frakturen mit höherem oder unklaren Weichteilschaden. Bei Trümmerzonen soll die Plattenosteosynthese diese überbrücken!
- Indikationen für einen Fixateur externe sind:
  - Frakturen mit erheblichem Weichteilschaden,
  - der Verfahrenswechsel bei Infekt nach interner Stabilisierung.

Nach Marknagelung ist die Implantatentfernung frühestens nach 1 Jahr bei radiologisch sicherer Konsolidierung möglich, nach einer Plattenosteosynthese sollte sie wegen der Gefahr einer Refraktur frühestens nach 18 Monaten erfolgen.

! **Beachte:** eine Fibulaosteosynthese sollte bei Frakturen des distalen Fibuladrittels erwogen werden (Stabilitätszuwachs 20%).

■ **Komplikationen**

Komplikationsgefährdet ist vor allem die distale Tibiadiaphyse; die Infektrate beträgt 1–7%, die Pseudarthroserate 1–2%.

19.7.2
Fibulaschaftfrakturen

■ **Verletzungsmechanismus**

Fibulaschaftfrakturen können Folge direkter Anpralltraumen sein (meist Sportverletzungen) oder indirekt im Zusammenhang mit Außenrotationsverletzungen des oberen Sprunggelenks stehen (Maisonneuve-Frakturen). Letztere dürfen in Hinblick auf die Stabilität des OSG nicht übersehen werden.

■ **Röntgendiagnostik**

Die Röntgendiagnostik bereitet in der Regel keine Probleme.

! **Beachte:** Auch bei hohen Fibulaschaftfrakturen sollte an die Möglichkeit einer primären Verletzung des oberen Sprunggelenks (Maisonneuve-Fraktur) gedacht und diese ausgeschlossen werden.

■ **Frakturversorgung**

Die Fibula hat keine lasttragende Funktion. Die Behandlung isolierter Fibulaschaftfrakturen ist deswegen rein symptomatisch. Auch die Fibulabeteiligung im Rahmen von Unterschenkelfrakturen erfordert in der Regel keine gesonderten Maßnahmen an der Fibula. Nur ausnahmsweise ist eine Verkürzungsosteotomie erforderlich, um eine Sperrwirkung der Fibula zu vermeiden. Fibulaschaftfrakturen im Rahmen von OSG-Verletzungen hingegen werden üblicherweise osteosynthetisch versorgt.

19.8
Besonderheiten im Kindesalter

■ **Häufigkeit**

Epiphysen(fugen)verletzungen im Kniegelenkbereich sind selten; die des distalen Femurs machen etwa 5%, die der proximalen Tibia <1% aller Epiphysenverletzungen aus. Patellafrakturen sind wegen des Knorpelschutzes im Kindesalter selten (<1% aller Patellafrakturen). Bandverletzungen sind im Kindesalter ebenfalls selten, da die Bänder belastungsstabiler als die Epiphysenfugen sind. Komplette Bandrupturen sind vor dem Schluß der Epiphysenfugen äußerst selten.

■ **Verletzungsmechanismus**

In der Mehrzahl der Fälle handelt es sich um indirekte Traumen, wobei Sportverletzungen und Unfälle im Straßenverkehr dominieren.

■ **Klassifikation**

Die Klassifikation erfolgt nach Salter-Harris oder Aitken (s. unter Kap. 2).

■ **Sonderformen**

- Toddler's fracture
  Definition: Tibiaspiralfraktur (Torsionstrauma) ohne begleitende Fibulafraktur;
  Vorkommen: Kinder bis zu 6 Jahren, meist unter 3 Jahren.
- Fahrradspeichenverletzung
  Vorkommen: am häufigsten im Alter von 2–8 Jahren.

■ **Röntgendiagnostik**

Häufigste Verletzungsform ist der Typ Salter II bzw. Aitken I. Die Röntgensymptomatologie ist in Abb. 19.18 skizziert (vgl. Abb. 2.2).

Die Tibiaspiralfraktur (Toddler's fracture) ist am besten auf Aufnahmen in leichter Innenrotation zu sehen, u. U. auch erst bei Kontrollen anhand der Periostreaktion.

Bei Fahrradspeichenverletzungen steht die Weichteilverletzung (Haut- und Muskelnekrosen, Sehenverletzungen) im Vordergrund, die sich oft erst nach einem Intervall von 24 h klinisch voll manifestiert, weswegen der Verletzungsgrad initial unterschätzt wird.

! **Beachte:**

- Distale Femurepiphysenlösungen bei Kindern mit noch kleinem Ossifikationszentrum sind bei geringer Dislokation schwer zu erkennen; der Epiphysenkern muß in beiden Ebenen in der Femurschaftachse stehen; zur Beurteilung der Weite der Epiphysenfuge muß die Vergleichsaufnahme der Gegenseite herangezogen werden.
- Distale Femurepiphysiolysen (Salter I) reponieren sich oft spontan und können so dem röntgenologischen Nachweis entgehen. Bei dringendem klinischen Verdacht sind zum Nachweis u. U. gehaltene Aufnahmen unter Muskelrelaxation erforderlich.
- Stauchungstraumen sind leicht zu übersehen: Die Weite der normalen Epiphysenfuge im Wachstumsalter liegt zwischen 3 und 6 mm; eine

⟶

Abb. 19.18 a–i. Besonderheiten des Kindesalters. a Bandansätze und Bandläsionen im Wachstumsalter. Die Kollateralbänder inserieren meta- und epiphysär. Zu Läsionen der Epiphysenfuge kommt es insbesondere bei metaphysären Ausrissen am Femur (mod. nach von Laer 1996). b Grünholzstauchungsfrakturen an der distalen Femur- bzw. proximalen Tibiametaphyse; c distale Femurepiphysenlösung mit metaphysärem Fragment; d Übergangsfraktur am distalen Femur; e epimetaphysäre Fraktur der proximalen Tibia; f proximale Tibiaepiphysenlösung; g Abriß der Tuberositasapophyse; h ein einseitig klaffender Epiphysenspalt nach Epiphysenlösung muß an eine Weichteilinterposition in die Epiphysenfuge denken lassen; i Weichteilinterposition in den Frakturspalt bei proximaler Tibiafraktur (meist Pes anserinus) mit der Gefahr der konsekutiven Achsenfehlstellung

19 Kniegelenk und Unterschenkelschaft

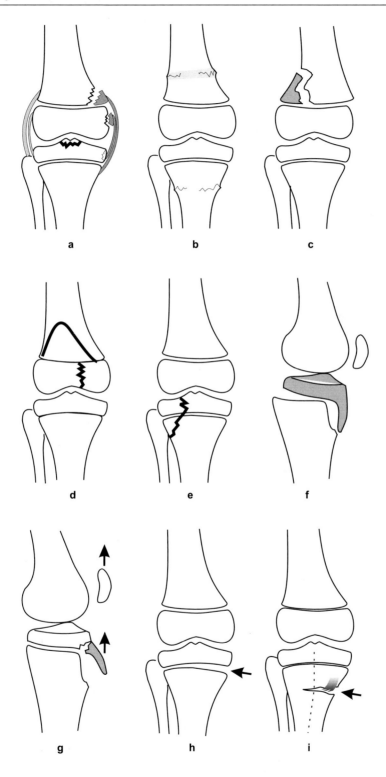

schmälere Fuge sollte bei entsprechender klinischer Symptomatik an eine Stauchungsverletzung denken lassen; nach stattgehabter Epiphysenfugenverletzung zeigen spätere Kontrollaufnahmen regelmäßig periostale Reaktionen.

- Bei proximalen Tibiaepihysenfugenverletzungen besteht die Gefahr einer medialseitigen Weichteilinterposition in die Epiphysenfuge (Pes anserinus, Periost, mediales Kollateralband) mit nachfolgender Wachstumsstörung und Valgusdeformität. Die Weichteilinterposition stellt ein Repositionshindernis dar; bei den Röntgenkontrollen nach Reposition ist daher genau auf die Weite der Epiphysenfuge zu achten: eine medial klaffende proximale Tibiaepiphysenfuge muß immer an eine derartige Komplikation denken lassen (Abb. 19.18).
- Abrißfrakturen der Tuberositas tibiae müssen gegen den M. Osgood-Schlatter abgegrenzt werden: Verletzungen gehen im Gegensatz zum Schlatter mit einer Akutsymptomatik (Schmerz und Schwellung), Gang- und Standunsicherheit und evtl einer deutlichen Dislokation einher.
- Patellaverletzungen: Bei Knochenabrissen (meist aus dem unteren Patellapol kann trotz des scheinbar geringfügigen Befundes ein erheblicher Schaden in Form einer Abscherung und Fragmentation des Gelenkknorpels vorliegen; wird dies nicht erkannt und die Knorpeldistraktion nicht reponiert, so heilt die Verletzung u. U. mit einer Verlängerung der Patella aus, was zu Funktionsstörungen führt. Bei Querfrakturen der knöchernen Patella ohne Knorpelbeteiligung klafft der Frakturspalt ventral bei dorsal erhaltenem Fragmentkontakt.

- Ein vorzeitiger Epiphysenfugenschluß manifestiert sich i. d. R. binnen 6 Monaten nach dem Trauma. Zur rechtzeitigen Erkennung Wachstumsstörungen (mit oder ohne Dislokation) sind auch nach abgeschlossener Frakturheilung Röntgenkontrollen in halbjährlichen Abständen über einen Zeitraum von 1,5 Jahren erforderlich.

■ Frakturversorgung

Dislokationen in der koronalen Ebene (häufigste Form) nach medial oder lateral bedürfen der Korrektur, da sie durch das Wachstum nicht oder unzureichend ausgeglichen werden; die selteneren Dislokationen in der Sagittalebene (Bewegungsebene) werden leichter remodelliert.

Zu erwartende Längendefizite bis zu 2 cm bedürfen keiner Korrektur, solche zwischen 2 und 5 cm eine Epiphyseodese der kontralateralen Wachtumsfuge; Wachstumsdefizite > 5 cm bedürfen der Korrektur nach Wachstumsabschluß. Bei asymetrischen Wachstumsstörungen kommen eine Resektion der Knochenbrücke, eine Epiphyseodese oder eine spätere Korrekturosteotomie in Betracht.

■ Komplikationen

Die wichtigste Frühkomplikation ist die neurovaskuläre Begleitverletzung (1–3 %), die insbesondere bei Hypertextensionstraumen mit starken Dislokation in der Sagittalebene vorkommt. Die A. tibialis anterior zieht durch die Membrana interossea und kann in dem Schlitz komprimiert werden.

Typische Spätkomplikationen sind Wachstumsstörungen und konsekutive Fehlstellungen. Ihr Ausmaß hängt einerseits vom Alter, andererseits von der Art und dem Schweregrad der Verletzung der Wachstumsfuge ab. Je später im Wachstumsalter die Verletzung erfolgt, um so geringer ist das Risiko einer Wachstumsstörung im

Sinne einer Verkürzung oder Fehlstellung und umgekehrt. Längenwachstumsdefizite können nach den Tabellen von Anderson und Green abgeschätzt werden. Die häufigsten Salter-Typ-II-Epiphysenlösungen gehen mit einer asymmetrischen Schädigung der Epiphysenfuge einher: im Bereich des Metaphysenfragmentes bleibt die Epiphysenfuge meist intakt, so daß bei medial gelegenem Metaphysenausbruch Valgusfehlstellungen, bei lateralem Metaphysenausbruch Varusfehlstellungen resultieren können.

Der Grund für die häufigen Valgusfehlstellungen bei Frakturen der proximalen Tibiametaphyse ist umstritten; diskutiert werden eine Weichteilinterposition (pes anserinus), eine unzureichende Reposition und eine Wachstumsdifferenz zwischen Tibia und Fibula.

20 Distaler Unterschenkel und Sprunggelenk

M. Galanski

20.1   Allgemeine Grundlagen   343
20.1.1   Anatomie   343
20.1.2   Radiologische Untersuchungstechnik   345
20.1.3   Röntgenanatomie und Bildanalyse   348
20.2   Pilon-tibial-Frakturen   348
20.3   Verletzungen des oberen Sprunggelenks   351
20.3.1   Bandverletzungen   353
20.3.2   Sprunggelenkfrakturen   353
20.3.3   Sonderformen   361
20.4   Besonderheiten im Kindesalter   362
20.4.1   Bandverletzungen   362
20.4.2   Epiphysenverletzungen   362
20.4.3   Übergangsfrakturen   364

ABKÜRZUNGEN

K-Draht   Kirschner-Draht
OSG   oberes Sprunggelenk
US   Unterschenkel

20.1
Allgemeine Grundlagen

20.1.1
Anatomie

Das obere Sprunggelenk wird durch 3 Knochen – Tibia, Fibula und Talus – und 3 Bandkomplexe – mediale, laterale Kollateralbänder und Syndesmosenbänder – gebildet (Abb. 20.1). Die distale Fibula legt sich in eine gleichnamige Inzisur der Tibia und wird durch das anteriore und posteriore tibiofibulare Ligament und das kräftige interossäre Ligament (verstärkter unterer Teil der Membrana interossea) fixiert. Der Incisura fibularis benachbart ist vorn das Tuberculum anterius (Ansatzpunkt des vorderen tibiofibularen Bandes), dorsal das Tuberculum posterius (Ansatzpunkt des hinteren tibiofibularen Bandes). Die Querachse des oberen Sprunggelenks ist gegenüber der transversalen Kniegelenkachse um 15–20° nach außen rotiert.

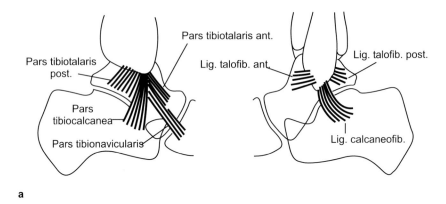
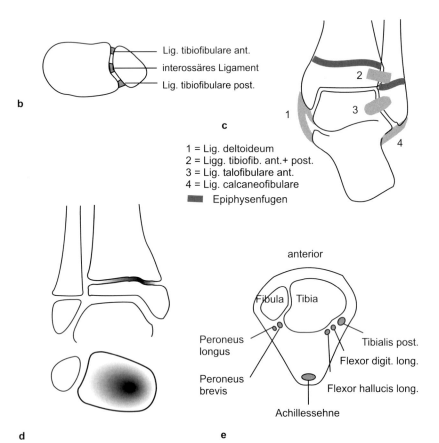

Abb. 20.1 a–e. Relevante Anatomie. **a** Bandapparat des oberen Sprunggelenks, **b** Syndesmosenligamente, **c** Relation der Ligamente zu den Epiphysenfugen, **d** zeitlicher Ablauf des Schlusses der Epiphysenfugen (der Fugenschluß beginnt im vorderen Abschnitt des Malleolus medialis und schreitet nach dorsal und lateral fort), **e** Lokalisation der Sehnen im axialen Schnittbild

Der Malleolus fibularis steht etwa 1 cm weiter dorsal und reicht 1,5–2 cm weiter nach kaudal als der Malleolus tibialis. Für den Einblick in den Gelenkspalt ist bei der Sagittalaufnahme deswegen eine leichte Innenrotation erforderlich. Die Talusrollengelenkfläche ist annähernd semizylindrisch, ventral etwas breiter als dorsal. Der Krümmungsradius der Talusrolle ist zugleich lateral etwas größer als medial. Dennoch wird die Malleolengabel bei Dorsalflexion im oberen Sprunggelenk nicht gespreizt, da die Fibula durch eine leichte Rotationsbewegung nach dorsal ausweicht und die Syndesmose angespannt wird.

Das mediale Kollateralband (Lig. deltoideum) verbindet den Malleolus tibialis mit Talus, Navikulare und Kalkaneus, der laterale Kollateralbandapparat setzt sich aus dem anterioren und posterioren talofibularen sowie dem kalkaneofibularen Bandzug zusammen.

Das Lig. fibulotalare anterius verhindert die vordere Talusschublade, das Lig. fibulotalare posterius die hintere Schublade, das Lig. fibulocalcaneare die Inversion und Adduktion des Kalkaneus und das Lig. deltoideum die Abduktion und Eversion des OSG und des Subtalargelenks.

Die Blutversorgung des Talus erfolgt überwiegend von posteromedial über Äste der A. tibialis posterior, des weiteren von posterolateral über Äste der A. fibularis und über den Talushals durch Äste der A. dorsalis pedis.

Der Funktion nach ist das OSG ein Scharniergelenk mit Knochen- und Bandführung. Im Kontext mit den anderen Fußgelenken sind Kombinationsbewegungen möglich, deren Terminologie bekannt sein muß.

- **Terminologie**

Terminologie der Bewegungen in den Fußgelenken:

- Dorsalflexion = Heben des Fußes;
- Plantarflexion = Senken des Fußes;
- Adduktion = Heben des inneren Fußrandes im Rückfuß;
- Abduktion = Heben des äußeren Fußrandes im Rückfuß;
- Supination = Heben des inneren Fußrandes im Vorfuß;
- Pronation = Heben des äußeren Fußrandes im Vorfuß;
- Inversion = Drehung der Fußspitze zur Längsachse des US nach einwärts (tibial);
- Eversion = Drehung der Fußspitze zur Längsachse des US nach auswärts (fibular);
- Heben des inneren Fußrandes = Supination des Vorfußes und Adduktion des Rückfußes;
- Heben des äußeren Fußrandes = Pronation des Vorfußes und Abduktion des Rückfußes.

Supination und Pronation stellen komplexe Bewegungen dar. Bei der Supination handelt es sich um eine Adduktion und Inversion des Vorfußes in den Intertarsal und Tarsometatarsalgelenken, eine Inversion des Rückfußes im Subtalargelenk und eine leichte Plantarflexion im OSG. Bei der Pronation sind umgekehrt eine Abduktion und Eversion des Vorfußes mit einer Eversion des Rückfußes und einer leichten Dorsalextension im OSG kombiniert.

20.1.2
Radiologische Untersuchungstechnik

Standard- und Spezialprojektionen

◆ **Standardprojektionen**

Standardprojektionen sind die a.-p.-Aufnahme in leichter Innnenrotation und die laterale Aufnahme.

Die a.-p.-Aufnahme in 15–20° Innenrotation gibt freien Einblick in den Gelenkspalt (Einstelltechnik: beide Malleolen auf gleicher Höhe = in gleicher Tischplattenentfernung; lateraler Fußrand senkrecht zur Tischplatte) und gestattet eine bessere Beurteilung der intakten Gelenkverhältnisse. Bei dieser Projektion liegen die Kontur der Incisura fibularis und die laterale Kontur der Talusrolle in einer Fluchtlinie, und die tibiofibulare Gelenkkontur verläuft harmonisch (vgl. Abb. 20.4).

Bei der lateralen Aufnahme sollen sich die beiden Malleolen abgesehen von ihrer Längendifferenz übereinander projizieren (Kriterium der exakt lateralen Projektion).

◆ **Spezialprojektionen**

Spezialprojektionen sind die a.-p.-Aufnahmen in 45° Außenrotation zur Darstellung des Tuberculum anterius der Tibia und in 45° Innenrotation als Zusatzprojektion für den Malleolus medialis. Die off-laterale Projektion kann als Zusatzprojektion für die bessere Beurteilung der hinteren Tibiakante (Volkmann-Dreieck) herangezogen werden.

◆ **Gehaltene Aufnahmen**

Gehaltene Aufnahmen des OSG in sagittaler und lateraler Projektion werden zum Nachweis ligamentärer Verletzungen durchgeführt. Dabei werden üblicherweise die laterale (selten die mediale Überprüfung des Lig. deltoideum) Aufklappbarkeit sowie der Talusvorschub (Überprüfung des Lig. tibiofibulare anterius) überprüft. Der Vergleich mit der Gegenseite ist wegen der interindividuellen Variabilität erforderlich (als absolute Grenzwerte gelten: < 5° = normal; 5–15° = unsicher; 15–25° = dringender Rupturverdacht; > 25° = sichere Bandruptur). Zur Vermeidung schmerzbedingter Gegenspannung werden die Streßaufnahmen der verletzten Seite unter Leitungsanästhesie angefertigt. Seitendifferenzen der lateralen Aufklappbarkeit von 5–10° und ein seitendifferenter Talusvorschub von 5 mm oder mehr weisen auf eine Bandverletzung hin (Abb. 20.2).

Als Alternative zu den gehaltenen Aufnahmen kommt heute die Sonographie zum Einsatz.

Zusatzdiagnostik

◆ **Computertomographie**

Die Computertomographie ist bei komplexen Verletzungen (z. B. Pilon-tibial-Frakturen) zur Operationsplanung indiziert, darüber hinaus geeignet zur genauen Beurteilung der Syndesmosenverhältnisse sowie von Triplane-Frakturen im Jugendlichenalter.

◆ **Magnetresonanztomographie**

Mögliche Indikationen für die MRT sind ligamentäre Verletzungen und Knorpelläsionen sowie persistierende Schmerzen trotz adäquater Behandlung der Verletzung und nach Ausschluß von Instabilitäten.

◆ **Arthrographie**

Die Arthrographie kann im Rahmen der Akuttraumatologie zum Nachweis und

---

Abb. 20.2 a–c. Röntgenaufnahmetechnik und Röntgenometrie. **a** Bei exakt sagittaler Projektion steht die Fußlängsachse senkrecht zur Filmebene. Die Querachse des OSG liegt nicht filmparallel, da bei dieser Stellung der Malleolus fibularis weiter dorsal liegt als der Malleolus tibialis. Da der talofibulare Gelenkspalt in dieser Situation nicht frei einsehbar ist, wird eine modifizierte a.-p.-Projektion in leichter Innenrotation (15–20°) bevorzugt (die gedachte Verbindungslinie der Malleolen liegt dann filmparallel bzw. horizontal). Für eine exakte Lateralprojektion muß dementsprechend die gedachte Verbindungslinie der Malleolen vertikal bzw. senkrecht zur Filmebene verlaufen. Die Malleolen projizieren sich dann im Seitbild abgesehen von ihrer Längendifferenz übereinander. **b** Belastungsaufnahmen des OSG: Bei einem Valusstreß (15 kp) sprechen eine Taluskippung von > 10° oder von > 5° im Seitenvergleich für eine Bandruptur. **c** Bei anteriorem Streß spricht ein Talusvorschub von > 10 mm oder von > 5 mm im Seitenvergleich für eine fibulotalare Bandruptur. Meßpunkte sind der dorsale Rand der Tibiagelenkfläche und der nächstgelegene Punkt der Talusrolle

20 Distaler Unterschenkel und Sprunggelenk

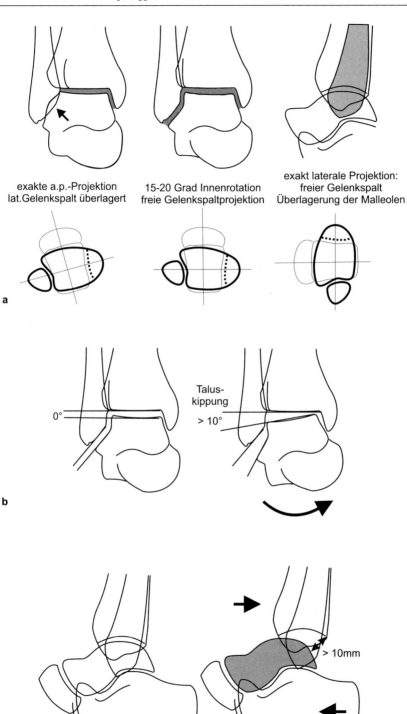

exakte a.p.-Projektion
lat. Gelenkspalt überlagert

15-20 Grad Innenrotation
freie Gelenkspaltprojektion

exakt laterale Projektion:
freier Gelenkspalt
Überlagerung der Malleolen

Talus-
kippung
> 10°

0°

> 10mm

zur Beurteilung von Ligamentverletzungen herangezogen werden. Die Untersuchung muß allerdings innerhalb der ersten 48 Stunden nach dem Trauma durchgeführt werden. Wenngleich das Ausmaß der Kapsel-Band-Verletzungen sehr genau festgestellt werden kann, spielt die Arthrographie in der traumatologischen Diagnostik keine Rolle mehr.

20.1.3
Röntgenanatomie und Bildanalyse

Die Röntgenanatomie einschließlich der häufigen akzessorischen Knochenelemente, die zur Verwechslung mit Knochenabrissen Anlaß geben können, ist in Abb. 20.3 dargestellt.

Die Gelenkspaltbreite in sagittaler Projektion beträgt normalerweise medial 3–4 mm und lateral 4–5 mm. Im Seitbild ist der Gelenkspalt gleichmäßig weit. Der Syndesmosenspalt ist normalerweise nicht breiter als 5 mm. Die Überlappung von Tibia und Fibula im Sagittalbild hängt von der Projektion ab. Bei 15–20° Innenrotation mit frei einsehbarem lateralen Gelenkspalt beträgt sie >1 mm, bei streng sagittaler Projektion >10 mm.

Der osteoligamentäre Komplex des OSG kann im a.-p.-Bild als Ring aufgefaßt werden, der aus folgenden Elementen gebildet wird: Innenknöchel – Tibiagelenkfläche – distales tibiofibulares Ligament – Außenknöchel – lateraler Bandapparat – Talusrolle – medialer Bandapparat (Abb. 20.4). Eine Verschiebung des Talus bedingt immer eine Ruptur des „Ringes" an zumindest 2 Stellen. In diesem Zusammenhang ist insbesondere auf die Fluchtlinie von Inzisur und lateraler Kontur der Talusrolle zu achten, die keine Versetzung aufweisen darf.

Nach Traumen ohne röntgenologisch augenfällige Verletzungsfolgen ist bei der systematischen Bildanalyse insbesondere auf die in Übersicht 20.1 und in Abb. 20.4 zusammengestellten Punkte zu achten.

ÜBERSICHT 20.1

Traumatologie des OSG (Checkliste)

- Gelenkstellung/Stellung des Talus in der Malleolengabel
- Weite und Kongruenz der Gelenkspalten
- Kontinuität der tibiofibularen Gelenklinie
- Fluchtlinie Inzisur–lateraler Rand der Talusrolle
- Weite des Syndesmosenspalts
- Konturen der Malleolen
- Konturen der distalen Tibia im Seitbild
- Malleolarspitzen
- Kanten der Talusrolle
- Weichteilschwellung
- Hohe Fibulafraktur?

20.2
Pilon-tibial-Frakturen

■ **Definition und Abgrenzung**

Als supramalleoläre Tibiafrakturen werden metaphysäre Frakturen bezeichnet, die die distalen 4 cm der Tibia oberhalb des Sprunggelenks betreffen. Sie gehen in der Regel mit Fibulafrakturen einher.

Frakturen des Pilon tibial (frz. Pilon = distales Tibiaende) sind Verletzungen der distalen lasttragenden Tibiagelenkfläche (der Innenknöchel gehört nicht dazu). Für die Abgrenzung von Pilon- und Sprunggelenk-/Malleolarfrakturen ist folgendes zu merken:

Posterolaterale Kantenabscherungen (sog. Volkmann-Dreieck) werden im englischen und deutschen Sprachraum den Sprunggelenkfrakturen zugeordnet. Im französischen Sprachraum gelten sie als Hauptverletzung, d.h., sie werden den Pilon-tibial-Frakturen zugeordnet, da sie die tragende Gelenkfläche betreffen. Diese Nomenklatur kennt nur bimalleoläre und Pilon-tibial-Frakturen.

20 Distaler Unterschenkel und Sprunggelenk

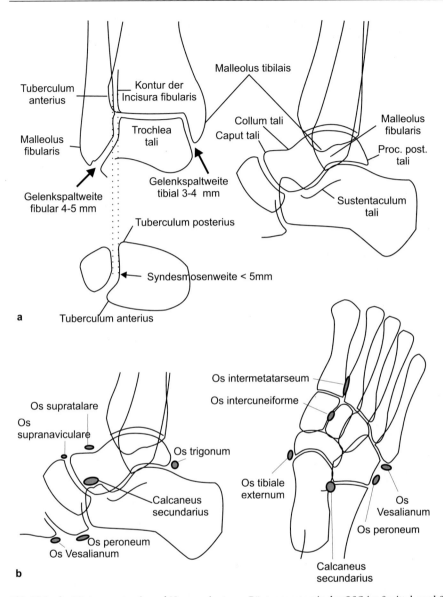

Abb. 20.3 a, b. Röntgenanatomie und Normvarianten. **a** Röntgenanatomie des OSG im Sagittal- und Seitbild, **b** häufigste akzessorische Knochenelemente

Für die Einteilung als partiell artikuläre Tibiafraktur (B1) sprechen ein vertikales, weit nach proximal reichendes und dorsomedial liegendes Kantenfragment, zusätzliche Spaltungen der tragenden Gelenkfläche in einer anderen Ebene, artikuläre Impressionen jeglicher Lokalisation (B2), eine intakte Fibula und horizontale Fraktur des Innenknöchels bei nicht diaphysärer Fibulafraktur.

Bei dorsalem Kantenfragment sprechen folgende Merkmale für die Einteilung als Sprunggelenkfraktur: ein kurzes, schräges dorsolaterales Kantenfragment, eine typi-

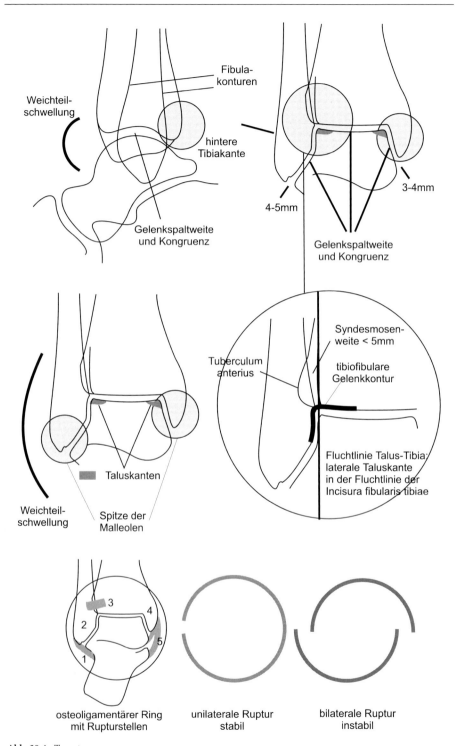

Abb. 20.4. Target areas

sche intraligamentäre Fibulaschrägfraktur vom Malleolartyp B, eine Gabelsprengung und ein Riß des Lig. deltoideum.

■ **Häufigkeit**
Etwa 3–5% aller Tibiafrakturen sind Pilon-tibial-Frakturen; dabei handelt es sich in 20% der Fälle um offene Frakturen.

■ **Frakturklassifikation**
Nach der AO-Klassifikation handelt es sich um B- oder C-Frakturen. Die Schweregradkodierung richtet sich nicht nur nach der Frakturlokalisation, sondern auch dem Frakturtyp, z. B. werden unterschieden

- bei partiellen Pilon-tibial-Frakturen:
  – Spaltfraktur,
  – Spalt-Depressions-Fraktur,
  – multifragmentäre Depressionsfraktur;
- bei den kompletten artikulären Pilon-Frakturen:
  – Frakturen mit einfachem metaphysären Fragment,
  – metaphysäre Mehrfragmentfrakturen,
  – multifragmentäre, auch artikuläre Frakturen.

■ **Röntgendiagnostik**
Der Frakturnachweis ist unproblematisch (Abb. 20.5). Aufgrund des Stauchungsmechanismus ist immer auf Begleitverletzungen des Talus, Kalkaneus und der Wirbelsäule zu achten. Bei Trümmerfrakturen kann die CT-Untersuchung zur Operationsplanung hilfreich sein.

Bei Kontrollen nach der Frakturversorgung ist das Hauptaugenmerk auf die achsengerechte Wiederherstellung der Malleolengabel und auf eine korrekte Implantatlage zu richten.

■ **Frakturversorgung**
Die Frakturversorgung richtet sich nach dem Frakturmechanismus, dem Schweregrad der Fraktur und dem Weichteilschaden. Indirekte Frakturen infolge eines Drehmechanismus haben per se eine gute Prognose und bieten sich für die primäre Osteosynthese an. Direkte Traumen durch einen Stauchungsmechanismus haben infolge der Knorpelschädigung eine deutlich schlechtere Prognose und erfordern häufiger ein zweizeitiges Vorgehen (primär Fixateur, sekundär Osteosynthese). Ziel der Versorgung ist in jedem Fall die Wiederherstellung übungsstabiler, anatomisch gerechter Gelenkverhältnisse.

Erster Schritt ist die Stabilisierung der Fibula mittels Drittelrohrplatten-Osteosynthese. Zweiter Schritt ist die Wiederherstellung der Tibialänge und die Rekonstruktion der tibialen Gelenkfläche durch Adaptation und Fixation der Fragmente mit minimalen Mitteln (Minimalosteosynthese). Die Stabilisierung erfolgt am schonendsten durch eine temporäre transartikuläre externe Fixation (TTEF). Nach 2 Wochen kann eine minimal invasive Plattenosteosynthese (MIPO) mit einer LCDC-Platte und Schrauben bei gleichzeitiger Auffüllung von Defektzonen mit Spongiosa vorgenommen werden (vgl. Abb. 20.8).

> **Beachte:**
> - Mit zunehmendem Implantatmaterial steigt das Infektionsrisiko (devitaler Operationsbereich).
> - Die Prognose einer Pilonfraktur wird im wesentlichen durch die Gelenkflächenrekonstruktion bestimmt und weniger durch die Verhältnisse an der metaphysären Trümmerzone.

20.3
Verletzungen des oberen Sprunggelenks

Sprunggelenktraumen gehören zu den häufigsten Gelenkverletzungen des Alltags. Sie reichen von einfachen Bandläsionen bis zu komplizierten Luxationsfrakturen. Sprunggelenkfrakturen sind die häufigsten Frakturen des Unterschenkels.

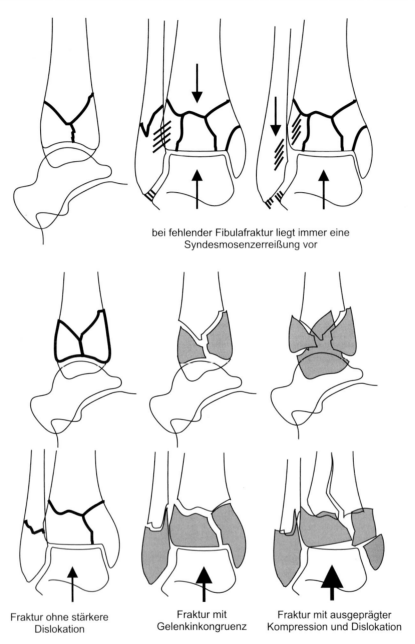

Abb. 20.5. Röntgensymptomatologie distaler Tibiafrakturen (Pilon-tibial-Frakturen). Unterschieden werden Frakturen ohne stärkere Fragmentdislokation, Frakturen mit Gelenkflächeninkongruenz, Frakturen mit ausgeprägter Stauchung und Dislokation. Bei fehlender Fibulafraktur ist immer von einer Zerreißung der Syndesmose auszugehen. Aufgrund des Stauchungsmechanismus ist immer auf Begleitverletzungen des Talus und/oder Kalkaneus zu achten

20.3.1
Bandverletzungen

Bandverletzungen des OSG sind überaus häufig und resultieren aus Supinationstraumen bei plantarflektiertem Fuß. Ganz überwiegend ist der fibulare Bandapparat betroffen (Außenbandverletzung). Isolierte Verletzungen des Innenbandes (Lig. deltoideum) bei Pronations-/Abduktionstraumen sind außerordentlich selten. Bei Luxationsfrakturen hingegen können alle Ligamente betroffen sein.

Weitaus am häufigsten ist das Lig. fibulotalare anterius betroffen (65–80 %), gefolgt vom Lig. fibulocalcaneare, das in Kombination mit dem Lig. fibulotalare anterius in 20–25 % der Fälle betroffen ist. Isolierte Rupturen des Lig. fibulocalcaneare kommen praktisch nicht vor. Bei zusätzlicher Rotationskomponente können alle Außenbänder einschließlich der ventralen Syndesmose reißen. Die Gelenkkapsel ist immer beteiligt.

■ **Graduierung**

Der Schweregrad der Verletzung hängt im wesentlichen von der Zahl der betroffenen Bandabschnitte ab. In praxi ist die Graduierung, abgesehen von schweren Verletzungen, problematisch.

- Grad I: „Zerrung" der Gelenkkapsel und des Lig. fibulotalare anterius (mikroskopische Verletzung);
- Grad II: Teilruptur und Teilabrisse der Ligg. fibulotalare anterius und fibulocalcaneare;
- Grad III: Totalruptur und Abrisse der Ligg. fibulotalare anterius und fibulocalcaneare;
- Sprunggelenkluxation: Ruptur aller 3 Außenbänder und Syndesmosenruptur.

■ **Begleitverletzungen**

Häufige Begleitverletzungen von Außenbandrupturen sind:

- Rupturen der Peronealsehnenscheide,
- chondrale/osteochondrale Frakturen,
- Syndesmosenverletzungen,
- schalenartige Knochenausrisse durch Fußwurzeldistorsion,
- Frakturen des Proc. anterior des Kalkaneus,
- Frakturen der Basis des Os metatarsale V.

■ **Röntgendiagnostik**

Knochenausrisse in Form schalenartiger Fragmente mit begleitender Weichteilschwellung sind der typische Befund einer Außenbandläsion.

Bei gehaltenen Aufnahmen gelten ein Talusvorschub von >10 mm absolut oder >5 mm im Seitenvergleich und eine Taluskippung von >15° absolut >5° im Seitenvergleich als Rupturverdacht (vgl. Abb. 20.2a). Bei einem Vorschub von >10 mm bzw. einer Kippung von >20° liegt in der Regel eine Grad-III-Läsion vor.

■ **Täuschungsmöglichkeiten**

Knochenausrisse müssen gegen akzessorische Ossikel abgegrenzt werden (vgl. Abb. 20.3). Letztere haben eine zarte zirkuläre Kortikalis; Fragmente weisen nur eine partielle kortikale Begrenzung auf und sind zudem oft schalenartig konfiguriert. Bei frischen Traumen ist die Differenzierung leicht möglich. Bei älteren Traumen kann sie problematisch sein, da sich das Fragment mit einer Kortikalis abdeckelt.

20.3.2
Sprunggelenkfrakturen

■ **Verletzungsmechanismus**

Sprunggelenkfrakturen sind in der Regel Verrenkungsbrüche, d. h., sie entstehen durch eine Subluxation oder Luxation der Talusrolle in der Malleolengabel.

■ **Klassifikation** (Tabelle 20.1)
■ **Genetische Klassifikation nach Lauge-Hansen.** Sie orientiert sich am Entstehungsmechanismus, stellt aufgrund der verbesserten Repositionstechnik eine Op-

Tabelle 20.1. Klassifikation der OSG-Frakturen

Typ	Häufigkeit
Lauge-Hansen	
Supinations-Eversions-Frakturen	70%
Supinations-Adduktions-Frakturen	15%
Pronations-Eversions-Frakturen	9%
Pronations-Abduktions-Frakturen	6%
Danis/Weber	
A-Frakturen	18%
B-Frakturen	34%
C-Frakturen	48%

timierung der konservativen Frakturbehandlung dar und kann bei gutachterlichen Fragen Aufschlüsse über den Unfallhergang geben (Abb. 20.6).

Bei der Klassifikation nach Lauge-Hansen bezeichnen Supination bzw. Pronation die Ausgangsstellung des Fußes beim Unfall; die weiteren Begriffe informieren über die Richtung der auf die Talusrolle einwirkenden Kräfte bzw. die Stellung der Talusrolle bezogen auf die Beinlängsachse. Am Ende der Krafteinwirkung steht die Talusrolle beispielsweise bei der Eversionsfraktur in Außenrotationsstellung, bei der Adduktionsfraktur in Varusstellung und bei der Abduktionsfraktur in Valgusstellung.

■ **Pathologisch-anatomische Klassifizierung nach Danis und Weber.** Im Vordergrund steht der Fibula-Syndesmosen-Komplex. Die pathologisch-anatomische Klassifikation informiert rasch über Art, Schweregrad und therapeutische Konsequenzen (Abb. 20.7).

- Weber-A-Frakturen: Sprunggelenkfrakturen mit Fibulafraktur distal der Syndesmose bzw. unterhalb des tibiotalaren Gelenkspalts (Syndesmose immer intakt). Häufigkeit 18%. Bei der Fibulaverletzung kann es sich um eine Bandläsion, eine Abrißfraktur der Malleolarspitze oder eine Querfraktur handeln.
- Weber-B-Frakturen: Sprunggelenkfrakturen mit Fibuafraktur in Höhe der Syndesmose bzw. des tibiotalaren Gelenkspaltes (fragliche Syndesmosenverletzung). Häufigkeit 34%. Bei der Fibulafraktur handelt es sich meist um einen Schräg- oder Spiralbruch.
- Weber-C-Frakturen: Sprunggelenkfrakturen mit Fibulafraktur (Quer- oder Schrägfraktur mit oder ohne Biegungskeil) oberhalb der Syndesmose (Syndesmose immer zerrissen). Häufigkeit 48%.

Die Begleitverletzungen an der Tibia sind variabel und reichen von Bandrissen des Lig. deltoideum über Abriß-, Quer- und Abscherfrakturen des Innenknöchels (sog. bimalleoläre Frakturen) bis hin zu zusätzlichen Läsionen der mediodorsalen Tibiakante (Volkmann-Dreieck) (sog. trimalleoläre Frakturen).

Trimalleoläre Frakturen stellen definitionsgemäß Frakturen beider Malleolen und der hinteren Tibiakante (Volkmann-Dreieck) dar. Bei diesen oft mit einer Dislokation einhergehenden Verletzungen bleiben der fibulare Bandapparat und das hintere tibiofibulare Ligament meist intakt. Bei anatomisch nicht exakter Reposition muß deswegen eine Talussubluxation angenommen werden.

■ **Röntgendiagnostik**

Die typischen Verletzungsorte sind in der Reihenfolge abnehmender Häufigkeit: Außenknöchel – laterale Ligamente – mediale Ligamente – Innenknöchel – Syn-

20 Distaler Unterschenkel und Sprunggelenk

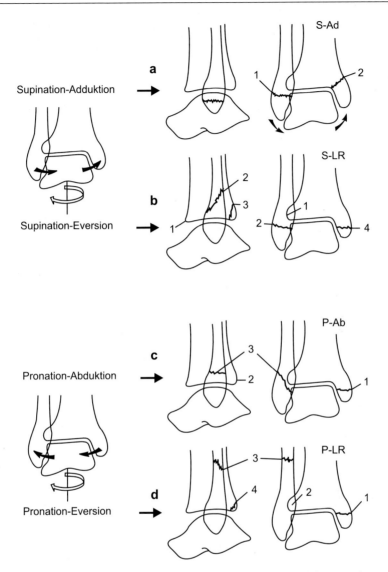

Abb. 20.6 a–d. OSG-Frakturen (Lauge-Hansen-Klassifikation). **a** Supinations-Adduktions-Verletzung: *1* Abrißfraktur des Malleolus fibularis, *2* Abscherung des Malleolus tibialis. **b** Supinations-Eversions-(Lateralrotations-)Verletzung: *1* Abriß des vorderen tibiofibularen Ligaments, *2* Schrägfraktur der distalen Fibula, *3* dorsale Tibiakantenfraktur (Volkmann-Dreieck), *4* Abrißfraktur des Malleolus tibialis. **c** Pronations-Abduktions-Verletzung: *1* Abrißfraktur des Malleolus tibialis, *2* Abriß des vorderen und hinteren tibiofibularen Ligaments, *3* Schrägfraktur der distalen Fibula. **d** Pronations-Eversions-(Lateralrotations-)Verletzung: *1* Abrißfraktur des Malleolus tibialis, *2* Syndesmosensprengung, *3* hohe Fibulafraktur, *4* hintere Tibiakantenfraktur (Volkmann-Dreieck)

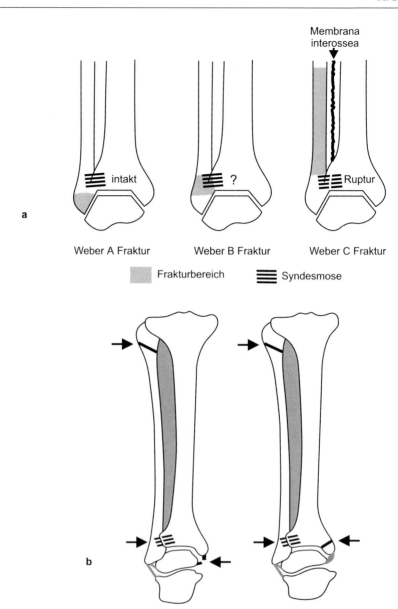

Abb. 20.7 a,b. OSG-Frakturen (Weber-Klassifikation) und Maisonneuve-Fraktur. **a** Kennzeichen der Weber-A-Fraktur ist die unterhalb der Syndesmose gelegene Fibulaläsion und die intakte Syndesmose; zusätzliche Läsionen des Maleolus tibialis sind möglich. Kennzeichen der Weber-B-Fraktur ist die Fibulaläsion in Höhe der Syndesmose. Die Syndesmose ist intakt oder nur partiell verletzt. Begleitende Tibialäsionen sind möglich. Kennzeichen der Weber-C-Fraktur (Luxationsfraktur des Talokruralgelenks) ist die oberhalb der Syndesmose gelegene Fibulafraktur. Die Syndesmose ist dabei grundsätzlich insuffizient. Begleitende Tibialäsionen sind häufig. **b** Bei der Maisonneuve-Fraktur (OSG-Verletzung mit hoher Fibulafraktur) ist die Membrana interossea immer zerrissen

desmose. Häufige Befunde sind (vgl. Abb. 20.8, 20.9):

- schalenartige Abrisse an den Malleolarspitzen durch Zug der Ligamente,
- horizontal verlaufende Frakturen bei Zugbelastung an den zugehörigen Ligamenten,
- schräg nach proximal verlaufende Frakturen bei einem Abschermechanismus durch den Talus.

Eine am Innenknöchel hoch bis zum Übergang von der malleolären zur tibialen Gelenkfläche reichende Frakturlinie spricht für Instabilität.

Am Außenknöchel handelt es sich meist um Schräg- oder Spiralfrakturen, die von proximal-dorsal nach distal-ventral verlaufen. Die Höhenlokalisation gibt Auskunft über die Syndesmosenbeteiligung (s. Weber-A/B/C-Frakturen). Hängt das vordere Syndesmosenband am proximalen Hauptfragment, ist die Syndesmose intakt, hängt es am distalen, ist sie zerrissen. Das hintere Syndesmosenband ist am Volkmann-Dreieck fixiert.

■ **Frakturversorgung**

Der Fibula-Syndesmosen-Komplex hat eine herausragende Bedeutung für die Stabilität der Malleolengabel und damit für die Kongruenz des OSG. Die typische Verkürzung der Fibula bei Weber-B- und -C-Frakturen führt zu einer Aufweitung der Malleolengabel, da sich der Außenknöchel (der nach distal im Umfang deutlich zunimmt) durch die Verkürzung nicht mehr in die korrespondierende Tibiainzisur einpaßt, sondern herausgedrängt wird. Aus der Verkürzung und der dadurch bedingten Aufweitung der Malleolengabel resultiert eine mangelhafte Seitenführung und eine Valgussubluxation des Talus. Bei zusätzlicher Syndesmosenverletzung sind die Auswirkungen noch gravierender.

Die Frakturbehandlung muß die anatomisch gerechte Wiederherstellung der Gelenkverhältnisse zum Ziel haben. Bei einer Beteiligung der distalen Tibiagelenkfläche von mehr als 25% muß eine offene Fragmentreposition und Fixation vorgenommen werden.

Voraussetzungen für eine Restitutio ad integrum sind:

- anatomisch korrekte Wiederherstellung der Gelenkflächen;
- biomechanisch korrekte Wiederherstellung der Malleolen in Länge, Achse, Rotation;
- Wiederherstellung des Bandapparats;
- frühzeitige Mobilisation und Teilbelastung.

■ **Behandlungsstrategie**

- Erstmaßnahme ist immer die sofortige Reposition stark dislozierter Frakturen durch einfachen Längszug und Schienung und die sterile Abdeckung offener Frakturen.
- Eine konservative Frakturbehandlung ist bei unverschobenen und nicht repositionsbedürftigen Außenknöchelfrakturen vom Typ Weber A und B gerechtfertigt.
- Die operative Versorgung ist indiziert bei Instabilität des medialen Bandkomplexes.
- Alle (Luxations-)Frakturen des OSG sind eine Indikation zur primären operativen Versorgung; Kontraindikationen stellen lediglich schwere Weichteilschäden und ein Überschreiten der 6- bis 8-Stunden-Grenze dar (in diesem Fall Versorgung nach 4–6 Tagen).
- Osteosynthese (vgl. Abb. 20.10):
- Stabilisierung der Fibulafraktur je nach Frakturform mittels Zuggurtung (Weber-A-Querfrakturen) oder durch eine Drittelrohrplatte meist in Kombination mit einer interfragmentären Zugschraube;
- Stabilisierung der tibialen Läsion bei kleinen Fragmenten mittels Zuggurtung, bei größeren Fragmenten mit Spongiosa- oder Malleolarschrauben (eine senkrechte Kreuzung des Frakturspalts

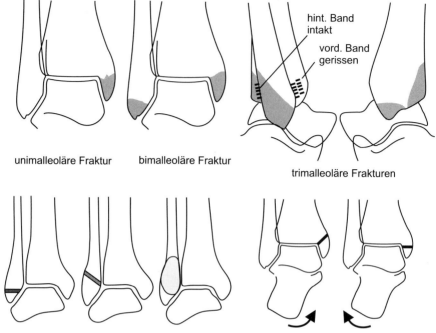
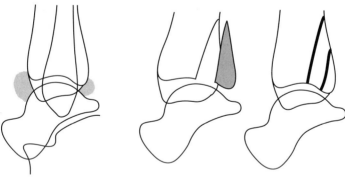

Abb. 20.8. Synopsis der Röntgenbefunde bei OSG-Frakturen. *Obere Reihe:* Uni-, bi- und trimalleoläre OSG-Fraktur. *Mittlere Reihe:* Typische Frakturverläufe an der Fibula (links) und Frakturverlauf am Innenknöchel bei Supinations- bzw. Pronationsbelastung (rechts). *Untere Reihe:* Der sichtbare Gelenkerguß (Hämarthros) setzt eine intakte Gelenkkapsel voraus; bei Absprengungen des Volkmann-Dreiecks sind die Dislokation (Stufenbildung >2 mm) und das Ausmaß der Gelenkflächenbeteiligung (>25%) ausschlaggebend für die Indikation zur Reposition und Osteosynthese

20 Distaler Unterschenkel und Sprunggelenk

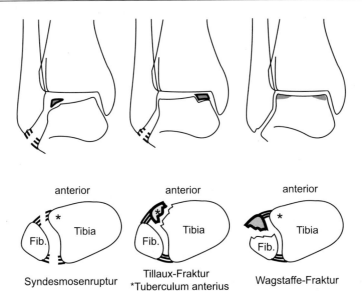

Abb. 20.9. Synopsis der Röntgenbefunde bei OSG-Frakturen. *Obere Reihe:* Osteochondrale Frakturen der Trochlea tali an der lateralen und/oder medialen Kante. *Untere Reihe:* Syndesmosensprengung durch Bandruptur, Ausriß des Tuberculum anterius der Tibiavorderkante (sog. Tilleaux-Fraktur) und Knochenausriß aus dem Malleolus fibularis (sog. Wagstaffe-Fraktur)

ist wegen der Neigung zur Pseudarthrosenbildung durch den starken Zug des Lig. deltoideum notwendig – Pseudarthrosehäufigkeit bei geschlossener Reposition 10%);
- Stabilisierung der dorsalen Tibiakantenläsion durch Spongiosaschrauben;
- Stabilisierung der tibiofibularen Bandhaft durch Naht und Sicherung der Syndesmosennaht durch eine suprasyndesmale Stellschraube (Entfernung nach 6–8 Wochen).

■ **Radiologische Beurteilung der Frakturversorgung**

Typische Formen der Frakturversorgung am distalen Unterschenkel und OSG sind in Abb. 20.10 dargestellt. Auf folgende Fehlermöglichkeiten bei der Frakturversorgung ist zu achten:

- verbliebene Verkürzung der Fibula (Kontinuität der tibiofibularen Gelenklinie?);
- intraartikuläre Schraubenlage;
- verbliebene intraartikuläre Fragmente (Flake-Fraktur);
- korrekte Lage der Stellschraube (2 cm oberhalb der Syndesmose = 4–6 cm proximal des OSG, 30° von dorsal, parallel zum Gelenkspalt), keine Zugschraube (!); Verankerung in 3 Kortikalisschichten (Aussparung der medialen Tibiakortikalis);
- korrekte Plattenlage an der dorsolateralen Fibulazirkumferenz (Antigleitfunktion gegen die Hauptverschieberichtung);
- ausreichende Fixation der Drittelrohrplatte (je 2–3 Schrauben proximal und distal).

Röntgenkontrollen erfolgen nach 6, 10 und 16 Wochen, sowie nach 6 und 12 Monaten.

■ **Implantatentfernung**

Stellschrauben müssen nach 6 Wochen entfernt werden. Ansonsten können reizlose Implantate belassen werden; andern-

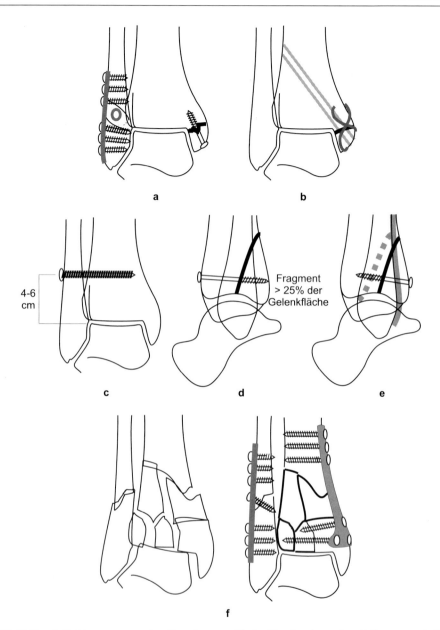

Abb. 20.10 a–f. Frakturversorgung im Erwachsenenalter. **a** Typische Versorgung einer OSG-Fraktur mittels Drittelrohplatte an der Fibula und Verschraubung einer Innenknöchelfraktur. **b** Zuggurtungsosteosynthese einer Innenknöchelfraktur. **c** Korrekte Lage einer suprasyndesmalen Stellschraube, die nur eine Tibiakortikalis faßt. **d** Indirekte Verschraubung eines Volkmann-Dreiecks. **e** Direkte Verschraubung eines Volkmann-Dreiecks und dorsale Fibulaplatte. **f** Versorgung einer Pilontibial-Fraktur: 1. primäre Stabilisierung der Fibula mittels Drittelrohrplatte, 2. Rekonstruktion der Tibialänge anhand der Fibula, 3. provisorische Gelenkflächenrekonstruktion mit K-Drähten, 4. Defektauffüllung mit Spongiosa, 5. definitive Platten- und Schraubenosteosynthese der Tibia

> **ÜBERSICHT 20.2**
>
> *Frakturkomplikationen*
>
> - Fehlstellung
> - Osteoarthrose (30%)
> - Pseudarthrose
> - Infektion
> - Sudeck-Syndrom
> - Chondromatose
> - Peronealsehenruptur/-dislokation
> - Sinus-tarsi-Syndrom

falls erfolgt die Implantatentfernung frühestens nach 4 Monaten.

■ **Frakturkomplikationen** (Übersicht 20.2)
Die Valgussubluxation des Talus ist meist Folge einer Verkürzung und Rotationsfehlstellung der Fibula; sie stellt eine präarthrotische Deformität dar. Ebenso müssen Stufenbildungen an der Tibiahinterkante, also im stark belasteten laterodorsalen Gelenkkompartiment als arthrosefördernd angesehen werden. Bei korrekter Frakturversorgung und kongruenten Gelenkverhältnissen ist die unmittelbare Schädigung des Knorpels durch das Trauma der entscheidende prognostische Parameter.

20.3.3
Sonderformen

Maisonneuve-Fraktur

■ **Definition**
Sonderform der Sprunggelenkfraktur vom Typ Weber C mit hoher Fibulafraktur und Ruptur der tibiofibularen Syndesmose einschließlich der Membrana interossea.

■ **Röntgendiagnostik**
Die Röntgenzeichen der Maisonneuve-Fraktur sind im Sagittalbild eine Talussubluxation nach fibular mit Versetzung der Fluchtlinie von Incisura fibularis und lateraler Wand der Talusrolle, ein weiter medialer Gelenkspalt, eine vergrößerte tibiofibulare Distanz und eine hohe (proximale) Fibulafraktur (vgl. Abb. 20.7).

Tilleaux-Fraktur

■ **Definition**
Abrißfraktur des Tuberculum anterius der Tibia (Ansatz des anterioren inferioren tibiofibularen Ligaments) durch Außenrotationstraumen des Fußes.

■ **Röntgendiagnostik**
Die Fraktur kann auf den Standardaufnahmen leicht übersehen werden. Der Nachweis gelingt auf einer a.-p.-Aufnahme in 45° Außenrotation (Abb. 20.9).

Wagstaffe-Fraktur

■ **Definition**
Knöcherner vorderer Syndesmosenbandausriß an der Fibula.

■ **Röntgendiagnostik**
Die Abrißfragmente sind oftmals so klein, daß sie schlecht nachweisbar und lokalisierbar sind (Abb. 20.9).

Osteochondrale Frakturen des Talus

Osteochondrale Frakturen des Talus sind in der Mehrzahl Folge von Luxationstraumen des OSG mit Verkantung und Impaktion der Talusrolle in der Malleolengabel. Dies gilt insbesondere für die lateralen osteochondralen Frakturen, die in der Regel mit Verletzungen des Lig. calcaneofibulare kombiniert sind.

■ **Lokalisation**
Typische Lokalisation ist die Trochlea tali, wobei die mediale und laterale Zirkumferenz bzw. Kante in etwa gleich häufig betroffen sind (Abb. 20.9).

■ Röntgendiagnostik

Rein chondrale Verletzungen sind nicht zu erfassen. Auch der Nachweis osteochondraler Fragmente ist insbesondere bei fehlender Dislokation problematisch. Die Darstellung der oft nur schmalen schalenartigen Knochenfragmente ist stark von den Projektionsverhältnissen abhängig. Am ehesten gelingt der Nachweis auf den Sagittalaufnahmen des OSG, wobei Schrägprojektionen hilfreich sind. Röntgenologisch reicht das Erscheinungsbild von Gelenkflächenimpressionen über partielle Abrisse bis hin zu kompletten Abscherungen mit oder ohne Fragmentdislokation. Die Fragmente sind in der Regel klein und messen kaum mehr als 1 cm.

20.4 Besonderheiten im Kindesalter

Anders als bei den Frakturen des Erwachsenen sind die Läsionen des kindlichen Skeletts im Bereich der Epiphysenfugen lokalisiert. Die distale Tibia ist nach dem distalen Radius die zweithäufigste Lokalisation für Epiphysenverletzungen. Gewalteinwirkungen, die beim Erwachsenen Bandrupturen und/oder Frakturen bedingen, führen beim Kind zu Verletzungen der Wachstumsfuge, da diese 2- bis 5mal schwächer als der osteoligamentäre Komplex ist. Am vulnerabelsten ist die Epiphysenfuge im 1. Lebensjahr und in den Phasen des stärksten Längenwachstums.

Der Ephiphysenfugenschluß beginnt bei Mädchen im Alter von 12, bei Jungen von 13 Jahren und vollzieht sich nicht gleichmäßig; er beginnt an der Tibia medialseitig und schreitet im Verlauf von 18 Monaten lateralwärts fort (vgl. Abb. 20.1). Der ungleichmäßige Tibiaepiphysenfugenschluß bedingt die besondere Form der Übergangsfrakturen (Twoplane-, Triplane-Frakturen) (vgl. Abb. 20.11).

20.4.1 Bandverletzungen

Sie stellen ein geringeres Problem dar, da im Gegensatz zum Erwachsenen nicht der Bandapparat, sondern die Epiphysenfuge die Schwachstelle am oberen Sprunggelenk ist. Gewalteinwirkungen, die beim Erwachsenen Bandläsionen nach sich ziehen, führen beim Kind bis zum Schluß der Epiphysenfugen (im Alter zwischen 14 und 15 Jahren) zu Epiphysenverletzungen (die Bandansätze übergreifen die Epiphysenfugen nicht; vgl. Abb. 20.1). Bis zur Pubertät besteht ohnehin eine Laxität des Bandapparates; diagnostisch sind Seitendifferenzen von $>5°$ bzw. >5 mm.

■ Röntgendiagnostik

! **Beachte:** Bandläsionen im Kindesalter (<12 Jahre) betreffen nahezu regelmäßig die Ansatzstellen und gehen daher häufig mit periostalen/ossären Abrißlamellen einher (Abb. 20.11).

20.4.2 Epiphysenverletzungen

■ **Klassifikation**

- Salter-Harris I: dislozierte Epiphysenlösung;
- Aitken I = Salter II: Epiphyseolyse und Teillyse mit metaphysärem Fragment;
- Aitken II = Salter III: Fraktur der Epiphyse bis zur Wachstumsfuge;
- Aitken III = Salter IV: Fraktur durch Epiphyse und Wachstumsfuge mit metaphysärem Fragment;
- Salter V: Crush-Verletzung der Epiphyse (vgl. Kap. 2, Abb. 2.2)

Salter-I- und Salter-II- bzw. Aitken-I-Verletzungen stellen Epiphysenlösungen und damit eigentlich distale Schaftfrakturen dar, während es sich bei den übrigen Epiphysenverletzungen um Epiphysen-

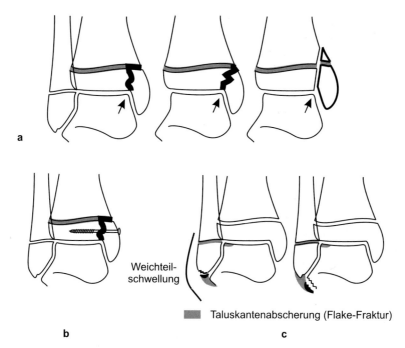

Abb. 20.11 a–c. OSG-Verletzungen im Kindesalter. **a** Epiphysenfrakturen des Malleolus tibialis mit oder ohne Beteiligung der Metaphyse sind typische Verletzungen im Kindesalter. Die Fraktur tritt typischerweise in der Verlängerung der medialen Taluskante auf. **b** Typische Versorgung einer dislozierten medialen Malleolarfraktur. **c** Ausrißfrakturen aus der Spitze des Malleolus fibularis bei Verletzungen des fibulotalaren Bandapparats; Ausrißlamellen an der Fibulaspitze sind häufig, Ausrisse aus dem Talus sind sehr selten. Selten sind auch osteochondrale Abscherungen der Taluskante (Flake-Frakturen)

frakturen und damit Gelenkfrakturen handelt.

Die Gefahr der Brückenbildung („banding") in der Epiphysenfuge mit konsekutivem Fehlwachstum ist insbesondere dann gegeben, wenn der Frakturspalt den epi- und metaphysären Teil der Fuge kreuzt.

Wachstumsstörungen infolge eines vorzeitigen Epiphysenfugenschlusses (Häufigkeit ca. 10%) sind in erster Linie abhängig vom Ausmaß der Dislokation und vom Alter des Kindes. Nach dem 13. Lebensjahr sind sie unbedeutend, vor dem 10. Lebensjahr sollte die operative Resektion der Knochenbrücke erwogen werden (präoperativ empfiehlt sich ein Computertomogramm zur Beurteilung des Ausmaßes und der Lokalisation der Knochenbrücke).

> **Beachte:**
> - Bei Verletzungen der distalen Tibia handelt es sich bei Kindern unter 5 Jahren meist um Typ-Salter-I-Verletzungen mit Epiphysenverschiebung und lamellären Aussprengungen aus der metaphysären Grenzfläche mit guter Prognose.
> - Bei Kindern >10 Jahre handelt es sich meist um Typ-Salter-II-Verletzungen (häufigste Form der kindlichen „OSG-Verletzungen"); sie gehen mit einem triangulären Metaphysenfragment einher, das typischerweise an der Seite auftritt, wohin die Epiphyse disloziert ist.
> - Eine typische Epiphysenfraktur (Typ Salter III) ist immer in der medialen Hälfte der Epiphyse lokali-

> siert. Laterale Tibiaepiphysenfrakturen treten nur dann auf, wenn die Epiphysenfuge medialseitig bereits geschlossen ist (der Epiphysenschluß an der Tibia beginnt medial). Es muß dann immer nach einer Übergangsfraktur gesucht werden (vgl. Abb. 20.12).
> - Frakturen, die nur den vorderen Abschnitt der lateralen Tibiaepiphyse betreffen, werden als juvenile Tilleaux-Frakturen bezeichnet.
> - Typ-Salter-IV-Verletzungen mit Beteiligung von Epi- und Metaphyse beinhalten ein höheres Risiko für Wachstumsstörungen; sie müssen ideal reponiert werden.
> - Typ-Salter-V-Verletzungen (axiale Stauchungen der Epiphysenfuge) sind selten.
> - Bei Verletzungen der distalen Fibula handelt es sich meist um den Typ Salter I ohne Dislokation.

■ **Röntgendiagnostik**

Der Nachweis von Epiphyseolysen im Röntgenbild ist oftmals schwierig, da die Dislokation minimal sein oder fehlen kann. Salter-I- und -II-Frakturen lassen sich am besten auf der a.-p.-Aufnahme im leichter Innenrotation nachweisen. Lamelläre Fragmente aus der Metaphyse sind Hinweiszeichen. Wegen der schwierigen Diagnostik sollte bei einem Kind mit entsprechender Anamnese, einer Schwellung am OSG und einem lokalen Druckschmerz über der Epiphysenfuge auch ohne Frakturnachweis von einer Epiphysenverletzung ausgegangen werden und nach Ruhigstellung eine Röntgenkontrolle in einem Abstand von 10–14 Tagen angefertigt werden.

Epiphysenfrakturen betreffen bis zum 10. Lebensjahr nahezu ausschließlich den Malleolus medialis in Verlängerung der medialen Taluskante (vgl. Abb. 20.11). Erst jenseits des 10. Lebensjahres kommt es im Rahmen der sog. Übergangsfrakturen auch zu Frakturen in den zentralen und lateralen Abschnitten der Epiphyse (s. 20.4.3).

■ **Täuschungsmöglichkeiten**

Die distale Fibulaepiphysenfuge ist häufig unregelmäßig begrenzt, und die Metaphyse stellt sich oft breiter dar als die gegenüberliegende „Kontaktfläche" des Epiphysenkerns; diese Befunde dürfen nicht als Epiphysenverletzungen fehlgedeutet werden.

20.4.3
Übergangsfrakturen

■ **Definition**

Frakturen des Übergangsalters bei beginnendem bzw. noch unvollständigem Schluß der Epiphysenfuge (10.–15. Lebensjahr).

■ **Klassifikation (Abb. 20.12)**

- Twoplane-Fraktur: Epiphysenfraktur ohne Metaphysenbeteiligung
- Triplane-Fraktur: Epiphysenfraktur mit Metaphysenbeteiligung
  - Zweifragmentfraktur: Der Bruchspalt des Metaphysenfragments endet in der Epiphysenfuge
  - Dreifragmentfraktur: Der Bruchspalt des Metaphysenfragments setzt sich durch die Epiphyse direkt bis in das Gelenk fort

■ **Röntgendiagnostik**

Radiologisch ist vor allem die epiphysäre Fraktur als eigentliche Gelenkfraktur zu beurteilen. Für die exakte Beurteilung und Klassifizierung eignet sich am besten die Computertomographie.

Bei den Twoplane-Frakturen ist der Frakturspalt meist lateral, seltener weit medial, intramalleolär lokalisiert.

Bei den Triplane-Frakturen ist der Frakturspalt häufiger medial oder intramalleolär lokalisiert.

Die Differenzierung zwischen dem Typ I und Typ II der Triplane-Fraktur ist bei

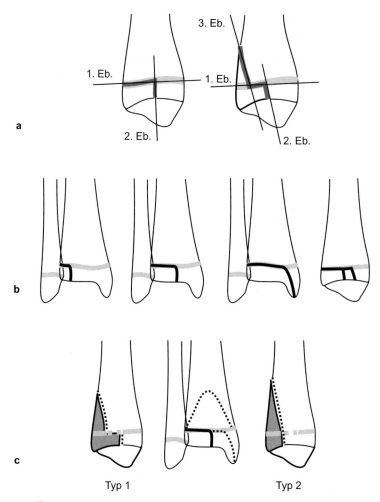

Abb. 20.12 a–c. Übergangsfrakturen. **a** Two- und Triplane-Frakturen: Twoplane-Frakturen sind rein epiphysäre Frakturen; Triplane-Frakturen weisen eine zusätzliche metaphysäre Komponente auf (1. Ebene: Epiphysenfuge, 2. Ebene: Epiphyse, 3. Ebene: Metaphyse) **b** Twoplane-Frakturen: Die Lokalisation des epiphysären Frakturspalts hängt vom Verknöcherungsgrad der Epiphysenfuge ab. Bei allen Formen der Übergangsfrakturen (Twoplane- und Triplane-Frakturen) kann der Frakturspalt lateral, zentral oder medial (intramalleolär) gelegen sein (in der Abbildung von links nach rechts dargestellt). Je weiter die Verknöcherung fortgeschritten ist, um so weiter lateral liegt der Frakturspalt. Die Fraktur entspricht dann in etwa dem Ausriß der vorderen Syndesmose beim Erwachsenen. **c** Triplane-Frakturen weisen generell ein zusätzliches metaphysäres Fragment auf. Typ 1 und Typ 2 werden im Seitbild anhand des metaphysären Frakturverlaufes unterschieden: Beim Typ 1 endet der metaphysäre Frakturspalt in der Epiphysenfuge, beim Typ 2 setzt er sich (entsprechend dem Volkmann-Dreieck beim Erwachsenen) direkt durch die Epiphysenfuge in das Gelenk fort

Übersichtsaufnahmen nur in der Seitprojektion möglich. Typisch für die Triplane-II-Fraktur ist die dorsal durchgehende Frakturlinie im Sinne eines Volkmann-Dreiecks (vgl. Abb. 20.12).

- **Frakturversorgung**

Nicht- oder nur gering dislozierte Frakturen mit Bruchspalten <2 mm werden konservativ behandelt (Kontrolle nach 8 Tagen, evtl. mit Korrektur durch Gipskeilung). Bis zum 10. Lebensjahr können Achsabweichungen <10° und Parallelverschiebungen bis zu einem Viertel der Schaftbreite toleriert werden. Nach dem 10. Lebensjahr sollte immer eine Korrektur erfolgen.

Dislozierte Frakturen werden offen reponiert und mit einem minimalen Aufwand an Osteosynthesematerial fixiert. Zur epiphysenübergreifenden Fixation dienen K-Drähte; die die Epiphysenfuge möglichst im rechten Winkel kreuzen und parallel verlaufen müssen, damit keine Sperrwirkung eintritt. Schrauben dürfen die Epiphysenfuge nicht kreuzen, da sie durch Kompression zur Epiphyseodese führen (Abb. 20.13).

Die Versorgung von epiphysären und epiphyseometaphysären Frakturen erfolgt nach exakter Fragmentadaptation mittels Zugschrauben (wachstumsfugenparalleler Schraubenverlauf). Bei Twoplane- und Triplane-I-Frakturen ist eine von ventrolateral nach dorsomedial eingebrachte Schraube ausreichend, bei Triplane-II-Frakturen ist zusätzlich eine metaphysäre Verschraubung von ventral her erforderlich (Abb. 20.13).

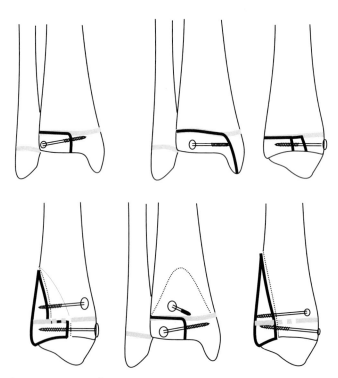

Abb. 20.13. Frakturversorgung bei Übergangsfrakturen

> **Beachte:** Eine epiphysäre Kompression durch die Osteosynthese oder eine sekundäre Frakturheilung mit Kallusbildung kann zur Ausbildung von epi-/metaphysären Knochenbrücken mit Wachstumsstillstand im betroffenen Areal und konsekutiven Achsenfehlstellungen führen. Entscheidend für die Ausbildung von Knochenbrücken ist jedoch meist die ursprüngliche Verletzung der Wachstumsfuge.

- **Röntgenkontrollen**

Bei Frakturen im Kindesalter erfolgt die erste Röntgenkontrolle nach dem Gipswechsel, die zweite nach Ausheilung der Fraktur nach 3–4 Wochen.

> **Beachte:** Bei epiphysären Verletzungen im Wachstumsalter sind Röntgenkontrollen nach Ablauf eines Jahres indiziert, wenn klinisch der Verdacht auf Wachstumsstörungen besteht (Fehlstellung, Verkürzung).

- **Implantatentfernung**

Entfernung von K-Drähten nach 4–6 Wochen, von Schrauben spätestens nach 12 Wochen, bei epiphysenübergreifender Fixation jedoch bereits nach 6 Wochen.

- **Frakturkomplikationen**

Das häufigste Problem nach Verletzungen der distalen Tibia bzw. des OSG im Kindesalter sind ein vorzeitiger oder asymmetrischer Wachstumsfugenschluß. Die Wachstumsstörung gibt sich oft erst nach Monaten zu erkennen, weswegen bei Verletzungen im Wachstumsalter Röntgenkontrollen nach Ablauf eines Jahres indiziert sind.

Epi-/metaphysäre Knochenbrücken können zur Vermeidung von Wachstumsstörungen operativ entfernt werden, wenn sie nicht mehr als die Hälfte der Wachstumsfuge einnehmen. Bei ausgedehnten Kallusbrücken ist die Epiphyseodese der kontralateralen Seite vorzuziehen. Eingriffe an der Epiphysenfuge sind allerdings nur dann indiziert, wenn noch ein wesentliches Längenwachstum zu erwarten ist, d.h., wenn der zeitliche Abstand zum Epiphysenfugenschluß zumindest noch 1 Jahr beträgt.

Längendifferenzen < 2 cm bedürfen keiner Korrektur. Rotationsfehlstellungen kommen häufiger bei Triplane-Frakturen vor.

21 Fuß

A. Leppert, M. Galanski

21.1	Allgemeine Grundlagen	369
21.1.1	Anatomie	369
21.1.2	Radiologische Untersuchungstechnik	372
21.1.3	Röntgenanatomie und Bildanalyse	375
21.2	Verletzungen der Fußwurzel	379
21.2.1	Talusfrakturen	379
21.2.2	Kalkaneusfrakturen	386
21.2.3	Frakturen der übrigen Fußwurzelknochen	390
21.2.4	Luxationen im unteren Sprunggelenk	392
21.2.5	Luxationen im Chopart-Gelenk	395
21.3	Verletzungen des Mittel- und Vorfußes	395
21.3.1	Frakturen der Mittelfußknochen und der Zehen	395
21.3.2	Luxationen im Lisfranc-Gelenk und Zehenluxationen	397

ABKÜRZUNGEN

OSG oberes Sprunggelenk
USG unteres Sprunggelenk

21.1
Allgemeine Grundlagen

21.1.1
Anatomie

Das Fußskelett gliedert sich in Rückfuß (Talus und Kalkaneus), Fußwurzel (Navikulare, Kuneiformia und Kuboid), Mittelfuß (Metatarsalia) und Vorfuß (Phalangen). Zwischen Rückfuß und Fußwurzel liegt das Chopart-Gelenk, zwischen Fußwurzel und Mittelfuß das Lisfranc-Gelenk.

Das untere Sprunggelenk wird aus zwei vollständig getrennten Gelenkkammern gebildet (Abb. 21.1). In der hinteren Kammer artikulieren die hinteren Gelenkfacetten von Kalkaneus und Talus (Subtalargelenk). Die mittlere, auf dem Sustentaculum tali befindliche Gelenkfacette und die vordere Gelenkfacette bilden zusammen mit der mittleren und vorderen Gelenkfläche des Talus und dem Os naviculare die vordere Gelenkkammer (Talokalkaneonavikulargelenk). Am Talus, der zu 60 % überknorpelt ist, inserieren keine Muskeln, so daß er bei Bewegungen in den Fußgelenken nur passiv mitgeführt wird; dabei ist er

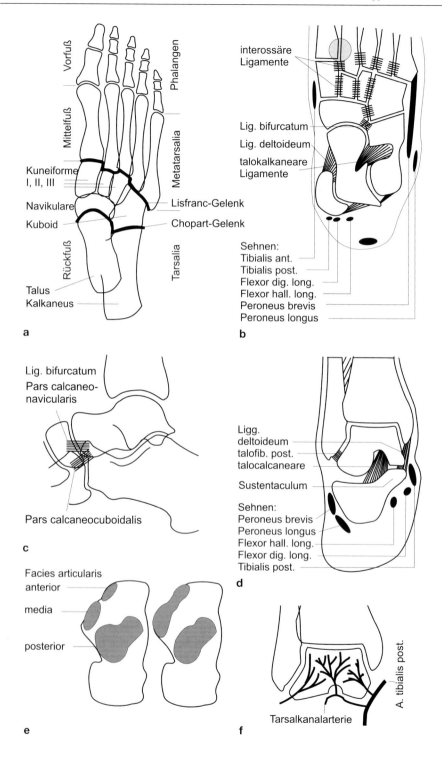

starken Druck- und Scherkräften ausgesetzt.

Im quer zur Fußwurzel verlaufenden Chopart-Gelenk sind die vordere Gelenkhöhle des USG und das Kalkaneokuboidalgelenk zusammengefaßt. Das Chopart-Gelenk wird durch das Lig. bifurcatum und die beiden Gelenkkapseln unterbrochen. Während das USG und das Kalkaneokuboidalgelenk die Bewegung um die Längsachse des Fußes ermöglichen, finden in den übrigen Gelenken der Fußwurzel und des Mittelfußes nur geringfügige Verschiebungen der Skelettelemente gegeneinander statt, da es sich bei diesen um straffe Amphiarthrosen handelt.

Die 5 Mittelfußknochen stehen im Lisfranc-Gelenk mit den Ossa cuneiformia und dem Os cuboideum in Verbindung. Der 2. Mittelfußknochen nimmt im Lisfranc-Gelenk eine Sonderstellung ein, da seine Basis zwischen Os cuneiforme mediale und laterale eingezogen ist und keine Querverbindung mit der Basis des Metatarsale I besteht, während die Basen der übrigen Metatarsalia durch kräftige Querverbindungen gesichert sind. Gleichzeitig stellt das Metatarsale II die maximale Höhe des Quergewölbes dar. Die nach dorsal ausgezogene Basis des Metatarsale V dient als Ansatzpunkt für den M. peroneus brevis und ist bei Sprunggelenkverletzungen als Teil der sog. „Supinationskette" besonders frakturgefährdet.

Die Blutversorgung des Talus erfolgt hauptsächlich über die A. canalis tarsi (Ast der A. tibialis posterior) und die A. sinus tarsi (Ast der A. dorsalis pedis/tibialis anterior), die in Höhe des Talushalses von kau-

ÜBERSICHT 21.1

Teminologie der Fußfehlstellungen

- Senk-/Plattfuß:
  Das Längsgewölbe ist abgeflacht; der innere Fußrand senkt sich ohne (Plattfuß) oder mit Belastung (Senkfuß) bis zur Bodenberührung.
- Hohlfuß:
  Gegenteil des Plattfußes; kurzer, gedrungener Fuß; charakteristisch sind ein zu hohes Längsgwölbe und ein steilstehendes Fersenbein.
- Knickfuß:
  Der Fuß ist gegenüber der Unterschenkelbelastungsachse im Sinne einer Valgisierung nach außen abgeknickt.
- Spreizfuß:
  Verbreiterung des Vorfußes durch Auseinanderweichen der Metatarsalia; Abflachung des Quergewölbes mit vermehrtem Belastungsdruck auf den mittleren Metatarsalköpfchen, die in ständigem Bodenkontakt sind (normalerweise nimmt der Belastungsdruck vom 1. zum 5. Strahl ab).
- Hallux valgus:
  Der Hallux valgus ist immer an das Vorliegen eines Spreizfußes gebunden. Die Großzehe weicht nach außen ab, der Großzehenballen ist prominent. Die anderen Zehen stehen dabei häufig in Hammerzehenstellung.

Abb. 21.1 a–f. Relevante Anatomie. **a** Gliederung des Fußskeletts mit Chopart- und Lisfranc-Gelenklinie. **b** Interossäre Ligamente und Sehnen; zwischen der Basis des 1. und 2. Metatarsale findet sich kein interossäres Ligament (Kreismarkierung), statt dessen ein Ligament zwischen dem 2. Metatarsale und dem medialen Keilbein; die Basis des Metatarsale 2 springt in die Lisfranc-Gelenklinie vor. **c** Ansatz des Lig. bifurcatum (mit seinen beiden Anteilen, der Pars calcanonavicularis und der Pars calcaneocuboidalis) am Processus anterior des Kalkaneus; **d** Koronalschnitt durch das obere und untere Sprunggelenk mit Ligamenten und Sehnen; **e** Varianten der Kalkaneusgelenkflächen; **f** Blutversorgung des Talus über die A. canalis tarsi aus der A. tibialis posterior und andere Äste der A. tibialis anterior und posterior

dal her in den Talus eintreten. Da zahlreiche Anastomosen existieren, besteht nur bei schweren Weichteilschäden die Gefahr einer Osteonekrose, insbesondere bei Luxationsfrakturen im Bereich des Talushalses.

Zur *Terminologie* der Bewegungen in den Fußgelenken s. Übersicht 21.1 und Kap. 20.1.

21.1.2
Radiologische Untersuchungstechnik

Die Röntgenuntersuchung der Fußwurzel und des Mittelfußes beinhaltet routinemäßig die dorsoplantare, die laterale und die Schrägprojektion in Pronation. Aufgrund der komplexen Anatomie sind häufig Zusatzaufnahmen wie Aufnahmen des OSG oder des Fersenbeins erforderlich. Für die Untersuchung der Zehen reichen kleinformatige Aufnahmen in dorsoplantarer und Schrägprojektion aus.

Standardprojektionen

Standardprojektionen des Vor- und Rückfußes sind:
- a.-p.-Projektion des Sprunggelenks,
- laterale Projektion des Spunggelenks,
- dorsoplantare Projektion des Mittel- und Vorfußes,
- Schrägprojektion des Mittel- und Vorfußes,
- laterale Projektion des Mittel- und Vorfußes.

◆ **A.-p.- und laterale Projektion des Sprunggelenks**

Die bereits im vorangehenden Kapitel beschriebenen Aufnahmen werden bei entsprechend weiter Ausblendung auch zur Beurteilung der Fußwurzelknochen herangezogen.

◆ **Dorsoplantare Projektion des Mittel- und Vorfußes**

Für diese Aufnahme erfolgt die Zentrierung des Strahlengangs auf Mittelfuß und Kassettenmitte. Zur besseren Beurteilung des Lisfranc-Gelenks kann die Aufnahme mit 20° nach kranial angulierter Röhre angefertigt werden. Zum Ausgleich der unterschiedlichen Strahlenabsorption von Mittel- und Vorfuß können Ausgleichskörper oder -filter eingesetzt werden. Zur alleinigen Darstellung einzelner Zehen erfolgt die Aufnahme bei identischer Lagerung mit entsprechender Zentrierung und Einblendung.

◆ **Schrägprojektion des Mittel- und Vorfußes**

Die Aufnahme erfolgt bei um 30° angehobenem lateralem Fußrand bei ansonsten gegenüber der dorsoplantaren Projektion unverändertem Vorgehen. Die Gelenke der Fußwurzel und des Mittelfußes sind hierbei gut beurteilbar. Dasselbe gilt für die vorderen Abschnitte des Talus (Collum und Caput) und des Kalkaneus (Processus anterior). Die Mittelfußknochen II–V sind frei projiziert und weisen annähernd gleiche Abstände auf. Die Ossa cuneiformia sind nur teilweise gegeneinander abzugrenzen und müssen ggf. durch Zusatzaufnahmen mit geänderter Angulation frei projiziert werden.

◆ **Laterale Projektion des Mittel- und Vorfußes**

Im seitlichen Strahlengang kommt es zu einer weitgehenden Überlagerung der Metatarsalia. Die Aufnahme ermöglicht die Beurteilung des Fußes bei komplexen Traumen und Luxationen im Chopart- und Lisfranc-Gelenk.

Spezialprojektionen

Spezialprojektionen des Vor- und Rückfußes sind:

- Schrägaufnahmen des OSG,
- axiale Projektion des Kalkaneus,
- Broden-Aufnahmen,
- dorsoplantare und laterale Projektion des ganzen Fußes im Stehen,
- tangentiale Projektion des Vorfußes,
- gehaltene Aufnahmen des USG.

◆ Schrägprojektionen des OSG

Aufnahmen in 45° Innen- und Außenrotation ermöglichen eine bessere Lokalisation kleiner Fragmente. Sie sind geeignet zum Nachweis von Flake-Frakturen der Talusrolle.

◆ Axiale Projektion des Kalkaneus

Der Patient befindet sich in Rückenlage auf dem Untersuchungstisch und zieht die Fußspitze mit Hilfe eines um den Vorfuß geschlungenen Bandes zu sich, so daß eine maximale Fußhebung im OSG vorliegt (Abb. 21.2). Die Zentrierung erfolgt auf Kalkaneus und Kassettenmitte bei 45° kranial angulierter Röhre. Die Projektion dient der Darstellung des Kalkaneus in der 2. Ebene. Bei günstiger Projektion und Belichtung sind neben dem Tuber das hintere Subtalargelenk und das Sustentakulum mit dem medialen Subtalargelenk einsehbar.

◆ Broden-Aufnahmen

Diese Aufnahmen dienten früher der Beurteilung der Gelenkflächen des hinteren unteren Sprunggelenks. Bei Rückenlage des Patienten wurde der Fuß in 45° Innenrotation mit dem USG in Kassettenmitte gelagert und der auf das USG fokussierte Zentralstrahl um 10°, 20°, 30° und 40° nach kranial anguliert (Abb. 21.2).

Die Aufnahmen nach Broden spielen heute durch die Computertomographie nur noch eine untergeordnete Rolle und werden allenfalls noch zur intraoperativen Kontrolle mit einer Kranialangulation von 30° herangezogen.

◆ Dorsoplantare und laterale Projektion des ganzen Fußes im Stehen

Diese Aufnahmen dienen der Bestimmung der Fußachse und der Beurteilung des Fußgewölbes. Für die a.-p.-Projektion steht der Patient flach auf der Kassette. Die Zentrierung erfolgt senkrecht auf den Mittelfuß und die Kassettenmitte.

Für die laterale Projektion steht der Patient im Einbeinstand auf einem Hocker, dessen Größe so gewählt ist, daß die Fußwurzelmitte sich auf eine am Hocker angelehnte Kassette projiziert. Die Zentrierung erfolgt auf die Mitte von Fußwurzel und Kassette.

◆ Tangentiale Projektion des Vorfußes

Diese Aufnahme eignet sich zur Beurteilung der Sesambeine des Großzehengrundgelenks und des Fußquergewölbes. Der Patient liegt auf dem Bauch, während der Fuß auf die Fußspitze gestellt und die Großzehe maximal dorsal flektiert wird. Die Zentrierung erfolgt senkrecht auf den Großzehenballen und die Kassettenmitte.

◆ Gehaltene Aufnahmen des USG und des Kalkaneokuboidalgelenks

Gehaltene Aufnahmen dienen dem Nachweis von Ligamentverletzungen. Der Fuß wird um 30° innenrotiert, die Röhre um 45° nach kranial anguliert. Zur Überprüfung des Stabilität des USG wird der Kalkaneus gegenüber dem Talus abduziert. Bei Instabilität kommt es zum Aufklappen des Gelenkspalts und zu einer leichten Medialdislokation des Kalkaneus.

Bei der Untersuchung des Kalkaneokuboidalgelenks wird Druck auf die Tubero-

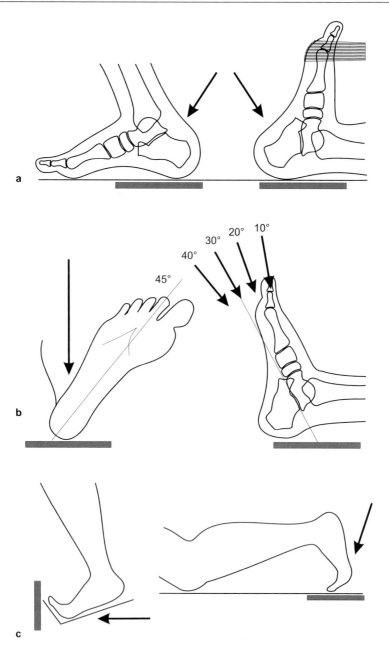

Abb. 21.2 a–c. Aufnahmetechnik. **a** Axiale Kalkaneusaufnahme, **b** Broden-Aufnahmen, **c** Spezialprojektion für die Sesambeine

sitas ossis navicularis ausgeübt und auf ein Aufklappen des Gelenkspalts bzw. eine Distanzierung der Gelenkflächen geachtet. Zur sicheren Beurteilung ist der Seitenvergleich erforderlich.

Zusatzdiagnostik

◆ **CT/Tomographie**

Indikationen zur Tomographie bzw. CT sind:

- Osteochondrosis dissecans, freier Gelenkkörper,
- Talus- und Kalkaneusfrakturen,
- komplexe Fußwurzelverletzungen.

Stehen beide Verfahren zur Verfügung, ist der Computertomographie der Vorzug zu geben. Dies gilt insbesondere dann, wenn die Computertomographie in Spiralscantechnik durchgeführt werden kann. Diese erlaubt bei geeigneten Scanparametern eine qualitativ hochwertige Darstellung in beliebiger Schichtebene, so daß auf die für den Patienten oft schmerzhafte Umlagerung während der Untersuchung zur Darstellung in der koronalen Ebene verzichtet werden kann. Empfehlenswerte Scanparameter für die Spiralcomputertomographie sind eine Schichtdicke von 1 mm, ein Tischvorschub von 2 mm/s und ein Rekonstruktionsintervall von 1 mm. Die am besten geeigneten Darstellungsebenen sind neben der axialen die sagittale und koronale Schnittführung.

Für die Verwischungstomographie erfolgt die Lagerung wie für die Standardprojektionen.

◆ **MRT**

Indikationen zur MRT sind:

- Osteochondrosis dissecans, freier Gelenkkörper,
- Knochenprellung,
- Osteonekrose.

Die Vorteile der MRT gegenüber der CT liegen einerseits in der guten Beurteilbarkeit des Gelenkknorpels und der gelenknahen Weichteile. Andererseits ist eine Knochenprellung anhand des Marködems, das im T1-gewichteten Bild hypointens, im T2-gewichteten Bild hyperintens zur Darstellung kommt, in der MRT leicht zu erkennen, während die konventionellen und computertomographischen Röntgenaufnahmen bis auf einen eventuellen Gelenkerguß keinen pathologischen Befund ergeben.

Die Diagnose einer Osteonekrose kann mit der MRT früher gestellt werden als mit anderen radiologischen Methoden.

◆ **Arthrographie**

Eine seltene Indikation zur Arthrographie des Subtalargelenks war in der Vergangenheit der persistierende posttraumatische Schmerz. Das normale Subtalargelenk zeigt eine gleichmäßige Weite des Gelenkspalts, glatte Gelenkflächen und eine glatte Konturierung der Gelenkkapsel. Zeichen degenerativer Veränderungen sind irreguläre, unscharfe und teilweise mit Kontrastmittel imbibierte Gelenkflächen und eine Verschmälerung des Gelenkspalts. Zeichen der Synovitis sind eine unregelmäßige Konturierung der Gelenkkapsel und kleine Füllungsdefekte.

Heute gibt es allenfalls noch Spezialindikation für eine Arthrographie des USG, da die Beurteilung der Knochen und Weichteilstrukturen mit Hilfe der Computer- und Magnetresonanztomographie bei fehlender Invasivität in ausreichendem Maße gelingt.

21.1.3
Röntgenanatomie und Bildanalyse

Die Röntgenanatomie des Fußskeletts ist aufgrund der Vielzahl der teilweise eng miteinander verzahnten Knochen komplex und setzt große Sorgfalt bei der Bildanalyse und eine genaue Kenntnis der normalen Anatomie einschließlich der Varianten voraus. Die auf den Standardaufnahmen erkennbaren markanten Strukturen und Konturen sind in Abb. 21.3 und 21.4 zusammengestellt, die CT-Anatomie ist in Abb. 21.5 dargestellt.

Um wichtige Befunde nicht zu übersehen, empfiehlt sich die systematische Bildanalyse nach einem vorgegebenen Schema (Tabelle 21.1), wobei insbesondere die Gelenkstellung, die Achsenverhältnisse, die Gelenk- und Knochenkonturen sowie die Fluchtlinien zu überprüfen sind. Darüber hinaus ist auf häufig übersehene Befunde zu achten (vgl. Übersicht 21.2 und Abb. 21.6).

Normalerweise liegt die mediale und laterale Begrenzung des Metatarsale I in Verlängerung des Os cuneiforme mediale. Der Spalt zwischen Metatarsale I und II setzt sich zwischen Os cuneiforme mediale

Tabelle 21.1. Traumatologie des Fußes (Checkliste)

Laterale Projektion	a.-p.- und Schräg-Projektion
Parallelität der Gelenkflächen	
OSG	OSG
Hinteres USG	Kalkaneokuboidalgelenk
Talonavikulargelenk	Talonavikulargelenk
Fluchtlinien/Alignement	
Achse Talus–Metatarsale I	Laterale Kante MT I – Kuneiforme I
	Mediale Kante MT II – Kuneiforme II
	Mediale Kante MT V – Kuboid
	Metatarsal notch (MT V)
Distanzen	
Processus lateralis tali – Kalkaneus	Intermetatarsalabstände
Achsenverhältnisse	
Tubergelenkwinkel	Talokalkanearer Winkel

ÜBERSICHT 21.2

Häufig übersehene Verletzungen am Fußskelett

- Fraktur des Processus anterior calcanei
- Fraktur des Sustentaculum tali
- Fraktur des Processus posterior tali
- Fraktur des Processus lateralis tali
- Talushalsfraktur
- Flake-Fraktur der Trochlea tali
- Lisfranc-Luxation

Abb. 21.3 a–d. Röntgenanatomie. a Axiale Kalkaneusaufnahme mit Darstellung der talokalkanearen Gelenke, b Aufnahme des OSG in 30° Innenrotation mit Darstellung des hinteren unteren Sprunggelenks (Subtalargelenk). c Laterale Aufnahme des Rückfußes mit vorderem USG, welches das talonavikulare und das kalkaneonavikulare Teilgelenk beinhaltet. Ein leichtes Offset zwischen Taluskopf und Navikulare ist normal; der Sinus tarsi stellt sich konturlos als Zone erhöhter Transparenz vor dem Processus lateralis tali dar, das Sustentakulum hingegen verursacht immer einen charakteristischen Konturschatten. d Aufnahmen des Mittel- und Vorfußes in dorsoplantarer Projektion (*links*) und in Pronation (*rechts*): In dorsoplantarer Projektion sind infolge des Quergewölbes die medialen Metatarsalia frei projiziert, während sich die lateralen Metatarsalia überlagern; in Pronationsstellung sind die Verhältnisse umgekehrt. Die lateralen Metatarsalia sind einschließlich der intermetatarsalen, der tarsometatarsalen Gelenkspalten und des Kalkaneokuboidalgelenks einsehbar

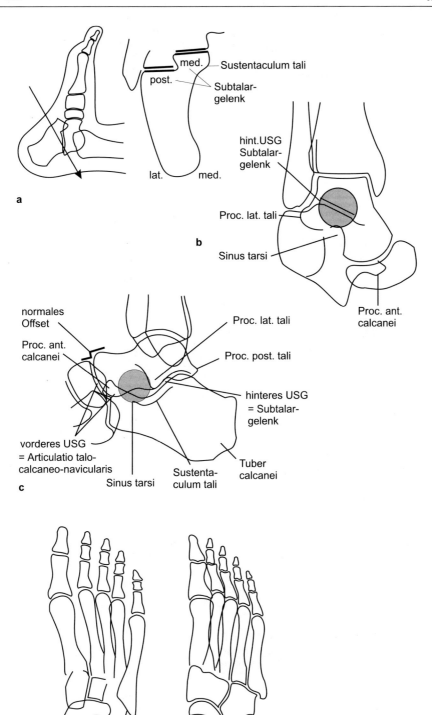

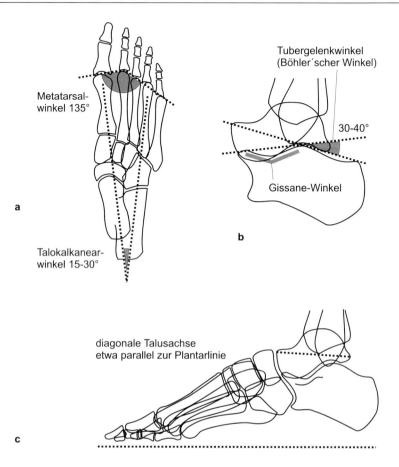

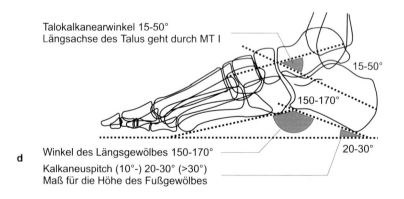

und intermedium, der zwischen Metatarsale II und III zwischen Os cuneiforme intermedium und laterale fort. Auf Schrägaufnahmen sollte die mediale Begrenzung des Kuboids in einer Fluchtlinie mit derjenigen des Metatarsale IV liegen.

Besondere Schwierigkeiten können sich in Einzelfällen durch ungünstige Projektionen oder durch akzessorische Knochenelemente ergeben. Fehlerhafte Projektionen verursachen „ungewohnte" Bilder, die schwieriger zu beurteilen sind. Akzessorische Ossikel können Frakturen oder Knochenabsprengungen vortäuschen. Ähnliches gilt für die Epiphysen und Apophysen im Wachstumsalter. Die Kenntnis dieser Varianten, ihrer typischen Lokalisation und ihres Manifestationsalters ist Voraussetzung zur korrekten Beurteilung (Abb. 21.7). Bei fraglichen Befunden empfiehlt sich eine Vergleichsaufnahme der Gegenseite.

21.2
Verletzungen der Fußwurzel

- Talusfrakturen,
- Kalkaneusfrakturen,
- Frakturen der übrigen Fußwurzelknochen,
- Luxationen im unteren Sprunggelenk,
- Luxationen im Chopart-Gelenk.

21.2.1
Talusfrakturen

■ **Häufigkeit**

Talusfrakturen sind selten. Sie machen 0,3 % aller Frakturen und weniger als 4 % der Fußfrakturen aus. In der Mehrzahl der Fälle handelt es sich um Frakturen des Talushalses.

■ **Verletzungsmechanismus**

Das Sprungbein ist ein sehr fester Knochen, der nur bei starker Gewalteinwirkung frakturiert (Hochrasanztrauma). Talusfrakturen gehen deswegen fast regelmäßig mit ausgeprägten Weichteilschädigungen einher. Folgende Verletzungsmechanismen können unterschieden werden:

- axiale Stauchung über die Tibia (Sturz aus großer Höhe) oder über die Fußsohle (Anstemmen des Fußes gegen das Bremspedal bei Auffahrunfällen),
- Abscherung durch Luxation oder Subluxation in den Nachbargelenken.

Bei axialer Kompression unter Dorsalflexion des Fußes kommt es durch Einklemmung des Talus zwischen Kalkaneus

---

Abb. 21.4 a – d. Röntgenometrie. **a** Der Metatarsalwinkel wird gebildet durch die Verbindungslinie der Metatarsalköpfchen I und II einerseits, II und V andererseits; er beträgt beim Erwachsenen 135°. Die Taluslängsachse verläuft durch den Schaft des Metatarsale I, die Kalkaneuslängsachse durch den Schaft von Metatarsale V; beide Achsen bilden einen Winkel von 15 – 30°. **b** Der Tubergelenkwinkel (Böhler) beträgt normalerweise 30 – 40°. Die Messung des Winkels erfolgt am höchsten Punkt des hinteren Subtalargelenks, wobei jeweils eine Linie zum höchsten Punkt des Tuber calcanei und des Kalkaneokuboidalgelenks gezogen wird. Bei Impressionsfrakturen der Kalkaneusgelenkflächen im USG kommt es zu einem Unterschreiten dieses Normwerts bis hin zu negativen Werten. Die Messung des Tubergelenkwinkels dient vor allem der Beurteilung des postoperativen Ergebnisses. Eine vergleichbare Bedeutung hat der weniger bekannte Gissane-Winkel. **c** Die Talusdiagonale (Verbindungslinie zwischen dem vorderen oberen und hinterem unteren Talusrand) verläuft bei Belastungsseitaufnahmen im Stehen normalerweise in etwa parallel zur Plantarebene des Fußes. **d** Der Talokalkanearwinkel, der durch die Längsachsen von Talus und Kalkaneus gebildet wird, liegt zwischen 15 und 50°. Die Talusachse verläuft durch den Schaft des 1. Metatarsalknochens. Der Kalkaneuspitch, der durch eine Tangente an den Kalkaneusunterrand und die Plantarebene gebildet wird, ist ein Maß für die Höhe des Fußgewölbes; intermediäre Werte liegen zwischen 20 und 30°. Der Winkel zwischen der Tangente an den Kalkaneusunterrand und derjenigen an der Unterkante des Os metatarsale V ist ein Maß für die Ausformung des Längsgewölbes

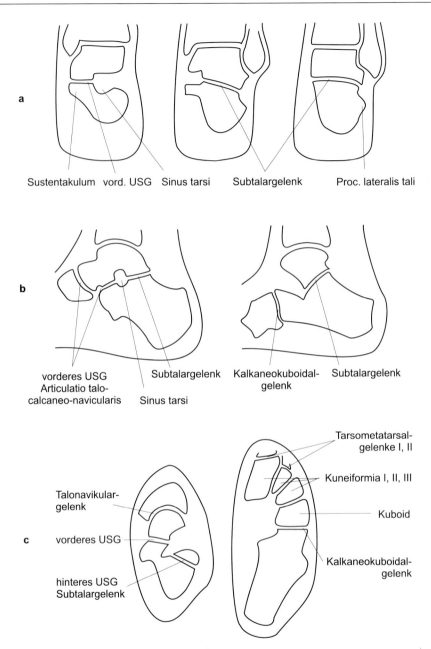

Abb. 21.5 a–c. CT-Anatomie/Referenzschnittebenen. **a** Koronale Schnittebene mit Darstellung des vorderen Talokalkaneargelenks, des Sustentakulums und des Subtalargelenks; **b** sagittale Schnittebene mit Darstellung des Talokalkaneonavikulargelenks, des Sinus tarsi und des Subtalargelenks; **c** axiale Schnittbene mit Darstellung des Talonavikulargelenks und des Kalkaneokuboidalgelenks.

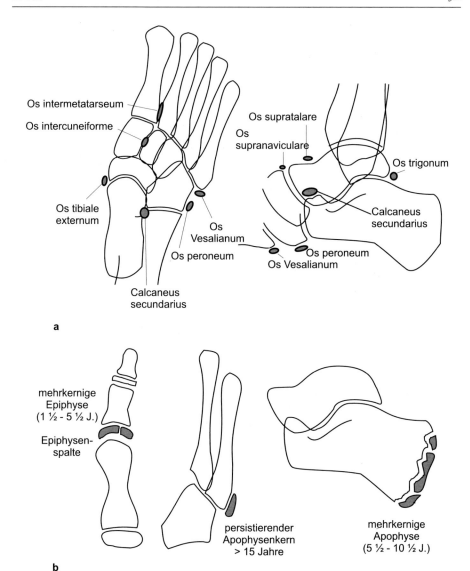

Abb. 21.6 a, b. Normvarianten und Täuschungsmöglichkeiten. **a** Akzessorische Knochenkerne des Fußskeletts in Schrägprojektion und lateraler Projektion; **b** Besonderheiten des Wachstumsalters (die Jahresangaben in Klammern beziehen sich auf die Zeitspanne, in denen die Knochenkerne normalerweise auftreten)

und Tibiavorderkante zunächst zu einer mehr oder weniger koronal verlaufenden Fraktur im Hals- oder Korpusbereich des Talus, nachfolgend zu einer anterioren subtalaren Subluxation und bei fortschreitender Gewalteinwirkung durch Ruptur der ligamentären Verbindungen des Talus zur Luxation des Korpusfragments aus der Malleolengabel nach dorsal (Abb. 21.8). Periphere Talusfrakturen entstehen durch Abschermechanismen, häufig in Kombination mit Bandverletzungen und Luxationen des

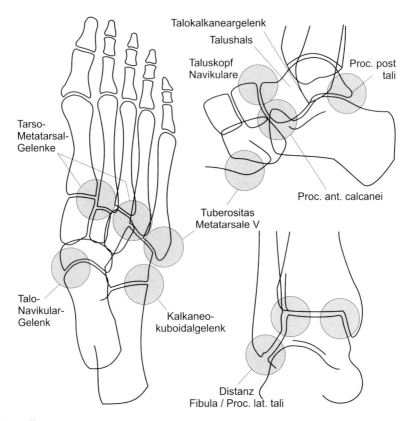

Abb. 21.7. Target areas

Chopart-Gelenks. In 20% der Fälle liegen offene Verletzungen vor.

- Eine Sonderform stellen die Flake-Frakturen der Trochlea tali dar. Sie resultieren aus einer Impaktion der Talusrolle in der Malleolengabel insbesondere bei Inversionstraumen (Häufigkeit bis zu 7% der Distorsionen im OSG).

! Beachte:
- Nichtdislozierte Taluskopffrakturen sind leicht zu übersehen.
- Bei axialem Stauchungstrauma ist immer nach weiteren Verletzungen im Verlauf der Belastungsachse zu suchen.

- Bei Frakturen des Processus posterior tali findet sich eine Schmerzhaftigkeit der Großzehenbeugung, da die lange Beugesehne am frakturierten Prozessus vorbeiläuft (vgl. Abb. 21.1).
- Flake-Frakturen verursachen ähnliche Beschwerden wie Distorsionen im OSG. Bei persistierenden Beschwerden nach einer Verrenkung des OSG sollten die Röntgenaufnahmen nochmals überprüft, ggf. auch eine weiterführende Diagnostik eingeleitet werden (MRT).

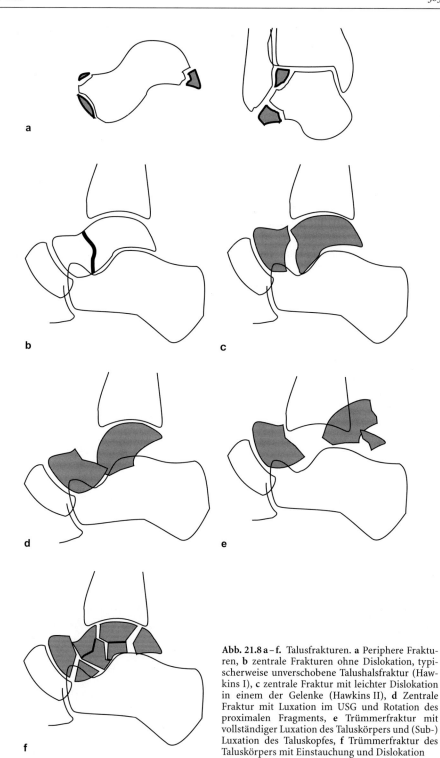

Abb. 21.8 a–f. Talusfrakturen. **a** Periphere Frakturen, **b** zentrale Frakturen ohne Dislokation, typischerweise unverschobene Talushalsfraktur (Hawkins I), **c** zentrale Fraktur mit leichter Dislokation in einem der Gelenke (Hawkins II), **d** Zentrale Fraktur mit Luxation im USG und Rotation des proximalen Fragments, **e** Trümmerfraktur mit vollständiger Luxation des Taluskörpers und (Sub-)Luxation des Taluskopfes, **f** Trümmerfraktur des Taluskörpers mit Einstauchung und Dislokation

■ **Begleitverletzungen**

Typische Begleitverletzungen von Talusfrakturen sind:

- Malleolarfrakturen (15%),
- Kalkaneusfrakturen (10%),
- sonstige Fußwurzelfrakturen (7%),
- Mittelfußfrakturen (7%),
- Unterschenkelfrakturen (7%).

■ **Klassifikation**

Grob vereinfacht können die Talusverletzungen in Frakturen, Luxationsfrakturen und Luxationen eingeteilt werden. Frakturen machen etwa 50% der Verletzungen aus. Davon entfällt etwa die Hälfte auf Abrißfrakturen, die bevorzugt am Oberrand von Kopf und Hals sowie am lateralen, medialen und hinteren Rand des Talus vorkommen.

Unter prognostischen Gesichtspunkten hat sich die Unterteilung in zentrale und periphere Frakturen bewährt. Zentrale Frakturen betreffen Korpus und Kollum (70%), Kaput (5%) oder Trochlea (5%), periphere Frakturen (17%) den Processus lateralis und posterior oder Teile der Talusrolle oder des Taluskopfes. Ausschlaggebend für die Gefahr einer avaskulären Nekrose ist insbesondere die Dislokation des Korpusfragments von Kollum, von der Malleolengabel und dem Subtalargelenk. Diesen Zusammenhang berücksichtigt die gebräuchliche Hawkins-Klassifikation, die 4 Gruppen unterscheidet (vgl. Tabelle 21.2 und Abb. 21.8):

Typ I unverschobene Talushalsfrakturen (Osteonekroserisiko <10%),

Typ II zentrale Frakturen mit leichter Dislokation in einem der Gelenke (OSG oder Subtalargelenk, Osteonekroserisiko <40%),

Typ III zentrale Frakturen mit Dislokation sowohl im OSG wie im Subtalargelenk (Osteonekroserisiko >90%),

Typ IV Trümmerfrakturen mit vollständiger Luxation des Taluskörpers und Subluxation des Taluskopfes (Osteonekroserisiko 100%).

Eine modifizierte Klassifikation existiert von Marti und Weber (Tabelle 21.2).

Die osteochondralen Frakturen der Talusrolle (Flake-Frakturen) können nach Berndt und Harty klassifiziert werden (Abb. 21.9):

Typ I reine Impression, nur arthrographisch sichtbar (5%),

Typ II unvollständige Ablösung eines Knochenknorpelstücks (25%),

Typ III vollständige Ablösung des osteochondralen Fragments ohne Dislokation (35%),

Typ IV Dislokation des osteochondralen Fragments (35%).

■ **Röntgendiagnostik**

Die Diagnose der Talusfrakturen stützt sich auf die Standardaufnahmen des Sprunggelenks, ggf. ergänzt durch Schrägaufnahmen oder die Computertomogra-

Tabelle 21.2. Häufigkeit und Prognose der Talusfrakturen in Abhängigkeit vom Schweregrad der Verletzung

Typ	Häufigkeit	Frakturform	Röntgenbefund	Nekrose	Arthrose
I	30%	Frakturen ohne Luxation		5–10%	20%
II	45%	Frakturen mit Luxation im Subtalargelenk	Klaffender Frakturspalt, nackte dorsale Talusgelenkfazette	40–50%	50%
III	20%	Luxation des Taluskörpers aus dem OSG und Subtalargelenk	Meist Dorsaldislokation	80–100%	75%
IV	5%	Wie Typ III, zusätzlich talo-navikulare Luxation		80–100%	75%

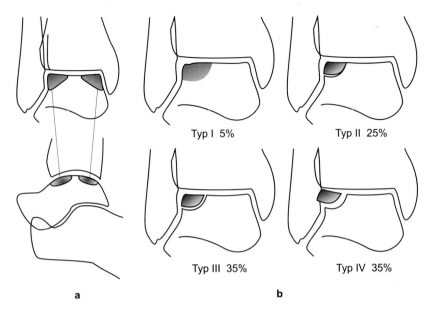

Abb. 21.9 a, b. Frakturen der Trochlea tali („Flake-Frakturen"). **a** Flake-Frakturen der Trochlea tali können medial und lateral auftreten. Mediale Frakturen sind mehr dorsal, laterale mehr ventral gelegen. **b** Klassifikation der Flake-Frakturen nach Berndt und Harty: *Typ I* reine Impression ohne Frakturlinie, *Typ II* unvollständige Abtrennung des osteochondralen Fragments, *Typ III* osteochondrales Fragment ohne Dislokation, *Typ IV* dislozierte osteochondrale Fraktur

phie. Wichtig ist die Beurteilung der Fragmenstellung bzw. Dislokation nicht nur der Gelenkflächen, sondern auch der Gleitwege für die Sehnen. Die Computertomographie eignet sich auch sehr gut zur Differenzierung zwischen einer Osteochondrosis dissecans und einer frischen osteochondralen Fraktur der Talusschulter. Die MRT ist Methode der Wahl zur Frühdiagnose der posttraumatischen Talusnekrose. Mediale Flake-Frakturen sind mehr dorsal, laterale mehr ventral lokalisiert.

■ **Täuschungsmöglichkeiten**

Täuschungsmöglichkeiten sind gegeben durch akzessorische Knochenkerne, insbesondere an den Stellen häufiger Avulsionsfrakturen (Os supranaviculare, supratalare, trigonum) (Abb. 21.6).

■ **Therapie**

Talusfrakturen mit Gelenkbeteiligung führen erfahrungsgemäß langfristig zu Beschwerden, wobei das Subtalargelenk die Schwachstelle darstellt. Ziel der Frakturbehandlung ist die Vermeidung von Gelenkinkongruenzen, die umgehende Entlastung der Gefäße und die frühfunktionelle Behandlung des gesamten Fußes und des Sprunggelenks. Daraus folgt, daß dislozierte oder offene zentrale Talusfrakturen notfallmäßig zu versorgen sind. Nicht dislozierte Frakturen der Gruppe I, evtl. auch der Gruppe II werden konservativ behandelt.

Dislozierte zentrale Frakturen erfordern die offene Reposition und Verschraubung meist von anteromedial oder anterolateral, selten von dorsal. Periphere Frakturen sind oft mehrfragmentig. Größere dislozierte Fragmente werden verschraubt, kleinere entfernt.

■ **Komplikationen**

Hauptkomplikationen einer Talusfraktur sind die Pseudarthrose, die Arthrose im

Subtalargelenk und die Osteonekrose, die in der kritischen Blutversorgung des Talus begründet ist. Während die Durchblutung des Talus bei Frakturen der Gruppe I ungestört bleibt, sind Osteonekrosen bei Verletzungen der Gruppe II relativ selten, bei Frakturen der Gruppe III häufig (vgl. Tabelle 21.2). Verletzungen der Gruppe IV führen in der Regel zu einer avaskulären Knochennekrose.

Bei intakter Blutversorgung findet sich im Rahmen der an eine intakte Durchblutung gebundenen Inaktivitätsosteoporose nach 6–8 Wochen eine erhöhte subchondrale Strahlentransparenz im Talusdom (Hawkins-Zeichen). Die Osteonekrose ist hingegen an einer zunächst relativen Dichtevermehrung erkennbar. Bei nekrosebedingter Sinterung der Talusrolle kann diese in eine absolute Dichtevermehrung übergehen.

- **Besonderheiten im Kindesalter**

Die Versorgung kindlicher Talusfrakturen erfolgt wenn möglich konservativ. Dislozierte zentrale Frakturen müssen nach geschlossener Reposition evtl. durch eine Kompressionsosteosynthese versorgt werden. Diese sollte wenn möglich über eine Stichinzision erfolgen, um die oft prekäre Weichteilsituation nicht weiter zu verschlechtern.

21.2.2
Kalkaneusfrakturen

- **Häufigkeit**

Die Kalkaneusfraktur ist mit 60% die häufigste Fraktur der Fußwurzel. Bei 2 Dritteln der Frakturen ist das USG beteiligt. 10% der Frakturen sind bilateral. 80–90% der Frakturen verlaufen intraartikulär. Eine Beteiligung des Kalkaneokuboidalgelenks findet sich in 50% der Fälle.

- **Verletzungsmechanismus**

Kalkaneusfrakturen entstehen in der Regel durch Stauchung bei Sturz auf die Ferse oder durch direkte Gewalteinwirkung. Die Art der Fraktur wird durch die Stellung des Fußes zum Zeitpunkt des Traumas beeinflußt. Bei Sturz und axialer Krafteinwirkung entsteht die primäre Frakturlinie durch Eintreiben der lateralen Taluskante in den Kalkaneus. Es ergeben sich 2 Hauptfragmente (ein anteromediales Fragment mit Sustentakulum und ein posterolaterales), die durch eine schräg von anterolateral nach dorsomedial verlaufende, nach vorn und medial gekippte Frakturfläche getrennt sind (Abb. 21.10).

Bei noch verbleibender Stauchungsrestenergie entstehen sekundäre Frakturlinien, die bei dorsal flektiertem Fuß zur Joint-depression-Fraktur mit horizontal verlaufendem, den Tuber spaltendem Frakturverlauf führen und bei plantar flektiertem Fuß zur Tongue-type-Fraktur, bei der die Sekundärfraktur dorsal des Gelenks bogenförmig ansteigt und das gelenkflächentragende Fragment abtrennt (Abb. 21.10).

- **Begleitverletzungen**

Kompressionsfrakturen der thorakolumbalen Wirbelsäule liegen in 10–20% der Fälle vor.

- **Klassifikation**

Grundsätzlich können zentrale und periphere Frakturen unterschieden werden. Zu den peripheren Frakturen zählen isolierte Frakturen des Tubers, des Sustentakulums und des Processus anterior des Kalkaneus und Knochenausrisse durch Sehneninsertionen einschließlich des sog. Entenschnabelbruchs, bei dem es sich um eine horizontale Abrißfraktur der Achillessehneninsertion handelt. Zentrale Frakturen gehen in der Mehrzahl der Fälle mit einer Beteiligung des USG und deutlichen Fragmentdislokationen einher.

Traditionelle Klassifikationen der Kalkaneusfrakturen sind die nach Essex-Lopresti und nach Regazzoni. Die Einteilung nach Essex-Lopresti unterscheidet Fraktu-

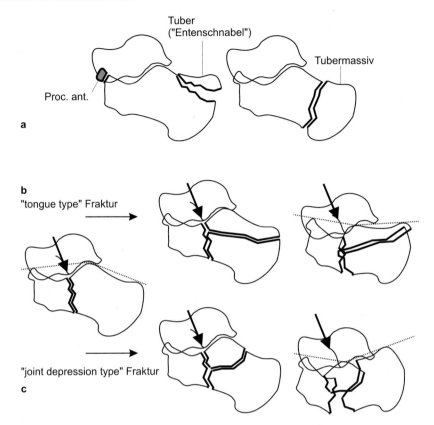

Abb. 21.10a–c. Kalkaneusfrakturen. a Periphere Kalkaneusfrakturen. b, c Zentrale Kalkaneusfrakturen: b Tongue-type-Fraktur, c Joint-depression-Fraktur. Beiden Frakturen ist die Vertikalfraktur durch den Kalkaneuskörper gemeinsam. Sie unterscheiden sich durch die Größe und Lage des Hauptfragments

ren mit und ohne Beteiligung des Subtalargelenks. Die aus dieser Klassifikation bereits erwähnte intraartikuläre Joint-depression-Fraktur ist durch eine Impression von Teilen der hinteren Gelenkfacette in das posterolaterale Hauptfragment gekennzeichnet. Bei der Tongue-type-Fraktur zieht die Frakturlinie horizontal in den Tuber. Gleichzeitig kommt es zu einer Rotation dieses zungenförmigen Fragments, das die hintere Gelenkfacette trägt. Als weitere intraartikuläre Frakturarten nennt die Essex-Lopresti-Klassifikation die Sustentakulum- und die Trümmerfraktur.

Eine neuere, relativ einfache therapie- und prognoserelevante Klassifikation intraartikulärer Kalkaneusfrakturen wurde von Sanders entwickelt. Sie basiert auf der computertomographischen Diagnostik und unterscheidet 4 Frakturtypen (Tabelle 21.3, Abb. 21.11):

- Typ-I-Frakturen sind intraartikuläre Frakturen ohne Dislokation,
- Typ-II-Frakturen sind Two-part-Spaltfrakturen der posterioren Facette,
- Typ-III-Frakturen sind Three-part-Depressions-Spaltfrakturen (Impression des mittleren Fragments),
- Typ-IV-Frakturen sind Four-part-Gelenkfrakturen oder Trümmerfrakturen der posterioren Facette.

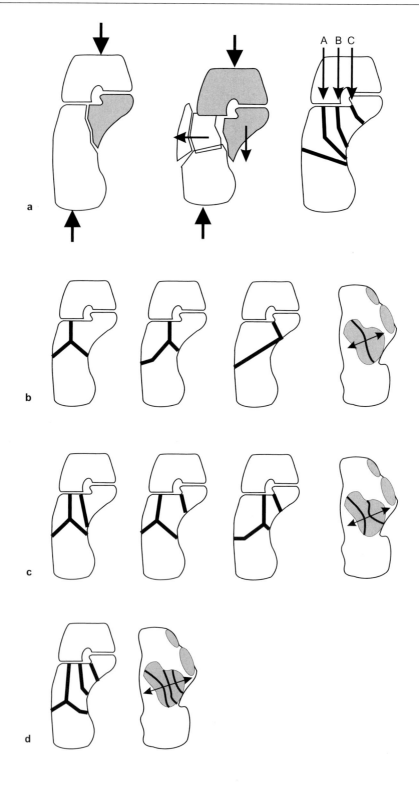

Tabelle 21.3. Klassifikation der Kalkaneusfrakturen nach Sanders

Typ	Definition	Anatomische Reposition	Klinisches Resultat
I	Frakturen ohne Dislokation	Entfällt	Gut
II	Zweifragment- oder Spaltfrakturen	85%	Gut
III	Dreifragment- oder Impressions-/Spaltfrakturen	60%	Mäßig
IV	Vierfragment- oder Trümmerfrakturen	0%	Schlecht

■ **Röntgendiagnostik**

Für die radiologische Beurteilung von Kalkaneusfrakturen reichen heute die Projektionsaufnahmen nicht mehr aus. Die Röntgendiagnostik beinhaltet die Standardaufnahmen des Sprunggelenks und des Fußes, die axiale Kalkaneusaufnahme und bei den zentralen Frakturen das Computertomogramm. Auf die Broden-Aufnahmen des USG kann dann verzichtet werden.

Klassisches Röntgenzeichen der Kalkaneusfraktur ist die Abflachung des Böhler-Gelenkwinkels. Dies hat zwar keine eindeutige prognostische Relevanz, da es bei erhaltener Höhe eine Gelenkbeteiligung nicht ausschließt, es kann aber bei positivem Befund und bei Verlaufskontrollen hilfreich sein.

Die Verbreiterung des Kalkaneus ist am besten auf den axialen Aufnahme abzuschätzen (normale Breite des Kalkaneus 30–35 mm). Sie ist aber auch auf der a.-p.-Aufnahme des OSG daran zu erkennen, daß die laterale Begrenzung des Kalkaneus die Spitze des Außenknöchels überragt. Die Verbreiterung führt zum Impingement der Peronealsehne gegen die Fibulaspitze.

Zur genauen Beurteilung des Frakturtyps und zur Operationsplanung ist die Computertomographie unverzichtbar (zur Untersuchungstechnik s. unter 21.1.2, „Zusatzdiagnostik"). Sie muß folgende Fragen beantworten:

- Größe und Lage der Hauptfragmente (Tuberfragment, Processus-anterior-Fragment, subtalarer Gelenkblock mit Sustentakulum = Schlüsselfragment);
- Verbreiterung, Verkürzung, Abflachung und Varisierung des Kalkaneus;
- Beteiligung und Verwerfung der Gelenkflächen;
- Beteiligung des Kalkaneokuboidalgelenks.

Bei Frakturen ohne Beteiligung des Subtalargelenks handelt es sich meist um Abrißfrakturen oder Absprengungen, die den Tuber, das Sustentakulum oder den Processus anterior betreffen. Schrägfrakturen des Tubers können wegen der fehlenden

---

Abb. 21.11 a–d. Einteilung der Kalkaneusfrakturen nach Sanders (mod. nach Sanders u. Gregory 1995). **a** Die axiale Stauchung führt zu einer intraartikulären Kalkaneusfraktur mit Impression des intraartikulären Fragments; die mittlere Abbildung zeigt die resultierende Deformierung des Kalkaneus (Höhenminderung und Verbreiterung); die rechte Abbildung das koronale CT-Schittbild, das für die Klassifikation herangezogen wird: Die hintere Gelenkfacette des Kalkaneus (Subtalargelenk) kann durch 2 Frakturlinien (A, B) in 3 Fragmente zerbrochen sein (laterales, intermediäres, mediales Fragment); eine 3. Frakturlinie (C) sprengt das Sustentakulumfragment ab. **b** Typ-II-Frakturen: Zweifragment- oder Spaltfrakturen der hinteren Gelenkfacette mit Dislokation (nicht eingezeichnet). Die Differenzierung in Typ II A, B, C richtet sich nach der Lokalisation der Gelenkfraktur (entsprechend dem Schema in a). **c** Typ-III-Frakturen: Dreifragment- oder Impressions-/Spaltfrakturen mit Depression des mittleren Gelenkfragments (Dislokation nicht eingezeichnet); auch hier richtet sich die Subklassifikation in A, B, C nach der Lokalisation der Gelenkfrakturen. **d** Typ-IV-Frakturen: Vierfragment- oder Trümmerfrakturen der Gelenkfläche; bei dieser Frakturform ist die primäre Arthrodese indiziert. (*Beachte:* Typ-I-Frakturen sind alle Frakturen ohne Dislokation)

Dislokation leicht übersehen werden (axiale Kalkaneusaufnahme!). Abrißfrakturen finden sich an den Ursprungsstellen der kurzen Zehenextensoren (anterosuperiore und laterale Kortikalis).

> **! Beachte:**
> - Das Sustentakulumfragment dient als Schlüsselfragment, da es bei Frakturen seine Lagebeziehung zum Talus praktisch nicht ändert. Die subtalaren Kalkaneusfragmente werden deswegen intraoperativ gegen das Sustentakulumfragment reponiert und fixiert. Dies ist um so schwieriger, je größer die Zahl der Fragmente ist und je kleiner das Sustentakulumfragment selbst ist.
> - Frakturen des Processus anterior werden leicht übersehen.

■ **Täuschungsmöglichkeiten**

Der Calcaneus secundarius kann als akzessorisches Knochenelement eine Fraktur des Processus anterior vortäuschen (vgl. Abb. 21.6).

■ **Therapie**

Ziel der Behandlung ist die Rekonstruktion der Gelenkflächen mit Wiederherstellung von Form und Funktion. Die konservative frühfunktionelle Behandlung erfolgt bei allen Frakturen ohne repositionswürdige Fehlstellung. Alle dislozierten Frakturen mit Gelenkbeteiligung stellen eine Indikation zur offenen Reposition und Osteosynthese meist über einen erweiterten lateralen Zugang dar, wobei der Weichteilschaden das operative Vorgehen bestimmt. Offene Frakturen und Verletzungen mit erheblichem Weichteilschaden werden notfallmäßig versorgt (geschlossene Reposition und Spickdrahtosteosynthese). Frakturen ohne Gelenkbeteiligung werden ebenfalls geschlossen reponiert und mittels Spickdrähten retiniert.

■ **Komplikationen**

Beschwerden nach konservativer und operativer Versorgung sind häufig verursacht durch funktionelle Probleme bei Verkürzung oder Achsenfehlstellung, durch mechanische Behinderung der Peronealsehnen (sog. Impingement) oder durch Anstoßen eines lateralen Kalkaneusbuckels an der Fibulaspitze (sog. Abutment). Der Gelenkschaden führt praktisch regelhaft zur posttraumatischen Arthrose und Bewegungseinschränkung im USG.

21.2.3
Frakturen der übrigen Fußwurzelknochen

■ **Häufigkeit und Verletzungsmechanismus**

Die Frakturen entstehen entweder durch direkte Gewalteinwirkung oder indirekt durch den Zug von Ligamenten (Avulsionsfrakturen). Die insgesamt seltenen Verletzungen kommen meist in Kombination mit anderen Frakturen oder Luxationen im Fußbereich vor. Isolierte Frakturen des Kuboids und der Ossa cuneiformia sind Raritäten.

■ **Klassifikation**

Die Frakturen des Os naviculare werden in Abriß-, Quer, Trümmer- und Luxationsfrakturen unterteilt, wobei Trümmerfrakturen fast immer mit einer Luxation im Chopart-Gelenk einhergehen. Für die übrigen Fußwurzelknochen gibt es aufgrund der Seltenheit isolierter Verletzungen einerseits, der Variabilität der Frakturen andererseits keine Klassifikation. Die häufigste Verletzung des Kuboids ist die Impressionsfraktur (Infraktion), die durch eine Einklemmung des Kuboids zwischen dem Kalkaneus und den Metatarsalbasen IV und V bei einem Eversionstrauma entsteht (Nußknackerfraktur).

Komplette Quer- oder Längsbrüche sind selten. Die Frakturen der Keilbeine, die am häufigsten das innere Keilbein betreffen, lassen sich rein formal Quer-, Längs- und Trümmerfrakturen gliedern. Am häufigsten sind Knochenausrisse im Rahmen tarsometatarsaler Luxationen.

■ **Röntgendiagnostik**

Standardaufnahmen für die radiologische Beurteilung sind die Aufnahmen des Fußes im dorsoplantaren und schrägen Strahlengang. Aufgrund der unübersichtlichen anatomischen Verhältnisse muß zur Sicherung der Diagnose häufig zusätzlich auf seitliche Aufnahmen, seltener auf gehaltene Aufnahmen oder Vergleichsaufnahmen der Gegenseite zurückgegriffen werden (Abb. 21.12).

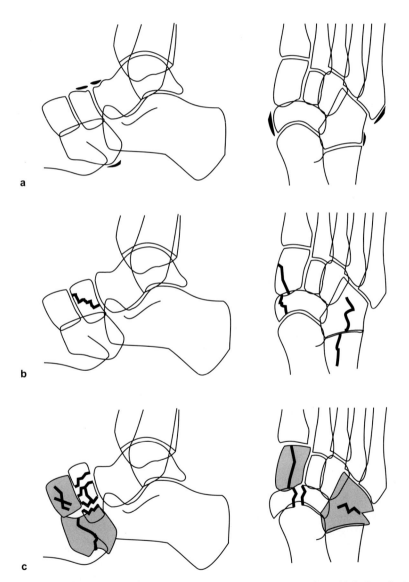

Abb. 21.12 a–c. Röntgensymptomatologie sonstiger Fußwurzelfrakturen. **a** Häufige Rand- und Abrißfrakturen in typischer Lokalisation, **b** einfache Frakturen ohne stärkergradige Dislokation oder Subluxation, **c** Trümmerfrakturen mit Dislokation und/oder Subluxation

Knochenausrisse im Rahmen osteoligamentärer Verletzungen finden sich am Os naviculare vorzugsweise an der dorsomedialen Kortikalis und sind am sichersten auf der lateralen Aufnahme nachzuweisen. Sie müssen von einem Os supranaviculare oder supratalare abgegrenzt werden (vgl. Abb. 21.6). Abrisse an der Tuberositas des Navikulare durch den Zug des M. tibialis posterior sind nur auf der dorsoplantaren Aufnahme zu erkennen. Sie sind häufiger mit Impressionen des Kuboids vergesellschaftet und müssen von einem Os tibiale externum (typischerweise dorsal der Tuberositas gelegen) abgegrenzt werden (vgl. Abb. 21.6).

Die eigentlichen Frakturen des Os naviculare sind meist Folge komplexer Fußverletzungen. Die Frakturen können horizontal oder vertikal verlaufen. Häufig sind sie Folge einer Krafteinwirkung über die Metatarsal-Keilbein-Achse; die vertikale Frakturlinie findet sich deswegen oft in der Verlängerung der Gelenkspalten zwischen den Kuneiformia.

> **Beachte:** Da isolierte Frakturen der genannten Fußwurzelknochen sehr selten sind, muß immer nach zusätzlichen Verletzungen gefahndet werden, falls diese nicht schon primär offensichtlich sind.

■ Täuschungsmöglichkeiten

Die Kenntnis der zahlreichen akzessorischen Knochen am Fußskelett einerseits, der typischen Lokalisation von Kapsel-Band-Ausrissen andererseits ist erforderlich, um Verwechslungen zu vermeiden. Insbesondere sind hier zu nennen die Ossa supranaviculare, supratalare, tibiale externum, perineum, Vesalianum und naviculare bipartitum.

■ Therapie

Die Versorgung einfacher, nichtdislozierter Frakturen erfolgt in der Regel konservativ (Gipsschuh). Dislozierte Frakturen werden offen reponiert und mit einer Schraubenosteosynthese versorgt. Bei bestehender Subluxationstendenz erfolgt eine temporäre Transfixation der beteiligen Gelenke mittels Bohrdrähten.

■ Komplikationen

Aufgrund der anatomischen Gegebenheit, daß große Teile der Knochenoberflächen gleichzeitig Gelenkflächen darstellen, sind posttraumatische Arthrosen im Fußwurzelbereich häufig. Abrißfrakturen am Os naviculare führen zu einer Subluxationsstellung im Chopart-Gelenk. Dies führt zu einer erschwerten Konsolidierung mit häufig auftretender Pseudarthrosenbildung und Fehlstellung.

21.2.4
Luxationen im unteren Sprunggelenk

■ Häufigkeit und Verletzungsmechanismus

Luxationen im unteren Sprunggelenk können, müssen aber nicht mit Frakturen einhergehen. Ursache ist ein Supinations- oder Pronationstrauma des Fußes. Mit zunehmender Gewalteinwirkung kommt es zur Luxatio pedis sub talo (relativ häufig), zur Luxatio pedis cum talo (seltener) und schließlich zur kompletten Talusluxation (sehr selten).

■ Klassifikation

Drei Grundformen können unterschieden werden:

- subkrurale Luxation (Luxatio pedis cum talo),
- subtalare Luxation (Luxatio pedis sub talo),
- komplette Talusluxation.

Bei der häufigsten Form, der Luxatio pedis sub talo, kommt es zur simultanen Luxation im Subtalar- und Talonavikulargelenk. Nach der Luxationsrichtung unterscheidet man mediale, laterale, vordere und hintere Luxationen. Weitaus am häufigsten ist die mediale Luxation, gefolgt von der lateralen. Vordere und hintere Luxationen sind selten. Die seltene Luxation pedis cum talo ist meist mit einer Knöchelfraktur vergesellschaftet.

▪ Röntgendiagnostik

Die Röntgendiagnose der subkruralen Luxation ist unproblematisch (Abb. 21.13). Die häufigste Form ist die Dorsalluxation des Taluskörpers aus der Malleolengabel bei gleichzeitiger Talushalsfraktur (Hawkins III). Dasselbe gilt für die sehr seltene komplette Talusluxation, bei der alle 3 Gelenke beteiligt sind (Hawkins IV). Meist handelt es sich dabei um offene Verletzungen. Der Talus liegt isoliert quer vor dem Außenknöchel.

Anders verhält es sich bezüglich der Röntgendiagnostik bei der häufigeren subtalaren Fußluxation (Abb. 21.13). Sagittal- und Seitaufnahmen des OSG können leichter fehlinterpretiert werden. Ein wesentlicher Grund dafür ist, daß das Ausmaß der Dislokation insgesamt und in den einzelnen Teilgelenken durchaus unterschiedlich ist. Das Talonavikulargelenk ist oftmals weniger betroffen als das Subtalargelenk. Aus diesem Grund kann der Befund insbesondere im Seitbild leicht übersehen werden. Für die Diagnose ist die zusätzliche dorsoplantare Aufnahme der Fußwurzel bzw. des Rückfußes analog zu den Mittel- und Vorfußaufnahmen hilfreich. Klinischer Leitbefund ist die persistierende Fußinversion.

Die typischen Röntgenbefunde der subtalaren Luxation sind im *Sagittalbild*:

- Dislokation des Taluskopfes aus der korrespondierenden Gelenkmulde des Os naviculare (a.-p.-Aufnahme der Fußwurzel),
- Verschiebung von Navikulare, Kalkaneus und Vorfuß aus der Beinachse nach medial (häufig) oder lateral (selten),
- freiliegender Processus lateralis des Talus (a.-p.-Aufnahme des OSG),
- unauffällige Darstellung des OSG.

Typische Röntgenbefunde im *Seitbild*:

- Verschiebung des Kalkaneus nach kaudal und ventral,
- Inkongruenz der posterioren Facette des Talokalkaneargelenks,
- unauffällige Darstellung des Kalkaneokuboidalgelenks.

> **Beachte:**
> - Die Ausprägung der verschiedenen Befunde hängt wesentlich vom Ausmaß der Dislokation in den Teilgelenken ab.
> - Häufige Begleitverletzungen der subtalaren Luxation sind Talushals- und/oder OSG-Frakturen.
> - Besonderer Beachtung bedürfen Zusatzverletzungen wie die Impaktierung des medialen Anteils des Taluskopfes an der lateralen Kante des Os naviculare oder kleine abgesprengte Fragmente, die Repositionshindernisse darstellen können.

▪ Therapie

Da die Talusluxation mit einer Ruptur aller zuführenden Gefäße einhergeht und der Talus von einer avaskulären Knochennekrose bedroht ist, erfordert die Verletzung die sofortige Reposition, um Kollateralen offenzuhalten und eine Drucknekrose der Weichteile zu vermeiden. Fast immer ist eine offene Reposition mit transartikulärer externer Fixation notwendig.

▪ Komplikationen

Komplikationen können insbesondere nach verzögerter Reposition entstehen. Frühkomplikationen betreffen Haut, Nerven und Gefäße der Umgebung.

Die Talusnekrose und die Arthrose stellen Spätkomplikationen dar. Erkennbar wird die Talusnekrose, die bei der Luxatio pedis sub talo extrem selten ist, an der zunächst relativen, später absoluten Dichtezunahme des Talus (neg. Hawkins-Zeichen).

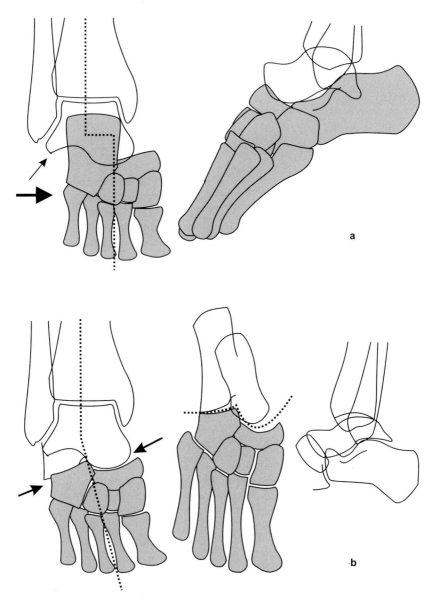

Abb. 21.13 a, b. Talusluxationen. **a** Mediale subtalare Luxation: Im a.-p.- und Seitbild liegt der Talus korrekt in der Malleolengabel; die übrigen Fußknochen sind nach medial disloziert; der Processus lateralis des Talus und die hintere untere Talusfacette liegen frei; im Seitbild ist die Dislokation im Subtalar- und Talonavikulargelenk offensichtlich. **b** Torsionsluxation im Chopart-Gelenk nach medial (swivel dislocation); auf der a.-p.-Aufnahme des OSG sind die Tarsalia nach medial verschoben; auf der a.-p.-Aufnahme des Fußes ist das Navikulare nach medial disloziert, das Talonavikulargelenk luxiert; das Kalkaneokuboidalgelenk zeigt lediglich eine Subluxation. Im Seitbild sind aufgrund der Torsion die bei exakter Projektion typischerweise einsehbaren Gelenkspalten (talokrural, subtalar, talonavikular) nie gleichzeitig frei projiziert, insbesondere findet sich eine Inkongruenz im hinteren Subtalargelenk

21.2.5
Luxationen im Chopart-Gelenk

■ **Häufigkeit und Verletzungsmechanismus**

Isolierte und vollständige Luxationen im Chopart-Gelenk sind selten. Sie kommen wie die Luxationen im Lisfranc-Gelenk aufgrund der kräftigen Bandverbindungen nur durch hohe lokale Gewalteinwirkungen zustande. Meist sind sie mit knöchernen Bandausrissen oder Kalkaneusfrakturen kombiniert. Die Dislokation erfolgt häufiger nach medial als nach lateral. Klinisch auffällig sind die Verdrehung und Verkürzung des Vorfußes und die Abflachung des Fußgewölbes.

■ **Röntgendiagnostik**

Zur Diagnosesicherung sind Aufnahmen im dorsoplantaren-, schrägen und streng seitlichen Strahlengang erforderlich. Auffälligster Befund ist eine talonavikuläre Dislokation. Liegt sie vor, so ist sorgfältig nach Verletzung der übrigen Gelenkabschnitte zu suchen, insbesondere nach einer Verwerfung der übrigen Gelenkkonturlinien und nach Frakturen oder Absprengungen an den Gelenkflächen. Bei komplexen Verletzungen ist zur genauen Beurteilung der Gelenkverhältnisse die Computertomographie empfehlenswert.

■ **Therapie**

Behandlungsziel ist die rasche Wiederherstellung der anatomischen Skelettverhältnisse zur Erhaltung eines tragfähigen Fußgewölbes mit normaler Funktion. Gelingt die Reposition unter Durchleuchtungskontrolle, so kann eine perkutane Bohrdrahttransfixation erfolgen. Zusätzlich ist die Anlage eines Fixateur externe zu empfehlen. Verbleibende Inkongruenzen und dislozierte Gelenkfragmente stellen eine Indikation zur offenen Versorgung dar.

■ **Komplikationen**

Typische Komplikationen in der Frühphase nach einem schweren Trauma im Fußwurzelbereich sind das Kompartmentsyndrom und Weichteilnekrosen. Spätkomplikationen sind Bewegungseinschränkungen und Belastungsschmerzen bei Aufhebung des Fußlängs- und Quergewölbes.

21.3
Verletzungen des Mittel- und Vorfußes

- Frakturen der Mittelfußknochen und der Zehen,
- Luxationen im Lisfranc-Gelenk und Zehenluxationen.

21.3.1
Frakturen der Mittelfußknochen und der Zehen

■ **Häufigkeit und Verletzungsmechanismus**

Frakturen im Mittel- und Vorfußbereich stellen die häufigsten Verletzungen des Fußes dar. Ursache ist meist ein direktes Trauma durch Quetschung oder herabfallende schwere Gegenstände, bei Zehenverletzungen auch das Anschlagen gegen einen Widerstand. Eine Sonderstellung nimmt die basisnahe Fraktur des Os metatarsale V ein, die aus Supinations-/Inversionstraumen resultiert und durch Zugkräfte über den lateralen Zügel der Plantaraponeurose vermittelt wird. Gegen einen Abrißmechanismus der kurzen Peronealsehne spricht das Fehlen einer entsprechenden Fragmentdislokation. Davon zu unterscheiden ist die proximale metaphysäre Schaftfraktur des Metatarsale V (Jones-Fraktur, Abb. 21.14), die meist Folge eines direkten Traumas ist.

Die Metatarsalia sind ganz allgemein Prädilektionsorte für Streß- bzw. Marschfrakturen.

■ **Klassifikation**

Bei den Mitttelfußbrüchen werden diaphysäre, subkapitale und basisnahe Frak-

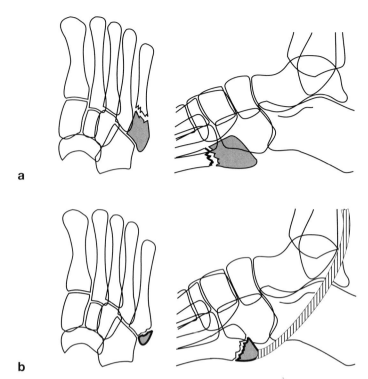

Abb. 21.14 a, b. Jones-Fraktur. **a** Fraktur der Basis des Os metatarsale V (Jones-Fraktur im engeren Sinn); **b** Inversionstrauma mit Abrißfraktur an der Spitze der Basis des Os metatarsale V durch den Zug der kurzen Peroneussehne

turen unterschieden. Die Variationsbreite der Zehenfrakturen umfaßt Längs-, Quer- und Schrägfrakturen mit oder ohne Gelenkbeteiligung.

■ **Röntgendiagnostik**

Für die Diagnosestellung reichen die Standardaufnahmen des Mittel- und Vorfußes aus. Besonderer Beachtung bedarf die Stellung der Metatarsalia gegenüber den Keilbeinen, um eine begleitende Lisfranc-Gelenkluxation nicht zu übersehen. Die Abrißfraktur der Basis des Metatarsale V geht in der Regel ohne nennenswerte Fragmentdislokation (<2 mm) einher.

Ermüdungsfrakturen sind im Initialstadium oft nicht erkennbar. Bei glaubhaften Beschwerden empfiehlt sich deshalb eine Röntgenkontrolle nach 8-10 Tagen. Streßfrakturen betreffen meist das Metatarsale II oder III und sind vorzugsweise am Übergang vom mittleren zum distalen Schaftdrittel gelegen.

Beachte:

- Forcierte Supinations-/Inversionstraumen können neben Frakturen des Os metatarsale V auch zu Abrißfrakturen durch das Lig. talofibulare anterius und das Lig. bifurcatum (Proc. anterior des Kalkaneus) führen. Bei einer Fraktur der Basis des Os metatarsale V sollten deswegen immer auch diese Lokalisationen überprüft werden.
- Frakturen der Basis des Os metatarsale V können zu erheblichen Weichteilschwellungen entlang der Peronealsehne führen und eine

Außenknöchelfraktur vermuten lassen. Dies muß bei der Röntgendiagnostik berücksichtigt werden.

- **Täuschungsmöglichkeiten**

Abrißfrakturen an der Basis des Os metatarsale V müssen von akzessorischen Knochen (Os peronaeum, Os vesalianum) und einer persistierenden Apophyse abgegrenzt werden (vgl. Abb. 21.6). In der Regel bereitet dies keine Schwierigkeiten. Akzessorische Ossikel sind abgerundet und weisen eine zirkuläre Kortikalis auf; die Apophyse der Tuberositas ossis metatarsalis V ist parallel zur Längsachse ausgerichtet. Im Wachstumsalter können Epiphysenspalten Frakturen vortäuschen. Sie kommen am häufigsten an der Großzehengrundphalanx vor und schließen sich während der Pubertät spontan.

- **Therapie**

Da für die Aufrechterhaltung des Fußquergewölbes das Metatarsale I und V sowie das Großzehengrundglied von besonderer Bedeutung sind, sollten Frakturen in diesem Bereich exakt reponiert und operativ versorgt werden. Dies erfolgt mittels Bohrdraht- oder Plattenosteosynthese (Kleinfragmentinstrumentarium). Bei seriellen Verletzungen werden alle Metatarsalia mittels Spickdrähten versorgt.

An den Metatarsalia II–IV kann eine Dislokation in der Horizontalebene toleriert werden, nicht jedoch Dislokationen in der Vertikalen. Abrißfrakturen der Basis des Metatarsale V werden nur bei stärkerer Dislokation (dies ist nur ausnahmsweise der Fall) mit einer Zuggurtungsosteosynthese versorgt. Die Versorgung der übrigen Mittel- und Vorfußfrakturen erfolgt konservativ.

- **Komplikationen**

Häufige Komplikationen der Mittelfußfrakturen sind die Sudeck-Dystrophie, die Pseudarthrosenbildung sowie schmerzhafte Änderungen der Fußgewölbestatik.

- **Besonderheiten im Kindesalter**

Die häufigste Fraktur im Mittelfußbereich ist die Basisfraktur des Metatarsale V. Hier hilft der bereits oben erwähnte Frakturverlauf bei der Differenzierung von der Apophyse. Epiphysenlösungen und basale Metaphysenfrakturen sind häufiger als Schaftfrakturen der Metatarsalia. Da ein Achsenausgleich im Mittelfußbereich nicht erfolgt, ist auf eine genaue Reposition der Metatarsalfrakturen zu achten. Apophysenlösungen kommen praktisch nicht vor. Im Zehenbereich sind am häufigsten basale Epiphysenlösungen und Stauchungsfrakturen anzutreffen. Epiphysenfrakturen sind außerordentlich selten. Sie müssen von geteilten Epiphysen abgegrenzt werden.

21.3.2
Luxationen im Lisfranc-Gelenk und Zehenluxationen

- **Häufigkeit und Verletzungsmechanismus**

Die relativ häufigen Luxationen im Mittel- und Vorfußbereich sind meist mit Frakturen der angrenzenden Knochen kombiniert. Ursache ist in der Regel ein direktes Trauma, häufig in Zusammenhang mit PKW-Unfällen (Abstemmen des Fußes bei Auffahrunfällen, „Bremsfußverletzung"). Bei einem Drittel der Lisfranc-Luxationen handelt es sich um eine offene Verletzungen.

- **Klassifikation**

Lisfranc-Luxationen können in 3 Grundformen eingeteilt werden (Abb. 21.15):

- isolierte Luxation des Metatarsale I bzw. der Metatarsalia I und II nach mediodorsal (häufigste Form);
- homolaterale Luxation aller Metatarsalia nach laterodorsal, seltener nach dorsomedial;
- divergierende Luxation des Metatarsale I (und II) nach medial und der Metatarsalia II (III) bis V nach lateral.

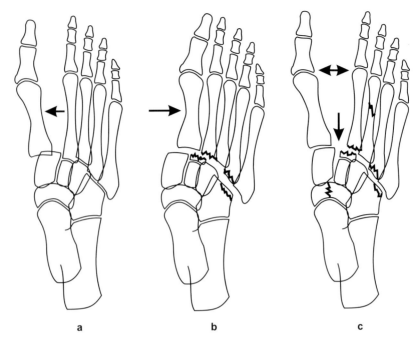

Abb. 21.15 a–c. Lisfranc-Luxationen (tarsometatarsale Luxationen und Luxationsfrakturen). **a** Isolierte Luxation des Os metatarsale I (meist nach mediodorsal); **b** homolaterale Luxation aller Metatarsalia (meist nach laterodorsal); **c** divergierende Luxation des Os metatarsale I (und II) nach medial und der Metatarsalia II (III) bis V nach lateral

Beim Typ der partiellen Inkongruenz mit Lateraldislokation sind nur die Metatarsalia II–V luxiert. Dieser Luxationtyp ist meist mit einer basisnahen Fraktur des Metatarsale II kombiniert. Weitere häufige Begleitverletzungen sind Impressions- oder Abrißfrakturen am Kuboid und Abrißfrakturen an den benachbarten Tarsalia und Metatarsalbasen.

Als Bennett-Fraktur des Fußes wird eine isolierte Luxationsfraktur des Metatarsale I bezeichnet, bei der lateralseitig ein Teil der Gelenkfläche stehenbleibt.

Zehenluxationen werden nach der Richtung ihrer Dislokation klassifiziert.

■ **Röntgendiagnostik**

Zur Beurteilung der Luxation sind Aufnahmen des Mittel- und Vorfußes im dorsoplantaren, schrägen und streng seitlichen Strahlengang notwendig. Wichtig ist die genaue Beobachtung des Verlaufs der Knochenkonturen (Abb. 21.16). Komplette Luxationen sind leicht zu erkennen. Zeichen einer Luxation sind die Verschiebung der normalerweise in gleicher Richtung verlaufenden Achse von Metatarsale II und Os cuneiforme intermedium sowie die Verbreiterung und Divergenz des Raumes zwischen Metatarsale I und II. Zehenluxationen sind in der Regel leicht zu diagnostizieren.

■ **Therapie**

Da die Retention von Lisfranc-Luxationen im Gipsverband oft nicht ausreichend ist, bietet sich die perkutane, passagere Bohrdrahttransfixation als Behandlungsverfahren an, wobei die Drähte 6 Wochen belassen werden. Bei Verletzungen, bei denen die geschlossene Reposition nicht gelingt, ist genau wie bei den offenen Ver-

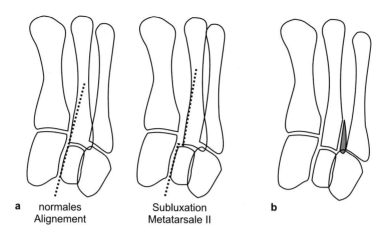
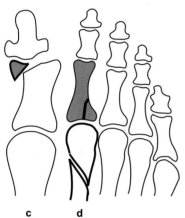
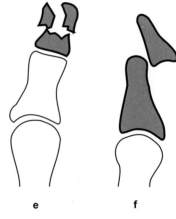
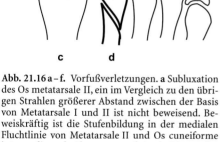

Abb. 21.16 a–f. Vorfußverletzungen. **a** Subluxation des Os metatarsale II, ein im Vergleich zu den übrigen Strahlen größerer Abstand zwischen der Basis von Metatarsale I und II ist nicht beweisend. Beweiskräftig ist die Stufenbildung in der medialen Fluchtlinie von Metatarsale II und Os cuneiforme intermedium. **b** Absprengung lateralseitig an der Basis des Os metatarsale II; ein derartiger Befund ist immer verdächtig auf eine Verletzung des Lisfranc-Gelenks. **c** Luxationsfraktur im Großzehenendgelenk; **d** intraartikuläre Fraktur der Grundphalanxbasis und subkapituläre Spiralfraktur des Metatarsale des 2. Strahls; **e** Trümmerfraktur des Nagelkranzfortsatzes der Großzehe; **f** Luxation im distalen Interphalangealgelenk

letzungen ein operatives Vorgehen notwendig.

Repositionshindernisse können Fragmente, eingeschlagene Sehnenstümpfe oder die zwischen Metatarsale I und II interponierte Sehne des M. tibialis anterior darstellen. Zehenluxationen werden nach geschlossener Reposition mit einem Dachziegelverband versorgt.

■ **Komplikationen**

Nicht exakte Reposition und Fehlstellung des Fußgewölbes führen zu anhaltenden Beschwerden und Früharthrose.

22 Polytrauma

J. Lotz, B. Wippermann

22.1 Allgemeine Grundlagen 401
22.1.1 Definitionen 401
22.1.2 Epidemiologie 402
22.1.3 Organisationsempehlungen 402
22.2 Klassifizierung 402
22.3 Diagnose- und Behandlungsstrategie 403
22.3.1 Bildgebende Diagnostik 403
22.3.2 Versorgung 406

ABKÜRZUNGEN

AIS	Abbreviated injury score
Fx	Fraktur
ISS	Injury severity score
MGF	Mittelgesichtsfraktur
MODS	Multiorganversagen
OA	Oberarm
OS	Oberschenkel
OSG	Sprunggelenk
PTS	Polytraumascore
RM	Rückenmark
SAB	Subarachnoidalblutung
SHT	Schädelhirntrauma
TTEF	temporäre transartikuläre externe Fixation
UA	Unterarm
US	Unterschenkel
WS	Wirbelsäule

22.1
Allgemeine Grundlagen

22.1.1
Definitionen

■ **Polytrauma**
Gleichzeitig entstandene Verletzungen mehrerer Körperregionen, die einzeln für sich oder in ihrer Kombination lebensbedrohend sind.

■ **Barytrauma**
Schwerwiegende Einzelverletzung, die für sich lebensgefährlich ist, Funktionsstörungen nicht traumatisierter Organe nach sich ziehen kann und bei der gravierende Defektheilungen mit schweren Funktionsbeeinträchtigungen zu erwarten sind.

22.1.2
Epidemiologie

Etwa 85% der hospitalisierungspflichtigen Verletzungen beim Erwachsenen und 95% bei Kindern werden durch stumpfe Traumen verursacht. Beim Erwachsenen sind sie in erster Linie Folge von Automobilunfällen (ca. 55%), gefolgt von Verletzungen als Fußgänger im Straßenverkehr (ca. 10%) und Sturzverletzungen (ca. 8%); bei Kindern stehen Verletzungen im Straßenverkehr (einschließlich Fahrradunfälle) im Vordergrund (35%), gefolgt von Automobilunfällen (ca. 25%) und Sturzverletzungen (ca. 12%). Beim Erwachsenen sind stumpfe Thoraxtraumen, sowie Becken- und WS-Verletzungen relativ häufiger, ansonsten ist keine Altersabhängigkeit gegeben. SHT sind bei Kindern prognostisch ungünstiger als beim Erwachsenen; es handelt sich dabei weniger um lokal begrenzte Verletzungen als vielmehr um generalisierte Traumafolgen wie eine SAB und Hirnschwellungen.

Die Verletzungs- bzw. Frakturverteilung bei polytraumatisierten Patienten ist in Tabelle 22.1 wiedergegeben.

22.1.3
Organisationsempfehlungen

Empfehlungen der American Society for Emergency Radiology (ASER):

- sofortiger Einsatz aller Fachgebiete,
- interdisziplinäre Kooperation,
- simultane Therapie,
- Vermeidung von Bewegung (Umlagerung, Transport).

Daraus leiten sich folgende Anforderungen an die räumliche und apparative Ausstattung ab:

- Notfallraum (Satellitenstation der Röntgenabteilung); unmittelbar erreichbar für die Rettungsmannschaft; kein Zutritt für andere; 40–60 qm bei 3 m Höhe; unmittelbar benachbarter Operationssaal und Intensivstation.
- Ausstattung des Notfallraums mit
  - Bucky-Arbeitsplatz mit kohlefaserverstärktem, höhenverstellbarem Tisch und 2 deckengeführten Strahlern, geeignet für Wiederbelebungsmaßnahmen und notfallmäßige operative Eingriffe, Belichtungsautomatik;
  - CT, Angiographie und Sonographie;
  - 2 Schaukästen;
  - Tageslichtsystem;
  - 8–10 Bleischürzen.

22.2
Klassifizierung

Die initiale Beurteilung des Schweregrades einer Verletzung ist von ausschlaggebender Bedeutung für die posttraumatische Morbidität und Letalität. Der im angloamerikanischen Sprachraum übliche AIS und der ISS sind bei uns aufgrund anderer Verletzungsmuster und Organisationsstrukturen wenig geeignet.

Ein sinnvoller und bewährter Score ist der Hannover-Polytraumaschlüssel (PTS), da er einfach handhabbar, prognostisch aussagekräftig und prospektiv anwendbar ist. Er unterscheidet 4 Schweregrade, die

Tabelle 22.1. Polytrauma: Fraktur-/Verletzungsverteilung. (Nach Nast-Kolb et al. 1994)

Verletzungsregion		Knochen		Gelenkregion	
Extremität	90%	Oberschenkel	40%	Kniegelenk	17%
Becken	50%	Becken	35%	Fußgelenk	20%
Schädel	60%	Unterschenkel	29%	Ellbogengelenk	15%
Thorax	60%	Oberarm	13%	Hüftgelenk	14%
Abdomen	70%	Unterarm	7%	Handgelenk	14%

Tabelle 22.2. Verletzungsschlüssel (PTS) der Medizinischen Hochschule Hannover (PTS-Gruppierung: 1–11 = I, 12–30 = II, 31–49 = III, >49 = IV)

PTSS (Schädel)		*PTST (Thorax)*	
SHT 1	4	Sternum-, Rippen-Fx (1–3)	2
SHT 2	8	Rippenserien-Fx unilateral	5
SHT 3	12	Rippenserien-Fx bilateral	10
MGF	2	Hämato-/Pneumothorax	2
Schwere MGF	4	Lungenkontusion unilateral	7
		Lungenkontusion bilateral	9
		Instabiler Thorax	3
		Aortenruptur	7
PTSA (Abdomen)		*PTSB (Becken/WS)*	
Milzruptur	9	Einfache Becken-Fx	3
Milz- und Leberruptur	13	Kombinierte Becken-Fx	9
Leberruptur	13	Becken- u. Urogenitalverletzung	12
Darm, Mesenterium, Niere, Pankreas	9	WS-Fx	3
		WS-Fx/Querschnitt	3
		Beckenquetschung	15
PTSE (Extremitäten)		*Alterseinfluß (Jahre)*	
Zentrale Hüftluxations-Fx	12	<10	0
OS-Fx einfach	8	10–19	0
OS-Stück-/Trümmer-Fx	12	20–29	0
US-Fx	4	30–39	0
Patella, UA, Ellbogen, OSG	2	40–49	1
OA, Schulter	4	50–54	2
Gefäßverletz. prox. Ellbogen-/Kniegelenk	8	55–59	3
Gefäßverletz. dist. Ellbogen-/Kniegelenk	4	60–64	5
OS-/OA-Amputation	12	65–69	8
US-/UA-Amputation	8	70–74	13
Jede offene Fx 2. u. 3. Grades	4	>74	21
Große Weichteilquetschung	2		

unter Einbeziehung des Verletzungsmusters und des geschätzten Blutverlusts durch einfache klinische Untersuchungen und die Röntgendiagnostik frühzeitig definiert werden können (Tabelle 22.2, Abb. 22.1 und 22.2).

22.3
Diagnose- und Behandlungsstrategie

Unterschieden werden 4 Phasen mit unterschiedlichen Anforderungen und Zielsetzungen:

1. Akut- oder Reanimationsphase (1.–3. Stunde),
2. Primärphase (3.–72. Stunde),
3. Sekundärphase (3.–10. Tag),
4. Tertiärphase.

Die diagnostischen und therapeutischen Implikationen in den einzelnen Phasen sind in Tabelle 22.3 zusammengestellt.

22.3.1
Bildgebende Diagnostik

Die Röntgendiagnostik beschränkt sich in der Akutphase auf die Röntgenthoraxaufnahme und die Sonographie des Abdomens, insbesondere wenn lebensbedrohliche Zustände wie äußere oder innere Massenblutungen Sofortoperationen unmittelbar nach Einlieferung des Patienten notwendig machen. In allen anderen Fällen wird der Patient simultan stabilisiert und diagnostiziert. Dazu gehören die Skelettdiagnostik mit Darstellung der Frakturen und deren benachbarter Gelenke und der

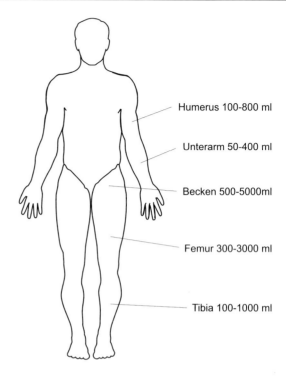

Abb. 22.1. Hämatombedingte Blutverluste in Abhängigkeit von der Frakturlokalisation

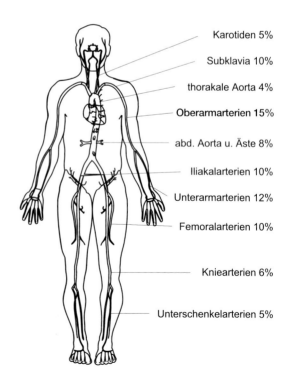

Abb. 22.2. Lokalisation und Häufigkeit von Arterienverletzungen

Tabelle 22.3. Diagnostik und Therapie beim Polytrauma in Abhängigkeit vom Zeitpunkt

	Akutphase	Primärphase	Sekundärphase
Diagnostik	1. Vitalfunktionen	1. Erweiterte Labor- u. Kreislaufdiagnostik	Nach Bedarf
	2. Körperl. Untersuchung	2. Ausschluß von Gefäßverletzungen	
	3. Neurolog. Status	3. Ausschluß von Hohlorganverletzungen	
	4. Rö-Thorax	4. Skelettdiagnostik	
	5. US Abdomen		
	6. PTS-Abschätzung		
Therapie	1. i.v.-Zugang	Nach Bedarf	Nach Bedarf
	2. Volumentherapie		
	3. Intubation/Beatmung		
Chirurgie	1. Akut-Op. b. Massenblutung (innere: Leber, Milz; äußere: Becken/Schulter)	1. SHT	1. Frontobasale Fx
	2. Verzögerte Primäreingriffe (insbes. SHT)	2. Hohlorganverletzungen	2. MG-/Kiefer-Fx
		3. RM-Kompression	3. OS ob. Extr.
		4. Augenverletzungen	4. Langwierige Gelenkrekonstruktion
		5. Periphere Verletzungen (große Gefäße, Kompartmentsyndrom, offene Fx, geschl. Fx unt. Extr., Becken-Fx)	

Nachweis oder Ausschluß intrakranieller Traumafolgen sowie von Verletzungen großer Gefäße.

Zum röntgendiagnostischen Mindestaufnahmeprogramm gehören:

- Schädel mit HWS,
- Thorax,
- Becken,
- WS in 2 Ebenen (nur falls der Patient an der Unfallstelle neurologisch nicht untersuchbar war),
- Extremitäten je nach klinischem Verdacht und Verletzungsmuster.

Zur Beschleunigung der Diagnostik ist ein Chirurg abzustellen, um dem Röntgenassistenzpersonal bei der Anfertigung der Aufnahmen zur Seite zu stehen.

Falls eine CT-Untersuchung des Kopfes zum Ausschluß einer intrakraniellen Verletzung indiziert ist, sollte diese möglichst im Anschluß an die konventionelle Primärdiagnostik erfolgen, um unnötige Transporte und Umlagerungen zu vermeiden.

Bei fehlenden peripheren Pulsen ist eine Gefäßdiagnostik indiziert. Besonders gefährdet sind die A. subclavia bei Verletzungen der oberen Thoraxapertur, die A. brachialis bei Humerusschaft- und suprakondylären Frakturen, die A. femoralis und die A. poplitea bei Oberschenkel- und Kniegelenkverletzungen. (Zu den Aortenverletzungen s. unter 23.5.3.)

Beachte: Beim Polytrauma werden etwa 10 % der Verletzungen des Stütz- und Bewegungsapparats aufgrund fehlender oder unzureichender Röntgenaufnahmen oder einer inkonsequenten Diagnostik primär übersehen. Vier Regionen sind davon besonders betroffen (vgl. Abb. 22.3):

- HWS, insbesondere der zervikothorakale Übergang (Diagnoseverzögerung im Mittel 4 Tage);
- Schultergürtel, insbesondere das AC-Gelenk;
- Kniebandapparat, insbesondere bei gleichzeitiger OS- und US-Fraktur (Diagnoseverzögerung im Mittel 28 Tage);
- Fuß, insbesondere Vorfuß (Diagnoseverzögerung im Mittel 38 Tage).

22.3.2
Versorgung

Chirurgisch hat in der Akutphase die lebenserhaltende Sofortoperation bei Massenblutungen absoluten Vorrang, noch vor der Versorgung einer intrakraniellen Blutung (diese sollte jedoch ebenfalls binnen der ersten 4 Stunden nach dem Trauma versorgt werden). Zu den verzögerten Primäreingriffen zählen die Versorgung von Hohlorganverletzungen, einer RM-Kompression, von Augen- und Gesichtsverletzungen, eines Kompartmentsyndroms und von Gefäßverletzungen wegen der Ischämiefolgen (kritische Ischämiezeiten für den Funktionsverlust bzw. die irreversible Schädigung von Muskulatur: 2–4/4–6 h, von Nerven: 0,5/12–14 h) (Tabelle 22.3).

Bei der Planung der Versorgung eines Polytraumatisierten ist der Zeitfaktor von

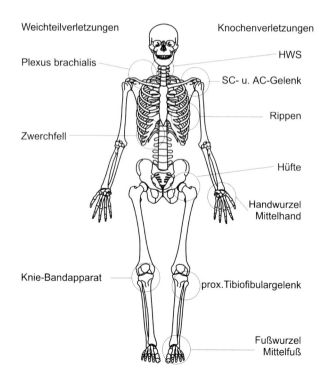

Abb. 22.3. Häufig übersehene Verletzungen beim Polytrauma

entscheidender Bedeutung. Wenn mehr als 6 h vom Unfall bis zur Aufnahme des Patienten auf der Intensivstation vergehen, so gilt dies als unabhängiger Risikofaktor für die Entstehung von Komplikationen im weiteren Verlauf (MODS: multiple organ dysfunction syndrome [Multiorganversagen]). Es kann daher notwendig sein, Frakturen der langen Röhrenknochen und auch Gelenkfrakturen nicht endgültig zu stabilisieren, sondern diese zunächst nur extern zu stabilisieren oder zu transfixieren (TTEF: temporäre transartikuläre externe Fixation), um die Versorgungszeit kurz zu halten.

In der Sekundärphase (3.–14. Tag nach dem Trauma) erfolgt die Versorgung von ausgedehnten Weichteildefekten, Frakturen der oberen Extremitäten und komplexen Gelenkrekonstruktionen.

23 Thoraxorgane

M. Galanski, A. Chavan

23.1   Allgemeine Grundlagen   409
23.1.1 Häufigkeit und Verteilung   409
23.1.2 Verletzungsarten   410
23.1.3 Untersuchungsstrategie und -technik   411
23.1.4 Bildanalyse und Befunderhebung   411
23.2   Thoraxwand   413
23.2.1 Weichteilemphysem   413
23.3   Pleura   413
23.3.1 Pneumothorax   414
23.3.2 Hämatothorax   415
23.3.3 Chylothorax   416
23.4   Lungenparenchym   416
23.4.1 Direkte Traumafolgen   416
23.4.2 Indirekte Traumafolgen   418
23.5   Mediastinum   419
23.5.1 Mediastinalemphysem   419
23.5.2 Herz   419
23.5.3 Aorta   421
23.5.4 Tracheobronchialsystem   423
23.5.5 Ösophagus   424
23.6   Zwerchfell   425

ABKÜRZUNGEN

ARDS	Adult respiratory distress syndrome (Atemnotsyndrom)
CK	Kreatinkinase
CK-MB	Kreatinkinaseisoenzym-MB
GI	Gastrointestinal-
PEEP	Positive endexpiratory pressure
WS	Wirbelsäule

23.1
Allgemeine Grundlagen

23.1.1
Häufigkeit und Verteilung

10 % aller Unfallverletzungen und > 60 % aller Polytraumen sind mit einem Thoraxtrauma kombiniert. Die Häufigkeitsangaben über die unterschiedlichen Verletzungsfolgen an Thoraxwand, Lungen,

Tabelle 23.1. Art und Häufigkeit von Thoraxverletzungen bei 675 hospitalisierten Patienten mit stumpfem Thoraxtrauma. (Nach Glinz 1985b)

Thoraxverletzungen	Häufigkeit	Begleitverletzungen	Häufigkeit
Hämatothorax	51%	Schädel-Hirn-Trauma	51%
Pneumothorax	18%	Abdominaltrauma	20%
Lungenparenchymverletzung	21%	Extremitätenfraktur	38%
Tracheobronchialverletzung	<1%	Beckenfraktur	13%
Herzkontusion	16%	WS-Verletzung	6%
Aortenverletzung	2%	Gesichtsschädelverletzung	12%
Verletzung großer Gefäße	1%		
Zwerchfellruptur	4%		
Ösophagusruptur	–		
Chylothorax	0,15%		

Mediastinum, Herz und großen Gefäßen schwanken beträchtlich, da sie stark von der Zusammensetzung des Krankengutes abhängen. Die in Tabelle 23.1 von Glinz (1981) angegebenen Häufigkeiten von Thoraxverletzungen und Begleitverletzungen beim stumpfen Thoraxtrauma können deswegen nur orientierende Daten sein.

23.1.2
Verletzungsarten

Im Zivilleben sind Straßenverkehrsunfälle die Hauptursache für Thoraxverletzungen. Auf sie entfallen ca. 75 % der Verletzungen. Stürze aus großer Höhe machen etwa 18 %, Arbeitsunfälle 7 % aus. Der Anteil von Stich- oder Schußverletzungen ist gering, kann jedoch regional in Abhängigkeit vom Umfeld (Milieufaktoren) stark variieren. In Kriegssituationen findet sich ein höherer Anteil von Schußverletzungen und Explosionstraumen.

Nach dem Verletzungsmodus wird zwischen penetrierenden und (nichtpenetrierenden) stumpfen Thoraxtraumen unterschieden. Eine Sonderform stellt das Druckwellen- oder Explosionstrauma („blast-injury") dar.

Penetrierende Verletzungen

Stich- und Schußverletzungen sind im Gegensatz zu den stumpfen Traumen meist auf den Thorax beschränkt. Der Schweregrad einer penetrierenden Verletzung hängt nicht nur von ihrer Lokalisation (Tiefe der Verletzung, Beteiligung von Lungenkern und Mediastinum), sondern auch von der kinetischen Energie ab; Schußverletzungen mit hoher Projektilgeschwindigkeit (>300 m/sec) verursachen ungeachtet der Lokalisation aufgrund des explosionsähnlichen Effekts (Kavitation) insbesondere an Weichteilgeweben schwerere Zerstörungen als solche mit niedriger Projektilgeschwindigkeit (<300 m/sec) oder Stichverletzungen, sofern diese nicht direkt vitale Strukturen (Herz, große Gefäße) betreffen.

Stumpfe Traumen

Bei stumpfen Thoraxtraumen sind andere Körperregionen häufig mitbetroffen (Schädel, Abdomen, Extremitäten) (Tabelle 23.1). Häufigste Befunde beim penetrierenden Trauma sind der Hämato- und Pneumothorax. Zwerchfell-, Herz- oder Gefäßverletzungen finden sich in jeweils etwa 10–15 % der Fälle. Im Zivilleben dominieren direkte oder indirekte (Rasanztraumen durch Akzelerations-/Dezelerationskräfte) Gewalteinwirkungen.

Druckwellenbedingte Thoraxtraumen („blast injury") sind im Zivilleben zwar selten, sie verdienen jedoch wegen ihres Schweregrades besondere Bachtung; es kommt bei derartigen Explosionstraumen zu schweren Kontusionen und Zerreißungen an Luft-Gewebe-Grenzflächen (Lunge, aber auch luft-/gasgefüllte Hohlorgane wie Magen oder Darm), die eine frühzeitige Beatmungstherapie erfordern, zugleich aber das Risiko von Luftembolien in sich bergen.

23.1.3
Untersuchungsstrategie und -technik

Die 10 wichtigsten Fragen bei der Erstbeurteilung eines schweren stumpfen Thoraxtraumas wurden von Glinz definiert (Übersicht 23.1). Die 4 Kardinalfragen beziehen sich auf unmittelbar lebensbedrohliche Zustände, die sofort erkannt und ohne Zeitverzug, d. h. ggf. auch ohne weitere Diagnostik, therapiert werden müssen. Erst nach Ausschluß oder Beherrschung dieser Notsituationen und Sicherstellung der vitalen kardiorespiratorischen Funktionen kommt die Röntgendiagnostik zum Einsatz.

Primäres bildgebendes Verfahren beim Thoraxtrauma ist nach wie vor die Thoraxübersicht, die heute üblicherweise durch die Sonographie zur Beurteilung des Herzens und des Plauraraums (sowie des Abdomens) ergänzt wird. Eine seitliche Aufnahme ist nur ausnahmsweise indiziert, beispielsweise zur Lagekontrolle von Drainagen oder bei Verdacht auf eine Sternumfraktur.

Das CT kommt zunehmend häufiger zum Einsatz. Es ist sowohl für den Nachweis und die Lokalisation eines Pneumothorax als auch für die Differenzierung und topographische Zuordnung (pleural/pulmonal) unklarer intrathorakaler Verschattungen zuverlässiger und aussagekräftiger. Eindeutige CT-Indikationen sind vermutete Mediastinal-/Gefäßverletzungen und Zwerchfellverletzungen.

Der MRT kommt nicht zuletzt wegen des größeren Aufwandes beim Patientenmanagement derzeit noch keine Bedeutung bei der Primärdiagnostik zu.

Die Angiographie ist zum Nachweis oder Ausschluß operationspflichtiger Gefäßverletzungen indiziert, wenn dies computertomographisch aus diagnostischen (keine konklusive Aussage) oder organisatorischen Gründen (Zeitfaktor) nicht möglich ist.

Die Kontrastdiagnostik von Ösophagus, Magen und Darm ist speziellen Fragestellungen vorbehalten (Ösophagus-, Zwerchfellruptur). Andere radiologische Verfahren wie die konventionelle Tomographie, die Broncho- oder Lymphographie haben heute keine Berechtigung mehr.

Die zur Klärung bestimmter Fragestellungen am besten geeigneten Verfahren sind in Tabelle 23.2 aufgelistet, das Indikationsspektrum für die verschiedenen Untersuchungstechniken ist in Tabelle 23.3 zusammengestellt.

23.1.4
Bildanalyse und Befunderhebung
(Übersicht 23.2)

Die wichtigsten pathologischen Befunde, auf die bei der Analyse und Beurteilung von Thoraxübersichtsaufnahmen nach stumpfem Thoraxtrauma geachtet werden muß,

---

ÜBERSICHT 23.1

Kardinalfragen bei der Erstbeurteilung des stumpfen Thoraxtraumas

1. Hypovolämie?
2. Respiratorische Insuffizienz?
3. Spannungspneumothorax?
4. Herztamponade?
5. Rippenserienfraktur? (flail chest?)
6. Pneumothorax, Haut-/ Mediastinalemphysem?
7. Hämatothorax?
8. Zwerchfellruptur?
9. Aortenruptur?
10. Herzkontusion?

Tabelle 23.2. Geeignete Untersuchungstechniken in Abhängigkeit von Indikation und Fragestellung

Indikation/Fragestellung	Untersuchungsverfahren
Basisuntersuchung	Rö-Thorax, Ultraschall
Hämatothorax	Rö-Thorax, Ultraschall
therapierefraktär (Gefäßverletzung?)	DSA
Pneumothorax	Rö-Thorax, Ultraschall, CT
therapierefraktär	Bronchoskopie
Mediastinalemphysem (massiv, refraktär)	
Tracheobronchialverletzung?	Bronchoskopie
Ösophagusverletzung?	Kontrastmitteluntersuchung
Mediastinalverbreiterung	CT
Gefäßverletzung?	Spiral-CT oder DSA
Verdacht auf Aortenruptur	Spiral-CT oder DSA
Verdacht auf Zwerchfellruptur	Ultraschall, CT oder GI-Diagnostik

Tabelle 23.3. Indikationsspektrum radiologischer Untersuchungen

Untersuchungstechnik	Einsatzbereich
Rö-Thorax (Rückenlage)	Basisdiagnostik
Laterale Aufnahme	Drainagelage, Sternumfraktur
Sonographie	Basisdiagnostik (inkl. Oberbauch)
	Diagnostik des Pleuraraums
	Herzkontusion
	Verdacht auf Zwerchfellruptur
Spiral-CT	DD pleuropulmonaler Traumafolgen
	Unklarer Röntgenthoraxbefund
	Verdacht auf Tracheobronchialverletzung
	Verdacht auf Aortenverletzung
DSA	Verdacht auf Aorten-/Gefäßverletzung
Ösophagogramm, MDP	Verdacht auf Ösophagusruptur
	Verdacht auf Zwerchfellruptur

ÜBERSICHT 23.2

Stumpfes Thoraxtrauma (Checkliste für die Thoraxübersichtsaufnahme)

- Rippenfrakturen?
- Verschattungen?
- Aufhellungen?
- Zwerchfellkontur und -position
- Mediastinum mittelständig?
- Mediastinalverbreiterung?
- Fremdkörper?
- Lage von Kathetern, Tuben, Drainagen

und die sich daraus ergebenden relevanten Fragen sind die nach:

- pathologischen Aufhellungen (Pneumothorax? Mediastinal-/Weichteilemphysem? Pneumatozele? Zwerchfellruptur?);
- pathologischen Verschattungen (Kontusion, Lazeration, Hämatom? Atelektase? Hämatothorax? Zwerchfellruptur?);
- pathologischen Mediastinalverbreiterungen (Aortenruptur?).

Wenngleich beim Thoraxtrauma verschiedene Organe und anatomische Strukturen in ganz unterschiedlicher Kombination betroffen sein können, ist aus Gründen der Übersichtlichkeit eine topographische Gliederung der Traumafolgen zweckmäßig.

23 Thoraxorgane

Danach können Verletzungen der Thoraxwand, des Pleuraraums, der Lunge und des Tracheobronchialsystems, der Mediastinalorgane (Herz und große Gefäße) und des Zwerchfells unterschieden werden.

23.2 Thoraxwand

Die *Frakturen* des Thoraxskeletts werden in Kapitel 12 besprochen.

23.2.1 Weichteilemphysem

Weichteilemphyseme können Folge offener äußerer Verletzungen sein (Hautemphysem) oder Folge eines Pneumothorax bei gleichzeitiger Verletzung von viszeraler und parietaler Pleura (Abb. 23.1). In aller Regel setzen diese Thoraxwandemphyseme Rippenfrakturen voraus. Meist handelt es sich dabei um einen belanglosen Befund. Lediglich massive, rasch progrediente und therapierefraktäre Thoraxwandemphyseme verdienen besondere Beachtung, da ihnen eine bronchopulmonale Fistel zugrunde liegen kann (vgl. Abb. 23.6). Weichteilemphyseme aufgrund äußerer Wunden haben in der Regel nur eine geringe Ausdehnung.

> **Beachte:**
> - Weichteilemphyseme ausgehend von einem Tracheostoma sind iatrogener Ursache und manifestieren sich vorzugsweise zervikal und supraklavikulär.
> - Weichteilemphyseme können pleuropulmonale Läsionen kaschieren.

23.3 Pleura

Verletzungen der Pleura mit Ausbildung eines Pneumothorax und/oder eines

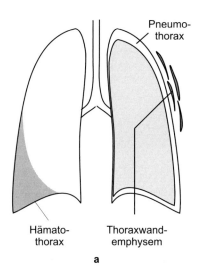
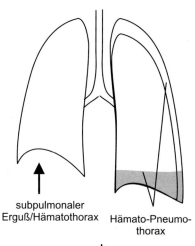

Abb. 23.1 a, b. Synopsis der Röntgenbefunde beim traumatischen Hämato-/Pneumothorax. Das Meniskuszeichen (**a**) ist der typische Befund einer Flüssigkeitsansammlung im Pleuraraum. Es kann bei Aufnahmen in Rückenlage des Patienten fehlen. Es findet sich dann eine Transparenzminderung des Hemithorax. Der subpulmonale Erguß/Hämatothorax gibt sich u. U. nur durch eine Lateralisierung des Krümmungsscheitels der vermeintlichen Zwerchfellkontur zu erkennen (**b**). Der kombinierte Hämato-/Pneumothorax bildet bei horizontalem Strahlengang einen Luft-Flüssigkeits-Spiegel aus (**b**)

Hämatothorax sind bei perforierenden Verletzungen regelmäßig, bei stumpfen Thoraxtraumen häufig nachweisbar (vgl. Tabelle 23.1).

23.3.1
Pneumothorax

Ein mantelförmiger Pneumothorax von etwa 1 cm Breite verkleinert das Lungenvolumen um fast 50 %, ein Pneumothorax von 5 cm um 80–90 % (Blaisdell u. Trunkey 1994).

■ **Röntgendiagnostik**
Bei ausgeprägten Befunden ist die Diagnose mittels der Thoraxübersichtsaufnahme unproblematisch (Abb. 23.1). Geringere Befunde dagegen können der Darstellung entgehen, insbesondere wenn es sich um Liegendaufnahmen handelt.

Der Nachweis eines ventral gelegenen Pneumothorax ist computertomographisch am einfachsten zu führen. Erfahrungsgemäß werden etwa 30 % der Pneumothorazes auf Liegendaufnahmen nicht diagnostiziert. Allerdings sind dies meist geringgradige Befunde von untergeordneter Bedeutung und ohne therapeutische Relevanz.

Im Thoraxübersichtsbild weisen folgende Zeichen auf einen ventral gelegenen Pneumothorax hin (Abb. 23.2):

- scharfer und tiefreichender Zwerchfellrippenwinkel,
- ungewöhnlich scharfe und klare Herz- bzw. Mediastinalkontur,
- ungewöhnlich scharfe Zwerchfellkontur, die bis paravertebral ins Mediastinum reicht,
- erhöhte Transparenz der Oberbauchfelder (Leber, Milz) durch den überlagernden luftgefüllten Rezessus.

> **Beachte:** Der klinisch relevante ventral gelegene Pneumothorax ist an typischen Hinweiszeichen i. d. R. bereits auf der Thoraxliegendaufnahme zu erkennen!

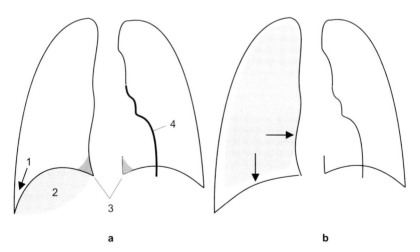

Abb. 23.2 a, b. Röntgenzeichen des ventralen Pneumothorax. **a** *1* Tiefer und spitzer Zwerchfellrippenwinkel, *2* verstärkte Transparenz des Leber- und Milzfeldes, *3* scharf konturierter, betonter Herz-Zwerchfell-Winkel rechtsseitig bzw. Mediastinum-Zwerchfell-Winkel linksseitig, *4* ungewöhnlich scharf konturierter Herzrand. **b** Spannungspneumothorax rechts mit Zwerchfelldepression und Mediastinalverlagerung; der fehlende Lungenkollaps („stiff lung") darf nicht fehlinterpretiert werden (s. Text)

Zeichen des Spannungspneumothorax sind:

- Verlagerung der Mediastinalorgane zur kontralateralen Seite,
- Herabdrängung der ipsilateralen Zwerchfellhälfte,
- Abflachung der Zwerchfellwölbung,
- Kompressionsatelektase der Lungen

> Beachte: Diese kann bei gleichzeitiger Lungenkontusion („stiff lung") völlig fehlen; die Druckerhöhung und damit die Notsituation darf dennoch nicht übersehen werden!).

■ Täuschungsmöglichkeiten

Auf Liegendaufnahmen kann ein Pneumothorax durch Hautfalten vorgetäuscht sein. Ein massives Weichteilemphysem kann die Pneumothoraxdiagnostik erheblich erschweren.

> Beachte: Der therapierefraktäre Pneumothorax muß an eine Bronchusverletzung denken lassen!

23.3.2
Hämatothorax

Blutungsquellen sind meist systemische und nicht pulmonale Gefäße.

■ Röntgendiagnostik

Der Nachweis und die quantitative Abschätzung geringerer pleuraler Flüssigkeits- bzw. Blutmengen gelingt am besten mit Schnittbildverfahren, am einfachsten sonographisch.

Auf der p.-a.-Standardaufnahme in aufrechter Position sind Flüssigkeitsmengen frühestens ab etwa 200 ml, auf Liegendaufnahmen erst bei >500 ml hinreichend sicher nachweisbar.

Auf der p.-a.-Übersichtsaufnahme im Stehen zeigen sich geringe pleurale Flüssigkeitsansammlungen (vgl. Abb. 23.1):

- als Meniskuszeichen im phrenikokostalen Sinus,
- als Verlust der retrodiaphragmalen Gefäßzeichnung.

Ausgedehntere Pleuraergußbildungen manifestieren sich als:

- mantelförmiges Verschattungsband um die Lunge,
- bei subpulmonaler Lokalisation als scheinbarer Zwerchfellhochstand (im Gegensatz zur Zwerchfellwölbung ist der Krümmungsscheitel bei dem Erguß lateralisiert).

Beim Fluidopneumothorax kommt es zu einer Spiegelbildung. Auf Aufnahmen in Rückenlage sind die Zeichen des Fluidothorax:

- eine homogene Transparenzminderung des betroffenen Hemithorax (bei erhaltener Lungengefäßzeichnung),
- eine unscharfe Zwerchfellkontur, ggf. mit Verschattung des lateralen Sinus,
- ein mantelförmiges Verschattungsband um die Lunge (massiver Befund).

■ Differentialdiagnostik

Differentialdiagnostisch muß in der frühen posttraumatischen Phase an eine Zwerchfellruptur, eine Atelektase oder eine vorbestehende Erkrankung, in der späteren Phase an einen Chylothorax, einen Cholothorax oder ein Pleuraempyem gedacht werden.

> Beachte: Der massive, insbesondere aber der therapierefraktäre Hämatothorax muß an eine arterielle Blutungsquelle denken lassen (Aa. intercostales, A. mammaria, A. phrenica)!

23.3.3
Chylothorax

- **Häufigkeit**
Äußerst seltene Komplikation bei einem Thoraxtrauma.

- **Verletzungsmechanismus**
Neben direkten Verletzungen bei penetrierenden Traumen kann es bei Hyperextensionstraumen der thorakolumbalen WS zu Duktuszerreißungen kommen.

- **Lokalisation**
Rechts > links; rechts bei Verletzungen des Ductus thoracicus kaudal, links bei Verletzungen des Ductus thoracicus kranial von D5; auch bilateral möglich; bei Hyperextensionstraumen wird der Ductus thoracicus typischerweise in Höhe des Zwerchfellduchtritts lädiert.

- **Röntgendiagnostik**
Röntgenologisch ist eine Differenzierung gegenüber anderen Ergußbildungen nicht möglich. Ein Chylothorax tritt in der Regel erst einige Tage (3–7 Tage) nach dem Thoraxtrauma auf. Das verzögerte Auftreten eines Fluidothorax sollte daher an diese Möglichkeit denken lassen.

23.4
Lungenparenchym

Bei den Lungenparenchymveränderungen kann zwischen direkten Traumafolgen einerseits und Sekundärfolgen andererseits unterschieden werden. Zu den direkten Lungenparenchymverletzungen zählen die Kontusion, die Lazeration, das Hämatom und die traumatische Pneumatozele (Pseudozyste) (Tabelle 23.4). Die wichtigsten pulmonalen Sekundärerkrankungen sind die Pneumonie und das ARDS. Eine Sonderstellung nimmt die Atelektase ein.

23.4.1
Direkte Traumafolgen

- **Häufigkeit**
Lungenkontusionen sind die häufigste pulmonale Traumafolge, die bei 30–60% der stumpfen Thoraxtraumen beobachtet wird.

- **Pathomorphologie**
Das morphologische Korrelat der Lungenkontusion („Quetschung") ist die hämorrhagisch-seröse Insudation des Lungenparenchyms, die klinisch meist bedeutungslos ist und im Regelfall keine Komplikationen nach sich zieht. Das morphologische Korrelat der Lungenruptur („Lazeration") ist die Parenchymzerreißung mit Ausbildung eines Hämatoms und/oder einer Pneumatozele durch Eröffnung kleinerer Gefäße bzw. von Bronchien. Sowohl das pulmonale Hämatom wie auch die Pneumatozele können anfänglich durch die begleitenden kontusionellen Veränderungen maskiert sein. Sekundärkomplikationen sind auch bei diesen Traumafolgen selten.

Tabelle 23.4. Formen und Relevanz von Lungenparenchymverletzungen

Verletzungsform	Klinische Bedeutung
Lungenkontusion	
ohne resp. Insuffizienz	Meist harmlos
mit resp. Insuffizienz	Beatmungstherapie, u. U. PEEP
Lazeration/Ruptur	Meist harmlos, ausg. zentrale Lokalisation
Lungenhämatom	Meist harmlos
Pneumatozele	Meist harmlos
„blast injury" (Explosionstrauma)	Schwere Verletzung, beatmungspflichtig

■ **Röntgendiagnostik**

Lungenkontusion und -lazeration, pulmonales Hämatom und traumatische Pneumatozele bieten alle charakteristische Röntgenbefunde (Abb. 23.3). Die Bedeutung dieser Befunde liegt weniger in ihrer klinischen Relevanz oder therapeutischen Konsequenz (meist handelt es sich um relativ „harmlose" Befunde) als vielmehr darin, daß sie nicht fehlinterpretiert werden dürfen und damit zu falschen oder unnötigen Maßnahmen führen.

Lungenkontusion

Die Lungenkontusion manifestiert sich als umschriebene, unscharf begrenzte Verschattung mit typischer Lokalisation und charakteristischem zeitlichen Verlauf: Der Kontusionsherd findet sich immer thoraxwandnah am Ort der Gewalteinwirkung und ist in der Regel zum Zeitpunkt der ersten Röntgenaufnahme bereits voll ausgeprägt, da die Ausbildung der kontusionellen Veränderungen nur wenige Stunden benötigt. Die Rückbildung vollzieht sich bei unkompliziertem Verlauf je nach Ausdehnung binnen weniger Tage oder Wochen. Persistierende oder progrediente Veränderungen müssen an eine schwerere Lungenverletzung oder eine Komplikation denken lassen.

Bei Kindern sind pulmonale Kontusionsherde nahezu regelmäßig dorsomedial lokalisiert, was mit der Elastizität der vorderen Thoraxskelettabschnitte zusammenhängt.

Im CT stellen sich Kontusionen als alveoläre Verdichtungen dar, die Segmentgrenzen nicht respektieren; dies kann bei der Abgrenzung gegen Aspirationen und Atelektasen hilfreich sein.

Lungenlazeration

Der typische Befund der Lungenlazeration ist die sphärische oder oväläre, relativ scharf begrenzte Verschattung mit oder ohne Aufhellung, Spiegelbildung oder Luftsichel. Die Verschattung entspricht dabei dem Hämatom, die Aufhellung der Pneumatozele. Der „typische" Befund ist initial häufig durch die umgebende Kontusion maskiert und tritt erst mit der Rückbildung derselben hervor. Die Lokalisation ist wie bei der Kontusion an den Ort der Gewalteinwirkung thoraxwandnah gebunden. Die Rückbildung eines Hämatoms benötigt Wochen bis Monate, die einer traumatischen Lungenzyste nur wenige (1–3) Wochen.

Eine eindeutige Differenzierung zwischen Lazeration, Hämatom oder Pneumatozele mit Blutung ist initial oft nicht mög-

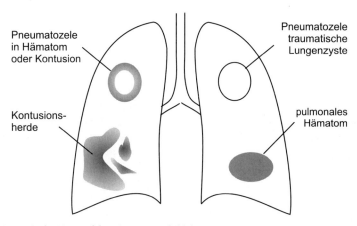

Abb. 23.3. Synopsis der Traumafolgen im Röntgenbild der Lunge

lich; sie ist auch nicht sinnvoll, da alle Befunde aus Parenchymzerreißungen hervorgehen und i. d. R keine therapeutische Konsequenz haben.

> **Beachte:** Posttraumatische Lungenveränderungen sind praktisch immer bereits auf den Erstaufnahmen nachweisbar; sie können zwar in den ersten Stunden noch eine Progredienz erfahren, manifestieren sich aber nicht erst nach einem freien (röntgennegativen) Intervall. Alle Verschattungen, die verzögert auftreten, müssen deswegen an eine andere Ursache denken lassen, insbesondere Aspirationsfolgen, eine Atelektase oder Pneumonie.

■ **Röntgendiagnostik**
Das CT ist beim Nachweis wenig ausgedehnter diskreter Befunde zwar sensitiver als die Thoraxübersichtsaufnahme, die Schnittbilddiagnostik ist aber im Regelfall nicht indiziert, da es sich um klinisch irrelevante Befunde handelt. Bei ausgedehnten und nicht eindeutigen Befunden hingegen kann die CT zur Klärung beitragen.

> **Beachte:** Differentialdiagnostisch müssen pulmonale Traumafolgen gegen Atelektasen, Aspirationsfolgen und sekundäre Pneumonien abgegrenzt werden.

Traumatische Lungenhernie

■ **Definition**
Hernienartige Vorwölbung der Lunge in einen von parietaler Pleura begrenzten Bruchsack.

■ **Vorkommen**
Häufiger nach operativen Eingriffen (Rippenresektion, Drainage u. ä.) als posttraumatisch.

■ **Lokalisation**
Bevorzugt interkostal und supraklavikulär.

23.4.2
Indirekte Traumafolgen

An indirekte Traumafolgen oder Sekundärkomplikationen muß immer dann gedacht werden, wenn sich die primären posttraumatischen Befunde nicht erwartungsgemäß zurückbilden oder wenn neue, initial nicht nachweisbare Befunde auftreten. Dazu zählen Aspirationsfolgen und Pneumonien, Atelektasen und das ARDS.

Atelektasen

Sie spielen insofern eine besondere Rolle, als sie bei primärer Manifestation als solche erkannt werden müssen, denn sie stellen ebenso wie die Zwerchfellruptur eine Kontraindikation für die Thoraxdrainage dar. Diagnostisch führend können die Homogenität der Verschattung, deren scharfrandige Begrenzung, die Auslöschung der Gefäßzeichnung und die Zeichen der Volumenminderung (Mediastinalverlagerung zur betroffenen Seite hin, Zwerchfellanhebung) sein. In Zweifelsfällen ist die CT oder Bronchoskopie angesagt. Sekundäre und therapierefraktäre Atelektasen müssen immer an eine Bronchusverletzung denken lassen.

ARDS

Ursachen eines ARDS beim Thoraxtrauma können neben der direkten Parenchymschädigung, Aspirationen, ein Re-Expansionsödem oder ein Schockäquivalent sein. Die gemeinsame pathophysiologische Endstrecke ist in allen Fällen eine erhöhte Kapillarpermeabilität mit konsekutiver Ausbildung eines interstitiellen und nachfolgend alveolären Ödems. Klinische Leitsymptome sind der verminderte arterielle pO_2 bei normalem pCO_2, ein vermehrter

Rechts-links-Shunt und eine verminderte funktionelle Residualkapazität.

23.5
Mediastinum

23.5.1
Mediastinalemphysem

Das Mediastinalemphysem ist ein häufiger Befund nach Thoraxtrauma. Meist kommt ihm keine klinische Bedeutung zu.

■ **Ursachen**
Mögliche Ursachen sind das Barotrauma (Ausgangspunkt sind die Alveolen mit Fortleitung der Luft über das Interstitium und den Lungenstiel ins Mediastinum), die Tracheobronchialverletzung, die Ösophagusruptur (sehr selten und langsame Entwicklung), eine retroperitoneales Emphysem (Duodenal- oder Kolonperforation), ein zervikales Emphysem (Tracheotomie) oder perforierende Verletzungen (auch iatrogen).

■ **Röntgendiagnostik**
Radiologische Zeichen des Mediastinalemphysems sind im a.-p.-Bild die Darstellung der mediastinalen Pleuralinie (Doppelkontur am linken Herzrand), die scharfe Konturierung der Aorta descendens (bis zum Zwerchfell) und des aortopulmonalen Fensters und die durchgehende Konturierung des Zwerchfells (continuous diaphragm sign), im Seitbild die retrostenale Luft und steifige Luftansammlungen im mittleren Mediastinum parallel zu Trachea und Ösophagus. Häufiger Begleitbefund ist ein kollares Hautemphysem.

> **Beachte:** Jedes ungeklärte Mediastinalemphysem und jede penetrierende Verletzung im hinteren Mediastinum fordert den Ausschluß einer Ösophagusperforation.

23.5.2
Herz

Das Spektrum traumatischer Herzläsionen ist breit (Tabelle 23.5). Die häufigste Form ist die Herzkontusion (Häufigkeit ca. 10%). Der Verdacht ist insbesondere gegeben bei einer Sternumfraktur, bei parasternalen Rippenfrakturen, einem Perthes-Syndrom oder Mediastinalhämatom. Aus anatomischen Gründen ist der rechte Ventrikel besonders gefährdet; von den Koronararterien ist der deszendierende Ast der linken vorderen Koronararterie und von den Herzklappen sind die linksseitigen am ehesten betroffen (vgl. Abb. 23.4).

Die Häufigkeit einer Perikardruptur nach stumpfem Thoraxtrauma liegt bei 1:1000. Die häufigste Lokalisation der Perikardrisse ist links pleuroperikardial (64%) gefolgt von diaphragmal (18%), rechts pleuroperikardial und im Bereich der oberen mediastinalen Umschlagfalte (je 9%) (vgl. Abb. 23.4).

Perforierende Herzverletzungen sind meist letal (80%). Sie werden praktisch nur überlebt, wenn es sich um kleine Läsionen handelt oder wenn es zu einer Perikard-

Tabelle 23.5. Kardiale Begleitverletzungen beim Thoraxtrauma

Lokalisation	Verletzungsform/Traumafolge
Perikard	Hämoperikard Perikarditis Ruptur
Myokard	Kontusion Infarkt Aneurysma Ruptur Intrakardialer Shunt (perforierende Verletzungen)
Koronarien	Riß Thrombose
Klappen	Riß/Ruptur Verletzung der Chordae tendineae und/oder Papillarmuskeln

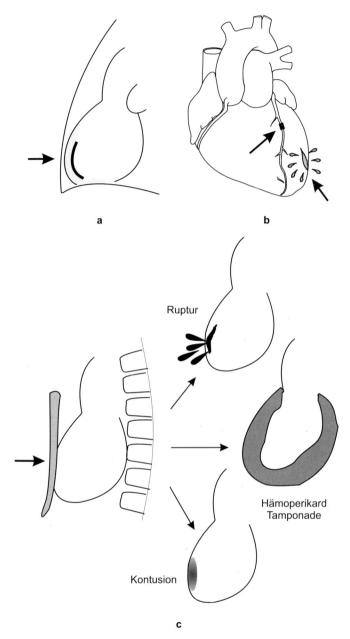

Abb. 23.4a–c. Herzverletzungen. **a** Röntgennativzeichen beim Hämoperikard, **b** Koronarthrombose/-spasmus, **c** Perikard-/Myokardruptur und Perikardtamponade

tamponade kommt, die „live saving or lethal" sein kann.

■ **Ursachen**

Abgesehen von den penetrierenden Verletzungen sind die häufigsten Unfallmechanismen direkte Kompressionstraumen (Lenkradverletzungen), Dezelerationstraumen und akute intrathorakale Druckerhöhungen hoher Intensität.

■ **Klinik**

Häufigste Symptome sind je nach Schweregrad thorakale Schmerzen, Atemnot, Rhythmusstörungen, eine Einflußstauung im großen Kreislauf, eine arterielle Hypotonie und ein kardiogener Schock.

■ **Diagnostik**

Sie ist heute eine Domäne der Echokardiographie und der Elektrophysiologie. Die Enzymdiagnostik ist wegen der häufigen Begleitverletzungen (Bewegungsapparat, Leber) wenig spezifisch oder bezüglich der herzmukelspezifischen CK-MB-Fraktion nach den bisherigen Erfahrungen wenig sensitiv. Echokardiographisch findet sich bei der Kontusion eine Hypo- oder Dyskinesie des rechtsventrikulären Myokards. Im EKG sind neben Rhythmusstörungen (Blockbilder), ST-Anhebungen und T-Abflachungen, die im Gegensatz zum Infarkt verzögert (oft erst nach 24 – 48 Stunden) auftreten und sich bereits nach einigen Tagen zurückbilden, häufigster Befund.

■ **Röntgendiagnostik**

Ganz im Vordergrund der bildgebenden Diagnostik steht die Sonographie. Die Röntgennativdiagnostik ist, was die kardiale Situation angeht, von untergeordneter Bedeutung, zumal der Röntgenbefund in aller Regel negativ ist. Sie hat aber ihre Berechtigung zum Nachweis von Begleitverletzungen und Fremdkörpern (bei offenen Verletzungen).

Ein Perikarderguß/-hämatom ist im Röntgennativbild – von massiven Befunden abgesehen, die aufgrund einer erheblichen Vergrößerung der Herzsilhouette diese Diagnose nahelegen – nicht zu diagnostizieren. In seltenen Fällen ist die perikardiale Flüssigkeit durch ein den epikardialen Fettstreifen umgebenden Weichteilstreifen direkt nachweisbar (Abb. 23.4).

Im CT ist das Perikardhämatom eindeutig als solches nachweisbar; bei Einflußstauung finden sich zugleich eine weite Kava, weite Nieren- und Lebervenen (mit verbreiterten Periportalfeldern).

Die radiologischen Zeichen des Pneumoperikards sind die scharf konturierte Luftsichel um das Herz, die sich an die perikardialen Umschlagfalten hält, also nicht auf das Gefäßband übergeht. Im Gegensatz zum Pneumomediastinum verschiebt sich die Luftsichel bei Umlagerung des Patienten sofort. Das Spannungspneumoperikard geht mit einer Verkleinerung der Herzsilhouette einher (small heart sign).

> ! **Beachte:**
> - Bei Sternum- u. parasternalen Rippenfrakturen ist immer an eine Herzkontusion zu denken.
> - Ein Pneumoperikard kann unfallunabhängig Folge eines pulmonalen Barotraumas sein!

23.5.3
Aorta

■ **Häufigkeit**

Rund 1 – 2 % bei schwerem Thoraxtrauma. Nur 10 – 20 % der Aortenverletzungen werden primär überlebt, und in 2 Dritteln dieser Fälle bleibt die Adventitia zunächst intakt. Von den primär Überlebenden sterben unbehandelt 50 % in den ersten 24 Stunden, 75 % innerhalb von 3 Wochen nach dem Trauma. Diese Zahlen liegen wahrscheinlich zu hoch, da sie sich auf Obduktionsmaterial stützen und nicht erkannte, überlebte Verletzungen unberücksichtigt lassen (dieser Anteil wird auf 5% geschätzt). Perforierende Verletzungen machen nur einem kleinen Teil aus; sie sind meist zervikal lokalisiert.

■ **Verletzungsmechanismus**

Perforierende Verletzungen betreffen meist die aszendierende Aorta und gehen meist letal aus; Perforationen von >1 cm werden praktisch nicht überlebt. Beim stumpfen Thoraxtrauma sind für Aortenrupturen in erster Linie starke Kompressions- und Beschleunigungs-/Verzögerungskräfte (Rasanztraumen) verantwortlich. Horizontale Beschleunigungskräfte führen zu Läsionen der deszendierenden Aorta, vertikale auch zu Läsionen der aszendierenden Aorta und der Aortenäste (Truncus brachiocephalicus, A. subclavia).

■ **Lokalisation**

Über 80% der traumatischen Aortenrupturen treten an typischer Stelle am Aortenisthmus (Ansatzstelle des Lig. arteriosum) in Form eines Querrisses auf. Die selteneren Verletzungen der Aorta ascendens (<20%) werden nicht überlebt; ihre Häufigkeit wird im klinischen Untersuchungsgut deswegen unterschätzt.

■ **Klinik**

Symptome einer Aortenverletzung können neben dem Kreislaufschock eine Blutdruckdifferenz (zwischen rechtem und linken Arm bzw. zwischen oberer und unterer Extremität – Hypertension an den oberen Extremitäten bei Hypotension an den unteren Extremitäten), ein Stridor oder eine massive Schwellung im unteren Halsbereich sein. Bewußtseinsklare Patienten können über retrosternale und/oder in den Rücken ausstrahlende Schmerzen, Heiserkeit, Dyspnoe und Dysphagie klagen. Hinweiszeichen können auch ein massiver Hämatothorax, ein Horner-Syndrom, eine Oligurie oder Paraplegie sein.

■ **Diagnostische Strategie**

Die Röntgennativdiagnostik ist zwar unspezifisch, sie hat aber aufgrund der Sensitivität nach wie vor ihren Stellenwert in der Stufendiagnostik. Bei negativem Befund auf der Thoraxübersichtsaufnahme ist eine Aortenruptur nahezu ausgeschlossen (negativer Vorhersagewert 98%). Auf einen positiven angiographischen Befund kommen 7–8 negative; ohne das „Röntgenthoraxscreening" läge die Relation bei 1:40.

■ **Röntgendiagnostik**

Die nativdiagnostischen Befunde sind in der Reihenfolge ihrer Häufigkeit bzw. Wichtigkeit in Tabelle 23.6 aufgelistet (s. auch Abb. 23.5). Leitsymptom ist immer die Mediastinalverbreiterung, die allerdings viele Ursachen haben kann (Aufnahmetechnik, Frakturhämatom, arterielle/venöse Blutung aus Mediastinalgefäßen, vorbestehende Erkrankung).

Im CT ist eine relevante mediastinale Blutung mit hoher Treffsicherheit nachzuweisen. Der Nachweis der Blutungsquelle ist an eine KM-Gabe gebunden, die zweckmäßigerweise mit der Spiral-CT als CTA (CT-Angiographie) durchgeführt wird. Die Angiographie ist heute nur noch dann erforderlich, wenn der computertomographische Befund zweifelhaft ist oder wenn aufgrund der Dringlichkeit das Verfahren mit der höchsten Diagnosesicherheit unter Umgehung einer Stufendiagnostik unverzüglich eingesetzt werden muß.

■ **Täuschungsmöglichkeiten**

Im Angiogramm können ein „ductus bump", ein Ductusdivertikel (in beiden Fällen symmetrische Konfiguration und stumpfer Winkel der Aussackung sowie glatte Konturierung) oder ulzerierte Plaques differentialdiagnostische Probleme bereiten.

Tabelle 23.6. Art und Häufigkeit nativradiologischer Befunde bei Aortenruptur

Befund	Häufigkeit [%]
Mediastinalverbreiterung >8 cm	70
Trachealtubusverlagerung nach rechts	63
Ösophagussondenverlagerung nach rechts	50
Kaudalverlagerung des li. Stammbronchus	40
Verkleinerter Karinawinkel	65
Obliteration von Aortenbogen und/oder Aorta descendens	55/67
Verschattung des aortopulmonalen Fensters	
Obliteration der med. Oberlappengrenze links	
„Left-apical-cap"-Zeichen	65
Verbreiterter re. Paratrachealstreifen	53
Verlagerung der re./li. Paravertebrallinie	33/35
Hämatothorax links	35
Fraktur der 1. Rippe	16

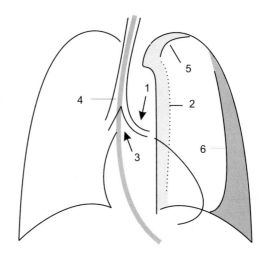

Abb. 23.5. Synopsis der Röntgenzeichen bei Aortenruptur. *1* Verlagerung von Trachea und Karina nach rechts, Herabdrängung des linken Stammbronchus, *2* Obliteration der Kontur der Aorta descendens, *3* spitzer Karinawinkel, *4* Verlagerung der Ösophagussonde, *5* „apical cap sign", *6* massiver Hämatothorax

! **Beachte:** Bei Fraktur der 1. Rippe bildet sich manchmal erst nach einigen Tagen ein extrapleurales Hämatom aus; dies sollte an eine Läsion der A. subclavia denken lassen, die durch die Fragmentbewegungen unter der Atmung u. U. einer fortdauernden Alteration ausgesetzt ist.

23.5.4
Tracheobronchialsystem

■ **Häufigkeit**

Tracheobronchialverletzungen sind selten und meist Folge schwerer meist direkter oder indirekter Thoraxtraumen (1,5% aller stumpfen Thoraxtraumen).

■ **Verletzungsmechanismus**

Typische Verletzungsmechanismen sind starke Thoraxkompressionen von ventral (Lenkradverletzungen, Überfahrenwerden), Thoraxkompressionen bei Inspiration und Glottisschluß (intraluminale Druckerhöhung) sowie starke Scherkräfte bei Rasanztraumen.

■ **Lokalisation**

Meist einseitig, rechts > links; typischer Verletzungsort ist der karinanahe Stammbronchus (bis 2,5 cm) (80–90%).

ÜBERSICHT 23.3

Hinweiszeichen auf eine Läsion des Tracheobronchialsystems

- Therapierefraktärer/progredienter Pneumothorax (60 %)
- Mediastinal-/Hautemphysem (40/54 %)
- Bronchusparallele Luftbänder (interstitielles Emphysem)
- Therapierefraktäre/progrediente/massive Atelektase
- Bajonettförmige Versetzung der Bronchialwand
- „Falling lung sign" bei komplettem Bronchusabriß (Rarität!)
- Häufiger Begleitbefund: Frakturen im Bereich der oberen 3 Rippen

■ **Röntgendiagnostik**

Die Röntgenbefunde sind in der Regel unspezifisch. Die Hinweiszeichen sind in Übersicht 23.3 und in Abb. 23.6 zusammengestellt.

! Beachte: Tracheobronchialverletzungen sind initial meist maskiert und werden deswegen primär leicht übersehen und erst sekundär diagnostiziert, was prognostisch in Hinblick auf bleibende Schäden ungünstig ist. In 10 % der Fälle ist der nativradiologische Befund negativ. Klinisches Verdachtsmoment ist die Hämoptoe.

■ **Diagnosesicherung**

Bronchoskopie, evtl. Spiral-CT.

23.5.5
Ösophagus

■ **Häufigkeit**

Ösophagusverletzungen sind meist Folge perforierender Traumen und finden sich dann vorzugsweise zervikal. Beim stumpfen Thoraxtrauma sind sie außerordentlich selten; am ehesten treten sie noch als Begleitverletzung bei starkem Erbrechen auf.

! Beachte: Iatrogene Verletzungen sind weitaus häufiger als unfallbedingte.

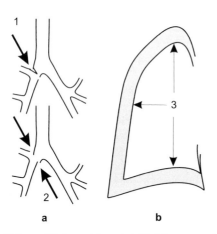
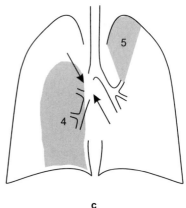
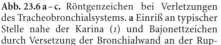

Abb. 23.6 a–c. Röntgenzeichen bei Verletzungen des Tracheobronchialsystems. **a** Einriß an typischer Stelle nahe der Karina (*1*) und Bajonettzeichen durch Versetzung der Bronchialwand an der Rupturstelle (*2*); **b** therapierefraktärer Pneumothorax (*3*); **c** „falling lung sign" rechts (*4*) und therapierefraktäre Atelektase links (*5*)

■ Röntgendiagnostik

Häufigste Röntgenbefunde sind ein oft perisitierendes Mediastinal- und/oder Halsemphysem (60%) und ein linksseitiger Pleuraerguß. Wenig signifikante Begleitbefunde sind eine Verbreiterung des Mediastinums bei unscharfen Mediastinalkonturen. Diese Befunde sind häufiger bereits Sekundärbefunde und Ausdruck einer Mediastinitis.

> **Beachte:** Jedes ungeklärte Mediastinalemphysem fordert den Ausschluß einer Ösophagusruptur.

■ Diagnosesicherung

Ösophagus-Kontrastmitteluntersuchung mit wasserlöslichem nichtionischen KM und Endoskopie; die Sensitivität beider Verfahren liegt bei jeweils 90%.

23.6 Zwerchfell

■ Häufigkeit

Zwerchfellrupturen treten bei etwa 3–5% stumpfer Bauchtraumen und in etwa 1% stumpfer Thoraxtraumen auf. In 9 von 10 Fällen sind sie Folge von Verkehrsunfällen, meist mit lateraler Gewalteinwirkung. Indirekte Gewalteinwirkungen überwiegen.

■ Lokalisation

75% der Zwerchfellverletzungen und 95% transdiaphragmaler Organherniationen treten linksseitig auf. Die Rupturen verlaufen meist radiär; betroffen ist vor allem das Centrum tendineum oder der Übergang zwischen dem ligamentären und muskulären Anteil des Zwerchfells (insbesondere bei Zwerchfellhernien infolge stumpfer Bauchtraumen; bei Thoraxtraumen werden auch randständige Risse beobachtet). Die am häufigsten hernierten Organe sind in der Reihenfolge der Häufigkeit: Magen – Kolon – Omentum – Dünndarm – Milz – Leber – Pankreas – Niere.

■ Formen

Unterschieden werden:

- Relaxatio diaphragmatis durch Phrenikusschädigung,
- Zwerchfellhernie (die pleuroperitonealen Membranen bleiben intakt),
- Zwerchfellruptur (vollständige Durchtrennung aller Gewebsschichten).

■ Begleitverletzungen

Leber- und Milzrupturen werden in 40%, gastrointestinale und Nierenverletzungen in 20% der Fälle beobachtet. Die häufigsten Begleitfrakturen sind Rippenfrakturen und Beckenringfrakturen in 15–20% (bis zu 50%) der Fälle.

■ Röntgendiagnostik

Die Röntgendiagnostik ist oft unspezifisch. Dies gilt für die Übersichtsaufnahmen ebenso wie für die Schnittbilddiagnostik. Zwar ist der Röntgenbefund in der Regel pathologisch, er wird aber primär zumeist falsch interpretiert. Konklusiv ist der Befund nur bei einer nachweisbaren intrathoraklen Verlagerung von Abdominalorganen.

Im Thoraxübersichtsbild werden alle Übergänge von einer leichten Unregelmäßigkeit der Zwerchfellkontur über Obliterationen derselben bis hin zu intrathorakal verlagerten Hohlorganen beobachtet. Die häufigsten Befunde auf der Thoraxübersicht sind in Übersicht 23.4 zusammengefaßt.

Verdächtig sind in erster Linie relativ scharf begrenzte Verschattungen mit eingelagerten Aufhellungen, die Luft in einem Hohlorgan entsprechen können, insbesondere bei gleichzeitiger Mediastinalverlagerung (Abb. 23.7).

ÜBERSICHT 23.4

Nativdiagnostische Hinweiszeichen auf eine Zwerchfellruptur

- Zwerchfellhochstand (mit basaler Plattenatelektase)
- Konturunschärfe des Zwerchfells
- Doppelkontur/Buckelung des Zwerchfells
- Hämatothorax
- „Ungewöhnliche" Hohlraumbildungen oder Verschattungen oberhalb der Zwerchfellebene
- Verlagerung von Abdominalorganen nach intrathorakal
- Mediastinalverlagerung zur Gegenseite
- „Amputated fundus sign"

Beachte: Bei Verdacht auf eine Zwerchfellruptur ist eine Thoraxdrainage kontraindiziert, da durch die Drainage zusätzliche Schäden gesetzt werden können. Der Durchleuchtungsbefund ist meist nur in Verbindung mit einer Kontrastierung der gastrointestinalen Strukturen diagnostisch.

Die Sonographie ist zum Nachweis freier Flüssigkeit und von begleitenden Oberbauchorganverletzungen immer indiziert. Die Zwerchfellverletzung selbst ist kaum darstellbar.

Computertomographisch gelingt der direkte Ruptur- bzw. Defektnachweis nur am Zwerchfellschenkel oder bei ausgedehnten Defekten. Transdiaphragmale Hernien sind im Schnittbild besser nachzuweisen und zu beurteilen als auf Projektionsradiogrammen, zumal computertomographisch auch der Nachweis von Herniationen des omentalen Fettgewebes gelingt.

■ Diagnosesicherung

Von eindeutigen Befunden mit Verlagerung von Abdominalorganen nach intrathorakal abgesehen, ist die Diagnose mit bildgebenden Verfahren problematisch. Trotz des komplementären Einsatzes aller verfügbaren bildgebenden Verfahren gelingt der definitive Nachweis in bis zu 50 % der Fälle nur durch die operative Exploration.

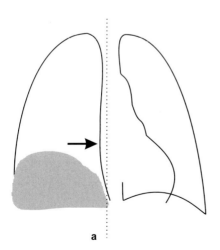
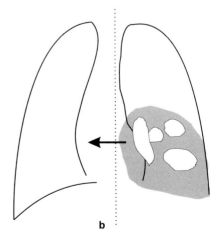
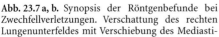

Abb. 23.7 a, b. Synopsis der Röntgenbefunde bei Zwerchfellverletzungen. Verschattung des rechten Lungenunterfeldes mit Verschiebung des Mediastinums nach links als Ausdruck der rechtsthorakalen Raumforderung (**a**), Verschattung und „atypische" Luft-/Gasansammlungen im linken Thoraxraum (**b**)

24 Abdominalorgane

H. Milbradt, M. Galanski, M. Prokop

24.1	Stumpfes Bauchtrauma 427
24.1.1	Verletzungsmechanismus und -lokalisation 427
24.1.2	Untersuchungsstrategie und -technik 428
24.2	Verletzungen parenchymatöser Organe 434
24.2.1	Milz 435
24.2.2	Leber 437
24.2.3	Pankreas 439
24.2.4	Nieren 440
24.3	Hohlorgane 443
24.3.1	Intestinaltrakt (Magen, Dünn- und Dickdarm) 443
24.3.2	Harnblase und Urethra 445
24.4	Aorta 445
24.5	Komplikationen 446

ABKÜRZUNGEN

DPL diagnostische Peritoneallavage
KM Kontrastmittel
NB Nierenbecken
NBKS Nierenbeckenkelchsystem
RPR Retroperitonealraum

24.1
Stumpfes Bauchtrauma

24.1.1
Verletzungsmechanismus und -lokalisation

Grundsätzlich werden stumpfe und penetrierende Verletzungen unterschieden. Diese Differenzierung hat diagnostische und therapeutische Bedeutung, da die Verletzungsmuster und die Behandlungsstrategien unterschiedlich sind.

Im Zivilleben dominieren bei weitem die stumpfen Traumen, oft in Kombination mit extraabdominellen Verletzungen (Polytraumen). Die mit etwa 80 % häufigsten Ursachen stumpfer Traumen sind Verkehrs- und Arbeitsunfälle. Stumpfe Abdominaltraumen durch direkte Gewalteinwirkung oder Dezeleration führen in erster Linie zu Verletzungen der parenchymatösen Organe, allen voran der Milz, gefolgt von Niere, Leber und Pankreas. Hohlorganrupturen sind vergleichsweise selten. Penetrierende Verletzungen (Stich- und Schußverletzungen, Pfählungstraumen u.a.) hingegen können alle Organe betreffen. Eine

Tabelle 24.1. Verletzungslokalisation bei penetrierendem und stumpfem Trauma

Organ/Struktur	Penetrierendes Trauma[a]	Stumpfes Trauma[b]		
		I	II	III
Milz	6%	25%	53%	71%
Retroperitonealhämatom		13%	57%	
Leber	16%	15%	39%	37%
Niere	5%	12%	27%	
Mesenterium	18%	5%	21%	
Zwerchfell	8%	2%	13%	
Pankreas	3%	3%	13%	2%
Dünndarm	30%	10%	11%	5%
Dickdarm	9%	4%	7%	2%
Magen	7%	1%	7%	
Harnblase	1%	6%		
Ureter	1%		2%	
Urethra		2%		
Große Gefäße	4%			

[a] Nach Toombs u. Sandler 1987.
[b] Nach Toombs u. Sandler 1987 (I); Wening 1992 (II), Hoffmann et al. 1992 (III).

bevorzugte Lokalisation existiert nicht; die Verletzungshäufigkeit ist allenfalls abhängig von der Lokalisation und vom Volumen der einzelnen Organe. Der relativ ungeschützte Gastrointestinaltrakt ist deswegen häufiger betroffen. Eine Sonderform stellen Explosionsverletzungen („blast injuries") dar, die zu Rupturen von gasgefüllten Hohlorganen führen.

Angaben über Art und Häufigkeit von Abdominalverletzungen können nur orientierenden Wert haben, da sie wesentlich vom Patientenkollektiv und von den Untersuchungsmodalitäten abhängen. Orientierungswerte sind in Tabelle 24.1 enthalten.

24.1.2
Untersuchungsstrategie und -technik

Der optimale diagnostische Untersuchungsablauf hängt von der klinischen Gesamtsituation ab. Ein einheitliches Untersuchungsprotokoll, das allen Situationen gerecht wird, ist unrealistisch. Standardisierte Untersuchungs- und Behandlungsprotokolle müssen sich an den typischen und häufigen Verletzungsmustern orientieren. Die Strategie wird zum einen von den Kreislaufverhältnissen, zum anderen von Begleitverletzungen (Schädel-Hirn-Trauma, Thoraxtrauma, Beckentrauma) beeinflußt. Obligat beim Abdominaltrauma sind Thorax-, Abdomen- und Beckenübersichtsaufnahmen (ggf. ergänzt durch Wirbelsäulenaufnahmen) und die Sonographie. Diese Basisdiagnostik läßt jedoch nur eine eingeschränkte Aussage zu.

Basisdiagnostik

♦ **Übersichtsaufnahmen**

Die Thorax- und Abdomenübersichtsaufnahmen erlauben den Nachweis freier bzw. pathologischer Gasansammlungen (z. B. retroperitoneale Luftansammlungen um die rechte Niere und entlang des Psoas bei Duodenalruptur), die Beurteilung des Zwerchfellstandes und der Lungenfelder (Zwerchfellruptur, intrathorakale Hernie) sowie der Psoasrandkonturen (retroperitoneales Hämatom bei Nierenverletzung) (Abb. 24.1). Weitergehende Aussagen sind nicht möglich. Im Zentrum der Diagnostik stehen heute eindeutig moderne Schnittbildverfahren wie die Sonographie und Computertomographie.

24 Abdominalorgane

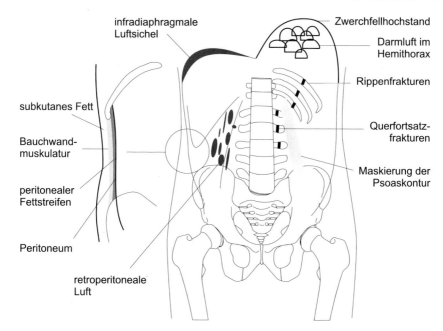

Abb. 24.1. Synopsis nativdiagnostischer Röntgenbefunde auf der Abdomenübersichtsaufnahme

◆ Sonographie

Die Sonographie hat die früher gebräuchliche Peritoneallavage beim Nachweis einer intraperitonealen Blutung abgelöst (Sensitivität >90%).

Die diagnostische Peritoneallavage ist zwar eine sehr sensitive Methode zum Nachweis freier intraperitonealer Flüssigkeiten/Blutungen, dennoch hat sie heute keine Berechtigung mehr. Falsch-positive Befunde sind häufig, falsch-negative möglich. Eine Lokalisation der Blutungsquelle gelingt nicht. Retroperitoneale Blutungen können nicht nachgewiesen werden. Die DPL ist nur noch ausnahmsweise bei Diskrepanz zwischen dem klinischen Bild und dem Schnittbildbefund erforderlich (wenn die Schnittbilddiagnostik die Klinik nicht hinreichend erklärt). Sie dient dann der Materialgewinnung zur Labordiagnostik (Amylase, Bilirubin, Bakterien, Magen-/Darminhalt).

Die Sonographie ist darüber hinaus geeignet zum Nachweis freier intraperitonealer Luft und retroperitonealer Hämatome. Weniger verläßlich ist sie bei der Beurteilung tiefliegender Organe sowie bei störender Darmgasüberlagerung oder einem ausgedehnten Weichteilemphysem.

Freie intraperitoneale Flüssigkeit ist sonographisch das wichtigste Indiz für eine Verletzung abdomineller Organe. Sonomorphologisch stellt sich die freie Flüssigkeit als echofreies oder echoarmes Areal dar, das in seiner Konfiguration, Ausdehnung und Verteilung variabel ist und von der Lagerung und Atemlage des Patienten abhängt. Bei der Suche nach freier Flüssigkeit sind insbesondere diejenigen Bereiche sorgfältig durchzumustern, welche die tiefsten Punkte des Peritonealraumes in Rückenlage darstellen oder welche erfahrungsgemäß die Flüssigkeit am leichtesten erkennen lassen. Es sind dies (Abb. 24.2):

- der subhepatische Rezessus zwischen rechtem Leberlappen und Niere,
- der peritoneale Rezessus zwischen Milz und linker Niere,

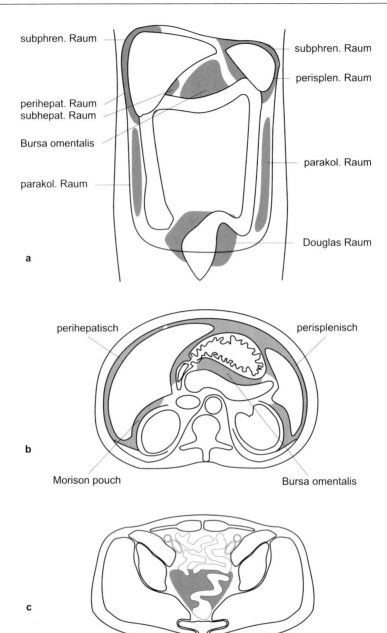

Abb. 24.2 a–c. Typische, durch die Peritonealverhältnisse vorgegebene Verteilungsräume für freie Flüssigkeits-(Blut-)Ansammlungen. **a** Prädilektionsorte in Rückenlage, die bei der Schnittbilddiagnostik abgesucht werden müssen: subphrenischer Raum, peri- und subhepatischer Rezessus, perisplenischer Raum, parakolische Rezessus, kleines Becken (Douglas-Raum). **b** Typische Flüssigkeitsansammlungen im CT-Schnittbild des Oberbauchs; **c** typische Flüssigkeitsansammlungen im CT-Schnittbild des Beckens

- der Douglas-Raum,
- die parakolischen Rinnen beiderseits,
- der Raum zwischen den Dünndarmschlingen (Flüssigkeitszwickel).

Die häufigsten Lokalisationen für ein Hämoperitoneum sind: pelvin 65%, parakolisch 52%, subphrenisch 48%, perihepatisch 48%, Morison-Pouch 17%, pleural (thorakoabdominelle Kombinationsverletzungen) 39%.

Die Flüssigkeitsmenge ist bei nichtgekammertem Peritonealraum (z. B. nach abdominellen Operationen) abschätzbar aus der Breite des Flüssigkeitssaumes im subhepatischen Rezessus (Tabelle 24.2). Bei großen Flüssigkeitsmengen findet man das Seeanemonenzeichen, das durch schwimmende Dünndarmschlingen hervorgerufen wird. Über die Art der Flüssigkeit ist sonographisch keine sichere Aussage möglich. Blut ist meist echofrei, kann bei Koagulation jedoch auch echoreich wolkig imponieren oder flottierende Echos zeigen.

! **Beachte:** Bei Frauen sind zyklusabhängig post ovulationem kleine Flüssigkeitsmengen im Douglas fast immer nachweisbar!

Freie intraperitoneale Luft als Hinweis auf die Verletzung eines Hohlorgans oder eine thorakoabdominelle Verletzung kann sonographisch analog zur Röntgendiagnostik in Rückenlage und besonders gut in Linksseitenlage zwischen Leber und Abdominalwand durch die Totalreflexion der Schallwellen an der Luft mit schallkopfferner Schallauslöschung oder durch den „Ring-down"-Artefakt leicht und zuverlässig nachgewiesen werden. Die Schallauslöschung behindert dann allerdings die weitere sonographische Diagnostik von ventral. In diesem Fall muß das Abdomen gezielt von lateral oder laterodorsal nach Verletzungsfolgen abgesucht werden.

Retroperitoneale Hämatome stellen sich als echoarme oder echofreie inhomogene Raumforderungen mit oder ohne Verlagerung der Nieren dar. Der Psoas kann maskiert oder durch Einblutungen aufgetrieben sein. Bei Einblutungen in den Muskel ist die typische Septierung bzw. Fiederung aufgehoben. Die atemabhängige Verschieblichkeit der Nieren ist eingeschränkt, ein Befund, der auch ohne offensichtliches Hämatom zur sorgfältigen Durchmusterung des Retroperitonealraums Anlaß geben muß. Die Hämatomlokalisation in bezug auf die Niere kann Hinweise auf die Blutungsquelle geben:

- vorderer pararenaler Raum – Pankreas, Duodenum, Mesenterium, Kolon;
- lateraler perirenaler Raum – Niere;
- medialer perirenaler Raum – Aorta, V. cava, Nierengefäße;
- hinterer pararenaler Raum – Lumbalgefäße.

Anders als beim Nachweis freier Flüssigkeit oder freier Luft ist die Aussagefähigkeit der Sonographie beim Nachweis einer Organverletzung und bei der Abschätzung des Schweregrades wesentlich schlechter (Sensitivität < 50%) (vgl. Tabelle 24.3). Dennoch sollte die Sonographie auch bei der Suche nach Organläsionen primär immer eingesetzt werden, da sie im Gegensatz zur Computertomographie leichter unter Notfall-

Tabelle 24.2. Abschätzung des Flüssigkeitsvolumens beim Hämatoperitoneum. (Nach Wagner 1986)

Flüssigkeitssaum	Flüssigkeitsvolumen
0,5 cm	500 ml
1,0 cm	800 ml
4,0 cm	3000 ml
>4,0 cm	4000 ml

Tabelle 24.3. Aussagekraft verschiedener Untersuchungsmodalitäten

Befund	Abdomen-übersicht	Urogramm	US	CT	DSA
Freie Flüssigkeit	–	–	+++	+++	–
Freie Luft	+++	–	++	++	–
Parenchymläsion	–	(Niere)	+	+++	(+)
Gefäßverletzung	–	–	–	++	+++

bedingungen erfolgen kann. Voraussetzung ist jedoch, daß eine vollständige sonographische Durchmusterung der Organe möglich ist und eine Dokumentation in definierten Schnittebenen erfolgt, um Verlaufskontrollen zu ermöglichen (Abb. 24.3).

Weiterführende Diagnostik

◆ **Computertomographie**

Die Computertomographie erlaubt am besten die Beurteilung der Gesamtsituation, da sie wie keine andere Modalität die übersichtliche und komplette Darstellung aller relevanten Kompartmente, Organe und Strukturen einschließlich des Wirbelsäulen- und Beckenskeletts liefert. Sie ist unübertroffen im Nachweis von Verletzungen parenchymatöser Organe sowie intra- oder retroperitonealer Hämatome. Für den Nachweis freier Flüssigkeiten und freier Luft gelten vergleichbare Angaben wie für die Sonographie (vgl. Tabelle 24.3). Die Flüssigkeits-/Hämatommenge kann anhand der beteiligten Kompartmente abgeschätzt werden (perihepatisches, perilienales, parakolisches Kompartment, Douglas-Raum und Morison-Tasche). Die Beteiligung eines Kompartments entspricht 100–200 ml Flüssigkeit, diejenige zweier Kompartmente 250–500 ml, und die Beteiligung von mehr als 2 Kompartmenten entspricht einem Volumen > 500 ml.

! **Beachte:** Umschriebene, fokale Hämatome im Peritonealraum sind auch bei fehlendem direktem Läsionsnachweis immer dringend verdächtig auf eine Verletzung der benachbarten Organstrukturen.

Geeignete Untersuchungsparameter für die Spiralcomputertomographie sind eine Schichtdicke (SD) von 7–10 mm bei einem Pitchfaktor von 1,5–2,0 und einem Rekonstruktionsintervall (RI) von 6–10 mm (Pitchfaktor = Tischvorschub TF/Schichtdicke SD). Der Nativscan ist zum Nachweis von Hämatomen, die Kontrastmittelapplikation zum Nachweis von Parenchymläsionen obligat. Der Kontrastscan wird in der Regel mit 100 ml Kontrastmittel bei einer Flußrate von 2 ml/s und einer Zeitverzögerung des Scanstarts von 60 s bezogen auf den Beginn der KM-Injektion durchgeführt.

Ein modifiziertes Protokoll ist lediglich für die Nierenuntersuchung erforderlich; hier empfiehlt sich eine biphasische Untersuchung mit Darstellung der arteriell-parenchymatösen und der pyelographischen Phase.

◆ **Ausscheidungsurographie**

Die Ausscheidungsurographie erlaubt zwar eine grobe Orientierung über den Status der Nieren und ableitenden Harnwege bei adäquatem Unfallhergang und entsprechender Symptomatik (Flankenschmerz, Makrohämaturie), dennoch ist sie im Rahmen der traumatologischen Diagnostik heute nur noch dann gerechtfertigt, wenn die Computertomographie nicht zur Verfügung steht.

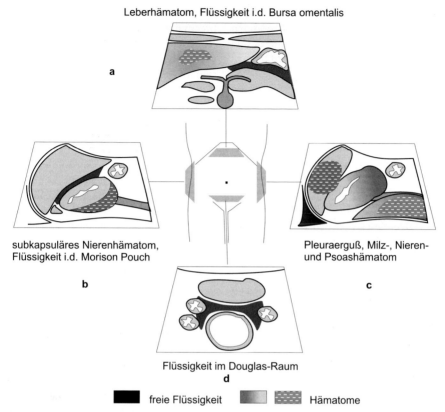

Abb. 24.3 a–d. Sonographische Standardschnittebenen des Abdomens mit synoptischer Darstellung typischer Befunde. **a** Epigastrischer Querschnitt zur Beurteilung von Perikard, linkem Leberlappen, Pankreas und Bursa omentalis; **b** rechtslateraler Längsschnitt zur Beurteilung von Zwerchfell und Pleuraraum, rechtem Leberlappen, rechter Niere und der Morison-Tasche; **c** linkslateraler Längsschnitt zur Beurteilung von Zwerchfell und Pleuraraum, Milz und linker Niere; **d** suprapubischer Querschnitt zur Beurteilung der Harnblase und des Douglas-Raums (Flüssigkeit?)

◆ Urethrozystographie

Die retrograde Urethrozystographie ist bei Beckentraumen mit Verdacht auf Beteiligung von Harnblase oder Urethra obligat.

> **Beachte:**
> - Die Kontrastmittelfüllung muß fraktioniert unter Durchleuchtung erfolgen, um große Paravasate zu vermeiden.
> - Blasenrupturen zeigen sich u. U. nicht bei der Prallfüllung der Harnblase, sondern erst unter der Entleerung.

◆ Angiographie

Die Angiographie ist nur ausnahmsweise indiziert, wenn aufgrund der Klinik und/oder der Bildgebung eine signifikante Gefäßverletzung zu vermuten ist, wenn ausreichend Zeit für die Diagnostik zur Verfügung steht (kreislaufstabiler Patient) und wenn eine präoperative Diagnostik zur Planung des Eingriffs notwendig ist. Die Abklärung großer Gefäße ist heute mit der CT-Angiographie zuverlässig möglich, so daß eine invasive Gefäßdiagnostik in Form der digitalen Subtrationsangiographie nur ausnahmsweise erforderlich ist, in erster

Linie mit der Zielsetzung einer gleichzeitigen Intervention. Bei penetrierenden Verletzungen ist die sofortige Laparatomie ohne vorausgehende Bildgebung indiziert.

◆ **Magen-Darm-Untersuchung**

Kontrastmitteluntersuchungen des Gastrointestinaltrakts sind in der Akutdiagnostik stumpfer und penetrierender Abdominalverletzungen nicht indiziert.

24.2
Verletzungen parenchymatöser Organe

■ **Verletzungsformen**
Nach der Morphologie können grob vereinfacht folgende Verletzungsformen unterschieden werden:

- Kontusion = Parenchymblutung;
- Lazeration = Einriß:
  - subkapsuläres Hämatom,
  - intraparenchymatöses Hämatom;
- Ruptur/Fragmentation = komplette Zerreißung.

Unabhängig von dieser Grobgliederung können die Verletzungen der parenchymatösen Organe nach einem Vorschlag des Organ Injury Scaling Committee der American Association of Surgeons in Schweregrade eingeteilt werden.

■ **Bildgebende Diagnostik**
■ **Sonographie.** Die Sonographie ist beim Nachweis von Parenchymverletzungen wenig sensitiv (ca. 50 %). Die Echomorphologie von Hämatomen in kontusionierten oder lazerierten Parenchymorganen ist abhängig von der Ausdehnung und vom Alter der Blutung. Kleine frische Blutungen stellen sich häufig inhomogen, echoreich dar, größere eher inhomogen, echoarm und unregelmäßig begrenzt. Die Organkontur kann dabei vorgewölbt sein.

Zum Nachweis von Parenchymeinrissen, die bis an die Kapsel reichen, muß die Organoberfläche gezielt nach Konturunterbrechungen oder -verwerfungen abgesucht werden. Hämatome können sich im Verlauf entweder durch Resorption und Organisation bis auf einen echoreichen bandförmigen Restbefund zurückbilden oder bei Liquifikation zystisch umformen; sie zeigen dabei meist eine unregelmäßige echoreiche Berandung und einen echoarmen bis echogenen Inhalt.

Subkapsuläre Hämatome bilden sich als echoarme oder echofreie, sichel- oder linsenartige Raumforderungen ab, die unmittelbar unterhalb der Organkapsel gelegen sind und u. U. eine Konturvorwölbung verursachen (vgl. Abb. 24.2).

■ **Computertomographie.** Die Computertomographie ist beim Nachweis von Parenchymverletzungen hoch sensitiv (95 %). Im Nativcomputertomogramm ist die Darstellung von Hämatomen altersabhängig.

Frische Hämatome stellen sich hyperdens mit Dichtewerten zwischen zwischen 60 und 90 HE dar, ältere Hämatome iso- oder hypodens (**beachte:** sehr frische Hämatome können isodens sein!). Insbesondere größere Hämatome können besondere Phänomene zeigen, beispielsweise Spiegelbildungen durch die Sedimentation korpuskulärer Blutbestandteile, hypodense Randzonen durch die Koagelretraktion (sie entsprechen Serum, Ödem und/oder Nekrosen) oder schalenartig geschichtete Formationen durch mehrzeitige, rezidivierende Blutungen (Abb. 24.4).

Unter Kontrastmittelgabe grenzt sich das Hämatom, das selbst kein Kontrastmittel aufnimmt, in der Regel deutlicher ab. Die Dichteanhebung eines Hämatoms unter Kontrastmittelgabe ist Zeichen einer aktiven Blutung, die sich u. U. direkt als „blush" darstellt oder zu einer charakteristischen hyperdensen Streifenbildung innerhalb einer sedimentierten Blutung führt (Abb. 24.4).

Subkapsuläre Hämatome stellen sich als sichel- oder linsenförmige, peripher un-

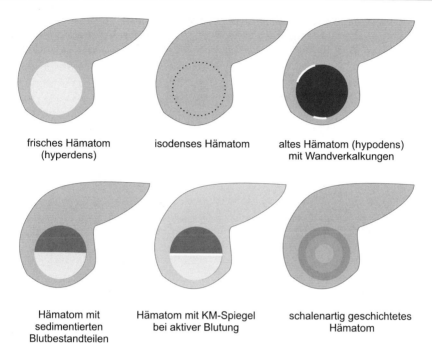

Abb. 24.4. CT-Morphologie von Hämatomen

mittelbar subkapsulär gelegene Raumforderungen mit Pelottierung des Parenchyms dar (vgl. Abb. 24.5, 24.6).

Die Resorption subkapsulärer Hämatome benötigt etwa 6–8 Wochen, diejenige intraparenchymatöser Hämatome je nach Größe 6–12 Monate.

Infarkte nach Gefäßverletzungen stellen sich im Kontrast-CT als hypodense Areale dar. Sie zeigen eine gefäßabhängige Lokalisation, oft eine keilförmige Konfiguration und reichen meist bis an die Kapsel heran.

24.2.1
Milz

Milzrupturen sind die häufigsten Organverletzungen beim stumpfen Bauchtrauma. Meist handelt es sich dabei um Kombinationsverletzungen, seltener (25%) um isolierte Milzläsionen. Häufige Begleitverletzungen sind Frakturen der linksseitigen unteren Rippen und ein linksseitiger Hämatothorax.

Milzverletzungen werden heute wenn möglich konservativ behandelt, da nach Splenektomie das Risiko schwerer Infektionen erhöht ist (Mortalität durch Postsplenektomiesepsis bei Kindern 1,2%, bei Erwachsenen 0,3%). Die Splenektomie gilt rechtlich als Integritätsschaden. Voraussetzung für ein organerhaltendes Vorgehen ist eine Abschätzung der Traumafolgen; im Zuge dieser Überlegungen kommen heute bildgebende Verfahren vermehrt zum Einsatz.

■ **Klassifikation**
Zur Klassifikation der Milzverletzungen siehe Tabelle 24.4.

■ **Bildgebende Diagnostik**
Die häufigsten *CT-Befunde* beim Milztrauma sind (Abb. 24.5):

- subkapsuläre sichel- oder linsenförmige Raumforderung mit Parenchympelottierung: subkapsuläres Hämatom;

Tabelle 24.4. Klassifikation von Milzverletzungen. (Nach Moore et al. 1995)

Schweregrad	Befund
I	Subkapsuläres Hämatom, <10% der Oberfläche Parenchymriß bis 1 cm Tiefe
II	Subkapsuläres Hämatom, 10–50% der Oberfläche Intraparenchymatöses Hämatom bis 5 cm Durchmesser Parenchymriß von 1–3 cm Tiefe (keine Zerreißung eines Trabekelgefäßes)
III	Subkapsuläres Hämatom >50% der Oberfläche Rupturiertes subkapsuläres oder intraparenchymatöses Hämatom Parenchymblutung >5 cm Parenchymriß tiefer als 3 cm oder mit Beteiligung von Trabekelgefäßen
IV	Parenchymrisse mit Beteiligung der Segment- und Hilusgefäße mit Devaskularisation >25%
V	Komplette Organzerreißung Vollständige Devaskularisation bei Hilusgefäßverletzung

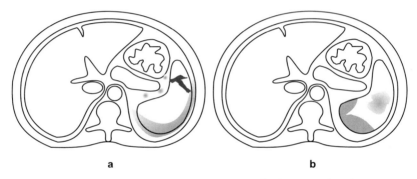

Abb. 24.5 a, b. Synopsis möglicher Traumafolgen an der Milz. **a** Milzriß mit perisplenischem Hämatom und Blutkoagula im Hilusbereich; **b** subkapsuläres Hämatom und intraparenchymatöses Hämatom

- intralieanale unscharf begrenzte Hypodensitäten mit hyperdensen Anteilen: Hämatome (u. U. erst im Kontrast-CT sichtbar);
- intralienale lineare, verzweigte, keilförmige hypodense Areale ohne KM-Aufnahme: Parenchymrisse bis hin zur „Milzfraktur" (u. U. erst im Kontrast-CT sichtbar);
- perisplenische fleckige Hyperdensitäten mit einer Dichte >70 HE: perisplenische Koagula,
- Obliteration des Milzhilus (Hämatom, Gefäßstielverletzung?).

Beachte:

- Die Computertomographie muß mit Kontrastmittel durchgeführt werden, da Milzhämatome nicht selten isodens zum normalen Parenchym sind (niedriger Hämatokrit durch Blutverlust).
- Eine Kontrastmittelakkumulation in der Milz (contrast blush) kann Anzeichen einer Parenchymblutung sein.
- Die Differenzierung zwischen einem subkapsulären und perisplenischen Hämatom ist nicht immer möglich.

- Auch bei unauffälligem Milzbefund ist auf minimale Flüssigkeitsmengen im Becken zu achten; liegen sie vor, sind engmaschige sonographische Kontrollen indiziert, da eine durch den Volumenschock bedingte Kreislaufhypotonie die Milzläsion bzw. den Schweregrad der Verletzung zunächst maskieren kann; erst unter der Volumensubstitution kann es es zur manifesten Blutung kommen, die eine Notfalloperation erforderlich macht.
- Parenchymeinrisse bei primär intakter Kapsel können durch das „wachsende" Hämatom zur zweizeitigen Milzruptur mit freier intraperitonealer Blutung führen.
- Beim posttraumatischen Aneurysma spurium einer lienalen Arterie ist die Gefahr der zweizeitigen Ruptur erhöht.
- Ein CT-Grading hinsichtlich der therapeutischen Strategie (konservativ vs. Splenektomie) hat sich bisher nicht bewährt.

Die häufigsten *Ultraschallbefunde* beim Milztrauma sind:

- vergrößerte Milz mit irregulären Konturen oder Doppelkonturen,
- sichtbarer Milzriß,
- Milzverlagerung bei Positionsänderung,
- Echoinhomogenitäten des Milzparenchyms (Kontusion),
- intralienale echofreie Areale (Hämatome),
- perisplenische/intraperitoneale Flüssigkeit.

■ **Täuschungsmöglichkeiten**

- Diffuse Parenchyminhomogenitäten, die Parenchymverletzungen vortäuschen, können Ausdruck einer arteriellen Vasokonstriktion im Rahmen des Kreislaufschocks sein. Aus demselben Grund kann manchmal bei Kontrolluntersuchungen eine Milzvergrößerung beobachtet werden.
- Eine lobulierte Milz kann einen Parenchymriß vortäuschen.
- Die „Tigerung" des Milzparenchyms in der frühen Phase des Kontrastscans kann differentialdiagnostische Probleme bereiten.

24.2.2
Leber

Beim stumpfen Bauchtrauma sind isolierte Leberverletzungen die Ausnahme. Häufigste Begleitverletzungen sind Rippenfrakturen (33 %), Lungenkontusionen (25 %), ein Hämato- oder Pneumothorax, Milzrupturen, Schädelhirntraumen und Extremitätenverletzungen.

Die Wahrscheinlichkeit von Gallengangsverletzungen ist um so größer, je tiefer die Parenchymrisse reichen (>3 cm).

■ **Klassifikation**
Zur Klassifikation von Leberverletzungen siehe Tabelle 24.5.

■ **Bildgebende Diagnostik**
Die häufigsten CT-Befunde beim Lebertrauma sind (Abb. 24.6):

- subkapsuläre sichel- oder linsenförmige Raumforderung mit Parenchympelottierung: subkapsuläres Hämatom;
- intrahepatische unscharf begrenzte Hypodensitäten mit hyperdensen Anteilen: Hämatome (u. U. erst im Kontrast-CT sichtbar);
- intrahepatische lineare, verzweigte, keilförmige hypodense Areale ohne KM-Aufnahme: Parenchymrisse (u. U. erst im Kontrast-CT sichtbar);
- periportale Hypodensitäten (Lymphödem) oder Hyperdensitäten (Hämorrhagie);
- Obliteration des Leberhilus (Hämatom, Gefäßstielverletzung?).

Tabelle 25.5. Klassifikation von Leberverletzungen. (Nach Moore et al. 1995)

Schweregrad	Befund
I	Subkapsuläres Hämatom, weniger als 10% der Oberfläche Parenchymriß bis 1 cm Tiefe
II	Subkasuläres Hämatom, 10–50% der Oberfläche Intraparenchymatöses Hämatom bis 10 cm Durchmesser Parenchymriß bis 3 cm tief und 10 cm lang
III	Subkapsuläres Hämatom, >50% der Oberfläche Rupturiertes subkapsuläres oder intraparenchymatöses Hämatom Parenchymblutung >10 cm im Durchmesser Parenchymriß tiefer als 3 cm
IV	Parenchymzerreißung von 25–75% oder von 1–3 Segmenten eines Lappens
V	Parenchymzerreißung von >75% oder >3 Segmenten eines Lappens Zerreißung der retrohepatischen V. cava oder von zentralen Lebervenen
VI	Komplette Devaskularisation

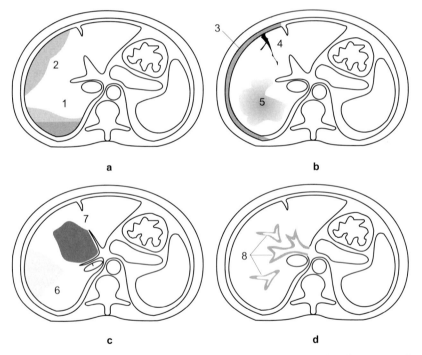

Abb. 24.6 a–d. Synopsis möglicher Traumafolgen an der Leber. **a** Subkapsuläres Leberhämatom mit (*1*) bzw. ohne (*2*) Sedimentation korpuskulärer Blutbestandteile; **b** perihepatische Blutung (*3*), Leberriß (*4*), intrahepatisches Hämatom (*5*); **c** Infarkt (*6*), Biliom (*7*); **d** verbreiterte Periportalfelder (*8*)

> **Beachte:**
> - Die Computertomographie muß mit Kontrastmittel durchgeführt werden, da Hämatome nicht selten isodens zum normalen Parenchym sind (niedriger Hämatokrit durch Blutverlust) und Parenchymrisse übersehen werden können.
> - Parenchymverletzungen in der Nachbarschaft zur V. cava und den zentralen Lebervenen müssen besonders beachtet und erwähnt werden, da sie bei einer Laparatomie zu massiven Blutungen führen können.
> - Verletzungen der Gallenwege manifestieren sich oft erst mit einer Verzögerung von Tagen.

Sonographisch ist keine sichere Differenzierung zwischen echofreien Blutungen und Gallenwegsverletzungen mit Gallenextravasat möglich. Diagnostisch führend ist allenfalls die Topologie, d. h. die anatomische Beziehung der liquiden Raumforderung zu den Gallenwegen. Umschriebene vorgeschaltete Gallengangserweiterungen infolge einer Kompression können allerdings sowohl durch Blutungen wie durch eine direkte Verletzung bedingt sein.

24.2.3 Pankreas

Stumpfe Verletzungen des Pankreas betreffen fast ausschließlich die prävertebral gelegenen Kaput- und Korpusabschnitte, die gegen die Wirbelsäule komprimiert werden.

■ Klassifikation

Zur Klassifikation von Pankreasverletzungen siehe Tabelle 24.6.

■ Bildgebende Diagnostik

Die Zeichen der Pankreaskontusion im Sonogramm bzw. im Computertomogramm sind (Abb. 24.7):

- eine umschriebene Organvergrößerung,
- verwaschene Organgrenzen,
- eine verminderte Parenchymechogenität im Sonogramm bzw. regionale Dichteminderungen im Computertomogramm,
- Flüssigkeitsansammlungen zwischen Magen und Pankreas (Bursa omentalis),
- eine peripankreatische echoarme oder echogene bzw. hyperdense Zeichnungsvermehrung des Fettgewebes (Einblutungen, Ödem),
- echoarme bzw. hyperdense Bänder entlang der linksseitigen Gerota-Faszie.

> **Beachte:**
> - Bei Parenchymeinrissen mit einer Tiefe von ≥50% ist in einem hohen Prozentsatz mit einer Ruptur des Pankreasgangs zu rechnen.
> - Immer ist auf mögliche Begleitverletzungen des Duodenums zu achten!

Tabelle 24.6. Klassifikation von Pankreasverletzungen. (Nach Moore et al. 1990)

Schweregrad	Befund
I	Kleine Kontusionsherde ohne Gangzerreißung
II	Große Kontusionsherde ohne Parenchymverlust Tiefe Parenchymrisse ohne Gangbeteiligung und Parenchymverlust
III	Gangdurchtrennung Parenchymverletzung mit Gangbeteiligung
IV	Proximale Organdurchtrennung rechts der V. mesenterica Parenchymverletzung mit Papillenbeteiligung
V	Parenchymzerstörung des Pankreaskopfes

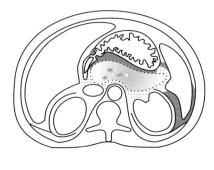 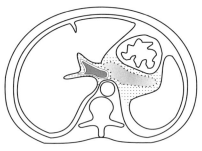

a b

Abb. 24.7 a, b. Synopsis möglicher Traumafolgen am Pankreas. **a** Pankreaskontusion mit Organschwellung, Parenchyminhomogenitäten, Infiltration des retroperitonealen Fettgewebes und Flüssigkeit in der Bursa omentalis, perisplenisch und entlang der Gerota-Faszie; **b** Pankreaskontusion mit posttraumatischer Pfortaderthrombose

> **!** • Die posttraumatische Thrombose der Pfortader manifestiert sich dopplersonographisch am fehlenden Flußsignal, computertomographisch am fehlenden Enhancement des Gefäßes.

24.2.4
Nieren

Nierenverletzungen kommen bei 10–15% stumpfer Abdominaltraumen vor. Häufigster Unfallmechanismus ist ein Flankentrauma, häufiger Begleitbefund sind kaudale Rippenfrakturen und lumbale Querfortsatzfrakturen. In 85% der Fälle handelt es sich um leichte Verletzungen (Parenchymkontusionen, Parenchymrisse mit oder ohne Kapselverletzung), in 15% um schwerwiegende Läsionen (durchgreifende Rupturen bis ins Nierenbecken, Nierenfragmentation, Abriß des Gefäßstiels). Bevorzugte Lokalisation von Verletzungen des Hohlraumsystems ist der Nierenbecken-Ureter-Übergang.

Die Mehrzahl der Nierenverletzungen zeigt eine gute Heilungstendenz. Ein exspektatives konservatives Vorgehen ist deswegen gerechtfertigt. Bei notwendiger chirurgischer Intervention wird soweit möglich organerhaltend operiert. Die primäre Nephrektomie gilt als absolute Notmaßnahme.

■ **Klassifikation**

Zur Klassifikation von Nierenverletzungen siehe Tabelle 24.7.

■ **Bildgebende Diagnostik**

Diagnostische Methode der Wahl bei Verdacht auf ein relevantes Nierentrauma ist die Computertomographie mit Kontrastmittelgabe und mehrphasiger Untersuchung (arterielle Phase, Parenchymphase, Ausscheidungsphase, u. U. zusätzlicher Spätscan bei Urinomverdacht). Die Sonographie und die Urographie stellen allenfalls bei leichtgradigen Verletzungen eine Alternative dar. Das Ausscheidungsurogramm zeigt in ca. 10% der Fälle einen falsch negativen Befund. Allerdings kann man bei einem unauffälligen Urogramm und stabilen Patienten davon ausgehen, daß kein signifikantes Nierentrauma vorliegt.

Zeichen der Nierenverletzung im *Urogramm* sind (Abb. 24.8):

- eine Verlagerung, Deformierung, Auftreibung oder Maskierung des Nierenschattens (hämatombedingt);
- eine inhomogene oder fehlende Parenchymanfärbung (stumme Niere) durch

Tabelle 24.7. Klassifikation von Nierenverletzungen (Nach Miller u. McAninch 1995)

Schweregrad	Befund
I	Kontusionsherde oder subkapsuläre Hämatome bei intakter Kapsel
II	Oberflächliche Nierenrindenrisse ohne Beteiligung der tiefen medullären Parenchymanteile und ohne Beteiligung des harnableitenden Systems Kapselüberschreitendes perirenales Hämatom
III	Kapselüberschreitendes Hämatom Tiefe Parenchymrisse mit Beteiligung medullärer Parenchymanteile
IV	Kapselüberschreitendes Hämatom Tiefe Parenchymrisse mit Beteiligung des harnableitenden Systems Verletzung von Nierenarterie, Nierenvene oder Segmentgefäßen
V	Kapselüberschreitendes Hämatom Vollständige Parenchymzerstörung Nierenstielabriß

Kontusionsherde, intrarenale Hämatome oder vaskuläre Komplikationen (das „cortical rim sign" wird durch eine Perfusion über Kapselgefäße hervorgerufen und ist Zeichen eines Niereninfarkts);
- eine verlängerte/persistierende Parenchymanfärbung durch Parenchymextravasate, eine Harnstauung oder eine Nierenvenenkomplikation (sehr selten);
- Kontrastmittelextravasate in der Ausscheidungsphase (Parenchymriß und/oder Pyeloneinriß);
- umflossene, scharf konturierte Kontrastmittelaussparungen im Pyelon in der Ausscheidungsphase (Blutkoagula).

Typische *computertomographische Befunde* sind (Abb. 24.9, 24.10):
- sichelförmige subkapsuläre Raumforderungen unterschiedlicher Dichte, die sich nach Kontrastmittelgabe deutlich demarkieren und keine Kontrastmittelaufnahme zeigen: subkapsuläres Hämatom;
- inhomogene Dichteänderungen des Parenchyms mit deutlich vermindertem Kontrast-Enhancement: Kontusionsherde mit lokaler Perfusionsstörung durch Ödem und Einblutung;
- lineare oder irreguläre kortikale Defekte durch Lazeration;
- keilförmige kortikomedulläre Perfusionsausfälle im Kontrastscan: Infarkte durch Gefäßverletzung – oder weitgehend fehlendes Enhancement der Niere: Verletzung der Nierenhauptarterie (das „cortical rim sign" wird durch eine Perfusion über Kapselgefäße hervorgerufen und ist Zeichen eines Niereninfarkts, vgl. Urogramm);
- ein persistierendes Enhancement durch Parenchymextravasation, Harnstauung oder eine Nierenvenenkomplikation;
- ausgedehntes retroperitoneales hyperdenses Hämatom: komplette Nierenruptur oder Nierenvenenabriß;
- Kontrastmittelaustritt:
  - früharteriell bei Parenchym- und/oder Gefäßverletzung,
  - verzögert bei Verletzung des Nierenhohlraumsystems;
- intra- oder extrarenalen Flüssigkeitsansammlung: Urinom bei Ruptur des Hohlraumsystems (Spätscan).

> **Beachte:**
> - Hämodynamisch stabile Patienten mit Mikrohämaturie nach stumpfem Abdominaltrauma erfordern keine über eine Sonographie hinausgehende radiologische Diagnostik.
> - Nierenarterienverletzungen führen eher zu einer Organ(teil)infarzierung als zu einem massiven Hämatom, da es zu einem ausgeprägten Gefäßspasmus kommt.

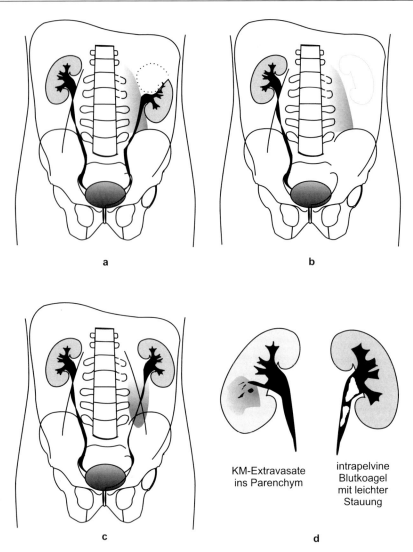

Abb. 24.8 a–d. Synopsis möglicher Traumafolgen an den Nieren im Urogramm. **a** Partielle Nierenruptur mit Deformierung des NBKS, Nierenverlagerung und Psoashämatom; **b** stumme Niere links und hämatombedingte Maskierung der Psoaskontur; **c** Urinombildung mit pathologischer Kontrastmittelansammlung und Nieren-/Ureterverlagerung; **d** Kontrastmittelextravasate ins Nierenparenchym und intrapelvine Blutkoagula mit Stauung des Hohlraumsystems

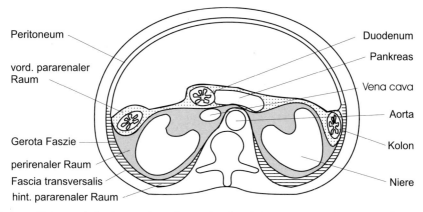

Abb. 24.9. CT-Anatomie des Retroperitonealraums. (Mod. nach Wegener 1992 und Meyers 1976)

24.3 Hohlorgane

24.3.1 Intestinaltrakt (Magen, Dünn- und Dickdarm)

Verletzungen des Gastrointestinaltrakts beim stumpfen Bauchtrauma sind selten, da Magen und Darm durch ihre intraperitoneale Lage und Mobilität der Gewalteinwirkung/Kompression ausweichen können. Gefährdet ist aufgrund der retroperitonealen Lage und Fixation lediglich das Duodenum, das demzufolge beim stumpfen Bauchtrauma der am häufigsten verletzte Darmabschnitt ist. Bei perforierenden Verletzungen kann jeder Abschnitt des Gastrointestinaltrakts betroffen sein (vgl. Tabelle 24.1); Mehrfachverletzungen sind dabei häufig. Perforierende Verletzungen des Abdomens sind eine absolute Operationsindikation und erfordern per se keine Lokalisationsdiagnostik.

Folgende Verletzungsformen am Gastrointestinaltrakt können beim stumpfen Bauchtrauma unterschieden werden:

- inkomplette Rupturen mit subserösen oder intramuralen Blutungen (häufig Zufallsbefund),
- komplette intraperitoneale Rupturen mit freier intraperitonealer Luft,
- gedeckte retroperitoneale Blutungen (Duodenalruptur),
- Dünndarmabrisse vom Mesenterium mit segmentaler Ischämie und freier intraperitonealer Blutung.

■ **Bildgebende Diagnostik**
■ **Sonographie.** Wichtigstes sonographisches Zeichen einer Perforation im Verlauf des Gastrointestinaltrakts ist der Nachweis freier intraperitonealer Luft. Daneben findet sich fast immer auch freie Flüssigkeit. Die freie Luft kann sonographisch analog zur Röntgendiagnostik in Rückenlage und besonders gut in Linksseitenlage zwischen Leber und Abdominalwand als Totalreflexion der Schallwellen oder durch den „Ringdown"-Artefakt nachgewiesen werden.

Unabhängig davon findet sich wie bei den gedeckten Perforationen und den deserosierenden Verletzungen als sonomorphologisches Korrelat des Wandödems und der Einblutungen eine Wandverdickung des betroffenen Darmabschnitts, oft begleitet von einer geringen Menge extraluminaler Flüssigkeit in der unmittelbaren Umgebung. Weitgestellte flüssigkeitsgefüllte Darmschlingen deuten auf einen Ileus hin.

■ **Computertomographie.** Die CT-morphologischen Zeichen entsprechen denen

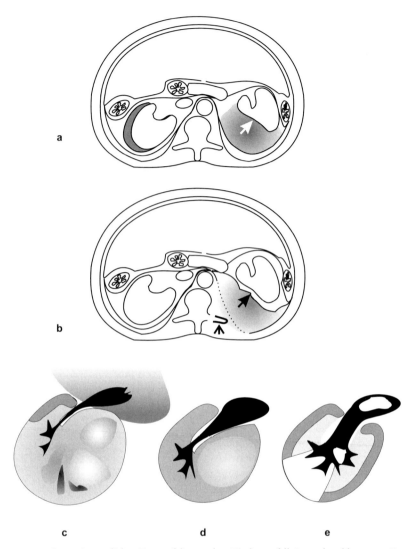

Abb. 24.10 a–e. Synopsis möglicher Traumafolgen an den Nieren im CT. **a** Rechts subkapsuläres Hämatom, links perirenales Hämatom (innerhalb der Gerota-Faszie) mit Verlagerung und Deformierung der Niere; **b** linksseitiges pararenales Hämatom (außerhalb der Gerota-Faszie) und Psoashämatom bei Querfortsatzabriß; **c** Nierenlazeration mit partiellem Rindenausfall, Parenchymblutungen, Kompression des NBKS, Kontrastmittelaustritt ins Parenchym und Urinombildung bei Einriß am NB-Ureter-Übergang; **d** intraparenchymatöses Hämatom mit Verlagerung und Deformierung des NBKS; **e** posttraumatischer Nierenteilinfakt durch Gefäßverletzung mit Blutkoagula im NBKS

der Sonographie. Zur Differenzierung zwischen freier intraperitonealer Luft und intraluminalem Darmgas muß eine weite Fenstereinstellung zwecks Abgrenzung der Darmwandungen gewählt werden. Darmwandverdickungen sind das Korrelat von Ödem oder intramuralen Einblutungen. Intraluminale Blutungen stellen sich hyperdens dar.

> **Beachte:**
> - Umschriebene Blutungen/Hämatome in der Nachbarschaft zu Darmschlingen („sentinel clot") sprechen für Mesenterialeinrisse mit Gefäßverletzung und erfordern ggf. eine explorative Laparotomie.
> - Generalisierte Darmwandverdickungen sind unspezifisch (Flüssigkeitsüberladung im Rahmen der Volumensubstitution, „shock bowel" nach protrahierter Hypotonie).

24.3.2
Harnblase und Urethra

Die Beckenorgane werden bei stumpfen Bauchtraumen durch den Beckenring weitgehend geschützt. Verletzungen sind deswegen meist Folge penetrierender Traumen oder von Beckenfrakturen. Am häufigsten sind dabei die Harnblase und Urethra betroffen. 70 % der Blasenverletzungen stehen in Zusammenhang mit einer Beckenfraktur; 10–15 % der Beckenfrakturen gehen mit Blasenverletzungen einher. Dabei handelt es sich meist um die Folge von Scherkräften, die über den ligamentären Halteapparat vermittelt werden, seltener um perforierende Verletzungen durch Knochenfragmente. Extraperitoneale Harnblasenrupturen machen 80–90 %, intraperitoneale, vom Harnblasendach ausgehende Rupturen (10–20 %) aus.

Urethraverletzungen sind beim Mann weitaus häufiger als bei der Frau; sie betreffen in erster Linie das proximale Urethrasegment.

■ **Bildgebende Diagnostik**

Methode der Wahl zum Nachweis von Harnblasen- und Harnröhrenverletzungen ist die Zystographie über den Blasenkatheter bzw. die retrograde Urethrographie (Abb. 24.11). Bei der Zystographie ist zu beachten, daß die Füllung fraktioniert und unter Durchleuchtungskontrolle erfolgt, um im Falle einer Ruptur große Kontrastmittelextravasate zu vermeiden. Kommt es andererseits unter der Auffüllung zu keinem Extravasat, so muß eine Prallfüllung vorgenommen werden, um eine Blasenruptur nicht zu übersehen; dazu sind 350–450 ml erforderlich.

24.4
Aorta

Abdominale Aortenverletzungen sind im Vergleich zu thorakalen Aortenverletzungen weitaus seltener (>20mal) und meist Folge von Automobilunfällen. In der Regel ist die infrarenale Aorta abdominalis betroffen. Diagnostisch führend sind abgeschwächte/fehlende Femoralispulse und kalte, zyanotische untere Extremitäten bei gleichzeitiger Schwäche derselben. In 70 % der Fälle findet sich eine neurologische Symptomatik in Form eines Spinalis-anterior-Syndroms oder einer ischämischen peripheren Neuropathie.

■ **Bildgebende Diagnostik**

Bei hämorrhagischem Schock ist die sofortige Operation indiziert. Besteht Zeit für eine Diagnostik, so stellt heute die CT-Angiographie die Methode der Wahl dar.

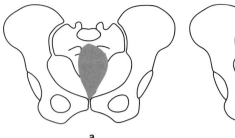
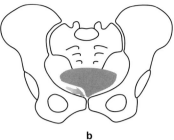

Abb. 24.11 a, b. Traumafolgen an der Harnblase. **a** Raumfordernde peilvine Hämatome mit Kompression und Verlagerung der Harnblase, **b** Blasenruptur mit extraperitonealem Kontrastmittelaustritt am Blasenhals

24.5
Komplikationen

Mögliche Komplikationen eines Abdominaltraumas:

- Nachblutungen,
- sekundäre Organrupturen nach subkapsulären Parenchymverletzungen (insbesondere Milz),
- Nahtinsuffizienzen nach Versorgung von Hohlorganverletzungen,
- Peritonitis.
- Infektionen/Abszedierungen: Die Diagnostik superinfizierter Hämatome mittels bildgebender Verfahren ist problematisch. Ein Randenhancement im Kontrast-CT ist lediglich Ausdruck eines Granulationswalls, der auch nichtinfektiöser Genese im Rahmen der Hämatomresorption sein kann. Sonographisch können eine zunehmende Echogenität der Flüssigkeit oder Gaseinschlüsse auf eine Superinfektion hindeuten. Die definitive Diagnose ist jedoch an eine Materialgewinnung (durch Punktion oder Drainage) zur mikrobiologischen Untersuchung gebunden.
- Urinome/Biliome: Biliome stellen sich meist als volumenkonstante oder sogar progrediente liquide Raumforderungen dar.
- Pankreasfisteln/Gangstrikturen/posttraumatische Pankreaspseudozysten,
- Adhäsionen/Briden,
- posttraumatische Aneurysmen,
- posttraumatisches Budd-Chiari-Syndrom.

Ein besonderes Problem stellen die sog. „missed injuries" dar. Darunter werden Verletzungen verstanden, die primär übersehen werden, entweder aufgrund einer ungenügenden Diagnostik, einer fehlerhaften Befundinterpretation oder einer erfahrungsgemäß schwer zu diagnostizierenden Verletzung (Zwerchfellruptur, retroperitoneale Duodenalruptur, Dünndarmruptur, intraperitoneale Blasenruptur, Intimaläsionen der Nierenarterien).

25 Sportverletzungen

M. Galanski, A. Wefer

25.1	Allgemeine Grundlagen	448
25.1.1	Epidemiologische Daten	448
25.1.2	Definitionen	449
25.2	Individualsportarten	450
25.2.1	Badminton	450
25.2.2	Laufsport	450
25.2.3	Radsport	451
25.2.4	Reiten	451
25.2.5	Rückschlagsportarten	452
25.2.6	Rudersport	452
25.2.7	Schwimmsport	453
25.2.8	Skisport	453
25.2.9	Sprungsport	454
25.2.10	Squash	455
25.2.11	Tennis	455
25.2.12	Turnen	455
25.2.13	Wurf- und Überkopfsportarten	456
25.2.14	Sonstige Individualsportarten	456
25.3	Mannschaftssportarten	457
25.3.1	Ballsportarten ohne Körperkontakt	457
25.3.2	Ballsportarten mit Körperkontakt	458
25.4	Kampfsportarten	459
25.4.1	Boxen	459
25.4.2	Ringen	460
25.4.3	Asiatische Kampfsportarten	460
25.5	Verletzungsregionen	460
25.6	Streßfrakturen	465

ABKÜRZUNGEN

AC	akromioklavikular		RM	Rotatorenmanschette
MDI	multidirektionale Instabilität		USG	unteres Sprunggelenk
OSG	oberes Sprunggelenk		WS	Wirbelsäule

25.1
Allgemeine Grundlagen

Von Sportverletzungen vorrangig betroffen ist der Leistungs- und Profisport, weitaus weniger der Breiten- und Freizeitsport.
Im folgenden soll eine kurze Übersicht über sportspezifische Verletzungen bzw. Verletzungsmuster gegeben werden. Dabei wird, um einen Einstieg von beiden Seiten zu ermöglichen, einmal eine Gliederung nach den häufigsten Sportarten, zum anderen eine tabellarische Gliederung nach den Verletzungsregionen vorgenommen. Querverweise sind dabei unumgänglich. Erwähnung finden sowohl Akuttraumen als auch Überlastungsschäden. Weitgehend unberücksichtigt bleiben Muskel- und Sehnenverletzungen, die meist keine bildgebende Diagnostik nach sich ziehen und mit denen der Radiologe deswegen selten konfrontiert wird.

25.1.1
Epidemiologische Daten

Einfachere Verletzungen beim Sport wie Prellungen und Zerrungen werden von dem Betroffenen meist selbst behandelt. Gravierende Akutverletzungen hingegen werden in aller Regel von Unfallchirurgen bzw. im Krankenhaus behandelt.

Sportverletzungen stellen keine besonderen Verletzungen dar, sondern sie ordnen sich in das allgemeine Verletzungsspektrum ein. Verläßliche Aussagen über das Verletzungsrisiko einzelner Sportarten, d.h. über Art, Häufigkeit und Schweregrad der Verletzungen, sind aus verschiedenen Gründen kaum zu erheben:

- Der Begriff der Sportverletzung wird unterschiedlich definiert.
- Die Zusammensetzung der Untersuchungskollektive variiert stark. Daten liegen insbesondere für den Leistungssport, kaum aber für den Breiten- und Freizeitsport vor. Die Angaben beziehen sich auf eine Disziplin, oder sie können über mehrere bzw. alle Sportarten gemittelt sein.
- Die Bezugsgrößen sind unterschiedlich. Das Verletzungsrisiko kann bezogen werden
  1. auf die Zahl der aktiven Sportler (Verletzungsrate),
  2. auf die Zahl der Verletzungen pro Ausübendem und pro 1000 Stunden aktiven Sports in der betreffenden Disziplin (Verletzungshäufigkeit),
  3. zusätzlich zu 2 auch noch auf den Zeitraum eines Jahres oder einer Saison (Verletzungsinzidenz = Inzidenz),
  4. auf Wettkampfzeiten oder Trainings- und Wettkampfzeiten.

Alles in allem ist die Datengrundlage mangelhaft. Eine gute Vorstellung über das Verletzungsrisiko bei einzelnen Sportarten vermitteln Versichungsstatistiken (Abb. 25.1). Zur allgemeinen Abschätzung des Verletzungsrisikos im Sport können darüber hinaus folgende Orientierungsdaten dienen:

- Die globale Inzidenz von Sportverletzungen liegt bei 3,3 Verletzungen pro 1000 Sportstunden; knapp die Hälfte (1,4/1000 h) erfordert eine medizinische Behandlung.
- Etwa 15% der ärztlich untersuchten und behandelten Verletzungen sind auf Sportaktivitäten zurückzuführen.
- Bei Kontaktsportarten ist die Verletzungsrate generell höher als bei nicht körperkontaktbetonten Sportarten.
- Bei Sportarten mit hohem Sprunganteil ist die Verletzungsrate generell höher als bei solchen mit geringem Sprunganteil.
- Beim Hallensport ist die Verletzungsrate höher als bei dem vergleichbaren Sport im Freien.
- 2 Drittel der Verletzungen treten beim Wettkampf, 1 Drittel beim Training auf.

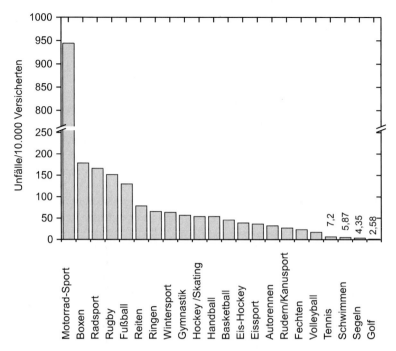

Abb. 25.1. Jährliche Häufigkeit von versicherungsrelevanten Sportverletzungen je Sportart, bezogen auf 10 000 Versicherte (mod. nach Dragoni in Masciocchi 1997)

- Bei etwa der Hälfte der Fälle von Sportverletzungen handelt es sich um Frakturen, bei etwa 25% um Verrenkungen, bei jeweils etwa 10% um Muskel-/Sehnenverletzungen und bei jeweils etwa 5% um Luxationen und offene Verletzungen.
- Kinder sind in erster Linie von Frakturen betroffen, Erwachsene erleiden häufiger Band- und Muskelverletzungen.
- Bevorzugte Verletzungslokalisationen sind in erster Linie die unteren Extremitäten (50%; Knie 24%, OSG 16%), gefolgt von den oberen Extremitäten (30%; Schulter 10%). Verletzungen des Schädels, des Thorax, des Beckens oder anderer Regionen sind seltener.
- Im Freizeitsport ereignet sich die Hälfte aller Unfälle beim Ballspiel. Bei Erwachsenen sind Distorsionen, bei Kindern geschlossene Frakturen die häufigste Verletzungsart.
- Trendsportarten sind oft mit einem relativ hohen Verletzungsrisiko verbunden. Beim In-line-Skating beispielsweise kommt es häufig zu Radiusfrakturen.

25.1.2 Definitionen

Eine besondere Problematik ist die unterschiedliche Definition des Verletzungsbegriffs.

■ **Akutverletzung**

Folge eines zeitlich genau festgelegten Makrotraumas. Unter einer Akutverletzung im Sport wird plötzlich auftretender Schaden verstanden, der aufgrund von Schmerz und/oder funktioneller Behinderung dazu führt, daß der Sportler zumindest zeitweise den Sport nicht mehr ausüben kann.

■ **Überlastungsschaden**
Überlastungsschäden sind Folge wiederholter Mikrotraumen mit chronischen oder rezidivierenden Beschwerden im Bereich des Bewegungsapparats.

25.2
Individualsportarten

Jede Einteilung von Sportarten in bestimmte Kategorien ist bis zu einem gewissen Grade willkürlich, da die Grenzen fließend sind und beträchtliche Überlappungen hinsichtlich Art und Dauer der Belastung, von Kraftaufwand, Trainings- und Technikbedarf bestehen. Eine gebräuchliche Differenzierung ist die zwischen Individualsportarten, Mannschaftssportarten mit oder ohne Körperkontakt und Kampfsportarten.

Die Besprechung der verschiedenen Sportarten erfolgt hier abgesehen von der Grobgliederung in Individual-, Mannschafts- und Kampfsportarten aus Gründen der Übersichtlichkeit in alphabetischer Reihenfolge, da die Zusammenfassung einzelner Sportdisziplinen zu bestimmten Kategorien unterschiedlich gehandhabt wird. Disziplinen, die sich in ihrem Verletzungsmuster sehr ähneln, werden auch im Zusammenhang besprochen. Es findet sich dann bei der davon betroffenen Sportart ein entsprechender Hinweis.

25.2.1
Badminton

Badminton ist eine Sportart mit geringem Verletzungsrisiko, vergleichbar dem Tennis. Man rechnet mit weniger als 3 Verletzungen pro 1000 Spielstunden (Trainingszeiten inbegriffen). Überlastungsschäden machen 3 Viertel der Verletzungen aus. Die unteren Extremitäten sind etwa doppelt so häufig betroffen wie die oberen, wobei Achillessehnenverletzungen, Achillodynien und patellofemorale Schmerzsyndrome im Vordergrund stehen.

25.2.2
Laufsport

Die Verletzungen betreffen erwartungsgemäß in erster Linie die unteren Extremitäten. Prädisponierende Faktoren sind Gelenkfehlstellungen (Valgus/Varus), Beinlängendifferenzen (Beckenschiefstand) und Hüftdysplasien mit unzureichender Überdachung des Femurkopfes. Überlastungsschäden in Form von Tendinitiden, Periostitiden und Ermüdungsfrakturen stehen im Vordergrund. Dies gilt sowohl für den Leistungs- wie für den Breiten-/Freizeitsport. Daneben kommen akute und chronische Kompartmentsyndrome vor.

Akutverletzungen

■ **Achillessehnenrupturen**
Sie kommen vor allem bei Sprint- und Sprungbelastungen vor.

■ **OSG-Verletzungen**
In erster Linie handelt es sich um Außenbandverletzungen durch Supinationstraumen.

Überlastungsschäden

■ **Jogger's knee**
Als „Jogger's knee" wird eine Chondropathie/-malazie der Patella durch vermehrte Druckbelastung der knorpligen Patellagleitfläche infolge von Achsenfehlstellungen und/oder Muskelungleichgewichten bezeichnet.

■ **Patellaspitzensyndrom**
Es handelt sich dabei um eine Tendinose des Patellarsehnenursprungs durch Ungleichgewicht zwischen Oberschenkelbeugern und Streckern (optimales Kräfteverhältnis 2/3:1); differentialdiagnostisch kommt eine Patellasehnenreizung oder

Apophysitis der Patellaspitze in Betracht. Die Diagnose wird in der Regel klinisch gestellt und sonographisch bestätigt.

- **Muskellogensyndrom**

Ein Kompartmentsyndrom der Unterschenkelmuskellogen kann bei rascher Zunahme des Muskelvolumens infolge zu hoher Dauerbelastung (Durchblutung, Ödem) oder bei exzessiver Muskelhypertrophie auftreten.

- **Achillodynie/Achillessehnenriß**

Ursache der Achillodynie beim Laufsport ist meist eine asymmetrische Belastung der Sehne durch Überpronation des Fußes in der Stützphase und Übersupination in der Abstoßphase. Zur Ruptur kommt es vor allem bei Sprint- und Sprungbelastungen.

Diagnostik: Bei einer Achillodynie findet sich im US eine Sehnenauftreibung mit echoarmen Arealen und aufgehobenem fibrillärem Echomuster. Häufiger Begleitbefund ist eine Achillobursitis. Bei Teilrupturen findet sich neben dem Hämatom eine echoinhomogene Defektzone in der Sehne mit einzelnen noch erhaltenen Fasern.

Die komplette Achillessehnenruptur erfordert per se keine Bildgebung. Die sonographische Überprüfung der Dehiszenz der Sehnenstümpfe in Abhängigkeit von der Fußstellung (Funktionsdiagnostik) ist allerdings für die Therapieentscheidung hilfreich.

- **Vorfußschäden**

Prädisponierend sind Senk- und Spreizfußdeformitäten, die zu einem verstärkten und dauernden Bodenkontakt der Metatarsalköpfchen II und III führen; abzugrenzen sind diese Beschwerden gegenüber einer Morton-Neuralgie, die auf einer Neurombildung zwischen den genannten Metatarsalköpfchen beruht (Diagnostik durch Ultraschall).

- **Streßfrakturen**

Sie können grundsätzlich alle tragenden Knochen der unteren Extremität betreffen.

Häufigste Lokalisation beim Laufsport ist die Tibia, seltener die Fibula. Prädilektionsstellen an der Tibia sind das proximale und distale Diaphysendrittel, an der Fibula die supramalleoläre Diaphyse. Streßfrakturen des Femurhalses kommen am ehesten beim Langstreckenlauf vor. Eine typische Streßreaktion ist auch die Hyperostose/Periostose an der Tibia (Chin-Splint).

25.2.3
Radsport

Verletzungen und Überlastungsschäden kommen praktisch nur im Radrennsport vor, im Freizeitsport allenfalls im Rahmen von verkehrsbedingten Unfällen.

Akutverletzungen

Sturzbedingte Frakturen betreffen insbesondere den Schultergürtel (25 % aller Verletzungen im Radsport) in Form von:

- Akromioklavikulargelenksprengungen,
- Klavikulafrakturen,
- Frakturen der Skapula und des Processus coracoideus.

Überlastungsschäden

- BWS-Kyphose und kompensatorische Hyperlordose der HWS,
- chondropathieähnliche Kniegelenkbeschwerden.

25.2.4
Reiten

Akutverletzungen

Der Reitsport ist mit einem relativ hohen Unfallrisiko belastet, das einerseits von der Reitdisziplin (Military, Springreiten, Dressurreiten), andererseits vom Trainingszustand und der Erfahrung des Reiters abhängt. Häufigste Unfallursache ist der Sturz vom Pferd, meist nach vorn. Die Verletzungen betreffen deswegen in erster

Linie Kopf und Hals, Schultergürtel und Arme. Eine Besonderheit stellen Hufschlagverletzungen gegen den Kopf mit teilweise schweren Trümmerfrakturen des Gesichtsschädels dar sowie Unfälle, bei denen das Pferd mit seinem ganzen Gewicht auf den Reiter stürzt. Dabei kann es zu schwersten Thorax- und Abdominaltraumen kommen.

25.2.5
Rückschlagsportarten

Zu Rückschlagsportarten zählen Tennis, Squash, Badminton – Sportarten, die auch Überkopfbewegungen beinhalten und daher viele Gemeinsamkeiten mit Wurf- und Schwimmsportarten aufweisen.

Akutverletzungen

Akutverletzungen sind selten. Sie betreffen in der Regel die untere Extremität und sind durch die Laufkomponente bedingt. Am häufigsten handelt es sich um Distorsionen des OSG (Außenbandverletzungen). Eine seltene Verletzung ist die Zerrung oder Teilruptur der Wadenmuskulatur beim Tennis („tennis leg").

Überlastungsschäden

Sie betreffen in typischer Weise die obere Extremität und sind Folge der asymmetrischen Belastung des Schlagarms.

■ Schultergelenk

- Impingementsyndrom durch Gelenkinstabilität oder muskuläres Ungleichgewicht zwischen den Muskeln der RM, die den Humeruskopf in der Gelenkpfanne zentrieren und dem M. deltoideus,
- Ansatztendinose der RM am Tuberculum majus humeri,
- Rotatorenmanschettenruptur.

■ Ellbogengelenk

„Tennisellenbogen": Epicondylitis radialis humeri = Ansatztendinose der Handstreckmuskulatur (M. extensor carpi radialis).

■ Handgelenk

Streßfrakturen des Os hamatum oder des Os pisiforme, verursacht durch den andauernden Druck des Schlägergriffs, sind sehr selten.

■ Thoraxskelett

Auf der Seite des Schlagarms kann es im Ansatzbereich der Serratusmuskulatur zu Streßfrakturen einzelner Rippen kommen.

25.2.6
Rudersport

Rudersportarten (Rudern, Kanu, Kajak) gehen mit einer starken Belastung der WS einher. Bei beidarmigem Rudern ist diese Belastung symmetrisch im Sinne einer Flexion und Extension und kann zu lumbalen Spondylolysen und -listhesen führen. Bei asymmetrischen Ruderarten (Kajak, Kanu, Kanadier) kann es durch die starke laterale Beugebelastung der WS zu Skoliosen kommen. Typisch sind darüber hinaus Überlastungsschäden an der Schulter und im Bereich des Unterarms (Sehnen- und Sehnenscheidenentzündungen, Kompartmentsyndrome). Akutverletzungen kommen praktisch nur im Wildwassersport vor (Schulterluxationen).

Überlastungsschäden

Überlastungsschäden stehen im Vordergrund. Betroffen davon sind in der Reihenfolge der Häufigkeit:

- Kniegelenke: Chondromalazie der Patella und iliotibiales Bandsyndrom;
- Wirbelsäule: Bandscheibenläsionen (Chondrose, Osteochondrose), Spondylolyse und -listhese;
- obere Extremitäten: Schulterimpingement, Tendosynovitis;

- Thoraxskelett: posterolaterale Ermüdungsfrakturen der Rippen.

25.2.7
Schwimmsport

Schwimmen gilt als präventive Sportart mit ausgesprochen geringem Verletzungsrisiko (nur etwa 1 % aller Sportverletzungen treten beim Schwimmen auf). Akutverletzungen kommen allenfalls als Kontaktverletzungen vor, Überlastungsschäden ausnahmslos im Hochleistungsschwimmsport, wobei bei praktisch allen Schwimmstilen das Schultergelenk durch die ständigen Überkopfbewegungen in besonderem Maße belastet wird.

Überlastungsschäden

■ Schwimmerschulter
Durch den Bewegungsablauf beim Kraul-, Rücken- und Delphinschwimmen mit starker Abduktion und Außenrotation (vergleichbar anderen Überkopfsportarten) kann es zum Impingementsyndrom und zu Verletzungen der Rotatorenmanschette kommen. Das Impingement wird dabei durch ein Ungleichgewicht zwischen den Muskeln der Rotatorenmanschette, die den Humeruskopf in der Schultergelenkpfanne zentrieren, und der Deltoideusmuskulatur bedingt, die eine Kranialzug verursacht (sog. Instabilitätsimpingement). Darüber hinaus sind Tendinosen der Supraspinatussehne und der Bizepssehne möglich.

■ Wirbelsäule
An der WS kann es bei Dauerbelastung zu juvenilen Osteochondrosen und durch Hyperlordosierung beim Brust- und Delphinschwimmen zu Spondylolysen kommen.

25.2.8
Skisport

Akutverletzungen beim alpinen Skisport sind überaus häufig. Sie nehmen einen vorderen Platz in der Statistik der Sportverletzungen ein. Da es sich beim Skisport um einen Breitensport handelt, bei dem einerseits Fahrtechnik und Trainingszustand der Fahrer sehr unterschiedlich sind, andererseits die Pistenregeln nicht hinreichend beachtet und überwacht werden, sind praktisch alle Verletzungsarten möglich, bis hin zu schweren Schädel-Hirn-Traumen.

Prinzipiell können sturzbedingte und kollisionsbedingte Verletzungen unterschieden werden. Erstere machen etwa 80 %, letztere 20 % der relevanten Verletzungen aus. Das Verletzungsprofil hat sich im Laufe der Zeit durch die Sportgeräteentwicklung erheblich gewandelt. Die früher häufigen OSG-Frakturen und Luxationsfrakturen sind heute eher selten. Sie wurden zunächst von Tibiaspiralfrakturen, heute in zunehmendem Maße von Verletzungen des Kniegelenks abgelöst. Typische Verletzungen beim Skisport sind Schulterluxationen, Unterschenkelfrakturen, der „Skidaumen" und Kniegelenkverletzungen.

Im Gegensatz zum alpinen Skisport ist der Skilanglauf eine verletzungsarme Disziplin, bei der Akutverletzungen am ehesten bei Abfahrten und beim Zusammenstoß mit gestürzten Läufern vorkommen.

Akutverletzungen

■ Schulterverletzungen
Die häufigsten Verletzungen des Schultergürtels sind:

- Schulterluxationen durch Sturz, wobei durch den schulterfixierenden Skistockeinsatz alle, auch seltene Luxationsrichtungen mit oder ohne Abriß des Tuberculum maius möglich sind;
- Rotatorenmanschettenrupturen (Riß der Supraspinatussehne);
- Akromioklavikulargelenksprengungen;
- Klavikulafrakturen.

■ **Skidaumen**

Es handelt sich dabei um einen Riß des ulnaren Kollateralbandes am Daumengrundgelenk (Metakarpophalangealgelenk I), der in etwa einem Viertel der Fälle mit einem Knochenausriß einhergeht. Die Verletzung wird durch eine Gewalteinwirkung über den durch die Handgelenkschlinge fixierten Skistock verursacht.

■ **Kniegelenkverletzungen**

- Verletzungen der Kniegelenkbinnenstrukturen werden durch Verdrehtraumen verursacht (Sturz bei fixiertem Unterschenkel). Durch die Hebelwirkung des Skis sind die Verletzungen oft höhergradig und können alle meniskoligamentären Strukturen betreffen, einschließlich des hinteren Kreuzbandes. Ausrißfrakturen der Eminentia intercondylaris sind dabei möglich. Am häufigsten sind Kombinationsverletzungen des vorderen Kreuzbandes mit Innenmeniskus- und medialen Seitenbandläsionen („unhappy triad").
- Chondropathia patellae durch hohen Anpreßdruck der Kniescheibe beim Abfahrtslauf in Hockstellung;
- (Osteo)chondrosis dissecans durch Knorpelkontusionen und Knorpelabscherungen.

■ **Unterschenkelfrakturen**

Seit Einführung der Langschaftskischuhe sind Luxationsfrakturen des OSG (früher die typische Skisportverletzung) selten geworden. Der frakturgefährdete Bereich hat sich nach proximal verlagert. Heute handelt es sich typischerweise um Unterschenkelschaftfrakturen im mittleren Diaphysendrittel mit Frakturierung von Tibia und Fibula in gleicher Höhe. Unter dem Begriff „Skibruch" wird üblicherweise eine Tibiaspiralfraktur verstanden. Als Schuhrandfrakturen werden Querfrakturen der Tibia bezeichnet.

Überlastungsschäden

Überlastungssyndrome kommen am ehesten beim Skilanglauf in Form von Unterschenkelkompartmentsyndromen, Achillessehnenproblemen, einer Epicondylitis radialis oder auch von Streßreaktionen an den Dornfortsätzen vor. Überlastungsschäden an Wirbelsäule und Oberkörper sind allerdings bei dem modernen Skatinglaufstil im Gegensatz zu den älteren Laufstilarten (klassischer Laufstil, Diagonallaufstil) selten.

25.2.9
Sprungsport

Zu den Sprungsportarten im engeren Sinne zählen Weitsprung, Hoch- und Stabhochsprung. Hierbei dominieren Verletzungen der Sprunggelenke und Kniegelenke. Im weiteren Sinne können aufgrund ähnlicher Belastungen das Turm-, Kunst- und Trampolinspringen dazu gezählt werden.

Akutverletzungen

■ **Sprunggelenk- und Fußverletzungen**

Sie kommen insbesondere bei Sportarten mit einbeinigem Absprung vor und betreffen in erster Linie das OSG in Form von Supinations- oder Pronationstraumen.

Überlastungsschäden

■ **Wirbelsäule**

Sprungsportarten, die mit endgradigen Flexions- und Extensionsbewegungen sowie Torsionen der WS verbunden sind, wie der „Fosbory Flop" beim Hochsprung, der Stabhochsprung, das Kunst- und Turmspringen, können aufgrund der WS-Belastung zu Spondylolysen führen.

■ **Kniegelenk („Jumper's knee")**

Typische Belastungsfolgen beim Springen sind Muskelansatztendinosen im Kniegelenkbereich wie das Patellaspitzensyndrom (s. unter 25.2.2) und die Tendinose des Quadrizepssehnenansatzes am oberen Patellapol („Jumper's knee"). Daneben sind chondromalazische Veränderungen des Kniegelenks möglich.

■ **Sprunggelenk- und Fußverletzungen**

Chronische Belastungsfolgen sind die Achillodynie (häufig) und Streßfrakturen des Os naviculare pedis (selten) oder des Kalkaneus (sehr selten). Streßfrakturen der proximalen Fibula sind ebenfalls sehr selten.

25.2.10
Squash

Squash gilt als das schnellste Rückschlagballspiel. Die Verletzungshäufigkeit ist etwa 3- bis 4mal so hoch wie bei Tennis oder Badminton. Die Nichtkontaktverletzungen und Überlastungssyndrome entsprechen denen beim Tennis oder Badminton. Eine Besonderheit stellen die durch Schläger oder Ball verursachten Kontaktverletzungen dar.

Akutverletzungen

■ **Augenverletzungen**

Augenverletzungen bedürfen einer besonderen Erwähnung; einerseits sind sie nicht selten, andererseits können sie im Gegensatz zu Kontaktverletzungen an Rumpf und Extremitäten zu bleibenden Schäden führen.

25.2.11
Tennis

Ganz im Vordergrund stehen Überlastungsschäden. Akutverletzungen sind die Ausnahme. Typische Beschwerdebilder sind Tendinopathien, an der oberen Extremität in Form des Tennisellenbogens und der Tennisschulter (Rotatorenmanschette), an der unteren Extremität im Sinne eines patellofemoralen Schmerzsyndroms oder von Meniskusschäden. Lumbale Spondylolysen/-listhesen sind selten.

Überlastungsschäden

■ **Tennisellenbogen**

Beim Tennisellenbogen handelt es sich typischerweise um eine Insertionstendinopathie der Extensorensehnenansätze im Sinne einer Epicondylitis radialis. Das entsprechende Korrelat im Wachstumsalter ist eine Fragmentation der Apophyse („Apophysitis"). Seltener ist eine Epicondylitis bzw. Apophysitis medialis („little league elbow").

25.2.12
Turnen

Verletzungen beim Turnen ereignen sich ganz überwiegend während des Trainings und nur ausnahmsweise im Wettkampf. Dies liegt in erster Linie an der Relation zwischen Trainings- und Wettkampfzeiten, deutet aber auch darauf hin, daß der Faktor Konzentration eine wesentliche Rolle spielt. Eindeutiger Risikofaktor bei allen Kunstturnarten ist das Leistungsniveau. Je höher dieses ist, um so häufiger und schwerer sind Verletzungen und Folgeschäden. Die meisten Verletzungen kommen beim Bodenturnen vor. Häufiger sind sie auch beim Barren-, Reck- und Ringturnen, bei dem insbesondere die Schultergelenke hoch belastet sind.

Akutverletzungen machen etwa 2 Drittel, Überlastungsschäden 1 Drittel der Verletzungen aus. In etwa der Hälfte der Fälle sind die unteren Extremitäten betroffen, in etwa je einem Viertel der Rumpf und die oberen Extremitäten.

Akutverletzungen

Bei den Akutverletzungen stehen Muskelzerrungen und Bänderrisse im Vordergrund, gefolgt von Gelenkluxationen und Subluxationen.

■ **Kopf- und Halsverletzungen**

Das mittlerweile als Sportdisziplin aufgegebene Trampolinspringen war mit einem vergleichsweise hohen Risiko für Schädel- und HWS-Verletzungen (mit Querschnittslähmungen) durch das Aufschlagen des Kopfes auf die Sprungfläche behaftet.

Überlastungsschäden

Bei den Überlastungsschäden dominieren am Achsenskelett Spondylolysen und Spondylolisthesen der LWS sowie Bandscheibenläsionen im thorakolumbalen Übergangsbereich, an den Extremitäten chronische Gelenkinstabilitäten, osteochondrale Läsionen und Osteomalazien, Streßfrakturen und im Wachstumsalter Epiphysenschädigungen.

25.2.13
Wurf- und Überkopfsportarten

Zu diesen Sportarten zählen Speerwurf, Hand- und Wasserball, Tennis (Aufschlag), Schwimmen u.ä. Akutverletzungen kommen dabei allenfalls in Form von Luxationen vor.

Überlastungsschäden

- **Schultergürtel**
Überlastungsschäden sind Folge des Bewegungsablaufs im Schultergelenk. In der Ausholbewegung vor dem Wurf oder dem Aufschlag (Tennis) bzw. während der Überwasserphase beim Schwimmen kommt es zu einer starken Abduktion und Außenrotation des Armes, die in der Wurfphase (bzw. während des Unterwasserzuges beim Schwimmem) von einer starken Adduktion und Innenrotation gefolgt wird. Folge davon ist eine Hypermobilität im Schultergelenk (anterior, posterior, multidirektional), die mit einem Instabilitätsimpingement einhergehen kann. Bei posteriorer Instabilität kann es zur Knochenhypertrophie des hinteren Glenoidanteils kommen (Bennett-Läsion = Werferexostose). Des weiteren sind Risse im Labrum glenoidale und anterosuperiore Ausrißverletzungen des Labrums am Ansatz der langen Bizepssehne möglich (SLAP-Läsion).

Stauchungsbelastungen der Schulternebengelenke (SC- und AC-Gelenk) führen zu frühzeitigen Arthrosen dieser Gelenke.

- **Ellbogen**

- Die Überstreckung im Ellbogengelenk geht mit einer Knochen-Knorpelbelastung einher, in deren Folge es zu einer Osteochondrosis dissecans kommen kann.
- Epicondylitis ulnaris des Wurfarms durch Überdehnung bei Valgus- und Extensionsbelastung (z.B. Speerwerfen).

25.2.14
Sonstige Individualsportarten

- **Bogenschießen.** Das Bogenschießen ist durch eine ausgeprägt asymmetrische Belastung der Oberkörpermuskulatur gekennzeichnet. Typische Überlastungsbeschwerden sind ein vorderes Impingement der Supraspinatussehne und der langen Bizepssehne unter dem korakoakromialen Bogen.

- **Eis- und Rollschuhlauf, Rollerblade, Rollerskate.** Eisschnellauf ist eine verletzungsarme Sportart. Beim Eiskunstlauf und beim Rollerskating ist das Verletzungsrisiko aufgrund der Sprunganteile größer. Beim Paarlauf kommt zusätzlich das Kollisionsrisiko hinzu.

Typische Akutverletzungen sind Distorsionen und Bandverletzungen an den unteren Extremitäten und Frakturen der oberen Extremitäten.

Beschwerden der Rückenmuskulatur und der Wirbelsäule kommen bei allen Disziplinen vor, tibiale Streßsyndrome und Streßfrakturen der Metatarsalia beim Eiskunstlauf, patellofemorale Schmerzsyndrome beim Eisschnellauf.

- **Golf.** Golf ist eine Sportart mit vergleichsweise geringem Verletzungsrisiko.

Überlastungsschäden stehen im Vordergrund, Akutverletzungen kommen praktisch nicht vor. Von Überlastungsbeschwerden sind in der Reihenfolge der Häufigkeit betroffen: LWS (Rotationsbewegung des Rumpfes), Ellbogengelenk, Handgelenk, Schultergelenk.

Golfer-Ellenbogen: Es handelt sich dabei um eine mediale Epikondylitis am rechten Ellenbogen aufgrund der starken Pronationsbewegung des Unterarms. Das Handgelenk ist meist linksseitig betroffen.

■ **Ringen, Bodybuilding:** Akutverletzungen sind die Ausnahme. Die am stärksten belasteten Skelettabschnitte sind die Wirbelsäule (LWS) und die Kniegelenke. Typische Überlastungsschäden sind:

- Spondylolyse, Spondylolisthese (Häufigkeit beim Gewichtheben ca. 30 %, beim Bodybuilding ca. 3 %),
- Patellaschmerzsyndrom durch Kniebeugung unter starker Gewichtsbelastung,
- Schulterprobleme.

■ **Sportklettern.** Verletzungen und Überlastungssyndrome konzentrieren sich auf den Bereich von Hand und Handgelenk sowie Ellenbogen:

- Ringbandruptur,
- funktionelles Karpaltunnelsyndrom.

Ringbandruptur: Sie ist eine der häufigsten Verletzungen und betrifft überwiegend den 4. Finger.

Diagnostik: Da die Ringbänder im MRT nicht als eigene Strukturen abgrenzbar sind, können Ringbandrupturen nur indirekt anhand eines verbreiterten flüssigkeitsreichen Raums zwischen Fingerknochen und Beugesehnen nachgewiesen werden. Am besten darstellbar ist der Befund in sagittalen oder transversalen T2-gewichteten Sequenzen (T2 signalreich, T1 intermediär).

■ **Tontaubenschießen.** Hierbei besteht das Risiko einer Ermüdungsfraktur an der Basis des Korakoidfortsatzes („Trapshooter"-Fraktur).

25.3
Mannschaftssportarten

Im Ballsport werden Ballsportarten ohne Körperkontakt wie Volleyball und Basketball von Kontaktsportarten wie Hand- oder Fußball unterschieden. Beiden gemeinsam ist eine Kombination von Lauf-, Sprung-, Wurf- und direkten Stoß- oder Schlagbelastungen aus ganz unterschiedlichen Körperhaltungen heraus. Kontaktsportarten sind dabei mit einem besonders hohen Verletzungsrisiko behaftet.

> **Beachte:** Auch bei den klassischen körperkontaktfreien Mannschaftssportarten kommt es heute zunehmend zu Körperkontakten mit entsprechend höherem Verletzungsrisiko.

25.3.1
Ballsportarten ohne Körperkontakt

Die Verletzungen im Bereich der oberen Extremitäten betreffen insbesondere das Schultergelenk und die Fingergelenke, die Verletzungen im Bereich der unteren Extremität das Knie- und Sprunggelenk.

■ **Basketball.** Verletzungen sind im Wettkampf doppelt so häufig wie im Training. 80% sind Akutverletzungen, etwa 3 Viertel der Verletzungen betreffen die untere Extremität.

■ **Volleyball.** Volleyball besitzt als überaus dynamische und sprungbetonte Sportart ein hohes Verletzungspotential. Akutverletzungen betreffen in erster Linie die Sprunggelenke und die Finger, Überlastungsschäden das Kniegelenk (Springerknie).

Verletzungsmöglichkeiten

- **Schultergelenk**
  Am Schultergelenk kann es zu folgenden Beschwerden oder Läsionen kommen:

  - zur vorderen Gelenkinstabilität durch rezidivierende Kapseldehnungen im Rahmen der Ausholbewegung des Arms,
  - zu Impingementbeschwerden mit Entzündungen der Bursa subdeltoidea und/oder subacromialis,
  - zur Tendovaginitis der langen Bizepssehne,
  - zur Bizepssehnenluxation oder Ruptur.

- **Hand**
  Typische Verletzungen an der Hand sind Distorsionen, Sehnenabrisse und Luxationen an den Fingerend-, seltener den Mittelgelenken, die mit knöchernen Bandausrissen einhergehen können („drop finger" bei Strecksehnenabriß). Die Verletzungen entstehen beim Fangversuch durch das Auftreffen des Balls auf den gestreckten Finger.

- **Kniegelenk**
  Die Verletzungen betreffen meist den Streckapparat und können sich manifestieren als

  - Patellaspitzensyndrom;
  - Tendinopathie des Quadrizepssehnenansatzes am oberen Patellapol (Springerknie, „Jumper's knee");
  - Chondropathia patellae, die nicht nur durch muskuläre Ungleichgewichte, sondern auch durch direkte Prellungen verursacht wird;
  - Patellakontusion/-fraktur durch Sturz auf das Knie („Hechtbagger" beim Volleyball).

25.3.2
Ballsportarten mit Körperkontakt

- **Eishockey.** Eishockey zählt zu den verletzungsträchtigsten Spielsportarten. Das große Verletzungspotential resultiert aus der hohen Spielgeschwindigkeit, dem Sportgerät (Schlittschuhe, Schläger, Puck) und den häufigen Kollisionen (mit gegnerischen Spielern und Banden). Stumpfe Verletzungen werden durch Puck, Schläger und Kollisionen verursacht, scharfe Verletzungen durch die Schlittschuhkufen. Etwa 15% der Verletzungen gehen auf Fouls zurück. Kopfverletzungen sind etwa doppelt so häufig wie Verletzungen der oberen Extremitäten und diese wiederum doppelt so häufig wie Verletzungen der unteren Extremitäten.

Typische Verletzungen am Kopf sind Augen-, Kiefer- und Zahnverletzungen, an der oberen Extremität Luxationen des AC-Gelenks (durch „Checking"), des Schultergelenks, des Daumens (ulnarer Seitenbandriß = „Torhüterdaumen"), an der unteren Extremität Oberschenkelprellungen, patellofemorale Schmerzsyndrome und Leistenzerrungen (Adduktorenzerrung durch den Schlittschuhschritt).

- **Handball.** 85% der Verletzungen sind Akuttraumen, 15% Überlastungsschäden. 2 Drittel der Verletzungen treten im Wettkampfspiel auf.

An der oberen Extremität überwiegen Verletzungen der Hand (Radius- und Navikularefrakturen); Schulterverletzungen sind vergleichsweise selten und betreffen dann vorzugsweise das AC-Gelenk. An der unteren Extremität dominieren Distorsionen des Sprung- und Kniegelenks.

- **Fußball.** Beim Fußball dominieren Verletzungen der unteren Extremität (ca. 75%), wobei Kniegelenkverletzungen häufiger als Sprunggelenkverletzungen sind. Es handelt sich dabei meist um Band- und Meniskusverletzungen. Frakturen sind vergleichsweise selten. Am ehesten kommt es noch zu hohen Fibulafrakturen durch direktes Anpralltrauma. Die Verletzungen der oberen Extremität sind denen beim Handball vergleichbar (AC-Gelenk, Klavikula). 40% der Verletzungen entstehen durch direkten Körperkontakt.

Weitere Verletzungsmöglichkeiten

■ **Beckenskelett**

Beim Fußball (auch bei Lauf- und Sprungsportarten, im Skisport) kommt es infolge von Überstreckungen und Abspreizen den Beines (Grätschen) zu Abrißfrakturen von Muskelansätzen. Betroffen sind davon folgende Muskelursprünge bzw. -ansätze:

- M. tensor fasciae latae und M. sartorius an der Spina iliaca anterior superior,
- M. rectus femoris an der Spina iliaca anterior inferior,
- M. iliopsoas am Trochanter minor.

■ **Kniegelenk**

Verletzungen des Kniegelenks sind Folge von Dreh- und Gleitbewegungen bei fixiertem Unterschenkel. Sie betreffen die Binnenstrukturen, und zwar meist den Innenmeniskus, das mediale Kollateralband und das vordere Kreuzband in unterschiedlicher Kombination (sog. „unhappy triad" bei Läsion aller 3 Komponenten).

■ **Sprunggelenk**

Infolge der hohen mechanischen Belastung und der häufigen Distorsionen kommt es frühzeitig zur Arthrose mit exostosenartigen Anbauten ventral und dorsal am Talus (Talusnase, „footballer's ankle").

25.4
Kampfsportarten

Das Verletzungsmuster variiert mit der Art des Kampfsports. Eine typische, aber nicht häufige Verletzung beim Boxen ist die Fraktur der Metakarpalbasis I, bei Karate die Fraktur des Metakarpale V. Beim Judosport kommt es am ehesten zu AC-Gelenksprengungen und Klavikulafrakturen; beim Ringen sind Luxationen praktisch aller Gelenke möglich, wobei Ellbogenluxationen häufiger mit knöchernen Begleitverletzungen einhergehen (Olekranon, Proc. coronoideus, Radiusköpfchen). Möglich sind auch praktisch alle Formen von Muskelansatztendinosen.

25.4.1
Boxen

Typische Verletzungen am Bewegungsapparat sind diejenigen der Hand (ca. 45%) und des Schultergelenks. Eine Besonderheit des Boxsports sind akute und chronische Schädel-Hirn-Traumen, die die Mehrzahl der schwerwiegenderen Verletzungen bzw. Verletzungsfolgen im Boxsport ausmachen.

■ **Handverletzungen**

Die Verletzungen betreffen 3 Regionen, den 1. Strahl, die Karpometakarpalgelenke und die Metakarpophalangealgelenke. Sie resultieren daraus, daß im Boxhandschuh der Faustschluß unvollständig ist und der Daumen von den anderen Fingern getrennt und dadurch Abduktionsverletzungen ausgesetzt ist. Typische Verletzungen sind:

- Daumensattelgelenkverletzungen: Bennett-Fraktur, ulnare Seitenbandläsionen;
- Daumenendgliedfrakturen;
- Skaphoidfrakturen;
- karpometakarpale Distorsionen und Dislokationen (II–IV);
- distale Metakarpalfrakturen IV und V (Boxerfrakturen);
- Boxerknöchel: Instabilitäten und Dislokationen in den Metakarpophalangealgelenken II und III durch Riß der dorsalen Gelenkkapseln.

■ **Schultergelenkverletzungen**

Durch die aktiven Boxschläge kommt es zu einer starken Belastung der hinteren Rotatorenmanschettenmuskulatur und des hinteren Labrums mit nachfolgender Schulterinstabilität.

25.4.2
Ringen

Ringen ist eine reine Körperkontaktsportart mit einem relativ hohen Verletzungsrisiko (ca. 2 Verletzungen pro Ringer und Jahr). Kopf-Hals-Verletzungen machen etwa 30% aus, Rumpfverletzungen 10%, Verletzungen der unteren Extremitäten knapp 40% und solche der oberen Extremitäten reichlich 20%. Bezogen auf einzelne Skelettabschnitte sind die Kniegelenke am häufigsten betroffen (25%), gefolgt von der HWS und den Schultergelenken (jeweils etwa 12%). Typische Verletzungen sind:

- Schädel- und HWS-Verletzungen durch Aufprall auf die Matte beim Überwurf,
- Gelenkluxationen (Schulter-, Ellbogengelenk),
- Knieverletzungen, insbesondere Kollateralband- und Meniskusläsionen,
- OSG-Verletzungen.

25.4.3
Asiatische Kampfsportarten

Die asiatischen Kampfsportarten lassen sich gliedern in

- Kampfsportarten, bei denen getreten und geschlagen wird (z. B. Karate);
- Kampfsportarten mit Halte- und Würgegriffen (z. B. Judo);
- Kampfsportarten mit Waffeneinsatz.

Die Art des Kampfsports ist mitbestimmend für das Verletzungsrisiko und -muster. Bei den Kampfsportarten der 1. Gruppe sind Verletzungen an allen Körperregionen möglich, wenngleich die Schläge und Tritte stets abgebrochen werden, bevor der Gegner getroffen wird. Bei den Kampfsportarten der 2. Gruppe kommen häufiger Gelenkverletzungen vor (Schulter-, Ellbogen-, Fingergelenke). Beim Kampfsport mit Waffeneinsatz kommt es am ehesten zu schlagbedingten stumpfen Weichteilverletzungen an Kopf, Abdomen und Armen.

25.5
Verletzungsregionen

- **Kopf-Hals-Region**
Die Verletzungsrisiken an Kopf und Hals sind in Tabelle 25.1 aufgelistet.

- **Wirbelsäule**
Überlastungsschäden an der Wirbelsäule kommen insbesondere bei Sportarten mit Hyperextension und Hyperflexion vor. Bei starker Belastung der Wirbelsäule im Wachstumsalter kann es zu Formveränderungen der Wirbelkörper (Abflachung, Keilform, größerer Längendurchmesser), zu Randleistenstörungen (Limbuswirbel) kommen (Ringen, Turnen, Fußball, Tennis; s. Tabelle 25.2).

- **Thoraxskelett**
Verletzungsrisiken dieser Region sind in Tabelle 25.3 aufgeführt.

- **Schultergürtel**
Akutverletzungen kommen in erster Linie bei Kontaktballsportarten wie Handball, Football, Rugby, Hockey vor, daneben auch bei Sportarten, bei denen es zu Stürzen kommen kann.
Überlastungsschäden sind bei Sportarten mit sich ständig wiederholenden Überkopfbewegungen häufig (Tabelle 25.4).

Tabelle 25.1. Art und Vorkommen von Akutverletzungen und Überlastungsschäden an Kopf und Hals

Akutverletzungen	
Schädel-Hirn-Trauma	Boxen
Gesichtsschädelfrakturen	Reiten
	Radsport
	Eishockey
Augenverletzungen	Squash
Chronische Schäden	
Enzephalopathie	Boxen

Tabelle 25.2. Art und Vorkommen von Akutverletzungen und Überlastungsschäden an der Wirbelsäule

Akutverletzungen	
Frakturen (Querschnitt)	Reiten
	Trampolinspringen
Überlastungsschäden	
Kyphose	Radsport
	Schwimmen
Spondylolyse/-listhese	Turnen
	Rudern
	Gewichtheben
	Delphinschwimmen
	Kunst- und Turmspringen
	(Hochsprung, Tennis)
Chondrose/Osteochondrose	HWS: Ringen, Boxen
	LWS: Rudern, Gehen, Gewichtheben
Dornfortsatzfrakturen	Werfen
durch Muskel-/Sehnenzug	Handball

Tabelle 25.3. Art und Vorkommen von Akutverletzungen und Überlastungsschäden am Thoraxskelett

Akutverletzungen	
Rippenfrakturen	Fußball
	Skisport
	Radsport
	Kampfsportarten
Überlastungsschäden	
Rippenfrakturen	Rückschlagsportarten (schlagarmseitig im Bereich
(Ermüdungsfrakturen)	der Serratusansätze)
	Rudern
	Golf
Thoracic-outlet-Syndrom	Kraftsportarten

Tabelle 25.4. Art und Vorkommen von Akutverletzungen und Überlastungsschäden am Schultergürtel

Akutverletzungen	
Schulterluxation	Skisport
	Ringen
	Wildwassersport
	Eishockey
AC-Gelenkluxation	Judo
	Radsport
	Eishockey
Klavikulafraktur	Radsport
	Skisport
	Eishockey
	Kampfsportarten
Proximale Oberarmfraktur	Reitsport
Skapulafraktur	Radsport
Überlastungsschäden	
Impingement/RM-Läsionen/	Wurf-, Überkopf-, Rückschlagsportarten
Instabilität/SLAP-Läsion	Bogenschießen (vorderes Impingement)
	Golf
Humerusermüdungsfraktur/	Wurfsportarten (Baseball)
Epiphyseolyse	
Korakoidermüdungsfraktur	Tontaubenschießen

Begrifflich mit einer bestimmten Sportart assoziierte und dadurch als „sportarttypisch" geltende Verletzungen am Schultergürtel sind:

- Golferschulter, ein Schmerzsyndrom bedingt durch
  - entzündliche Veränderungen der langen Bizepssehne (Überbeanspruchung),
  - degenerative Veränderungen der Supraspinatussehne (bei Elevation subakromiale Sehnenkompression),
  - degenerative Veränderungen des AC-Gelenks (Preßdruck im AC-Gelenk mit Diskusschädigung);
- Little-leaguer's-Schulter, eine Ablösung der proximalen Humerusepiphyse im Wachstumsalter bei Wurfsportarten;
- Schwimmerschulter, ein Impingementsyndrom mit Läsion der Rotatorenmanschette durch den Überkopfbewegungsablauf bei verschiedenen Schwimmstilarten;
- Trapshooter-Fraktur, eine Ermüdungsfraktur an der Basis des Korakoidfortsatzes beim Tontaubenschießen.

■ **Ellbogengelenk**

Durch eine chronische Zugbelastung kann es im Wachstumsalter einerseits zu kompensatorischen Hypertrophien an den gelenkbildenden Knochenenden (insbesondere Radiusköpfchen, Trochlea humeri, Olekranon), andererseits zur Ausbildung von Traktionsosteophyten (insbesondere ulnare Gelenkfläche, Processus coronoideus, Olekranon durch Trizepszug) kommen (Tabelle 25.5).

Eine chronische Druckbelastung wiederum kann aufgrund der Mikrotraumen zu einer Osteochondrosis dissecans mit Ausbildung freier Gelenkkörper führen (Radiusköpfchen, Capitulum humeri, Olekranon), die oft mit Veränderungen am Epicondylus ulnaris humeri infolge Zugbelastung kombiniert ist (verstärktes Epiphysenwachstum und verzögerter Epiphysenschluß).

! **Beachte:**

- Die Ellbogenluxation ist die zweithäufigste Luxation im Sport nach der Schulterluxation.
- Durch Valgusstreß kann es neben einer Epikondylitis auch zu einer Distorsion des für die Gelenkstabilität funktionell wichtigen medialen Kollateralbandes kommen (Abb. 25.2). Das MRT zeigt eine Signalanhebung in T2-gewichteten oder STIR-Sequenzen; wichtig ist die Mitbeurteilung des Proc. coronoi-

Tabelle 25.5. Art und Vorkommen von Akutverletzungen und Überlastungsschäden am Ellbogengelenk

Akutverletzungen	
Luxation	Kampfsportarten (Ringen)
Überlastungsschäden	
Epicondylitis radialis	Tennis, Squash
	Badminton
	Golf
Epicondylitis ulnaris	Wurf-, Überkopf-, Rückschlag-sportarten
	Baseball
	Golf
	Fechten
Osteochondrose (Caput radii, Capitulum humeri, Olekranon)	Wurf- und Überkopfsportarten Golf
Gelenkhypertrophien, Traktionsosteophyten (Trizepssehnenansatz)	Wurf- und Überkopfsportarten (Schnellkraftsport – Kugelstoßen)
Bursitis olecrani	Reibungstraumen: Judo, Basketball, Handball, Badminton
Pronator-teres-Syndrom	Basketball

deus, an dem das Kollateralband verankert ist. Chronische Überlastung führt zu einer Auftreibung des Kollateralbandes. Auf der gegenüberliegenden radialen Seite kann es zu einer Osteochondrose des Radiusköpfchens oder des Capitulum humeri kommen.
- Mediale Streßbelastungen führen im Wachstumsalter zu einer Hypertrophie des medialen Epikondylus (mit oder ohne Osteochondritis), beim Jugendlichen zu Epiphysenabrissen und beim Erwachsenen zu Abrißfrakturen am Epikondylus.
- Laterale Überlastungen verursachen vor Epiphysenschluß Wachstumsstörungen des Radiusköpfchens und des Kapitulum mit Vergrößerung, Verplumpung und Fragmentation, beim Jugendlichen Ausrißfrakturen.
- Bei dorsalen Streßbelastungen kann die Verschmelzung der Olekranonepiphyse ausbleiben, und es können sich ektope Ossifikationen an der Olekranonspitze ebenso wie freie Gelenkkörper bilden.

Begrifflich mit einer bestimmten Sportart assoziierte und dadurch als „sportarttypisch" geltende Verletzungen am Ellbogengelenk sind:

- Fechterellenbogen, Golferellenbogen, Tennisellenbogen: Insertionstendopathien radial- und/oder ulnarseitig; der „Tennisellenbogen" tritt vorwiegend radialseitig, der „Golferellenbogen" vorwiegend ulnarseitig, der „Fechterellenbogen" radial- und ulnarseitig auf;
- Little-leaguer's-Ellenbogen: Abriß oder Fragmentation der medialen Epikondylusapophyse im Wachstumsalter (Nachwuchsspieler, Baseball);
- Werferellenbogen (Synonym: Werferarm), eine Zerrung des Lig. collaterale ulnare am Wurfarm (Vorkommen insbesondere bei Speerwerfen).

■ **Handgelenk und Hand** (Tabelle 25.6)
Begrifflich mit einer bestimmten Sportart assoziierte und dadurch als „sportarttypisch" geltende Verletzungen an der Hand sind:

- Baseballfinger, Verletzung (Endphalanxfraktur, Strecksehnenabriß, Luxation) durch Anschlagen des Balls volarseitig an das Endglied bzw. die Spitze des gestreckten Fingers, der dadurch nach dorsal extendiert wird;
- Bowlerdaumen, eine perineurale Fibrose am subkutan gelegenen digitalen Ulnarisast mit nachfolgender Neurombildung durch Druck des Daumengrundglieds gegen den Rand des Daumenlochs der Bowlingkugel;
- Boxerdaumen: Fraktur im Daumensattelgelenk mit oder ohne Seitenbandläsion;
- Boxerfraktur: distale subkapituläre Fraktur des Os metacarpale IV und/oder V;
- Skidaumen: Riß des ulnaren Kollateralbandes am Daumengrundgelenk;
- Torhüterdaumen, eine Verletzung vergleichbar dem Skidaumen.

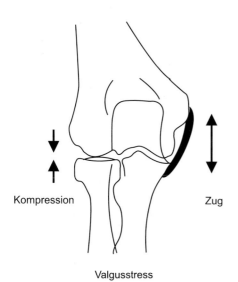

Abb. 25.2. Belastungszonen und Kräfte am Ellbogen bei Wurf- und Rückschlagsportarten

Tabelle 25.6. Art und Vorkommen von Akutverletzungen und Überlastungsschäden am Handgelenk und der Hand

Akutverletzungen	
Metakarpale-I-Fraktur	Boxen, Skisport
Metakarpale-V-Fraktur	Karate, Boxen
Fingerluxationen, Sehnenabriß	Ballsport
Akutes Kompartmentsyndrom	Sportklettern
Überlastungsschäden	
Gelenkinstabilitäten	Turnen
	Boxen
Streßfrakturen	Rückschlagsportarten
(Handwurzelknochen, Hamulus)	(schlägergriffbedingt, z. B. Golf)
Ringbandläsionen der Finger	Sportklettern
Chron. Kompartmentsyndrom	Sportklettern
Perineurale Fibrose/Neurom	Bowler-Daumen
Handgrifflähmung (Äste des N. ulnaris)	Radsport

Tabelle 25.7. Art und Vorkommen von Akutverletzungen und Überlastungsschäden am Becken

Akutverletzungen	
Beckenringfrakturen	Reiten
Abrißfrakturen von Muskeln	Fußball
	Sprint- und Sprungsport
	Skisport
Überlastungsschäden	
Apophysenlösungen	Fußball
	Sprint- und Sprungsport
	Skisport

■ **Becken, Hüft-/Leistenregion**
(Tabelle 25.7)

Eine als „sportarttypisch" geltende Verletzung am Beckenskelett ist die *Sprinterfraktur*, eine traumatische Apophysenlösung (Spina iliaca anterior inferior) durch Zug des M. rectus femoris bei Sprintsportarten.

■ **Kniegelenk und Unterschenkel**

Typische Situationen für Verletzungen des Kniebandapparats sind plötzliche Richtungsänderungen aus vollem Lauf heraus oder das Abstoppen aus vollem Lauf mit einem Schritt, sowie das Aufsetzen mit gestrecktem Knie nach einem Sprung. Diesen Situationen ist das plötzliche Abbremsen gemeinsam. Durch den Antagonimus zwischen der streckenden Kraft durch die Quadrizepskontraktion und der beugenden Kraft durch das Abbremsen der Vorwärtsbeschleunigung kommt es zu einer hohen Belastung des vorderen Kreuzbandes.

Besonders prädisponiert für derartige Verletzungen sind sprungbetonte Ballsportarten wie Basketball und Volleyball, aber auch der alpine Skisport (Tabelle 25.8).

Begrifflich mit einer bestimmten Sportart assoziierte und dadurch als „sportarttypisch" geltende Verletzungen am Kniegelenk und Unterschenkel sind:

- Joggersyndrom, ein akuter Verschluß der A. femoralis durch scherenartige Gefäßkompression (mechanischer Dauerreiz der Intima) an der Austrittsstelle des Gefäßes aus dem Adduktorenkanal;
- Läuferknie (iliotibiales Syndrom), ein Schmerzsyndrom im Bereich der äußeren Kniegelenkpartie verursacht durch eine Reibung des Tractus iliotibialis am lateralen Femurkondylus;

Tabelle 25.8. Art und Vorkommen von Akutverletzungen und Überlastungsschäden am Kniegelenk und Unterschenkel

Akutverletzungen	
Unterschenkelfraktur	Skisport
	Fußball (Fibula)
Meniskoligamentäre Läsionen	Fußball
	Skisport
	Ringen
Patellafraktur	Volleyball
Akutes Kompartmentsyndrom	Langstreckenlauf
Überlastungsschäden	
Ermüdungsfrakturen	Lang-/Mittelstreckenlauf
	Springen
Tibiahyperostose (Chin-Splint)	Lang-/Mittelstreckenlauf
Patellofemorales Syndrom,	Ballsport, Badminton
Patellaspitzensyndrom	Skisport
	Gewichtheben
Iliotibiales Bandsyndrom	Rudern
Patellachondropathie	Ballsport
	Laufsport
	Skisport
	Rudern
Chron. Kompartmentsyndrom	Langstreckenlauf

- **Springerknie (Jumper's knee):** Insertionstendopathie im Bereich der Patellaspitze (Patellspitzensyndrom) bei Sportarten mit hoher Sprungbelastung (Abb. 25.3).

■ **Sprunggelenk und Fuß** (Tabelle 25.9)
Begrifflich mit einer bestimmten Sportart assoziierte und dadurch als „sportarttypisch" geltende Verletzungen am Fuß sind:

- **Marschfraktur:** Ermüdungsfraktur im Bereich der Metatarsalia bei Langstreckenläufern;
- **Tennisferse:** Beschwerden im Sinne einer Achillodynie durch eine talokalkaneare Instabilität.

■ **Ursprungs- und Ansatz-Tendinosen** (Tabelle 25.10)
Diagnostik: Im MRT findet sich infolge des erhöhten Wasseranteils typischerweise eine Signalanhebung in T2-gewichteten oder STIR-Sequenzen.

25.6
Streßfrakturen

■ **Definition und Formen**
Streßfrakturen sind Ausdruck eines Mißverhältnisses zwischen Belastung und Belastbarkeit des Knochens. Je nachdem, welcher Faktor dominiert, werden 2 Formen unterschieden:

- Ermüdungsfrakturen,
- Insuffizienzfrakturen.

Abb. 25.3. Schmerzpunkte beim „Springerknie"

Tabelle 25.9. Art und Vorkommen von Akutverletzungen und Überlastungsschäden Sprunggelenk und Fuß

Akutverletzungen	
Frakturen, Luxationen, Bandläsionen	Skisport
	Laufsport
	Fußball
	Ringen
Achillessehnenruptur	Sprint- und Sprungsport
Überlastungsschäden	
Ermüdungsfrakturen	
Achillodynie	Tanzsport
	Lauf- und Sprungsport
	Badminton

Tabelle 25.10. Art und Vorkommen von Ursprungs- und Ansatztendiosen

Ursprung/Ansatz	Muskelgruppe	Sportarten
–	Rückenstreckmuskulatur	Rudern, Diskus-/Hammerwurf, Judo, Golf
Tuberculum maius humeri	Rotatorenmanschette	Rückschlagsportarten
Epicondylus radialis humeri	Extensoren der Hand	Tennis
Epicondylus ulnaris humeri	Flexoren und Pronatoren der Hand	Golf, Baseball, Wurfsportarten
Olecranon ulnae	M. triceps brachii	Kampfsport
Spina iliaca ant. sup.	M. tensor fasciae latae, M. sartorius	Fußball
Spina iliaca ant. inf.	M. rectus femoris	Fußball, Lauf- u. Sprungsportarten, Gewichtheben, Fechten
Tuber ischiadicum – Fibulaköpfchen/Tibiakopf	ischiokrurale Muskulatur (Oberschenkelbeuger)	Rudern, Lauf- u. Sprungsportarten, Turnen, Fußball, Gewichtheben, Fechten
Trochanter minor	M. iliopsoas	Fußball
Patellapole, Tuberositas tibiae	M. quadriceps femoris	Sprungsportarten, Ballsportarten

■ **Ermüdungsfrakturen.** Von Ermüdungsfrakturen spricht man dann, wenn ein gegenüber Druck- und Biegungskräften normal belastbarer, gesunder Knochen einer abnormen Belastung ausgesetzt wird, beispielsweise durch eine übermäßige oder ungewohnte momentane, rezidivierende oder andauernde sportliche Belastung.

■ **Insuffizienzfrakturen.** Zu Insuffizienzfrakturen kommt es unter normaler, physiologischer Belastung bei mangelhafter Knochenmineralisation oder Knochenelastizität im Alter oder unter verschiedenen endokrin-metabolischen Störungen des Knochenstoffwechsels.

■ **Lokalisation/Vorkommen/ prädisponierende Faktoren**
Ermüdungsfrakturen kommen sowohl im Leistungssport wie auch im Freizeit- oder Breitensport mit einer Häufigkeit von etwa 2% vor. Sie sind eng mit der Belastungsart korreliert und treten insbesondere an der unteren Extremität, sehr selten nur an der oberen Extremität auf. In der Reihenfolge der Häufigkeit sind betroffen: Tibia (50%), Femurhals/-schaft (je etwa 5%), Fibula, Os naviculare, Metatarsalia (Abb. 25.4 und Tabelle 25.11).

Fast 2 Drittel der Streßfrakturen betreffen Läufer. Demgegenüber sind Sportler anderer Disziplinen vergleichsweise

Tabelle 25.11. Lokalisation und Vorkommen von Streßfrakturen

Lokalisation	Vorkommen
Achsenskelett	
LWS	Ballett, Gymnastik, Laufsport
Vorderer Beckenring	Gymnastik, Bowling
Os sacrum	Laufsport, Aerobic
Untere Extremität	
Femurhals	Ballett
Femurschaft	Ballett, Laufsport
Tibiaschaft, proximal	Laufsport, Gehen
Tibiaschaft, medial, distal	Laufsport, Sportarten mit Sprungaktivität (z. B. Basketball)
Fibula	Laufsport
Patella	Hürdenlauf
Kalkaneus	Springen
Os naviculare	Laufsport, Marschieren
Metatarsale	Ballett, Marschieren
Obere Extremität	
Humerus, distal	Ballwerfen (throwing a ball)
Ulnaschaft	Pitching a ball, Rollstuhlfahren

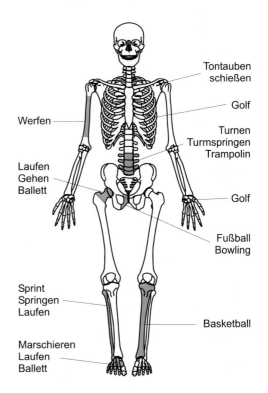

Abb. 25.4. Streßfrakturen bei verschiedenen Sportarten

selten betroffen. Typische Konstellationen sind:

- Femurhals, Unterschenkelknochen, Kahnbein des Fußes und Sakrum bei Laufsportarten;
- Metatarsalia und Tibia bei Tanzsportarten (Ballett, Aerobic);
- Tibia und Kalkaneus bei Sprungsportarten.

Prädisponierende Faktoren für Insuffizienzfrakturen sind:

- Osteoporose,
- Osteomalazie,
- Diabetes,
- Zustand nach Implantatentfernung.

Frakturen nach Radiatio, bei Osteogenesis imperfecta, fibröser Dysplasie, M. Paget und ähnlichen Erkrankungen sind keine Insuffizienzfrakturen im eigentlichen Sinne, sondern gelten als pathologische Frakturen.

■ **Klinik**

Führendes Symptom ist der lokalisierte, streng belastungsabhängige Schmerz (Schmerzverstärkung bei Exposition, z. B. bei sportlicher Aktivität, Schmerzlinderung in Ruhe). Essentiell sind eine sorgfältige Anamnese und eine gezielte bildgebende Diagnostik.

■ **Röntgendiagnostik**

Der Röntgenbefund ist charakteristisch, variiert jedoch in Abhängigkeit von der Lokalisation (kompakter oder spongiöser Knochen), von der Stärke und der Dauer der mechanischen Streßbelastung.

Am kompakten Knochen (z. B. Tibia) kommt es zum Bild einer Distraktionsfraktur, die gekennzeichnet ist durch eine diskrete lineare, unscharf begrenzte Aufhellung, die quer durch die Kompakta zieht. Sie wird begleitet von einer bandförmigen, bis an die Kortikalis heranziehenden Spongiosasklerose und einer Periost- oder Kallusreaktion. Das Ausmaß der Spongiosasklerose und der Kallusreaktion ist stark von der Intensität und Dauer der Streßbelastung abhängig (Abb. 25.5).

Am spongiösen Knochen (z. B. Kalkaneus) kommt es zum Bild einer Kompressionsfraktur, das gekennzeichnet ist durch eine zarte bandförmige Sklerose, die senkrecht zu den Spongiosabälkchen ausgerichtet ist (Abb. 25.5).

Neben der Röntgenmorphologie sind in allen Fällen der streng lokalisierte Befund und die Lokalisation sowohl am Skelett wie

Abb. 25.5 a–e. Spezifische Lokalisationen von Streßreaktionen und Ermüdungsfrakturen. **a** Spondylolyse und Spondylolisthese. **b** Streßreaktionen am Beckenskelett betreffen in erster Linie den ischiopubischen Bogen. Verwechslungsmöglichkeiten sind nur im Wachstumsalter bei noch unvollständigem Epiphysenfugenschluß gegeben. Ermüdungsfrakturen kommen auch am hinteren Beckenring im Bereich der Massa lateralis des Os sacrum vor. Sie sind allerdings außerordentlich selten. **c** Streßfrakturen am Schenkelhals kommen vor allem bei Langstreckenläufern vor. Streßfrakturen der proximalen Tibia zeigen auf der Sagittalaufnahme medialseitig ein transversal verlaufendes Verdichtungsband bei meist nur diskreter Periostreaktion, auf der Seitaufnahme hingegen an korrespondierender Stelle eine deutliche periostale Kallusreaktion dorsalseitig, während eine Reaktion an der Tibiavorderkante charakteristischerweise fehlt. Streßfrakturen im mittleren Schaftdrittel der Tibia sind charakterisiert durch eine relativ kräftige Kallusformation medialseitig an der Kortikalis; die transversale Frakturlinie kann dadurch maskiert werden. Eine weitere Manifestationsform sind relativ kurze und breite Aufhellungsbänder an der Tibiavorderkante im proximalen und mittleren Schaftdrittel (gelegentlich bilateral und multilokulär). Streßfrakturen der Fibula sind relativ selten; typische Lokalisationen sind der Fibulahals und die proximale Diaphyse, sowie die distale Diaphyse supramalleolär (Langlaufsport) **d** Typische Lokalisationen für Streßfrakturen der Metatarsalia sind das proximale Drittel bei Marschfrakturen (Rekruten), der Übergang vom mittleren zum distalen Drittel bei athletischen Sportarten, das mittlere Drittel beim Ballettsport. Bevorzugte Lokalisationen sind der 2. und 3. Metatarsalknochen. **e** Typische Lokalisation für Ermüdungsfrakturen des Kalkaneus ist die Zone zwischen dem Tuber und der dorsalen Begrenzung des USG

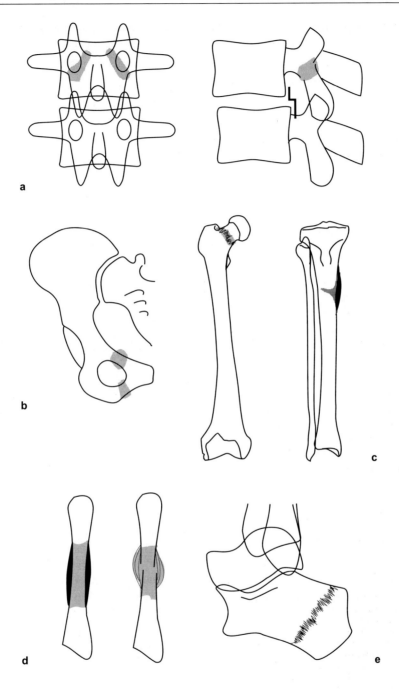

am einzelnen Knochen diagnostisch führend (vgl. Abb. 25.4). Typische Lokalisationen am einzelnen Knochen sind:

- Sakrum: Massa lateralis, vertikaler Verlauf, (bei bilateralem Befund: H-förmige Konfiguration, „Honda-sign");
- Becken: parasymphyseal;
- Femurhals: kranial = Transversaltyp, kaudal = Kompressionstyp;
- Femurschaft;
- Tibia:
  - mediales Tibiakopfplateau,
  - proximaler metadiaphysärer Übergang, dorsomedial, horizontaler Verlauf,
  - Tibiavorderkante;
- OSG: Tibia am Übergang zwischen Facies articularis inferior und malleolaris;
- Fibula: distale Diaphyse;
- Os naviculare pedis;
- Kalkaneus.

> **Beachte:** Insuffizienzfrakturen am Sakrum werden leicht übersehen; die röntgenmorphologischen Veränderungen sind Spätbefunde (nach Wochen). Röntgenaufnahmen sind deswegen zur Frühdiagnostik zwar wenig geeignet, bei positivem Befund allerdings sehr spezifisch.

■ **Szintigraphie.** Die Szintigraphie ist hochsensitiv und eignet sich zur Frühdiagnostik (Veränderungen sind bereits nach wenigen Tagen zu erwarten). Sie ist allerding wenig spezifisch. Es findet sich eine fokale, gut abgegrenzte bandförmige Nuklidanreicherung in „streßfrakturtypischer" Lokalisation und Verlaufsrichtung.

■ **Magnetresonanztomographie.** Typischer Befund im MRT ist eine linear-/bandförmige Signalminderung im T1-gewichteten Bild bzw. eine entsprechende Signalanhebung im T2-gewichteten Bild, die quer durch den Markraum zieht und bis an eine kortikale Oberfläche heranzieht. Ein KM-Enhancement ist möglich. Die Magnetresonanztomographie ist ähnlich sensitiv wie die Skelettszintigraphie, zugleich aber durch die charakteristische Konfiguration und Ausrichtung des Befundes relativ spezifisch. Die Veränderungen sind Ausdruck eines Knochenmarködems.

Der Befund kann im Frühstadium unspezifisch sein und muß von einer transitorischen Osteoporose oder Entzündung abgegrenzt werden, ehe er in späteren Stadien durch die Kallusreaktion an Spezifität gewinnt. Es kommt darunter zu einer mehr bandförmigen Signalminderung sowohl in der T1- wie in der T2-gewichteten Sequenz.

■ **Differentialdiagnose**

Die Röntgensymptomatologie und die Topologie von Streßfrakturen sind in der Regel so charakteristisch, daß sich keine differentialdiagnostischen Schwierigkeiten ergeben, wenn an die Möglichkeit einer Streßfraktur gedacht wird und eine gezielte Anamnese erhoben wird. Ein ähnliches Erscheinungsbild können folgende Erkrankungen bieten:

- Osteoidosteom,
- chronisch sklerosierende Osteomyelitis,
- Osteomalazie,
- Knochentumoren (Osteosarkom, Ewing-Sarkom).

Die Abgrenzung ist mit Hilfe der Anamnese (Exposition, belastungsabhängiger Schmerz), der Lokalisation, des Alters, der Röntgenmorphologie und anderer Erfahrungswerte meist unproblematisch.

> **Beachte:** Die Kompaktahypertrohpie beispielsweise an den Metatarsalia von Tänzern ist eine physiologische Anpassungsreaktion. Sie unterscheidet sich von der Ermüdungsfraktur durch die gleichmäßige Vedickung der Kompakta über die gesamte Länge der Diaphyse.

Literatur

Übersichtsarbeiten

Browner BD, Jupiter JB, Levine AM, Trafton PG (1992) Skeletal trauma. Saunders, Philadelphia
Engelhardt GH (1991) Unfallheilkunde für die Praxis. De Gruyter, Berlin
Gschnitzer F, Kern E, Schweiberer L (1991) Breitner Chirurgische Operationslehre. Urban & Schwarzenberg, München
Hahn K, Heine J, Thelen M (1994) Indikationen zu CT, MRT und Szintigraphie in der Orthopädie und Traumatologie. Enke, Stuttgart
Kopandji LA (1992) Funktionelle Anatomie der Gelenke. Enke, Stuttgart
Laer L von (1996) Frakturen und Luxationen im Wachstumsalter. Thieme, Stuttgart
Landin LA (1983) Fracture patterns in children: analysis of 8,682 fractures with special reference to incidence, etiology and secular changes in a Swedish urban population 1950–1979. Acta Orthop Scand 202 [Suppl] : 1–109
McGregor IA (1980) Fundamental techniques of plastic surgery. Churchill Livingstone, Edinburgh
Mirvis SE, Young JWR (1992) Imaging in trauma and critical care. Williams & Wilkins, Baltimore
Oestern HJ, Probst J (1997) Unfallchirurgie in Deutschland. Springer, Berlin Heidelberg New York Tokyo
Resnick D, Niwayama G (1988) Diagnosis of bone and joint disorders. Saunders, Philadelphia
Rockwood CA, Green DP (1984) Fractures in adults. Lippincott, Philadelphia
Schmit-Neuerburg KP, Obertacke U, Neudeck F (1997) Kindertraumatologie. In: Oestern HJ, Probst J (Hrsg) Unfallchirurgie in Deutschland. Springer, Berlin Heidelberg New York Tokyo
Schönberger A, Mehrtens G, Valentin H (1993) Arbeitsunfall und Berufskrankheit. Erich Schmidt, Berlin
Trentz O, Heim U, Baltensweiler J (1995) Checkliste Traumatologie, Thieme, Stuttgart
Vahlensieck M, Reiser M (1997) MRT des Bewegungsapparats. Thieme, Stuttgart
Weissman BNW, Sledge CB (1986) Orthopedic radiology. Saunders, Philadelphia

Frakturklassifikation

Laer L von (1996) Frakturen und Luxationen im Wachstumsalter. Thieme, Stuttgart
Müller ME, Nazarian S, Koch P (1989) AO-Klassifikation der Frakturen. Springer, Berlin Heidelberg New York Tokyo
Müller ME, Nazarian S, Koch P, Schatzker J (1990) The comprehensive classification of fractures of long bones. Springer, Berlin Heidelberg New York Tokyo

Frakturversorgung/Implantate

Cotta H, Wentzensen A, Holz F, Krämer KL, Pfeil J (1996) Standardverfahren in der operativen Orthopädie und Unfallchirurgie. Thieme, Stuttgart
Griffiths HJ (1995) Imaging of orthopedic hardware. Radiol Clin North Am 33 : 2
Müller ME, Allgöwer M, Schneider R, Willenegger H (1991) Manual of internal fixation. Springer, Berlin Heidelberg New York Tokyo
Neumann HS, Klein W, Brug E (1991) Die dynamischaxiale externe Fixation. Marseille, München
Rosenthal H, Freier W, Galanski M (1991) Komplikationen der Osteosynthese im Röntgenbild. Radiologe 31 : 186–191
Rueger JM (1992) Knochenersatzmittel. Hefte Unfallheilkd 213 : 116
Schauwecker F (1981) Osteosynthesepraxis. Thieme, Stuttgart
Slone RM, Heare MM, Van der Griend RA, Montgomery WJ (1991) Orthopedic fixation devices. Radiographics 11 : 823–847
Texhammar R, Colton C (1994) AO/ASIF instruments and implants. Springer, Berlin Heidelberg New York Tokyo
Walker CW, Aronson J, Kaplan PA, Molpus WM, Seibert SJ (1991) Radiologic evaluation of limb-lengthening procedures. AJR 156 : 353–358
Wiedemann M (1994) Morphologische Grundlagen der Kallusdistraktion. Zbl Chir 119 : 587–593

Frakturheilung

Anderson M, Green WT, Messner MB (1963) Growth and prediction of growth in the lower extremities. J Bone Joint Surg 45-A:1
Cruess RL (1984) Healing of bone, tendon, and ligament. In: Rockwood CA, Green DP (eds) Fractures in adults. Lippincott, Philadelphia
Hulth A (1980) Fracture healing: A concept of competing healing factors. Acta Orthop Scand. 51:5-8
McKibbin B (1978) The biology of fracture healing in long bones. J Bone Joint Surg 60B:150-162
Ogden JA (1982) Injury in the Child. Lea & Febiger, Philadelphia, pp 111-124: Biology of chondroosseous repair
Schenk R, Willenegger H (1963) Histologie der primären Knochenbruchheilung. Arch Klin Chir 18:593
Willenegger H (1983) Knochenheilung bei konservativer Behandlung. Langenbecks Arch Chir 361:413

Frakturkomplikationen

Echtermeyer V (1997) Das Kompartmentsyndrom. Unfallchirurg 100:924-937
Kessler S, Lingg G (1998) Osteomyelitis - Bildgebende Verfahren und ihre Wertigkeit. Röfo 169:105-114

Aufnahme- und Untersuchungstechnik

Ballinger PW (1986) Radiographic positions and radiologic procedures. Mosby, St. Louis
Hellinger J (1995) Meßmethoden in der Skelettradiologie. Thieme, Stuttgart
Hinzmann J, Kupatz P (1992) Standardebenen in der Sonographie des Bewegungsapparates. Hippokrates, Stuttgart
Möller TB, Reif E (1995) Taschenatlas Einstelltechnik. Thieme, Stuttgart
Stoller DW (1997) Magnetic resonance imaging in orthopedics and sports medicine. Lippincott-Raven, Philadelphia
Stuhler T, Faige A (1987) Ultraschalldiagnostik des Bewegungsapparats. Springer, Berlin Heidelberg New York Tokyo
Vahlensieck M, Reiser M (1997) MRT des Bewegungsapparats. Thieme, Stuttgart
Wolf K, Bohndorf K (1997) Wertigkeit bildgebender Verfahren in der Unfallchirurgie. Orthopädie 26:481-488

Hirnschädel

Alzen G, Duque-Reina R, Urhahn R, Solbach G (1992) Röntgenuntersuchung bei Traumen im Kindesalter. DMW 117:363-367
Gean AD (1994) Imaging of head trauma, Raven, New York
Machtens E (1987) Frontobasales Trauma - Diagnostik und Therapie. Fortschr Kiefer Gesichtschir 32
Masters SJ, McClean PM, Arcarese JS et al. (1987) Skull X-ray examinations after head trauma. Recommendations by a multidisciplinary panel and validation study. New Engl J Med 316:84-91

Gesichtsschädel

Frey KW, Mees K, Vogl T (1985) Radiologische Unfalldiagnostik in der HNO-Heilkunde. In: Becker W, Boenninghaus HG, Naumann HH (Hrsg) Aktuelle Oto-Rhino-Laryngologie, Heft 10. Thieme, Stuttgart
Gean AD (1994) Imaging of head trauma, Raven, New York
Greenberg AM (1993) Craniomaxillofacial fractures. Springer, Berlin Heidelberg New York Tokyo
Jones N (1997) Craniofacial trauma - a multidisciplinary approach. Oxford University Press
Spiessl B, Schroll K (1972) Gesichtsschädel. In: Nigst H (Hrsg) Spezielle Frakturen- und Luxationslehre, Bd I/1. Thieme, Stuttgart

Halswirbelsäule

Aebie M, Nazarian S (1987) Klassifikation der Halswirbelsäulenverletzungen. Orthopäde 16:27-36
Berquist TH (1988) Imaging of adult cervical spine trauma. Radiographics 8:667-694
Daffner RH (1992) Evaluation of cervical vertebral injuries. Semin Roentgenol 27:239-253
Harris JH, Edeiken-Monroe B (1987) The radiology of acute cervical spine trauma. Williams & Wilkens, Baltimore
Müller EJ, Muhr G (1997) Wirbelsäulenverletzungen. Thieme, Stuttgart
Rogers LF (1982) Radiology of skeletal trauma. Churchill Livingstone, Edinburgh
Ruge D, Wiltse LL (1977) Spinal disorders. Lea & Febiger, Philadelphia
Schwarz N, Öhner T, Schwarz AF, Gerschpacher M, Meznik A (1993) Verletzungen der Halswirbelsäule bei Kindern und Jugendlichen. Unfallchirurg 96:235-241
Stoltze D (1991) Klassifikation und spezielle Therapie von Wirbelfrakturen. In: Fuchs GA (Hrsg) Die instabile Wirbelsäule. Thieme, Stuttgart
Wackenheim A, Dosch JC, Zöllner G (1987) Röntgendiagnostik der traumatischen Instabilität der mittleren und unteren Halswirbelsäule (C3-C7). Orthopäde 16:20-26
Young JWR, Resnik CS, DeCandido P, Mirvis SE (1989) The laminar space in the diagnosis of rotational flexion injuries of the cervical spine. AJR 152:103-107

Brust- und Lendenwirbelsäule

Kricun ME, Kricun R (1992) Fractures of the lumbar spine. Semin Roentgenol 27:262-270
Magerl F, Gertzbein S-D, Harms J, Nazarian S (1994) A comprehensive classification of thoracic and lumbar injuries. Eur Spine J 3:184-201
Meyer S (1992) Thoracic spine trauma. Semin Roentgenol 27:254-261
Müller EJ, Muhr G (1997) Wirbelsäulenverletzungen. Thieme, Stuttgart
Ruge D, Wiltse LL (1977) Spinal disorders. Lea & Febiger, Philadelphia
Stoltze D (1991) Klassifikation und spezielle Therapie von Wirbelfrakturen. In: Fuchs GA (Hrsg) Die instabile Wirbelsäule. Thieme, Stuttgart
Tscherne H, Blauth M (Hrsg) (1998) Unfallchirurgie - Wirbelsäule. Springer, Berlin Heidelberg New York Tokyo

Thoraxskelett

Christensen EE, Dietz GW (1980) Injuries of the first costovertebral articulation. Radiology 134:41-43

Schultergürtel und Oberam

Funke M, Leibl T, Grabbe E (1996) Bildgebende Diagnostik bei Instabilität des Schultergelenks. Radiologe 36:951-959
Schmidt HM, Vahlensiek M (1996) Klinisch-radiologische Anatomie der Schulterregion. Radiologe 36:933-943
Sperner G, Resch H, Golser K, Lener M, Seykora P (1993) Die Wertigkeit der Sonographie bei Rupturen der Rotatorenmanschette. Unfallchirurg 96:119-123

Ellbogengelenk/Unterarm

Breitfuß H, Muhr G (1992) Kronenfortsatzbrüche und Ellbogenstabilität. Hefte Unfallheilkd 226
Karasick D, Burk DL, Gross GW (1991) Trauma of the elbow and forearm. Semin Roentgenol 26:318-330
Rogers LF, Malave S, White H, Tachdijan MO (1978) Plastic bowing, torus and greenstick supracondylar fractures of the humerus. Radiographic clues to observe fracture of the elbow in children. Radiology 128:145
Schild H, Müller HA, Dale P, Kirscher P (1981) Das Halbmondzeichen bei distaler Humerusfraktur. Röntgenbl 34:417

Handgelenk und Hand

Mann FA, Wilson AJ, Gilula LA (1992) Radiographic evaluation of the wrist: What does the hand surgeon want to know? Radiology 184:15-24
Oestern HJ, Hüls E (1994) Die differenzierte Behandlung distaler Radiusfrakturen, Zbl Chir 119:521-532
Oneson SR, Scales LM, Tmins ME, Erickson SJ, Chamoy L (1996) MR Imaging interpretation of the Palmer classification of triangular fibrocartilage complex lesions. Radiographics 16:97-106
Schmitt R, Lanz U (1996) Bildgebende Diagnostik der Hand. Hippokrates, Stuttgart
Schunk K, Weber W, Strunk H, Regentrop H, Thelen R, Schild H (1989) Traumatologie und Diagnostik der Skaphoidfraktur. Radiologe 29:61-67

Becken/Azetabulum

Letournel E, Judet R (1981) Fractures of the acetabulum. Springer, Berlin Heidelberg New York
Manaster BJ (1996) Total hip arthroplasty: Radiographic evaluation. Radiographics 16:645-660
Pohlemann T, Gänsslen A, Kiessling B, Bosch U, Haas N, Tscherne H (1992) Indikationsstellung und Osteosynthesetechniken am Beckenring. Unfallchirurg 95:197-209
Pohlemann T, Tscherne H, Baumgärtel F et al. (1996) Beckenverletzungen: Epidemiologie, Therapie und Langzeitverlauf. Unfallchirurg 99:160-167

Hüftgelenk und Oberschenkel

Anderhuber F (1997) Klinische Anatomie. In: Tschauner C (Hrsg) Die Hüfte: Diagnostik und Therapie großer Gelenke. Enke, Stuttgart
Canale ST, King RE (1991) Pelvic and hip fractures. Part II: Fractures of the hip. In: Rockwood CA Jr, Wilkins KE, King RE (eds) Fractures in children. Lippincott, Philadelphia, pp 1046-1120
Haas NP, Schütz M, Mauch C, Hoffmann R, Südkamp NP (1995) Versorgung ipsilateraler Frakturen des Femurschaftes und des proximalen Femurs - Therapieübersicht und aktuelles Management. Zbl Chir 120:856-861
Hoffmann R, Südkamp NP, Schütz M, Taschke M, Haas NP (1996) Aktueller Stand der Therapie subtrochantärer Femurfrakturen. Unfallchirurg 99:240-248
Hudson JI, Kenzora JE, Hebel JR, Gardner JF, Scherlis L, Epstein RS, Magaziner JS (1998) Eight year outcome associated with clinical options in the management of femoral neck fractures. Clin Orthop 348:59-66
Krettek C, Haas N, Walker J, Tscherne H (1991) Treatment of femoral shaft fractures in children by external fixation. Injury 22:263-266
Landin LA (1979) Fracture patterns in children: analysis of 8682 fractures with special reference to incidence, etiology and secular changes in a Swedish urban population. Acta Orthop Scand 202 [Suppl]:54
Nast-Kolb D, Ruchholtz S, Schweiberer L (1997) Behandlung von Pipkin-Frakturen. Orthopäde 26:360-367

Plancher KD, Razi A (1997) Management of osteonecrosis of the femoral head. Orthop Clin North Am 26:461–477
Stockenhuber N, Schweighofer F, Seibert FJ (1994) Diagnostik, Therapie und Prognose der Pipkin-Frakturen (Femurkopf-Verrenkungsbrüche). Chirurg 65:976–982
Weigand H, Schweikert C, Sturbe H (1978) Die traumatische Hüftluxation mit Hüftkopfkalottenfraktur. Unfallheilkunde 81:377–389

Kniegelenk und Unterschenkel

Capps GW, Hayes CW (1994) Easily missed injuries around the knee. Radiographics 14:1191–1210
Goldman AB, Pavlov H, Rubenstein D (1988) The Segond fracture of the proximal tibia: a small avulsion that reflects major ligamentous damage. AJR 151:1163–1167
Kaufman SL, Martin LG (1992) Arterial injuries associated with complete dislocation of the knee. Radiology 184:153–155
Lee JK, Yao L, Phelps CT, Wirth CR, Czajka J, Lozman J (1988) Anterior cruciate ligament tears: MR imaging compared with arthroscopy and clinical tests. Radiology 166:861–864
Loytsch M, Mink J, Crues JV, Schwartz SA (1986) MRI in the detection of meniscal injuries. Magn Reson Imaging 4:185
Manaster BJ, Remley K, Newman AP, Mann FA (1988) Knee ligament reconstruction: Plain film analysis. AJR 150:337–342
Moore TM (1981) Fracture-dislocation of the knee. Clin Orthop 156:128–140
Nägele M, Adam G (1995) Moderne Kniegelenksdiagnostik. Springer, Berlin Heidelberg New York Tokyo
Sitteck H, Heuck A, Eckstein F, Reiser M (1995) Magnetresonanztomographie bei Traumen des Kniegelenks. Radiologe 35:101–109
Tscherne H, Lobenhoffer P (1990) Tibiakopffrakturen: Diagnostik, Klassifikation und Therapie. Hefte Unfallheilkd 212:154–166
Walker C, Cassar-Pullicino VN, Vaisha R, McCall IW (1993) The patello-femoral joint – a critical appraisal of its geometric assessment utilizing conventional axial radiography and computed arthro-tomography. Br J Radiol 789:755–761
Wiberg G (1941) Roentgenographic and anatomic studies on the femoropatellar joint. Acta Orthop Scand 12:319–410

Sprunggelenk

Hanke J (1989) Luxationsfrakturen des oberen Sprunggelenks. Hefte Unfallheilkd 190
Möllenhoff G, Walz M (1998) Pilon tibial Fraktur. Unfallchirurg 101:395–401
Nielsen JO, Dons-Jensen H, Sorensen HT (1990) Lauge-Hansen classification of malleolar fractures. Acta Orthop Scand 61:385–387
Orthner E (1989) Wertigkeit klinischer und radiologischer Diagnostik bei Kapselbandverletzungen am Sprunggelenk. In: Gotzen L, Baumgaertel F (1989) Bandverletzungen am Sprunggelenk. Hefte Unfallheilkd 204
Thomsen NOB, Overgaard S, Olsen LH, Hansen H, Nielsen ST (1991) Observer variation in the radiographic classification of ankle fractures. J Bone Joint Surg 73-B:676–678

Fuß

Hendrich V (1986) Frakturen und Luxationen am Mittel- und Vorfuß. Radiologe 26:333–336
Sanders R, Gregory P (1995) Operative treatment of intra-articular fractures of the calcaneus. Orthop Clin North Am 26:203–214
Zwipp H (1994) Chirurgie des Fußes. Springer, Berlin Heidelberg New York Tokyo

Polytrauma

Chan RN, Ainscow D, Sikorski JM (1980) Diagnostic failures in the multiple injured. J Trauma 20:684–687
Ertel W, Trentz O (1994) Polytrauma und Multiorgandysfunktionssyndrom (MODS). Definition – Pathophysiologie – Therapie. Zbl Chir 119:159–167
Metak G, Scherer MA, Dannöhl C (1994) Übersehene Verletzungen des Stütz- und Bewegungsapparates beim Polytrauma – eine retrospektive Studie. Zbl Chir 119:88–94
Nast-Kolb D, Waydhas C, Kanz G, Schweiberer L (1994) Algorithmus für das Schockraummanagement beim Polytrauma. Unfallchirurg 97:292–302
Schweiberer L, Nast-Kolb D, Duswald KH, Waydhas C, Müller K (1987) Das Polytrauma – Behandlung nach dem diagnostischen und therapeutischen Stufenplan. Unfallchirurg 90:529–538
Shuman WP (1997) CT of blunt abdominal trauma in adults. Radiology 205:297–306
Snyder CB, Jain VN, Saltzman DA, Strate RG, Perry JF, Leonard AS (1990) J Trauma 30:1239–1245
Tscherne H, Regel G (1997) Trauma Management. Springer, Berlin Heidelberg New York Tokyo
Tscherne H, Regel G, Sturm JA, Friedl HP (1987) Schweregrad und Prioritäten bei Mehrfachverletzungen. Chirurg 58:631–640

Thoraxtrauma

Blaisdell FW, Trunkey DD (1994) Cervicothoracic trauma. Thieme, New York
Glinz W (1981) Chest trauma: diagnosis and treatment. Springer, Berlin Heidelberg New York
Glinz W (1985a) Stellenwert der bildgebenden Verfahren bei Diagnose und Therapie von schweren Thoraxverletzungen. Radiologe 27:381–390

Glinz W (1985b) Pleuropulmonale Verletzungen. Chirurg 56:129
Hauf GF, Lönne E (1989) Herztrauma und Verletzungen der großen thorakalen Gefäße. In: Roskamm H, Reindell H (Hrsg) Herzkrankheiten. Springer, Berlin Heidelberg New York Tokyo
Pais SO (1992) Diagnostic and therapeutic angiography in the trauma patient. Semin Roentgenol 27:211–232

Abdominaltrauma

Becker CD, Mentha G, Terrier F (1998) Blunt abdominal trauma in adults: role of CT in the diagnosis and management of visceral injuries. Part 1: Liver and spleen; Part 2: Gastrointestinal tract and retroperitoneal organs. Eur Radiol 8: 553–562; 772–780
Editorial (1991) Diagnosing splenic trauma. Clin Radiol 43:297–300
Hoffmann R, Nerlich M, Muggia-Sullam M, Pohlemann T, Wippermann B, Regel G, Tscherne H (1992) Blunt abdominal trauma in cases of multiple trauma evaluated by ultrasonography. Trauma 32:452–458
Kaemmerer H (1986) Magen-Darm-Trakt und Bauchhöhle. In: Wagner HH (Hrsg) Leitfaden der Ultraschalldiagnostik. VCH, Weinheim
Meyers MA (1976) Dynamic radiology of the abdomen. Normal and pathologic anatomy. Springer, Berlin Heidelberg New York
Miller KS, McAninch JW (1995) Radiographic assessment of renal trauma: our 15-year experience. J Urol 154:352–355
Mirvis SE, Dunham CM (1992) Abdominal/pelvic trauma. In: Mirvis SE, Young JWR (eds) Imaging in trauma and critical care. Williams & Wilkins, Baltimore
Moore EE, Cogbill TH, Malangoni MA et al. (1990) Organ injury scaling II: pancreas, duodenum, small bowel, colon and rectum. J Trauma 30: 1427–1429
Moore EE, Cogbill TH, Jurkovich GJ et al. (1992) Organ injury scaling III: Chest wall, abdominal vascular, ureter, bladder, and urethra. J Trauma 33:337–339
Moore EE, Cogbill TH, Jurkovich GJ, Shackford SR, Malangoni MA, Champion HR (1995) Organ injury scaling: spleen and liver (1994 revision). J Trauma 38:323–324
Moore EE, Jurkovich GJ, Knudson M, Cogbill TH, Malangoni MA, Champion HR, Shackford SR (1995) Organ injury scaling VI: extrahepatic biliary, esophagus, stomach, vulva, vagina, uterus, Fallopian tube, and ovary. J Trauma 39: 1069–1070
Reisman JD, Morgan AS (1990) Analysis of 46 intraabdominal aortic injuries from blunt trauma. J Trauma 30:1294–1297
Toombs BD, Sandler CM (1987) The trauma patient. In: Toombs BD, Sandler CM (eds) CT in Trauma. Saunders, Philadelphia
Trentz O, Käch K (1995) Abdomen. In: Rüter A, Trentz O, Wagner M (Hrsg) Unfallchirurgie. Urban & Schwarzenberg, München
Wagner HH (Hrsg) (1986) Leitfaden der Ultraschalldiagnostik. VCH, Weinheim
Wegener HO (1992) Ganzkörper-Computertomographie, Blackwell, Berlin
Wening JV (Hrsg) (1992) Sonographische Diagnostik in der Unfallchirurgie. Springer, Springer, Berlin Heidelberg New York Tokyo

Sportverletzungen

Allenbach R, Hubacher M, Mathys R (1997) Sportunfälle und Verletzungsfolgen. Orthopäde 26: 916–919
Chapchal G (1983) Sportverletzungen und Sportschäden. Thieme, Stuttgart
Daffner RH, Pavlov H (1992) Stress fractures: current concepts. AJR 159:245–252
Davies AM, Bradley SA (1991) Iliac insufficiency fractures. Br J Radiol 64:305–309
Fredericson M, Bergman AG, Matheson GO (1997) Ermüdungsfrakturen bei Athleten. Ortopäde 26: 961–971
Fu FH, Safran MR (1995) Sports medicine. Orthop Clin North Am 26
Haaker R (1996) Sportverletzungen – Was tun? Springer, Berlin Heidelberg New York Tokyo
Hertel P (1997) Sporttraumatologie. In: Oestern HJ, Probst J (Hrsg) Unfallchirurgie in Deutschland. Springer, Berlin Heidelberg New York Tokyo
Heuck A, Hochholzer T, Keinath C (1992) Die MRT von Hand und Handgelenk bei Sportkletterern. Radiologe 32:248–254
Hollmann W (1955) Lexikon der Sportmedizin. Barth, Leipzig
Klümper (1998) Sport-Traumatologie. Systematik der Sportarten und ihre typischen Verletzungen. Ecomed, Landsberg
Masciocci C (1997) Radiological imaging of sports injuries. Springer, Berlin Heidelberg New York Tokyo
Renström PAFH (1997) Sportverletzungen und Überlastungsschäden. Deutscher Ärzte-Verlag, Köln
Resnick D, Niwayama G (1988) Physical injury. In: Resnick D, Niwayama G (eds) Diagnosis of bone and joint disorders. Saunders, Philadelphia

Glossar

ABC-Regel: Reihenfolge der Sofortmaßnahmen der kardiopulmonalen Reanimation (*A*irway, *B*reathing, *C*irculation).

Abutment: Anstoßen des lateralen Kalkaneusbuckels an der Fibulaspitze nach fehlverheilten Kalkaneusfrakturen.

Achillodynie: Sammelbegriff für Schmerzen im Achillessehnenbereich (Tendinitis, Peritendinitis, Bursitis, Apophysitis) durch Überbeanspruchung.

Adams-Bogen: Kaudale bogenförmige Schenkelhalskontur.

Adaptationsosteosynthese: Fragmentfixation durch Bohrdrähte, Cerclagen, Schrauben, Rushpins u. ä.

Adduktorensyndrom: Syn. Adduktorenansatzschmerz, -reizung, Grazilissyndrom; verursacht meist durch chronische Überlastungen beim Sport (insbesondere Fußball, Volleyball, Eishockey).

Algodystrophie: → Sudeck-Dystrophie.

Alloarthroplastik: Gelenkersatz durch körperfremdes Material.

ALRUD: Akute longituinale radioulnare Dissoziation bei der → Essex-Lopresti-Fraktur.

Apophysitis calcanei: Schmerzhafter Reizzustand der Fersenbeinhinterkante bei persistierender Fersenbeinapophyse vor allem im Jugendalter.

Avulsionsfrakturen: Abrißfrakturen, Muskelzugfrakturen; sie entstehen am Ansatz-/Ursprungsort kräftiger Sehnen und Bänder durch abrupte Zugbelastungen bei hypertrophierter Muskulatur; Prädilektionsstellen sind:
Tuberositas tibiae durch M. quadriceps femoris (Fußball, Springen, Laufen),
Spina iliaca ant. sup. durch M. tensor fascia latae und M. sartorius,
Spina iliaca ant. inf. durch M. rectus femoris (Hyperextension, Ausgleiten),
Trochanter minor durch M. iliopsoas.

Banana peeling: Sonderform der Klavikulafraktur im Kindesalter. Bei lateralen Klavikulafrakturen (meist Epiphyseolysen) luxiert das proximale Klavikulafragmentende durch einen Riß des Periostschlauchs nach kranial, während der Periostschlauch durch die Bandfixation (Bandapparat stets intakt) in korrekter Position verbleibt.

Bankart-Läsion: Verletzung des Labrum glenoidale am vorderen unteren Pfannenrand bei Schulterluxation.

Barton-Fraktur: Dorsale Randabsprengung an der distalen Radiusgelenkfläche.

Battle's sign: Retroaurikuläres Hämatom bei petrotympanalen Schädelbasisfrakturen.

Bennett-Fraktur: Luxationsfraktur am Daumensattelgelenk: Abbruch der ulnaren Gelenkfläche an der Basis des Os metacarpale I mit Luxation des Daumens nach radial (Handball, Boxen, Hockey).

Bennett-Fraktur des Fußes: Isolierte Luxationsfraktur des Metatarsale I, bei der lateralseitig ein Teil der Gelenkfläche stehen bleibt.

Bennett-Läsion: Knochenhypertrophie im hinteren Anteil des Glenoids bei posteriorer Schulterinstabilität.

Blockierung: Funktionsstörung im Sinne einer eingeschränkten Beweglichkeit, mit pseudoradikulären Schmerzen einhergehend (WS, ISG).

Blow-in-Fraktur: „Buckle fracture"; Orbitawand-/-randfraktur mit Verlagerung des Knochenfragments in die Orbita; seltene Verletzungsform durch Trauma gegen die vordere Kieferhöhlenwand oder das Nasenbeinskelett.

Blow-out-Fraktur: „Buckle fracture"; Aussprengung eines Orbitabodenfragments durch intraorbitale Druckerhöhung bei stumpfem Trauma gegen den Orbitaeingang bzw. den Augapfel (Schlag- oder Anpralltrauma); die „Blow-out"-Fraktur geht dabei mit oder ohne Prolaps von Orbitagewebe in die Kieferhöhle einher.

Blumensaat-Linie: Auf der lateralen Kniegelenkaufnahme tangential getroffener Abschnitt der Fossa intercondylaris, die dem Dach der Fossa entspricht; sie bildet mit der ventralen Femurkonturlinie einen Winkel von ca. 35°.

Bone bruise, bone contusion: Knochenkontusion, trabekuläre Mikrofraktur. Knochenkontusionen sind ausschließlich durch das MRT zu diagnostizieren. Sie stellen sich am besten in T2-gewichteten Sequenzen mit Fettunterdrückung dar und beruhen auf mikrotrabekulären Spongiosafrakturen mit intramedullären Einblutungen und Ödem. Definitionsgemäß beschränken sich die Veränderungen auf die Spongiosa bzw.

das Knochenmark; eine Unterbrechung kortikaler oder knorpliger Oberflächen fehlt.

Brace: Abnehmbarer, die angrenzenden Gelenke freilassender (Kunststoff-)Hülsenverband zur Behandlung von Schaftfrakturen am Oberarm, Unterarm und Unterschenkel nach konservativer Vorbehandlung und zumindest bindegewebiger Frakturheilung. Unterschieden werden: 1. prophylaktischer Brace zur Vorbeugung von Verletzungen, 2. rehabilitativer Brace, 3. funktioneller Brace.

Brillenhämatom: „Racoon eyes" (racoon = Waschbär); extrakonales Hämatom in den Augenlidern, insbesondere bei Orbitadachfrakturen.

Bucket-handle-Fraktur: Doppelte Vertikalfraktur (Fraktur durch den oberen und unteren Schambeinast) des vorderen Beckenrings einer Seite und Vertikalfraktur durch den hinteren Beckenring bzw. Sakroiliakalgelenkssprengung auf der kontralateralen Seite.

Carpal bossing: Exostosenartige Anbauten dorsalseitig am Karpometakarpalgelenk II oder III; Enthesiopathie oder posttraumatisch.

Cast: Stützverband. *Hard-Cast:* unelastischer glasfaserverstärkter Kunststoffstützverband; *Soft-Cast:* elastischer glasfaserverstärkter Kunststoffstützverband; *Vacu-Cast:* Unterdruck-Hülsenapparat, Stabilisationshilfe. Modellierfähiges stabiles Gipsersatzsystem für den Unterschenkel, bestehend aus Formteilen (externe Stabilisatoren) und evakuierbaren modellierbaren Formkissen. Er kann als „Liege- oder Gehgips" eingesetzt werden.

Chaissaignac-Verletzung: Radiusköpfchenluxation mit Einklemmung des Lig. anulare zwischen Radiusköpfchen und Kapitulum; typische Verletzung des Kindesalters.

Chance-Fraktur: Seatbelt fracture; Horizontalfraktur durch Wirbelbogen und Wirbelkörper (horizontales Splitting) durch ein Flexionsdistraktionstrauma der WS (der Drehpunkt liegt im Gegensatz zur Flexionskompressionsfraktur vor der WS).

Chauffeur-Fraktur: Hutchinson-Fraktur; Fraktur des Proc. styloideus radii durch axiale Stauchung.

CID: Dissoziierte karpale Instabilität – skapholunäre Dissoziation.

CIND: Nichtdissoziierte karpale Instabilität – mediokarpale Instabilität, radiokarpale Instabilität, ulnare Translokation.

Ciskortex: Plattennahe Kortex (im Gegensatz zur Transkortex).

CITE: Reihenfolge des Auftretens der Ossifikationszentren am Ellbogen: 1. Capitulum, 2. Epicondylus *internus*, 3. Trochlea humeri, 4. Epicondylus *externus*.

Cloward-Fusion: Die Verblockung eines zervikalen Bewegungssegments nach Cloward beinhaltet die Ausräumung der Bandscheibe und von Teilen des Wirbelkörpers.

Colles-Fraktur: Distale Radiusfraktur loco typico: Radiusquerfraktur mit schräg von volar-distal nach dorsal-proximal verlaufendem Frakturspalt und Verschiebung des distalen Fragments nach dorsoradial.

Cotton-Fraktur: Ungebräuchliches Eponym für eine trimalleoläre OSG-Fraktur.

Debridement: Wundausschneidung und Reinigung.

Delayed union: Verzögerte Bruchheilung; die übliche Zeit der Knochenheilung wird überschritten. Bei verzögerter Knochenheilung können im Gegensatz zur Pseudarthrose konservative Maßnahmen zum Ziele führen.

Distorsion: Umknicken; syn. Zerrung, Verrenkung, Verstauchung; gewaltsames Überschreiten des normalen Bewegungsausmaßes eines Gelenks durch indirekte Gewalteinwirkung.

Dove-Zeichen: Taubenzeichen; vogelsilhouettenähnlicher Versatz der Pfannendachkontur in der Belastungszone bei Azetabulumfraktur.

Duret-Blutung: Bei akuter traumatischer Hernierung des Hirnstamms kommt es zu einer hämorrhagischen Infarzierung durch Zerreißung der paramedianen pontinen Aa. perforantes und Kompression der venösen Plexus.

Duverney-Fraktur: Isolierte Darmbeinfraktur.

Dynamisierung: Unter Dynamisierung versteht man die zunehmende mechanische Belastung einer Fraktur mit dem Ziel, die Knochenbildung und Knochenreifung zu stimulieren bzw. zu beschleunigen. Dieser Effekt kommt insbesondere in der frühen Heilungsphase zum Tragen (Frühdynamisierung). Die Dynamisierung wird beim Fixateur durch das einseitige Öffnen des Gleitmechanismus, beim Verriegelungsmarknagel durch das Entfernen der proximalen statischen Verriegelung erreicht.

Endoprothese: Künstliches Ersatzteil.

Entenschnabelfraktur: Zungenförmiger Knochenausriß des Achillessehenansatzes aus dem Tuber calcanei, der bis in das Subtalargelenk ziehen kann.

Epicondylitis humeri: Insertionstendopathie im Bereich des Ellenbogens radial- und ulnarseitig; der „Tennisellenbogen" tritt vorwiegend radialseitig, der „Golferellenbogen" vorwiegend ulnarseitig, der „Fechterellenbogen" radial- und ulnarseitig auf.

Ermüdungsfraktur: Dauerbruch, Streßfraktur. Überlastungsschaden (-fraktur), resultierend aus einem Mißverhältnis zwischen Belastung und Belastbarkeit des Knochens. Bei normaler Belastung und verminderter Belastbarkeit des Knochens spricht man auch von einer → Insuffizienzfraktur.

Essex-Lopresti-Fraktur: Radiusköpfchenstauchungsfraktur mit Achsenverkürzung und distaler radioulnarer Dislokation durch Riß der Membrana interossea (ALRUD = akute longitudinale radioulnare Dissoziation).

Essex-Lopresti-Klassifikation: Klassifikation von Kalkaneusfrakturen (s. Kap. 21.2.2).

Evans-Plastik: Außenbandplastik am OSG; ein Sehnenstreifen des M. peroneus brevis wird durch ein Bohrloch im Außenknöchel gezogen, nach außen zurückgeführt und wieder an der Peroneussehne vernäht.

FBI-Zeichen: Fat-blood-interface.

Fisk-Hernandez-Operation: Implantation eines kortikospongiösen Spans nach partieller Resektion bei Skaphoiddefektpseudarthrosen.

Flake-Fraktur: Abschälungsfraktur; schalenförmige Absprengung/Abscherung von Knorpel-Knochen-Fragmenten im Gelenkbereich (meist OSG).

Fixateur externe: Äußerer Spanner zur frakturfernen Stabilisierung von Fragmenten.

Fußgängerfraktur: → Stoßstangenfraktur.

Galeazzi-Fraktur: Radiusschaftfraktur mit Dislokation (Luxation/Subluxation) der Ulna im distalen Radioulnargelenk.

Galli-Fusion: Dorsale Fusion zweier Wirbel durch Drahtcerclage und Anlagerung eines Knochenspans an zwei benachbarte Dornfortsätze (meist Fusion zwischen C0 und C2).

Gamma-Nagel: Osteosynthesesystem aus intramedullärem Kraftträger (kurzer Marknagel) und winkelstabiler Schenkelhalsschraube zur dynamischen, belastungsstabilen Versorgung trochantärer Femurfrakturen.

Garden-Klassifikation: Klassifikationsschema für Schenkelhalsfrakturen.

Gefäßeinklemmungssyndrome: Scherenartige Gefäßkompressionen an Austritts-/Durchtrittsstellen von Arterien im Bereich von Sehnen oder Faszien, z. B. Adduktorenkanal (Joggersyndrom), Kniekehle (A. poplitea), Unterschenkel (A. tibialis ant./post.).

Gilchrist-Verband: Schulter-Arm-Verband zur Ruhigstellung von Oberarmfrakturen und Verletzungen des Schultergürtels.

Haglund-Ferse (Exostose): Es handelt sich um eine Formvariante des Kalkaneus mit spitz zulaufender exostosenartiger Ausziehung des hinteren oberen Fersenbeinrandes, die häufiger mit einer Achillobursitis einhergeht und entsprechende Fersenschmerzen hervorruft. Ursachen sind Fußfehlstellungen, -fehlbelastungen und falsches Schuhwerk.

Hangman-Fraktur: „Erhängungsfraktur"; beidseitige Bogenwurzelfraktur von C2 durch Hyperextensionstrauma.

Hawkins-Zeichen: Subchondrale Demineralisation am Taluskopf, die die verbliebene Durchblutung und damit die Vitalität des Gelenkfragments anzeigt.

Halifax-Klammern: Laminar clamps; 2 Halbklammern, die jeweils am Ober- bzw Unterrand der zu verklammernden laminaren Bogenabschnitte angelegt und durch Schrauben zusammengezogen werden.

Hauttransplantat/Hautlappen/muskulokutaner Lappen: *Freies Hauttransplantat:* Bei der Übertragung vollständig vom Körper getrennt, bezieht es seine Blutversorgung und Anhaftung vom Empfänger; Ganzhaut = Epidermis und ganze Dermis, Spalthaut = Epidermis und variable Stärke von Dermis.

Hautlappen: Er behält während der Übertragung seine Durchblutung, beinhaltet somit Arterien, Kapillaren und Venen.

Muskel-/muskulokutaner Lappen: Zum Decken großer Defekte und freiliegender Knochen oder Gelenke.

Heilung/Knochenheilung: Wiederherstellung der originären Integrität; theoretisch benötigt dies mehrere Jahre. Üblicherweise wird in Hinblick auf die praktischen Belange die Heilung als abgeschlossen betrachtet, wenn der Knochen seine normale Festigkeit und Belastbarkeit wieder erreicht hat.

Hill-Sachs-Läsion: Keilförmige Impression dorsolateral am Humeruskopf bei Schulterluxation.

Hoffa-Fraktur: Koronale Fraktur des Femurkondylus.

Hoffa-Syndrom: Schmerzsyndrom durch diffuse Schwellung des infrapatellaren Fettkörpers infolge eines Hämatomes oder eines Anpralltraumas.

Hutchinson-Fraktur: Chauffeur-Fraktur; intraartikuläre distale Radiusfraktur.

HWS-Schleudertrauma: → Schleudertrauma.

HWS-Syndrom: Zervikalsyndrom; schmerzhafte Bewegungseinschränkung der HWS durch ein Schleudertrauma, degenerative Veränderungen oder eine Gelenkblockierung.

Hypermobilität: Überbeweglichkeit eines Segments.

Iliotibiales Syndrom: „Läuferknie"; Schmerzsyndrom im Bereich der äußeren Kniegelenkpartie, verursacht durch eine Reibung des Tractus iliotibialis am lateralen Femurkondylus.

Ilisarow-Apparat: Ringfixateur mit gespannten Drähten zur Knochenverlängerung oder zum Knochentransport.

Impingementsyndrom: Engpaßsyndrom der Rotatorenmanschette zwischen Humeruskopf und korakoakromialem Bogen (Proc. coracoideus, Akromion, Lig. coracoacromiale).

Insertionstendopathie: Enthesiopathie; Überlastungssyndrom eines Sehnenansatzes/-ursprungs durch mechanische Über- oder Fehlbelastung, das i. d. R. mit Bewegungsschmerzen einhergeht. Häufige Insertionspathien sind der Tennis- und Golferellenbogen, das Grazilis- und Patellaspitzensyndrom.

Instabilität (WS): Temporäre Instabilität = ossäre Instabilität, permanente Instabilität = diskoligamentäre Instabilität.

Insuffizienzfraktur: Als Insuffizienzfraktur (insufficiency fracture) wird eine Fraktur bezeichnet, die bei normaler Belastung infolge verminderter Belastbarkeit des Knochens auftritt, beispielsweise auf dem Boden einer Osteoporose.

Jefferson-Fraktur: C1-Fraktur; Atlasbogenfraktur.

Jones Fraktur: Basisnahe Fraktur des Os metatarsale V.

Karpaltunnelsyndrom: Medianuskompressionssyndrom; chronische/akute Schädigung des N. medianus durch Kompression im Karpaltunnel unter dem Lig. carpi transversum; Ursachen: traumatisch oder rheumatisch.

Kehr-Zeichen: Schulterschmerz durch Phrenikusreiz. Im Rahmen der Traumatologie Hinweiszeichen auf eine intraperitoneale Blutung.

Kennmuskel: Muskel, der von einer Spinalnervenwurzel innerviert wird und bei Lähmung auf die Höhe der Schädigung im Spinalkanal hinweist; z. B. M. tibialis ant.: L4.

Kettenfraktur/-verletzung/Serienfraktur/-verletzung: Als Ketten- oder Serienfraktur werden mehrere Frakturlokalisationen einer Extremität in verschiedenen Knochen bezeichnet.

Klaviertastenphänomen: Federnder Widerstand bei Druck auf das hochstehende laterale Klavikulaende; Zeichen der AC-Gelenksprengung.

Knöringer-Schraube: Doppelgewindeschraube mit unterschiedlichem Gewinde an den beiden Enden und fehlendem Schraubenkopf zur Versorgung von Densfrakturen.

Köhler-Erkrankung: Morbus Köhler; aseptische Knochennekrose des Os naviculare pedis (Köhler I) oder eines Metatarsalköpfchens (Köhler II).

Kompartmentsyndrom: Durch Druckerhöhung in einem geschlossenen osteofibrösen Raum (Muskelloge) verursachte Durchblutungsstörung mit konsekutivem Schmerzsyndrom und der Gefahr von neuromuskulären Ausfällen; Ursachen: Traumen, muskuläre Hypertrophie, Ödem bei Überlastung.

Kontusion: Quetschung.

Ligamentotaxis: Fragmenteinrichtung/Reposition unter Zug.

Limbuswirbel: Der Limbuswirbel resultiert aus einer Wachstumsstörung mit ausbleibender Verschmelzung von Teilen der WK-Randleiste (Ringapophyse) an der ventralen WK-Oberkante. Die Limbuswirbelbildung ist assoziiert mit einer lumbalen Manifestation des Morbus Scheuermann.

LISS: Less invasive stabilization system.

Lister-Tuberkel: Knochenvorsprung an der Dorsalseite des distalen Radius zwischen dem 2. und 3. Sehnenfach.

Loco-typico-Radiusfraktur: Extraartikulare distale Radiusfraktur von Extensionstyp.

MacEwan-Zeichen: Indirektes Frakturzeichen; Auslöschung des Pronator-quadratus-Fettstreifen bei distalen Radiusfrakturen.

Magic angle: Artifizielle Signalintensitätsanhebung von Sehnen in Abhängigkeit von ihrer Verlaufsrichtung relativ zum Magnetfeld. Dieses Phänomen tritt insbsondere bei Sequenzen mit kurzen Echozeiten (SE- und GRE-Sequenzen) auf, wenn die Sehne in einem Winkel von etwa 55° zum statischen Magnetfeld verläuft.

Maisonneuve-Fraktur: Sonderform der Sprunggelenkfraktur vom Typ Weber C mit hoher Fibulafraktur und Ruptur der tibiofibularen Syndesmose einschließlich der Membrana interossea.

Malgaigne-Fraktur: Vordere Beckenringfraktur (Vertikalfraktur durch den oberen und unteren Schambeinast = doppelte Vertikalfraktur) und ipsilaterale Sakroiliakalgelenksprengung.

Malunion: Fehlverheilung (fehlverheilte/deformverheilte Fraktur).

Matti-Russe I: Implantation eines kortikospongiösen Spans bei Skaphoidpseudarthrose.

Ménard-Shenton-Linie: Kontinuierliche Bogenlinie entlang des Oberrandes des Foramen obturatum und der unteren Schenkelhalskontur (Adams-Bogen).

Mendelson-Syndrom: Lungenödem nach Magensaftaspiration.

Minervagips: Diademgips; um einen zirkulären Reif um den Kopf und den Thorax erweiterter Halsgipsverband zur Fixierung der HWS und zum Ausschalten von Torsionsbewegungen des Kopfes.

MIO/MIPO: Minimal invasive Osteosynthese/Plattenosteosynthese. Prinzip der MIO ist die Herstellung von Fragmentkontakts unter sparsamer und schonender Freilegung mit Ausrichtung der Achsen (einschließlich Rotation) des Frakturbereichs; Impaktierungen werden belassen; der Einsatz von Implantaten wird auf ein Minimum beschränkt.

MODS: Multiple Organ Dysfunction Syndrome (Multiorganversagen); es stellt Haupttodesursache auf medizinischen Intensivstationen dar. Entsprechend den Ursachen und dem zeitlichen Verlauf wird zwischen einem primären und sekundären MODS unterschieden.

Monteggia-Fraktur: Ulnafraktur mit Radiusköpfchenluxation.

Morscher-Verriegelungsplatte: Spezialplatte für ventrale Spondylodesen im HWS-Bereich. Durch spezielle fenestrierte Schrauben werden die Schraubenköpfe fest in der Platte verankert, so daß eine transkortikale Verankerung der Schrauben in der WK-Hinterwand nicht notwendig ist.

MoSS: Modulare segmentale Spinalinstrumentation.

Neer-Operation: Partielle oder totale Resektion des Lig. coracoacromiale, Osteotomie des Akromions, Resektion der Bursa subacromialis und Debridement der Rotatorenmanschette.

Nervenkompressionssyndrome: Kompression von Nerven an anatomischen Engstellen mit konsekutiven Schmerzen und sensomotorischen Ausfällen, z. B. Karpaltunnelsyndrom, Tarsaltunnelsyndrom u. a.

Neutral-Null-Methode: Verfahren zur Erhebung und Dokumentation des Bewegungsausmaßes von Gelenken bezogen auf die anatomische Normalstellung (o-Stellung); sie geht von der aufrechten Körperhaltung mit hängenden Armen bei nach vorn gerichtetem Daumen und parallel geschlossenen Füßen aus; dokumentiert werden jeweils 3 Werte: Beugung, Neutralstellung, Streckung.

Non-union: Fehlende Bruchheilung (→ Pseudarthrose).

Obturatorzeichen: Indirektes Frakturzeichen bei Becken-/Azetabulumfrakturen; Obliteration oder Verlagerung der Kontur des M. obturator internus.

O'Donoghue-Unglückstrias: Kombinierte Verletzung des vorderen Kreuzbandes, des medialen Kollateralbandes und des Innenmeniskus bei Valgustrauma des Kniegelenks (Innenrotation und Überstreckung).

Okkulte Fraktur: Fraktur, die trotz dringendem klinischen Frakturverdacht auf den üblichen Projektionsradiogrammen nicht zur Darstellung kommt. Es handelt sich dabei meist um trabekuläre Mikrofrakturen, die sich nur szintigraphisch oder magnetresonanztomographisch zu erkennen geben.

Open-book-Verletzung: Vorderes Klaffen des Beckenrings (>2,5 cm; Rotationsinstabilität) durch Symphysenruptur und gleichzeitige ein- oder doppelseitige vordere ISG-Bandruptur.

ORIF: Open Reduction Internal Fixation = Osteosynthese.

Orthese: Funktionelle Schiene/Führungsschiene; äußere abnehmbare Stützvorrichtung zur Entlastung und/oder Gelenkstabilisierung.

Painful arc: „Schmerzhafter Bogen". Schmerz im Schultergelenk bei Abduktion über 60°, wobei der Schmerz in der Endphase der Abduktion (>120°) wieder verschwindet. Ursache ist eine Reizung der RM oder eines Schleimbeutels.

Panner's disease: Aseptische Nekrose des Capitulum humeri.

Patellaspitzensyndrom: „Jumper's knee". Insertionstendopathie der Patellarsehne mit belastungsabhängigem Schmerz am distalen Patellpol; gehäuft bei Sportarten mit erhöhter Belastung des Kniestreckapparats (Ballsportarten).

Patellofemorales Syndrom: Dauernde oder zeitweilige Schmerzen im vorderen Kniegelenkbereich, insbesondere bei Beugung des Kniegelenks.

PDS-Band: PDS (Polydioxanonsulfat) ist ein resorbierbares, geflochtenes synthetisches Bandmaterial zur Versorgung von Bandrupturen mit hoher initialer Reißfestigkeit und einer Halbwertszeit von 6 Wochen.

Periarthropathia humeroscapularis: Nicht mehr zeitgemäßer Sammelbegriff für verschiedene Krankheitsbilder der Schultergelenkweichteile. Unter dem Begriff werden subsumiert: 1. einfach schmerzhafte Schulter, 2. RM-Ruptur, 3. Tendinitis calcarea, 4. Tendopathie der langen Bizepssehne, 5. Schultersteife. Vorkommen vor allem bei Überkopftätigkeiten/-sportarten.

Peritendinitis/Peritendinose: Die Begriffe werden häufig synonym gebraucht. Peritendinitis = entzündlicher Reizzustand des Sehnengleitgewebes. Peritendinose = Verdickung des Sehnengleitgewebes im Rahmen der Peritendinitis.

Perthes-Syndrom: Venöse Stauungsblutungen im Kopf-Hals-Bereich durch venöse Druckerhöhung infolge einer massiven Thoraxkompression. Charakteristisch ist eine blau-violette Hautverfärbung im Kopf-Hals-Bereich (petechiale Blutungen) und subkonjunktivale Blutungen.

PFN: Proximaler Femurnagel.

Pipkin-Fraktur: Klassifikationsschema für Femurkopffrakturen.

Pivot shift: Subluxationsschnappen (Rutschen) des Tibiakopfes bei vorderer Kreuzbandruptur, wenn der innenrotierte und in Valgus gehaltene Unterschenkel aus leichter Beugung (ca. 40°) gestreckt wird.

Poirier-Raum: In Höhe des kapitolunären Gelenks gelegene ligamentfreie Lücke zwischen den proximalen und distalen Bandzügen der Handwurzel.

Polytrauma: Gleichzeitig entstandene Verletzungen mehrerer Körperregionen, die einzeln für sich oder in ihrer Kombination lebensbedrohend sind.

Pott-Dupuytren-Fraktur: Ungebräuchliches Eponym für eine bestimmte Form von OSG-Verletzungen.

Pronator-(teres-)Syndrom: Nervenkompressionssyndrom: Kompression des N. medianus bei seinem Durchtritt durch den Muskelbauch des M. pronator teres bzw. den Lacertus fibrosus (Vorkommen beim Basketball).

Pseudarthrose: Falschgelenk, Non-union. Man spricht von einer Pseudarthrose, wenn die reparativen Vorgänge nach einer Fraktur zum Abschluß gekommen sind (nach 5–6 Monaten), ohne daß die Frakturenden knöchern miteinander verbunden sind. Bei der Pseudarthrose führen im Gegensatz zur verzögerten Heilung konservative Behandlungsmaßnahmen nicht mehr zum Ziel. Prädilektionsstellen sind das Navikulare, der Schenkelhals und der Unterschenkel.

Punch-Fraktur: Umschriebene Impressionsfraktur der Fovea lunata der Radiusgelenkfläche durch axiale Stauchung.

Quervain-Fraktur: Transskaphoidale perilunäre Handwurzelluxationsfraktur.

Quervain-Tenosynovitis: Chronische Sehnenscheidenentzündung des M. abductor und M. tensor pollicis longus (Vorkommen beim Golf).

Racoon eyes: → Brillenhämatom.

Radioulnares Impingement: Gekennzeichnet durch Verkürzung der Ulna, „scalloped concavity of the radius", Konvergenz von Ulna und distalem Radius. Die Instabilität führt zu einer einer schmerzhaft eingeschränkten Unterarmrotation.

Reizkallus: Wolkiger, wenig dichter und scharf begrenzter, nicht überbrückender Kallus.

Reposition: Einrichtung einer Fraktur (der Knochenfragmente) oder Luxation.

Retention: Erhalten der Reposition und Ruhigstellung als Teil der Frakturbehandlung.

Rolando-Fraktur: Intraartikuläre T- oder Y-Fraktur der Basis des Metakarpale I.

RSS: Rotationssubluxation des Skaphoids.

Rucksackverband: Syn. Tornisterverband; in Achtertour angelegter Verband um beide Schultergelenke zur Reposition und Retention einer Klavikulafraktur.

Russe II: Entfernung des avaskulären Fragments bei Teilnekrosen des Skaphoids und Implantation eines kortikospongiösen Ersatzes.

Schipper-Fraktur: Dornfortsatzfraktur(en) im Bereich der unteren HWS (C6, C7).

Schleudertrauma (HWS): Verletzung durch unkontrollierte und damit ungebremste Bewegung in einem Bewegungssegment bei unverhofftem Beschleunigungs-/Dezelerationstrauma.

Schnellendes Handgelenk (trigger wrist): Ursache ist meist eine Rotationsinstabilität in der proximalen Handwurzelreihe mit oder ohne Dissoziation. Die Diagnose erfolgt durch entsprechende Funktionsaufnahmen oder unter Durchleuchtungskontrolle.

Schubladenphänomen: Abnorme Verschieblichkeit (>5 mm) des Tibiakopfes gegen die Femurkondylen bei rechtwinkliger Kniegelenkbeugung infolge Kreuzbandläsion oder einer Rotationsinstabilität. *Vordere Schublade* bei Läsion des vorderen Kreuzbandes, *hintere Schublade* bei Läsion des hinteren Kreuzbandes.

SCIWORA-Verletzung: „Spinal cord injury without radiographic abnormality". Rückenmarkverletzung ohne Frakturnachweis, bevorzugt im Kindesalter, meist zervikal durch massives Hyperflexions-/Extensionstrauma.

Segmentierung: Objektdefinition.

Segond-Fraktur: Knochenausriß am Ansatz des Lig. coronarium anterolateral am Tibiakopf (Kapsel-/Bandausriß) infolge der anterolateralen Subluxation des Tibiakopfes bei vorderer Kreuzbandverletzung.

Serienfraktur: → Kettenfraktur.

Sever's disease: Kalkaneusapophysitis. Überlastungsschaden im Wachstumsalter bei verschiedenen Sportarten (Hockey, Basketball, Laufsport, Soccer).

Shenton-Linie: → Ménard-Shenton-Linie.

Shepherd-Fraktur: Pseudarthrotisch verheilte Abrißfraktur des Processus posterior tali.

Shin splint: Periostreaktion an der Tibia im Ansatzbereich des M. tibialis anterior als Überlastungsschaden (Streßreaktion) beim Dauerlauf.

Sideswipe fracture: Syn. „traffic elbow", „car window elbow". Verletzung des Ellbogens durch Anschlagen gegen ein Hindernis bei aus dem Autofenster gelehntem Arm.

Siegelringzeichen: Kortikalisringschatten bei orthograder Projektion der Skaphoidtaille; dieses Zeichen kann auftreten entweder bei Radialabduktion (Normalbefund) oder bei Rotation des Skaphoids im Rahmen einer skapholunären Dissoziation. Der Befund ist als Zeichen einer skapholunären Dissoziation nur verwertbar, wenn die Aufnahme des Handgelenks in Neutralstellung angefertigt wurde.

SLAC-wrist: Scapho-lunate advanced collapse wrist. Arthrose und Kollaps des Handgelenks infolge chronischer Fehlbelastung der Gelenkflächen bei karpaler Instabilität.

SLAP: Superior labrum anterior posterior injuries. Vorkommen bei athletischen Sportarten (Schwimmen, Wurfsport) oder bei Fall auf den ausgestreckten Arm.

Smith-Fraktur: Flexionsfraktur des Radius mit einem von volar-proximal nach dorsal-distal gerichteten Frakturverlauf; Fragmentverschiebung nach radial und volar.

Smith-Robinson-Fusion: Ventrale Spondylodese der HWS mit Ausräumung der Bandscheibe und Implantation eines Kochenblocks.

Spinalis-anterior-Syndrom: Ischämische Durchblutungsstörung im Versorgungsgebiet der A. spinalis anterior mit initialen Schmerzen und/oder Mißempfindungen auf dem segmentalen Niveau der betroffenen Arterie und nachfolgender schlaffer Parese und dissoziierter Empfindungsstörung. Immer besteht eine Blasenlähmung.

Spondylolisthese: Verschiebung von Wirbelkörpern gegeneinander. Die Richtung wird in Beziehung auf den unteren Wirbelkörper angegeben (Antelisthese, Retrolisthese). Das Ausmaß wird bezogen auf den Sagittaldurchmesser des Wirbelkörpers, auf dem dem Wirbel gleitet (Angabe in Prozent).

Stieda-Schatten: Schalenförmige Verkalkungsstreifen neben dem Femurkondylus bei abgelaufenen Seitenbandläsionen.

Stoßstangenfraktur: Fußgängerfraktur; proximale Tibiafraktur.

Straddle-Fraktur: Bilaterale doppelte Vertikalfraktur (Fraktur durch den oberen und unteren Schambeinast) des vorderen Beckenrings mit meist kranial disloziertem zentralem Fragment.

Straddle-Verletzung: Rotation der Beckenhälften um die Sagittalachse des Körpers bei transperinealer Gewalteinwirkung (insbesondere bei Motorradunfällen).

Streßfraktur: → Ermüdungsfraktur.

Stress-protection-Effekt: Darunter wird bei stabiler Osteosynthese eine implantatinduzierte Strukturveränderung des Knochens verstanden, die eine Schwachstelle darstellen kann und insbesondere bei vorzeitiger Materialentfernung zu einer Refraktur oder Streßfraktur führen kann. Ursache der porotischen Kompaktaveränderungen sind am ehesten die Entlastung des Kompaktabschnitts unter dem Implantat (fehlender Streß) oder periostale Durchblutungsstörungen.

Sudeck-Dystrophie: Neurogene Durchblutungs- und Stoffwechselstörung mit Entzündungscharakter und Chronizität, die sich am Knochen und Weichteilen abspielt. Wichtigste Ursache ist eine traumatisch bedingte Nervenirritation mit konsekutiven vegetativen Durchblutungsstörungen.

Suicidal jumpers fracture: Hohe Sakrumausbruchfraktur (S1/2) mit Versatz; Der 1./2. Sakralwirbelkörper wird aus dem Sakrum ausgesprengt und wie ein Stempel eingestaucht.

Sulkuszeichen, unteres: Zeichen der unteren Schultersubluxation bzw. der Schultergelenkinstabilität.

Supinatorsyndrom: Nervenkompressionssyndrom; Kompression eines Radialisnervenastes beim Durchtritt durch den M. supinator am Unterarm (Vorkommen im Kraftsport).

Supraspinatus(sehnen)syndrom: Schulterschmerzsyndrom (painful arc) durch degenerative Veränderungen am Ansatz der Supraspinatussehne, meist infolge eines Impingements der Sehne.

Tear-drop-fracture: Kennzeichen dieser HWS-Frakturen ist ein trianguläres Fragment aus der vorderen unteren Ecke eines WK, das der Insertionsstelle des vorderen Längsbandes entspricht. Die Verletzung kann Folge eines Flexions- oder Extensionstraumas sein.

Terry-Thomas-Zeichen: Verbreiterung des skapholunären Gelenkspalts auf über 2 mm (insbesondere bei Ulnaabduktion) infolge einer skapholunären Dissoziation bei Ligamentruptur („Minimalform" der Handwurzelluxation).

Thurston-Holland-Zeichen: Metaphysäres Fragment (nicht disloziert) am distalen Femur.
Tibiakantensyndrom: Schienbeinkantensyndrom; unüblicher Begriff für das Tibialis-anterior-Logen- oder → Kompartmentsyndrom.
Tibialis-anterior-Syndrom: Krampfartige Schmerzen im Bereich der Unterschenkelextensorenloge mit Muskelverhärtung, verursacht durch eine chronische Fehlbelastung der Mm. tibialis ant., extensor digitorum longus und extensor hallucis.
Tillaux-Fraktur: Abrißfraktur des Tuberculum anterius der Tibia (Ansatz des anterioren inferioren tibiofibularen Ligaments) durch Außenrotationstraumen des Fußes.
Torus-Fraktur: Radiuswulstfraktur.
Transkortex: Plattenferne Kortex (im Ggs. zur → Ciskortex).
Triage: Einteilung der Verletzten (bei einer Katastrophe) nach dem Schweregrad der Verletzungen.
Trueflex-Nagel: Torsionally resistent upper extremity flexible nail.
TTEF: Temporäre transartikuläre externe Fixation.
Tubercule de Tilleaux-Chaput: Tuberculum anterius der distalen Tibia (Ansatz des anterioren inferioren tibiofibularen Ligaments).
Übergangsfraktur: Gelenknahe Fraktur bei jugendlichen Patienten im Alter zwischen 16 und 18 Jahren mit Beteiligung der sich schließenden Epiphysenfuge.
UFN: Unreamed femur nail.
UHN: Unreamed humerus nail.
Ulnares Impingement: → Radioulnares Impingement.
Ulnare Translokation: Posttraumatische Instabilität des Handgelenks mit ulnarer Dislokation der Handwurzel infolge schlaffer oder rupturierter radiokarpaler Bänder. *Typ I:* Dislokation der gesamten Handwurzel nach ulnar mit vergrößerter Distanz zwischen der Spitze der Proc. styloideus radii und dem Navikulare. *Typ II:* Normaler radionavikulärer Abstand, aber vergrößerte Distanz zwischen Navikulare und Lunatum mit Verschiebung der Handwurzel nach ulnar.
Ulnokarpales Impingement: Eine deutliche Plusvariante der Ulna führt zu einer vermehrten Druckbelastung von Lunatum und Triquetrum mit sekundär degenerativen Veränderungen an den korrespondierenden Gelenkflächenanteilen von distaler Ulna einerseits, Lunatum und Triquetrum andererseits und zu konsekutiven Beschwerden.
Unhappy triad: Komplexe Verletzung der Kniebinnenstrukturen: Innenmeniskusriß, Innenbandläsion, vordere Kreuzbandruptur.
USS: Universal spine system.
UTN: Unreamed tibia nail.
Velpeau-Zeichen: Höhertreten des Humeruskopfes unter das Akromion beim Impingementsyndrom.
Wachsende Fraktur: Frakturkomplikation im Kindesalter. Sie entsteht durch Einklemmung eines transduralen Arachnoidalprolapses in den Frakturspalt mit sekundärer Ausbildung einer posttraumatischen leptomeningealen Zyste, die zur Knochenresorption führt.
Wagstaffe-Fraktur: Knöcherner vorderer Syndesmosenbandausriß an der Fibula.
Winterstein-Fraktur: Extraartikuläre Schrägfraktur der Basis des Metakarpale I (Pseudo-Bennett-Fraktur).
Zelluloidballimpression: Im Kindesalter vorkommende Kalottenimpression ohne sichtbare Fraktur (elastische Verformung der kindlichen Schädelkalotte).
Zervikalsyndrom: → HWS-Syndrom.

Sachverzeichnis

Halbfette Ziffern verweisen auf den Haupthinweis für den entsprechenden Begriff, *kursive Ziffern* auf Abbildungen oder Tabellen

Abdominaltrauma (Bauchtrauma), 427–446
  CT-Untersuchungstechnik, 432
  Hämoperitoneum, 430–432, *430*
  Komplikationen, 446
  Peritoneallavage, 429
  Pneumoperitoneum, 431
  Retroperitonealhämatom, 431
  shock bowel, 445
  Sonographie, 429–432, *433*
  Untersuchungsstrategie, 428
Abstützung, 21
abutment (Fußgelenk), 390
AC-Gelenkverletzung (s. Akromioklavikulargelenk), 165–167
Achillessehnenruptur, 451
Achillodynie, 451
acromion outlet view, *157*
Adam'scher Bogen (Hüftgelenk), 283
Aitken-Klassifikation, 12, 13, 362, *12*
  OSG, 363, *364*
Akromioklavikulargelenk
  (AC-Gelenk)-Verletzung, 165–167
  Frakturversorgung, 167
  Klassifikation, 165
  Komplikationen, 167
  Täuschungsmöglichkeiten, 167
Ala-Aufnahme, 251, *252*, 266, *267*, *268*, **270**
amputated fundus sign (Zwerchfellruptur), 426
Anderson Klassifikation, Densfraktur, 117
Ansatztendinosen (s. Ursprungstendinosen), 466
Antetorsionswinkelbestimmung (Hüftgelenk), 283, *283*, *287*
Aortenruptur, 422, 423, *423*
apical cap sign (Aortenruptur), 423
Apophysenverletzungen
  Becken, 263, 264
ARDS, 418
Arthrodese, 22, 23, *18*
Arthrographie
  Ellbogengelenk, 186
  Handgelenk, 219
  OSG, 346
  Schultergelenk, 159
  USG, 375
Aspirationsfolgen (Thoraxtrauma), 418
Asterisk-Zeichen (Femurkopf), 286
Atelektase (Thoraxtrauma), 418, *424*

äußere Schienung, 21
Becken, 459
Fußgelenk, 390, 391, *391*
axonale Scherverletzung (ZNS), 86
Azetabulum, 265–270
  Aufnahmetechnik, 265
  CT-Untersuchungstechnik, 266
  Röntgenanatomie, 266–269, *268*
Azetabulumfraktur, 270–276
  Begleitverletzungen, 270
  Frakturversorgung, 272
  Klassifikation, 270, *271*
  Komplikationen, 272
  Pfannenrandfraktur, 272–274, *273*, *274*
  Pfeilerfraktur, *271*, 273–275, *274*, *275*
  Querfraktur, *271*, 275, 276, *276*
  Röntgendiagnostik, 270
  T-Fraktur, *271*, 276
Azetabulum-Obturator-Linie, 269

Bajonettzeichen (Bronchusabriß), 424
banana peeling (Klavikula), 163, 167
Bankart-Läsion, 156, *169*, **170**
Barton-Fraktur, 227, 228, 229
Barton-Fraktur, reversed, 227, 228, 229
Barytrauma (Definition), 401
Baseballfinger, 463
Bateman-Klassifikation
  (Rotatorenmanschettenläsion), 172
Bauchtrauma (s. Abdominaltrauma), 427–446
Baumann-Winkel (Ellbogen), 186, *189*
Bechterew (WS-Fraktur), 144
Becken, 249–255
  Aufnahmetechnik, 251, *252*
  ilioischiadische Linie, *268*, 269
  iliopubische Linie, *268*, 269
  Röntgenanatomie, 252–255, *253*, *254*
Beckenfraktur, 255–264
  Begleitverletzungen, 250, 255, 260, *433*, 445
  Kindesalter, 264
  Komplikationen, 255
Beckenrandfraktur, 262, 263
Beckenringfraktur, **255–260**, 425
  Frakturversorgung, 262, 263
  Klassifikation (Pennal u. Tyle), 256, *257*
  Klassifikation (Young u. Burgess), 256, *259–261*
  Röntgendiagnostik, 256, 258–260

Befundbericht, *64*
Beilform (Humeruskopf), 171
Beinachse, mechanische (Miculicz), *312*, 313
Belastungsaufnahme
　Daumen, 218
　Kniegelenk, 308
　Schultergürtel, AC-Gelenk, *157*, **158**, 165
　Sprunggelenk, 346, *347*, 353
　USG, 373
Bennett-Fraktur (Fuß), 398
Bennett-Läsion (s. Werferexostose; Schulter), 456
Bennett-Luxationsfraktur, 243, *244*
Berndt u. Hardy Klassifikation (flake Fraktur), 384, *385*
Berstungsfraktur
　BWS, LWS, 142
　HWS, 128
　Schädel, 76
Biokompatibilität, 23
Birnenform (Humeruskopf), 170
Blackburn-Peel-Index (Kniegelenk), *312*
Blasenruptur/Verletzung (s. Harnblase), 255, **445**, *446*
blast injury (Abdominaltrauma), 428
blast injury (Thoraxtrauma), 410, *416*
blow in fracture, 95
blow out fracture, 95, 97
Blumensaat-Linie, *311*, *312*, 315, 316
Böhler-Klassifikation (Skaphoid), 234
Böhler-Winkel (Tubergelenkwinkel, Kalkaneus), *378*, *389*
bone bruise (s. Knochenkontusion), *66*, 291, 329, 333
bone grafting, 23
bow tie sign (HWS), *111*, *123*
bowing fracture (Unterarm), 208, *209*, **211**
Bowlerdaumen, 463
Boxerdaumen, 463
Boxerfraktur, 459, 463
Boxerknöchel, 459
Bremsfußverletzung, 397
Broden-Aufnahme (USG), 373, *374*
Bronchusruptur/-abriß (s. Tracheobronchialverletzung), 418, **423**, **424**, *424*
bucket handle Fraktur (Becken), 258
bulb appearance (Humerus), 170
Bündelnagelung, 21, 42
BWS (s. WS, thorakolumbale), 133 – 146

Caldwell-Projektion, 89
car window elbow (traffic elbow, sideswipe fracture), 194
Caspar-Platte (HWS), *130*, *131*
Chance-Fraktur, *141*, 143
Chassaignac-Verletzung, 191, *192*, **193**
Chauffeur-Fraktur (s. Hutchinson-Fraktur), 228, 229
chin splint (Tibia), 451, *465*
chip fracture (Metakarpale), *247*
Chondrodiastase, 24
Chopart-Luxation, 395
Chylothorax, 416
Claviculafraktur (s. Klavikulafraktur), 161 – 163, *162*
Clementschitsch-Projektion, 89
Colles-Fraktur, *227*, **228**, 229

Computertomographie
　Indikationen, 66
　Scanparameter, 65
continious diaphragm sign (Pneumothorax, Mediastinalemphysem), 419
cortical rim sign (Nierenverletzung), 441
crescent sign (Femurkopf), 293

Dashboard injury (Femurkopffraktur), 290
Daumen(strahl)Verletzungen, 243, 244, *244*
　Frakturversorgung, 243
　Klassifikation, 243, *244*
　Komplikationen, 244
delayed union, 52, 53
Delbet & Colonna -Klassifikation (Schenkelhalsfraktur i. Kindesalter), 302, *303*
Dermatofasziotomie, 58
disappearing laminae, 143
DISI (s. Karpalinstabilität), 241, *242*
Dislokation, 5, 64
Distraktionsepiphyseolyse, 24
double outline sign (HWS), 126
Drehfehler, 5
　distale Humerusfraktur, 199, *206*
　Mittelhand, Finger, 245, *247*
　Radius, 230
Drehfehlerbestimmung (s. Rotationsfehlerbestimmung), **69**, 283, *283*
Dreisäulenkonzept (WS), *135*, 137
drop finger, 458
drumstick appearance (Humerus), 170
Duodenalruptur, 443
Duokopfprothese (Hüftgelenk), 44, *45*
Duverney Fraktur (Becken), 258
dynamische Hüftschraube (DHS), *32*, 34, 35
dynamische interfragmentäre Kompression, *17*, 20, 21
dynamische Kondylenschraube (DCS), *32*, 35

Edgren-Vaino-Zeichen (WS), *136*
Effendi Klassifikation, Axisfraktur, 118, *119*
eggshell fracture (Schädel), 76
Ellbogen
　Arthographie, 186
　Aufnahmetechnik, 183, *184*, *185*
　CT-Untersuchungstechnik, 184
　Röntgenanatomie, 186, *187*, *188*
　target areas, *188*
Ellbogenluxation, 190, 191, *192*, 193
　Kindesalter, *192*, 193
Ellbogenverletzungen
　CT-Indikation, 184
　MRT-Indikation, 186
Eminentia intercondylaris Fraktur, 323, **324**, 332
Ender-Nagel, 42
Entenschnabelfraktur (Kalkaneus), *387*
entire condyle fracture (Kniegelenk), 321
Epiduralhämatom, 83, *84*, 85
Epiphyseolyse, 12, 13, *13*
　distale Tibia, 362 – 364
　distaler Humerus, 200, 201, *207*
　distaler Radius, 247
　Femurkopf, *287*
　Kniegelenk, 338 – 341, *339*
　proximaler Radius, 205

Sachverzeichnis

Ermüdungsfraktur (s. Stressfraktur), 465, **466**, *467*, 468
  nach Implantatentfernung, 54
Escher-Klassifikation (frontobasale Fraktur), *80*
Essex-Lopresti-Fraktur, 204, *210*
Essex-Lopresti-Klassifikation (Kalkaneusfraktur), 386
Extension, 16

Facettendistraktion (WS), 143
Facettenzeichen, horizontales (HWS), 110, *111*, *126*, *127*
Fahrradspeichenverletzung, 338
falling lung sign (Thoraxtrauma), *424*
fanning (HWS), *111*, 121, 122, *123*
Fascienlogensyndrom, 57–59, *59*
fat C2 sign (HWS), 111, 119
faux-profil-Aufnahme (Hüftgelenk), *281*, 282
Fechterellenbogen, 463
Felsenbeinfraktur, 81
Femurfraktur
  distale Femurfraktur, 317, 318, *318*
    Frakturversorgung, 317, *319*, 320
    Kindesalter, 338–341, *339*
    Komplikationen, 320
  Femurhalsfraktur, 293–296
    Begleitverletzungen, 296
    Frakturversorgung, 296, 298
    Klassifikation, 293, 294, *294*, 295
    Komplikationen, 296
  Femurkopffraktur, 290–293
    Frakturversorgung, 292, *298*
    Klassifikation, 290, 291, *292*
    Komplikationen, 293
  Femurschaftfraktur, 300, 301
    Begleitverletzungen, 301
    Frakturversorgung, 301
    Komplikationen, 301
    Kombinationsverletzung, 293, 297, *298*, **301**
  Kondyläre Fraktur, 317, 318, *318*
  per-/intertrochantere Fraktur, 296, 297, *297*, 299
  proximale Femurfraktur, 289–299
    Kindesalter, 302–304, *303*
  subtrochantere Fraktur, 299, 300
  Suprakondyläre Fraktur, 317, 318, *318*
Femurkopfnekrose (s. Hüftkopfnekrose), 289, **293**, 296
  crescent sign, 293
Fenton-Syndrom (Handwurzel), 238, *239*
Fettpolsterzeichen
  Ellbogen, 186, *188*, *196*, 202, 204
  Sprunggelenk, *358*
Fibulafraktur
  Fibulaschaftfraktur, 337
  proximale Fibulafraktur, 325
Fingerverletzungen, 243–247, *246*
  Frakturversorgung, 245
  Kindesalter, 247
  Klassifikation, 245, *246*
Fisk-Hernandez-Plastik (Skaphoid), *234*, 235
Fixateur, 21, 42, **35–37**, *36*, *43*
  Fixateur externe, 35
  Fixateur interne, 37, 144, *145*
  Hybrid-Fixateur, 37
flail chest (instabiler Thorax), *148*, 150

flake Fraktur
  Klassifikation, 384, *385*
  OSG, Talus, 359, *363*, 382, **384**, **385**, *385*
footballer's ankle, 459
Fragmentnase (Ellbogen, suprakondyläre Fraktur), 199, *206*
Fraktur
  Blutverlust, *404*
  Frakturbegriffe, 3–5
  pathologische Fraktur, 4, 21, 22
Frakturbehandlung/-versorgung
  konservative, 16
  operative, 17–21
  pathologische Fraktur, *18*, 21, 22
Frakturheilung, 49–56
  Dauer, 52, 53, *53*
  direkte, 50, 51, *51*
  indirekte, 49, 50, *50*
  verzögerte, 52, 53, *52*, 53
  Wachstumsstörungen, 55, 56, 61
Frakturzeichen, indirekte
  Ellbogengelenk, **186**, *188*, **189**, *196*, 204
  Handgelenk, 220, 224, 230
  Hüftgelenk, *285*, 286
  Kniegelenk, *315*, 316
  Sprunggelenk, *350*
Frik'sche Aufnahme (Kniegelenk), *308*, *309*, 313
Frykman-Klassifikation (Handgelenk, Radiusfraktur), 229
Funktionsaufnahmen
  Handgelenk, 217
  Hüftgelenk, 282
  HWS, 105, 106
Fuß
  Arthrographie USG, 375
  Aufnahmetechnik, 372, 373, *374*
  CT-Anatomie, *380*
  CT-Indikationen, 375
  CT-Untersuchungstechnik, 375
  Fußfehlstellungen, Terminologie, *371*
  MRT-Indikationen, 375
  Röntgenanatomie, 375, 376, *377*, *378*
  Röntgenometrie, *378*
  target areas, *382*
  Täuschungsmöglichkeiten, 379, *381*
Fußwurzelfrakturen, 390, 391, *391*
  Frakturversorgung, 392
  Komplikationen, 392
  Täuschungsmöglichkeiten, 392
Fußwurzelverletzung, 379–395
  Kalkaneusfraktur (s. dort), 386–390, *387*, *388*
  sonstige Fußwurzelknochen, 390–392, *391*
  Röntgendiagnostik, 390, 391, *391*
  Talusfraktur/-luxation (s. dort), *383*, 379–386

Galeazzi-Fraktur (umgekehrte Monteggia-Fraktur), 208, **210**, *209*, 229
Gallengangsverletzung, 437, 439
Galli-Fusion (HWS), 129
Garden-Klassifikation (Schenkelhalsfraktur), 293, *294*, 295
Gastrointestinaltrakt-Verletzung (Hohlorgane), 443, 445
  CT-Morphologie, 443, 445
  Sonomorphologie, 443

Gefäßverletzung
  Aorta, abdominal, 445
  Aorta, thorakal, 150, **422**, **423**, *423*
  A. poplitea und Äste, 320, 324, 327, 340
  Beckenfraktur, 250, 255
  brachiozephale Gefäße, 149
  Karotisaneurysma, 82
  Karotis-Sinus cavernosus-Fistel, 80, 83
  Niere, 441
  Polytrauma, *404*, 405
gehaltene Aufnahme (s. Belastungsaufnahme, Funktionsaufnahme)
Gesichtsschädel (s. Mittelgesicht)
  Röntgenanatomie, 89, *90*, *91*
Gilchrist-Verband, 176, 179
Gissane-Winkel (Fuß), *378*
glenoidtangentiale Aufnahme, 156, *157*
Golferellenbogen, 457, 463
Golferschulter, 462
greater arc Verletzung (Handwurzel), *224*, *237*, 238
Grünholzfraktur, 12
  Klavikula, 163
  Unterarm, 211

Haglund-Delle (Patella), *311*, *314*, 316
Hakenplatte (HWS), 131
Halbmondzeichen (Ellbogen, dist. Humerusfraktur), 195, *196*
Halifax-Klammer, 131
Hämarthros (s. Fettpolsterzeichen)
  Ellbogengelenk, **186**, **189**, *188*, *196*, 202, 204
  Kniegelenk, *315*, 316
  Sprunggelenk, *350*
Hämatom
  Blutverlust, frakturbedingt, *404*
  Blutverlust, peritoneal, *431*
  Douglasraum, *430*, 431, 432, *433*
  intrakraniell, 83 – 86, *84*
  intraperitoneal, 429 – 431, *430*
  retroperitoneal, 431
  superinfiziert, 446
Hämatom, parenchymatöse Organe
  CT-Morphologie, 434, 435, *435*
  Sonomorphologie, 434
Hämatothorax, *148*, 150, *413*, 415
Hamatumfraktur (Sportverletzung), 452
Hämoperitoneum, 430 – 432, *430*
Handgelenk, Hand, 213 – 247
  Arthrographie, 219
  Aufnahmetechnik, 214 – 217
  CT-Indikationen, 218
  CT-Untersuchungstechnik, 218
  Funktionsaufnahmen, 217
  MRT-Indikationen, 218
  Radiusfraktur (s. dort), 225 – 231, *227*, *228*, *230*
  Röntgenanatomie, 219 – 224, *220*, *222*
  Röntgenometrie, 222
  target areas, *224*
  Täuschungsmöglichkeiten, *226*
Handwurzelfrakturen und Luxationen, 233 – 240
  Fenton-Syndrom, 238, *239*
  greater arc Verletzung, *224*, *237*, 238
  karpometakarpale Luxation, 244, *247*
  Klassifiaktion Luxationen, Luxationsfrakturen, 238, *239*

  Klassifikation Frakturen, 235, 236
  Komplikationen, 236, 240
  lesser arc Verletzung, *224*, *237*, 238
  mediokarpale Luxation, 238
  Nomenklatur, 238, 240
  perilunäre Luxation, *237*, *239*
  Röntgendiagnostik, 236, *237*, *239*, 240
  Rotationssubluxation, 237
  skapholunäre Dislokation, *237*, 240, 241
  Frakturversorgung, 236, 240
Hängemattentyp (Orbitabodenfraktur), *97*
hängende Schulter (s. Pseudoluxation), *171*
hangman's fracture (HWS), 118
Harnblasenruptur/verletzung, 255, **445**, *446*
Harrington-Stab (WS), 144
Hasenohrzeichen (Subduralhämatom), *85*
hatchet head deformity (Humeruskopf), *171*
Hawkins-Klassifikation (Talusfraktur), *383*, 384
Hawkins-Zeichen, 386, *393*
Hepp-Dysplasieformen (femoropatellares Gleitlager), *314*
Herbert-Schraube, 28, *29*
  (Skaphoid), 235
Herzkontusion, 151, 419
Herzverletzung, 419 – 421, *420*
Hill-Sachs-Läsion, 156, 158, *169*, **170**, *171*
  Umgekehrte Hill-Sachs-Läsion, 171
Hirnkontusion, 85, 86
Hirnschwellung (traumatisch), 86
Hoffa-Fraktur (Kniegelenk), *318*, *319*
Höhenindex, karpaler, 222
Honda sign (Sakrum), 470
horizontal facet sign (HWS, s. Facettenzeichen), 110, *111*, *126*, *127*
Hüftgelenk (s. auch Azetabulum), 277 – 299
  Aufnahmetechnik, 280 – 282, *281*
  CT-Indikationen, 282, 283
  CT-Untersuchungstechnik, 283
  MRT-Indikationen, 283
  Röntgenanatomie, 283 – 286, *284*, *285*
  Röntgenometrie, 287
  Täuschungsmöglichkeiten, *288*
Hüftkopfnekrose (s. Femurkopfnekrose), 289, **293**, 296
Hüftluxation, 286 – 289, *289*, *290*
  Kindesalter, 302
  Klassifikation, 288, *289*
  Komplikationen, 289
  Röntgendiagnostik, 288, 289, *290*
  Versorgung, 289
Humerusfraktur, distale, 193 – 201
  Epikondylus medialis Fraktur, 200, *207*
  Frakturversorgung, 195, *197*, 198
  Humerusepiphyseolyse, distale, 200, *207*
  Kindesalter, 198 – 201
  Klassifikation, 193, 194, *194*
  Komplikationen, 198, 199
  Kondylus radialis Fraktur, 199, 200, *207*
  Röntgendiagnostik, 194, 195, *196*
  suprakondyläre Humerusfraktur, 194, *196*, **198**, **199**
Humeruskopf, 170, 171, 174
  Beilform, 171
  Birnenform, 170
  bulb appearance, 170

drumstick appearance, 170
hatchet head deformity, 171
Vollmondzeichen, 174
Humeruskopffraktur (proximale Humerusfraktur), 173–178
  Frakturversorgung, 176–178
  Klassifikation, 173, 174, *175*, *176*
  Komplikationen, 178
  Täuschungsmöglichkeiten, 176
Humeruslinie, vordere (Rogers-Linie), 186, *189*
Humerusschaftfraktur, 178–180
  Frakturversorgung, 179, 180
  Kindesalter, 180
huntsman's injury (Kniegelenk), 327
Hutchinson-Fraktur (Chauffeur-Fraktur), 228, 229
HWS, 101–132
  Aufnahmetechnik, 103–106, *105*
  CT-Indikationen, 106
  Frakturklassifikation, 113, 114, 120
  Frakturversorgung, 128–131, *130*
  MRT-Indikationen, 106
  Röntgenanatomie, 106–110
  Röntgenometrie, *112*, *114*
HWS-Verletzungen, 112–132
  atlantoaxiale Dislokation/Instabilität, 115, 129
  Atlasfraktur, 115–117
  Axisfraktur, 118, 119
  Berstungsfraktur, 128
  Densfraktur, 117, 118
    Kindesalter, 132
  Dornfortsatzfraktur, 124
  Extensionsdistorsion, 124, 125
  Extensions-Luxations-Fraktur (extension tear drop fracture), 125, 126
  Extensionstrauma, 113
  Flexionsdistorsion (anteriore Subluxation), 120, 121
  Flexionsfraktur, 121
  Flexions-Luxations-Fraktur (flexion tear drop fracture), 122, *124*
  Flexionstrauma, 113
  Frakturzeichen, Verletzungszeichen, *111*
  Gelenkblockfraktur, 126, *127*
  Gelenkluxation, 121, 122, *123*
  hangman's fracture, 118
    Kindesalter, 132
  Klassifikation, 112–114, *114*, *120*
  Laminafraktur, 127
  pillar fracture, 126
  Rotationsblockierung, 132
  Täuschungsmöglichkeiten, 115, 118, 132

Ilioischiadische Linie, 268, 269
iliopubische Linie, 268, 269
iliotibiales Syndrom (s. Läuferknie), 464
Ilisarov-Technik, 24, 42
Impingement
  Peronealsehne, 389, 390
  Schultergelenk, 156, 158
  ulnokarpales, 231
Implantatentfernung, 47, *47*
Impressionsfraktur (Schädel), 76, *77*
Inlet-Aufnahme (Becken), 251, *252*
innere Schienung, 20, 21
instabiler Thorax (flail chest), 150, *148*

Instabilität
  Becken, 250, *257*
  Kniegelenk, 332
  Schultergelenk, 159, 171
Instabilitätskriterien
  BWS, LWS, 135, 137, 138
  HWS, 112
  Skaphoid, 235
Insuffizienzfraktur (s. Stressfraktur), 465, **466**, 468, *470*
  MRT-Diagnostik, 66
Interferenzschraube, 29, 44
interkarpaler Kollaps (s. SLAC wrist), 243
intertrochantere Femurfraktur, 297

Jäger u. Breitner, Klassifikation (Klavikula), 161, *162*
Jefferson-Fraktur (HWS), 116, 117
jogger's knee (Läuferknie), 450, 454, 458, 464
joint depression fracture (Kalkaneus), 386, *387*
Jones- Fraktur (Metatarsale V), 395, *396*
Judet, Schrägaufnahmen (Becken), 251
Judet, Verschraubung (HWS), 129, *130*
Judet-Letournel-Klassifikation (Azetabulum), 270
jumper's knee (s. Springerknie), 457, 465, *465*

Kalkaneus Pitch, *378*
Kalkaneusaufnahme, 373, *374*
Kalkaneusfraktur, 386–390
  Frakturversorgung, 390
  Klassifikation, 386, *387*
  Komplikationen, 390
  Röntgendiagnostik, 389, 390
  Täuschungsmöglichkeiten, 390
Kalkar (Hüftgelenk), 285
Kallus, 51
Kallusdistraktion, 24, 25, 42, *43*
kanülierte Schraube, 29, *29*
Karotisaneurysma (traumatisch), 82
Karotis-Sinus cavernosus-Fistel, 80, 83
Karpalbögen nach Gilula, 220
Karpalinstabilität, 241–243
  dorsale Flexionsinstabilität, 241, *242*
  Klassifikation, 241
  Komplikationen, 243
  Therapie, 243
  ulnare Translokation, 241
  volare Flexionsinstabilität, 241, *242*
Karpaltunnelaufnahme, 216
karpometakarpale Luxation, 244, *247*
Kerbenzeichen (HWS), 110, *111*
Kernspintomographie (s. Magnetresonanztomographie), 66, 67
Kirschner-Draht (s. Spickdraht), 36, 37, 38
Klavikulafraktur (Claviculafraktur), 161–163, *162*
  Aufnahmetechnik, 161
  Frakturversorgung, 163
  Kindesalter, 163
  Klassifikation, 161
  Komplikationen, 163
  Täuschungsmöglichkeiten, *160*, 163
Kniegelenk, 305–335, 338–341
  Aufnahmetechnik, 306, 308, *309*
  CT-Untersuchungstechnik, 308
  MRT-Diagnostik, 309, 310
  Röntgenanatomie, 310–316, *311*, *312*

Kniegelenk
  Röntgenometrie, *311, 312*
  Sonographie, 310
  target areas, *315*
  Täuschungsmöglichkeiten, *314*, 326
Kniegelenkverletzungen, 317–326
  Bandverletzung, 331–335
  distale Femurfraktur, 317–320
  Kindesalter, 338–341
  Luxation, 326–328
  Meniskusverletzung, 330, 331
  osteochondrale Fraktur, 327–330
  Patellafraktur, 325, 326
  Tibiakopffraktur, 320–325
Knieluxation, 326, 327, **328**
  Komplikationen, 327
Knochenersatz, 23
Knochenkontusion
  Femurkopf, 291
  Kniegelenk, 329, 333
  MRT-Diagnostik, 66
Knochenmarksödem (MRT)
  Handgelenk, Hand, 218
Knochennekrose, aseptische, 60, 61, *61*
  Femurkopf, 289, **293**, 296
  Humeruskopf, 174, 178
Knochentransplantation, 23
Knöringer-Schraube (HWS), 129
Köhler'sche Tränenfigur (Becken), *253, 254, 268, 269, 284*
Kollateralbandverletzung (Kniegelenk), 335
Kompartmentsyndrom, 57–59, *59*
  Stressreaktion (Sport), 451
kondylopatellarer Sulkus, *311, 312*, 313, *315*, 333
Kontaktheilung, 51, *51*
Konturaufnahme (Hüftgelenk), *281*, 282
Koronoidfraktur (Ulna), 201, *202*
Kortikalisschraube, 19, **28**, *29*
Kreuzbandersatz, 333–335, *334*
Kreuzbandruptur, 332
  Röntgendiagnostik, 333
  Täuschungsmöglichkeiten, 333

Labrumläsion
  Schultergelenk, 171
Längenwachstum, epiphysäres, 55, *55*
Lauenstein-Projektion, *281*, 282
Läuferknie (jogger's knee), 450, 454, 458, 464
Lauge-Hansen-Klassifikation (OSG), 353, 354, *355*
Leberverletzung, 437–439
  CT-Morphologie, 437–439, *438*
  Klassifikation, *438*
LeFort-Klassifikation (Mittelgesichtsfraktur), 91, *94, 95*
lesser arc Verletzung (Handwurzel), *224, 237*, 238
Ligamentotaxis, 143
Limbuswirbel, *136*, 143, 460
Lipohämarthros
  Kniegelenk, *315*, 316
Liquorfistel, *80*
  Diagnostik, 82
Lisfranc-Luxation, 397–399
  divergierende Luxation, 397, *398*
  homolaterale Luxation, 397, *398*
little leaguer's elbow, 455, **463**

little leaguer's shoulder, 462
Lochbruch (Schädel), 76
low fracture (tiefe suprakondyläre Fraktur), 194
Lunatumluxation, *237*
Lungenhämatom, 416–418, *417*
Lungenhernie, traumatisch, 418
Lungenkontusion, 416, 417, *417*
Lungenlazeration, 416–418, *417*
Luxation
  Chopart-Gelenk, 395
  Definition, 5
  Ellbogen, 190–193
  Handwurzel, 236–240
  Hüftgelenk, 286–289
  HWS, 121–123
  Kniegelenk, 326–328
  Lisfranc-Gelenk, 397, 398, *398*
  Patella, 326, 327
  Schultergelenk, 167–172
  Talus, 392–394, *394*
  unteres Sprunggelenk, 392–394, *394*
  Zehen, 399
LWS (s. WS, thorakolumbale), 133–146

Magerl, Fusion (HWS), 129, 131, *130*
Magnetresonanztomographie, Indikationen, 66, 67, *67*
magnification sign (Unterkieferfraktur), 98
Maisonneuve-Fraktur, 337, 356, 361
Malgaigne Fraktur (Becken), *258*
Malleolarfraktur (s. Sprunggelenksfraktur), 351–362
Marknagel, 38, 39–41, *40*
  proximaler Femurnagel, *40*, 41
  retrograder Femurnagel, 41
  Sonderformen, 41, 42
  Trueflex Nagel, *40*, 42
Marknagelung, 20, 21, 39
Marschfraktur, 465, 469
Marti-Weber-Klassifikation (Talusfraktur), 384
Matte-Russe-Plastik (Skaphoid), *234*, 235
Mediastinalemphysem, 419
mediokarpale Luxation, 238
Meniskusverletzung, 330, 331, *331*
  Täuschungsmöglichkeiten, 331
Meyers & McKeever-Klassifikation (Eminentiafrakturen), *324*
Miculicz, mechanische Beinachse, *312*, 313
Milzverletzung, 435–437
  CT-Morphologie, 435, *436*
  Klassifikation, 436
  Sonomorphologie, 437
  Täuschungsmöglichkeiten, 437
missed injury
  Fußskelett, *376*
  HWS, 113
  Kniegelenk, 317
  Polytrauma, 406, *406*
Mittel-/Vorfußverletzungen, 394, 395, 396, *396*
  Kindesalter, 397
  Komplikationen, 397
  Stressfrakturen, 396
  Täuschungsmöglichkeiten, 397
Mittelgesicht
  Röntgenanatomie, 89, *90*

Referenzlinien, *91*
Mittelgesichtsfraktur, 91–95
  Aufnahmetechnik, 87, 88
  CT-Untersuchungstechnik, 88, 89
  Klassifikation, 91, *94*, *95*
  Komplikationen, 95
  Röntgendiagnostik, 92
  target areas, *93*
  Täuschungsmöglichkeiten, 95
  trimalar/tripoid fracture, 94–96
Mittelhandverletzungen, 243–247, *246*
  Frakturversorgung, 245
  Kindesalter, 247
  Komplikationen, 244, 247
Moloney-Bogen (Schultergelenk), 158, **159**, *169*
Monteggia-Fraktur, 208, **211**, *209*
  Kindesalter, 211
Monteggia-Verletzung, *209*, 210
Morison-Tasche, *430*, *432*, *433*
Morscher-Verriegelungsplatte (HWS), 131
Morton-Neuralgie, 451
mosaic fracture (Schädel), 76
Muldenzeichen (s. trough line, Schultergelenk), *169*, *170*, *170*
Muskellogensyndrom (s. Kompartmentsyndrom)
Myositis ossificans, 60, 61

Nahtsprengung, 76, 77
naked facets (WS), 143
Narrenkappenzeichen (HWS), 110, *123*
Navikularefraktur (s. Skaphoidfraktur), 233–235
  Frakturversorgung, *234*, 235
  Klassifikation, *234*, 234, 235
  Komplikationen, 235
Navikularequartettaufnahme, 216, 234
Neer-Klassifikation (Humerus), 173–175, *175*
Neer-Prothese (Schultergelenk), *45*, 46
Nierenverletzung, 440–442
  CT-Morphologie, 441, *444*
  Gefäßverletzung, 441
  Klassifikation, *441*
  Röntgendiagnostik, Urographie, 432, 440, 441, *442*
  Sonomorphologie, 440
nightstick fracture (Monteggia-Fraktur), 210
NNH(Nasennebenhöhlen)-Aufnahme, 89
non union (s. Pseudarthrose), 52, 53, *52*, *53*
Noorgard-Projektion (Hand), 216
notch view (s. Frik'sche Aufnahme), 308, *309*
nurse elbow (pulled elbow, Chassaignac-Verletzung), *192*, 193
Nußknackerfraktur (Kuboid), 390

Obturator-Aufnahme, 251, *252*, 266, *267*, *268*, **269**
Obturatorzeichen, *254*, 269, *285*
Olekranonfraktur, 201, 202
open book Fraktur (Becken), **256**, 258, *259*, 263
open trapdoor type (Orbitabodenfraktur), *97*
OPG (Orthopantomogramm), 90
Orbitaaufnahme, 89
Orbitafraktur, 95, 96
  Hängemattentyp, 97
  Klassifikation, 96
  Komplikationen, 96
  open trapdoor type, *97*

Röntgendiagnostik, 96
  spring trapdoor type, *97*
Orozco-Platte (HWS), *130*, 131
OSG (s. Sprunggelenk)
Osgood-Schlatter-Syndrom, 340
Ösophagusruptur/-verletzung, 152, **424**, **425**
osteochondrale Fraktur
  Kniegelenk, 327, **329**, **330**, *329*
  OSG, Talus, *350*, *359*, 361, 362
Osteoinduktion, 23
Osteokonduktion, 23
Osteonekrose, aseptische, 60, 61, *61*
  Femurkopf, 289, **293**, 296
  Humeruskopf, 174, 178
Osteoporose, Inaktivitäts-, 58
Osteosynthese, 17–22, *17*, *18*
  biologische, 17
  Platten-, 19, 20
  Spickdraht-, *17*, 21
  Verriegelungs-, 21
  Zuggurtungs-, *17*, 20
  Zugschrauben-, *17*, 19
Osteosyntheseschrauben, 28, 29, *29*
outlet-Aufnahme (Becken), 251, *252*

Palmer-Klassifikation (ulnokarpaler Komplex), *233*
Pankreasverletzung, 439, 440
  CT-Morphologie, 439, *440*
  Klassifikation, *439*
  Sonomorphologie, 439, *440*
Paravertebrallinie, 138, *139*
Parierfraktur (Ulna, s. Monteggia-Fraktur), 208, *209*, **210**
Patella
  Aufnahmetechnik, 308, *309*
  Formvarianten, *314*, 316
Patellafraktur, 325, *326*
  Frakturversorgung, 326, *326*
  Täuschungsmöglichkeiten, 326
Patellaluxation, 326, *327*
Patellarsehnenruptur, 335, *336*
Patellaspitzen-Syndrom, 450, 458
Pauwels-Klassifikation (Schenkelhalsfraktur), 293, *294*, *295*
Pedikelschraubensystem (WS), 144
Perikarderguß/hämatom, *420*, 421
perilunäre Handwurzelluxation, *237*, *239*
pertrochantere Femurfraktur, 296, 297, *297*
  Frakturversorgung, 297–299, *298*
  reverse fracture, *297*
Pfortaderthrombose, 440
pillar fracture (HWS), 126
pillar view (HWS), 104
Pilon tibial Fraktur, 348–352, *352*
  Definition, 348
  Frakturversorgung, 351, *360*
  Röntgendiagnostik, 351, *352*
pin tract infection, 37, 42
ping pong fracture, 76, 77
Pipkin-Klassifikation (Femurkopffraktur), *291*, 292
PISI (VISI, s. Karpalinstabilität), 241, *242*
Pisiformefraktur (Sportverletzung), 452
Platten (Osteosyntheseplatten), 29–34, *31*–*33*
  Abstützplatten (Formplatten), *31*–*33*, 33, 34
  dynamische Kompressionsplatte (DC), 30, *31*

Platten
  Formplatten, *31–33*, 33, 34
  LCDC-Platte, 30, 31, *31*, 33
  LISS-Platte, *32*, 34
  Neutralisationsplatte, 29
  Rekonstruktions-, *31*, 33
  Winkelplatten, *32*, *33*, 34
Pneumatozele, traumatische, 416–418, *417*
Pneumoperikard, 421
Pneumoperitoneum, 431
Pneumothorax, *148*, 150, *413*, 414, *414*, *424*, 424
  Täuschungsmöglichkeiten, 415
Poirier'scher Spalt, *215*
Polytrauma, 401–407
  Blutverlust, *404*
  Definition, 401
  Gefäßverletzungen, *404*, 405
  Klassifikation, 402, 403, *403*
  Untersuchungsstrategie, 403–405, *405*
  Verletzungs-Score, *403*
  Versorgung, 406, 407
Polytraumascore, *403*
Prothesen, 44-46
  Hüftgelenk, 44–46, *45*
  Schultergelenk, *45*, 46
Prothesenlockerung, 45, 46
Pseudarthrose, 52–54, *52*, *53*
  Defektpseudarthrose, 54
  Infektpseudarthrose, 54
Pseudofraktur (s. Täuschungsmöglichkeiten)
  Phalangen, *226*
  Schädel, *78*
Pseudolisthese (LWS), 135
Pseudoluxation
  Definition, 5
  HWS, *107*, 108
  Klavikula, 161, *162*, 163
  Schultergelenk, 171
punch fracture (Radius), *228*, 229

Quadrizepssehnenruptur, 335, *336*

Radial head capitellar view, 184, *185*
radialer Kollaps, 231
radioulnare Dislokation, *230*
Radioulnargelenk
  distales (Essex-Lopresti-Fraktur), 210, 229, 231
  proximales (Monteggia-Fraktur), 210, *209*
Radiusfraktur, distale, 225–232
  Frakturversorgung, 231, *232*
  Klassifikation, *227*, 229
  Komplikationen, 231, 232
  Röntgendiagnostik, 229, *230*
  Sonderformen, *228*, 229
Radiusfraktur, proximale (Radiusköpfchen-, Radiushalsfraktur), 203–205, *204*
  Frakturversorgung, 204, 205
  Kindesalter, 205, *207*
  Klassifikation, 203, 204
Referenzlinien (Mittelgesicht), *91*
Refraktur, 54, 61
Regazoni-Apparat, 42, *43*
Regazoni-Klassifikation (Kalkaneusfraktur), 386
Rekonstruktionsplatte, *31*, 33
Reposition, 15

Retention, 15
Retroperitonealraum
  CT-Anatomie, *443*
  Hämatom, 431
reverse fracture (pertrochantere Femurfraktur), 297
Ringbandruptur (Sportklettern), 457
Rippenfrakturen, 149-151, *148*, 424, 425
  Aufnahmetechnik, 149
  Lokalisation, 149, 150
  Stressfraktur, 452, 453
Rockwood-Aufnahme (SC-Gelenk), 149, 152
Rockwood-Klassifikation (AC-Gelenkverletzung), 165, *166*
Rolando-Fraktur, 243, *244*
roof arc (Azetabulum), 270, *271*
Roser-Nelaton-Linie (Hüftgelenk), *285*, 286
Rotationsfehler (s. Drehfehler)
Rotationsfehlerbestimmung (s. Drehfehlerbestimmung), 69
Rotationssporn (Ellbogen, suprakondyläre Fraktur), 199, *206*
Rotationssubluxation (Handwurzel), 237
Rotatorenmanschettenruptur, 172, 173
  bei prox. Humerusfraktur, 174
  Klassifikation, 172
  MRT-Diagnostik, 173
  Sonographie, 172, 173
Rückenmarksverletzung, 102, 103
Rushpin, 40, 42
Russe-Klassifikation (Skaphoid), 233, 234, *234*

Sakrumfraktur, 260–262
  Klassifikation, 260, *262*
  Röntgendiagnostik, 260, 261
Salter-Harris-Klassifikation, *12*, 12, 13, 362
  OSG, 363, 364
Salvati-Index (Kniegelenk), *312*
Sanders-Klassifikation (Kalkaneusfraktur), 387, *388*, *389*
Sarmiento-Brace, 179
Schädelfraktur
  Kalottenfraktur, 76, *77*, 78
  eggshell fracture, 76
  Impressionsfraktur, 76, *77*
  Lochbruch, 76
  mosaic fracture, 76
  Nahtsprengung, 76, *77*
  ping pong fracture, 76, *77*
  Pseudofraktur, 78
  wachsende Fraktur, *77*, 78
  Zelluloidballimpression, 76, *77*
  Komplikationen, 82
  Röntgendiagnostik, 81
  Schädelbasisfraktur, 76, **78–82**, *79*
  Täuschungsmöglichkeit, *79*
Schädelhirntrauma
  Aufnahmetechnik, 75, 76
  axonale Scherverletzung, 86
  Epiduralhämatom, 83, *84*, 85
  Hirnkontusion, 85, 86
  Hirnschwellung, 86
  intrazerebrales Hämatom, 85, 86
  MRT-Indikationen, 76
  Subarachnoidalblutung, 83, *84*, *84*
  Subduralhämatom, *84*, 85

Untersuchungsstrategie, 74
Ventrikelblutung, 83, *84*
Schanz-Schraube, *36*, 43
Schenkelhalsfraktur, 293–296
　Begleitverletzungen, 296
　Frakturversorgung, 296, *298*
　Klassifikation, 293, 294, *294*, *295*
　Komplikationen, 296
Schleudertrauma, HWS, 127, 128
Schrauben (Osteosynthese-Schrauben), 28, 29, *29*
Schultereckgelenk (s. Akromioklavikulargelenk), 165–167
Schultergelenk/-gürtel
　Anatomie, *154*, 155
　Aufnahmetechnik, 156–158, 168
　CT-Arthrographie, 159
　CT-Indikationen, 159
　Sonographie-Indikationen, 159
Schultergelenkverletzungen, 167–173
　Bankart-Läsion, *169*, 170
　Hill-Sachs-Läsion, *169*, 170, 171
　Luxation, 167–172, *169*
　　habituelle, 171
　　posteriore, 168, *170*
　Täuschungsmöglichkeit, 171
Schwimmer-Aufnahme (HWS), 105
Schwimmerschulter, 453
SCIWORA, 132
Seeanemonenzeichen (Hämoperitoneum), 431
Segond-Fraktur (Kniegelenk), *322*
sentinel clot (Abdominaltrauma), 445
shock bowel (Abdominaltrauma), 445
sideswipe fracture (Ellbogen, traffic elbow, car window elbow), 194
Siegelringzeichen (Terry Thomas sign, Skaphoid), 221, *237*, 240
Skaphoid-Kapitatum-Fraktur-Syndrom (Fenton), 238, *239*
skapholunäre Dissoziation, *237*, 240, 241
Skapulafraktur, 164, 165
　Frakturversorgung, 165
　Klassifikation, 164
　Täuschungsmöglichkeit, 165
Skibruch, 454
Skidaumen, 243, 453, 454, 462
Skinner'sche Linie (Hüftgelenk), *287*
SLAC wrist (scapho-lunate-advanced-collaps, interkarpaler Kollaps), 243
SLAP Läsion (Schultergürtel), 456
Slice-Fraktur (WS), 143
small heart sign (Pneumoperikard), 421
Smith-Fraktur (Radius), *227*, 228, 229
Smith-Fraktur (WS), 143
Sonographie
　Abdomen, 429–432, *433*
　Indikationen, *68*
Spaltheilung, 51
Spickdraht (s. Kirschner-Draht), *36*, 37, 38
Spina iliaca Abriß, 262, *263*
Splitting, horizontales (WS), 143
Spondylodese
　BWS, LWS, 144
　HWS, *130*, 131
Spondylolisthese, traumatische
　HWS, 118, 119, *119*

LWS, Sportverletzung, 452
Spongiosaschraube, 19, 28
spring trap door type (Orbitabodenfraktur), 97
Springerknie (s. jumper´s knee), 454, **455**, 457, 458, 465, *465*
Sprinterfraktur, 464
Sprunggelenk (oberes Sprunggelenk, OSG)
　Arthrographie, 346
　Aufnahmetechnik, 345, 346, *347*
　　gehaltene Aufnahmen, *347*, 346, 353
　Bewegungen/Nomenklatur, 345
　Röntgenanatomie, 348, *349*
　Röntgenometrie, *347*
　target areas, *350*
　Täuschungsmöglichkeit, *349*, 353, 364
Sprunggelenksfraktur, 353–362
　Frakturversorgung, 357–361, *360*
　　Kindesalter, 366, *366*
　Kindesalter, 362–367, *363*
　Klassifikation, 353, 354, *355*, *356*
　　Kindesalter, 362, 364
　Komplikationen, 361
　　Kindesalter, 367
　Röntgendiagnostik, 354, 357, *358*, *359*
　Sonderformen, *359*, 361, 362
　Übergangsfraktur, 364–366, *365*
Sprunggelenksverletzung
　Bandverletzung, 353
Steinmann-Nagel, *36*, 43
Stellschraube (OSG), *359*, *360*
Sternoklavikulargelenkverletzung
　(SC-Gelenkverletzung), 151, 152
　Aufnahmetechnik, 149
　Klassifikation, 151
　Komplikationen, 152
　Luxation, 151, 152
Sternumfraktur, **151**, 419
Stieda-Pelegrini-Schatten, *335*, *336*
stiff lung (Lungenkontusion, Pneumothorax), 415
straddle Fraktur (Becken), *258*
stress protection effect (Osteosynthese), 52, 54
Stressaufnahme (s. Belastungsaufnahme)
Stressfraktur, 451, **465–470**, *467*, *469*, *470*
　Differentialdiagnose, 470
　Lokalisation und Vorkommen, 466–468, *467*
　LWS, Sportverletzung, 452
　Metatarsale, 396
　MRT-Diagnostik, 66, 470
　Rippen, 452, 453
　Röntgendiagnostik, 468, *469*
　Szintigraphie, 470
Stryker's notch view, 156, **158**
Subarachnoidalblutung, 83, *84*
Subduralhämatom, *84*, 85
subtrochantere Femurfraktur, 299, 300
　Frakturversorgung, 300
　Klassifikation, 300
　Komplikationen, 300
Sudeck Dystrophie, 58, 60
　Handgelenk, Hand, 232, 236
Sulcus popliteus, *311*, *314*
Supinatorstreifen (Ellbogen), *188*
suprakondyläre Humerusfraktur, 194, *196*, **198**, **199**
Supraspinatus-Tunnelaufnahme, *157*, 158, 159
swivel dislocation (Chopart-Gelenk), *394*

Talus, Blutversorgung, *370*, 371
Talusfraktur, 379, 381–384, *383*
　flake fracture, *383*, 384, 385
　Frakturversorgung, 385
　Klassifikation, *383*, 384, *385*
　Komplikationen, 385, 386
Talusluxation/-Luxationsfraktur, 381, *383*, 392, 394
Talusnase (footballer's ankle), 459
Talusnekrose, 384, 386
tarsometatarsale Luxation/Luxationsfraktur (s. Lisfranc-Luxation/Luxationsfraktur)
Täuschungsmöglichkeiten
　Abdomen (Milz), 437
　AC-Gelenk, *160*, 167
　Beckenskelett, *469*
　BWS, LWS, *136*, 138, 143
　Ellbogen, *183*, *190*, 201, 203
　Fuß, 379, *381*, 385, 390, 392, 397
　Handgelenk, Hand, *226*, 225, 234
　Hüftgelenk, 288
　HWS, *107*, 108, 120
　Klavikula, *160*, 163
　Kniegelenk, *314*, 326, 331
　OSG, *349*, 353, 364
　Schädelskelett, 78, *79*, 98
　Schultergelenk, *160*, 171, 176
　Skapula, *160*, 165
　Thoraxtrauma (Pneumothorax), 415
　Unterarm, 208
　Unterschenkel, 336
tear drop fracture (HWS), 113
Tendinosen, Ursprungs-/Ansatz-, *466*
Tennisellenbogen, 452, 455
Tennisferse, 465
Tennisschulter, 455, 463
tension band wiring, 20
Terry Thomas sign (Siegelringzeichen, Skaphoid), *237*, 240
Thoraxtrauma, 409–426
　Bronchusruptur, 418, 423, 424, *424*
　CT-Indikationen, 411
　falling lung sign, 424
　flail chest / instabiler Thorax, *148*, 150
　Herzkontusion, 151, 419–421, *420*
　Lungenhämatom, 416–418, *417*
　Lungenkontusion, 416, 417, *417*
　Lungenlazeration, 416–418, *417*
　Mediastinalemphysem, 419
　Ösophagusruptur, 424, 425
　Perikardhämatom, *420*, 421
　stumpfe/penetrierende Verletzung, 410
　Thoraxskelett, 147–152
　Untersuchungsstrategie, 411
Thoraxwandemphysem, *148*, *413*
Tibiakopffraktur, 320–324
　Frakturversorgung, 324, *325*
　Klassifikation, 320–323, *321*, *322*
　Komplikationen, 324
　Röntgendiagnostik, 323
Tibialis anterior Syndrom, 58, 59
Tibiaschaftfraktur, 336
　Frakturversorgung, 337
　Komplikationen, 337
　Täuschungsmöglichkeit, 336

Tibiofibulargelenk, proximales
　Luxation, 327
Tilleaux-Fraktur, 361, *359*
tip apex distance (Osteosynthese prox. Femurfraktur), 299
toddler's fracture, 338
tongue type fracture (Kalkaneus), 386, *387*
Torhüterdaumen, 458, 463
Tossy-Klassifikation (AC-Gelenk), 165, *166*
Trachealkompression
　bei SC-Gelenkverletzung, 152
Tracheobronchialverletzung (s. Bronchusruptur), 150, **423**, **424**, *424*
traffic elbow (carwindow elbow, sideswipe fracture), 194
Translationsindex, karpaler (Chamey, McMurtry), 222
transskapuläre Aufnahme, *157*, 158
transthorakale Aufnahme, *157*, 158
trapshooter fracture, 457, 462
Treppenphänomen, HWS, *107*, 108, 120
triangular fibrocartilage complex (TFCC, s. ulnokarpaler Komplex)
trimalleoläre OSG-Fraktur, 354, *358*
triplane-Fraktur (OSG), 362, 364–366, *365*
　Frakturversorgung, 367, *367*
tripoid fracture (trimalar fracture), 94–96
Triquetrumfraktur, 217, **235**
trough line (s. Muldenzeichen, Schultergelenk), *169*
trueflex nail, 42, *40*
Tubergelenkwinkel (Kalkaneus, Böhler-Winkel), *378*, 389
Tunnelaufnahme (s. Frik´sche Aufnahme), 308, *309*
twoplane-Fraktur (OSG), 362, 364–366, *365*
　Frakturversorgung, 367, *367*

Übergangsfraktur (OSG), *365*, 364–366
　Frakturversorgung, 367, *367*
　Komplikationen, 367
Ulnafraktur
　distale, *227*, 231
　Koronoidfraktur, 201, *202*
　Olekranonfraktur, 201, *202*
　proximale, **201–203**, 205
ulnokarpaler Komplex (s. TFCC, triangular fibrocartilage complex)
　Anatomie, 215
　Läsion, 232, 233
　Palmer-Klassifikation, *233*
　universal spine system, 144
Unterarmfraktur, distale, 225–232
　Frakturversorgung, 231, 232, *232*
　Klassifikation, 225, *227*, 229
　Komplikationen, 231, 232
Unterarmfraktur, proximale, 201–205
　Frakturversorgung, 203
　Klassifikation, 201
　Komplikationen, 203
　Ulna, 201–203, *202*
Unterarmschaftfrakturen, 208–211, *209*
　Frakturversorgung, 208, 210
　Kindesalter, 211
　Komplikationen, 210
　Röntgendiagnostik, 208, *209*
　Täuschungsmöglichkeit, 208

Sachverzeichnis

Unterkieferfraktur, 96, 97
  Klassifikation, 96
  Täuschungsmöglichkeit, 98
Unterschenkelfraktur, 335
  Kindesalter, 338–341, *339*
Urethraverletzung, 445
Uretrhrozystographie (Becken-, Abdominaltrauma), 433, 445
Urinom, 440, *442, 444*, 446
Ursprungstendinosen (s. Ansatztendinosen), *466*
USG-Luxation (unteres Sprunggelenk), 392–394
  Komplikationen, 393
  Röntgendiagnostik, 393, *394*
  Versorgung, 393

Ventrikelblutung, 83, *84*
Verbund-Osteosynthese, 22
Verletzung, übersehene (s. missed injury)
Verriegelung, 21
volet mobile (instabiler Thorax), 150
Volkmann-Dreieck, 346, 348, **354**, *355, 358, 360*, 366
Vollmondzeichen (Humeruskopf), 174
Vorfußverletzung (s. Mittel-/Vorfußverletzungen), 395–399

Wachsende Fraktur (Schädel), *77*, 78
Wachstumsstörung
  bei Frakturheilung, 55, 56, 61
Wagner-Osteotomie, 24
Wagstaffe-Fraktur, *359*, 361
Ward-Dreieck (Hüftgelenk), 283, *285*
Wassmund-Klassifikation (Mittelgesichtsfraktur), *94, 95*
Waters-Projektion, 89
Watson-Jones-Klassifikation (Skaphoid), *234*
Weber-Klassifikation (Danis-Weber-Klassifikation, OSG), *356*

Weichteilschaden, 11
Weichteilzeichen (s. Frakturzeichen, indirekte)
  Obturatorzeichen, *254*, 269, *285*
  OSG, 350
Werferellenbogen, 463
Werferexostose (Schulter, Bennett-Läsion), 456
Wiberg u. Baumgartl (Patelladysplasie), *314*, 316
Winterstein-Fraktur (Pseudo-Bennett-Fraktur), *244*
WS-Fraktur, thorakolumbale (BWS, LWS)
  Berstungsfraktur, 142
  Chance-Fraktur, *141*, 143
  Distraktionsverletzung, 143
  Frakturklassifikation, 138, *140–142*
  Frakturversorgung, 143, 144, *145*
  Frakturzeichen, 138, *139*
  Horizontalfraktur (Chance-Fraktur), *141*, 143
  Impaktionsfraktur, 142
  Instabilitätskriterien, 135, 137, 138
  Kindesalter, 146
  Kompressionsflexionsfraktur, 142
  Kompressionsverletzung, 142, 143
  MR-Indikation, 134, 135
  Op-Indikation, 144
  Spaltfraktur, 142
  Täuschungsmöglichkeiten, *136*, 138, 143
  Torsionsverletzung, 143
Wulstbruch, 12

Y-Projektion (Schultergelenk), 158

Zehenfraktur, *399*
Zehenluxation, 398, *399*
Zelluloidballimpression (Schädel), *76, 77*
Zuggurtung, 20
Zwerchfellruptur, 255, **425, 426**, *426*

Druck (computer to plate): Mercedes-Druck, Berlin
Verarbeitung: Stürtz AG, Würzburg

Installationsanleitung Adobe Acrobat Reader mit Search-Funktion

(Bitte beachten Sie: Sollten Probleme auftreten, kann es an einer veralteten Version Ihres Readers liegen oder daß Ihnen die Searchfunktion fehlt.)

Installation für Windows 95 und Windows NT (ab 4.0)

Legen Sie die CD-ROM in Ihr Laufwerk ein. Wenn Sie schon den Reader installiert haben, erscheint der Eröffnungsbildschirm und sie können mit dem Programm arbeiten.
Sollten Sie noch keinen Reader installiert haben, startet die CD-ROM das Installationsprogramm „install.exe". Bitte folgen Sie den Anweisungen. Wenn Sie am Ende der Installation den Button „Ende" drücken, so erscheint der Startbildschirm des Programms. In Zukunft wird sich das Programm automatisch beim Einlegen der CD-ROM starten.

Installation unter Windows 3.1 und Windows NT (3.5.X)

1. Legen Sie die CD-ROM in Ihr CD-ROM-Laufwerk ein. Aus dem Menü „Datei" des Programm-Managers wählen Sie bitte „Ausführen".
2. Geben Sie „d:/install.exe" ein (wobei d: der Laufwerksbuchstabe für Ihre CD-ROM ist) und klicken Sie auf OK. Dann erscheint das Begrüßungsdialogfeld „Acrobat Reader Installation". Klicken sie auf „Install" und folgen sie den Anweisungen.
3. Nach erfolgreicher Installation klicken sie auf „Ende" und der Startbildschirm des Programms erscheint. In Zukunft starten Sie das Programm, indem Sie über Menü „Datei" des Programm-Managers den Befehl „Ausführen" wählen und „start.pdf" eingeben.

Installation unter Macintosh

(Bitte beachten Sie: Der Reader und die Search-Funktion werden einzeln installiert!)

1. Legen Sie die CD-ROM in Ihr CD-ROM-Laufwerk ein. Doppelklicken Sie auf das Symbol „Kompendium der traumatologischen Röntgendiagnostik".
2. Mit einem weiteren Doppelklick auf das Symbol „Reader 3.0 Installer" im Ordner „Mac" startet die Installationsroutine für den Reader. Folgen Sie den Anweisungen. Wenn die Installation abgeschlossen ist, müssen Sie noch die Search-Funktion mittels eines Doppelklicks auf „Search Installer" im Ordner „Mac" auf der CD-ROM installieren.
3. Starten Sie Ihren Macintosh neu.
4. Das Programm wird gestartet, indem Sie den Reader öffnen und dann über das Menü „Datei" und den Befehl „Öffnen" die Datei „Start.pdf" von der CD-ROM auswählen. Sie können Ihren Macintosh auch so einstellen, daß er alle Dateien mit der Endung „.PDF" mit dem Reader öffnet. Dann genügt in Zukunft ein Doppelklick auf „Start.pdf".

Unix:

Für welche Unix-Systeme Reader mit Searchfunktion existieren und wie sie jeweils zu installieren sind, entnehmen Sie bitte dem Ordner „Unix\Reader" auf dieser CD-ROM oder laden Sie ihn sich von der Homepage von Adobe „www.adobe.com" kostenlos herunter.